Dr. med. Christel Kannegießer-Leitner

Das Angelman-Syndrom besser verstehen / Band 2

-

Erwachsenenleben mit dem Angelman-Syndrom

Dr. med. Christel Kannegießer-Leitner

Das Angelman-Syndrom besser verstehen / Band 2

-

Erwachsenenleben mit dem Angelman-Syndrom

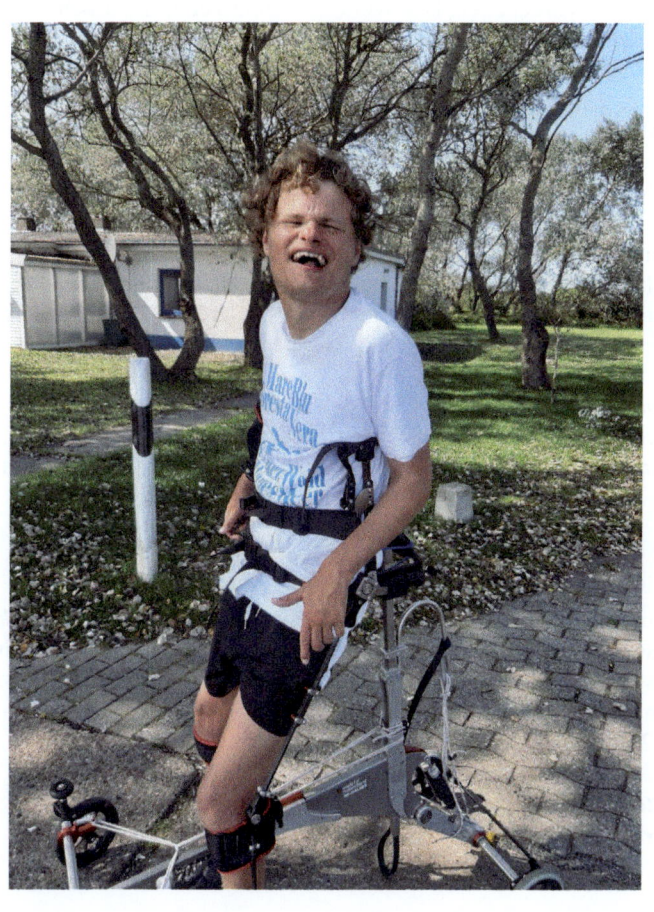

1. Auflage: August 2023
Die in diesem Buch erwähnten Übungen, seien sie aus der Psychomotorischen Ganzheitstherapie nach Kannegießer-Leitner® oder auch aus anderen Therapien, sind als Möglichkeiten zu sehen, nicht als bindende Verpflichtung. Gleiches gilt für die hierzu eingesetzten Hilfsmittel sowie für verschiedene Medikamente bzw. Nahrungsergänzungsmittel. Diejenigen, die sie einsetzen, übernehmen hierfür selbst die Verantwortung - sowohl in puncto der Auswahl als auch der korrekten Durchführung als auch dafür, dass ihr Wissen und Können hierfür ausreichen. Eine Haftung meinerseits ist ausgeschlossen.

Ich empfehle immer das Hinzuziehen eines Arztes bzw. Therapeuten am Heimatort.

Alle Rechte vorbehalten. Das Werk und seine Teile sind urheberrechtlich geschützt. Nachdruck von Textstellen, Artikeln, Abbildungen oder Teilen daraus sind nur mit ausdrücklicher schriftlicher Genehmigung erlaubt. Gleiches gilt für die Vervielfältigung und Verbreitung durch jegliche Art von Medien.

Die von den Familien geschriebenen Beiträge geben nicht in jedem Detail die Meinung der Autorin wieder.

Die Wiedergabe von Gebrauchsnamen, Handelsnamen und Warenbezeichnungen, insbesondere der in diesem Buch erwähnten Medikamente, Spiele, Therapien, Therapie- und Trainingsgeräte, sowie Labore unterliegt auch ohne besondere Kennzeichnung der Warenzeichen- und Markenschutz-Gesetzgebung.

Layout und Satz: Dr. med. Christel Kannegießer-Leitner, Rastatt
Umschlag: Tessa Feldmann, Twistringen
Bilder: Dr. med. Christel Kannegießer-Leitner, Rastatt, sowie privat von Familien für dieses Buch zur Verfügung gestellte Fotos
Seite 64 Andrea Horn Fotografie, Seite 81 DHF Pictures
Seite 430 Cynthia Krieg, Rastatt

Bibliografische Information der Deutschen Nationalbibliothek: Die Deutsche Nationalbibliothek verzeichnet diese Publikation in der Deutschen Nationalbibliografie; detaillierte bibliografische Daten sind im Internet über dnb.dnb.de abrufbar.
© 2023 Dr. med. Christel Kannegießer-Leitner

Herstellung und Verlag: BoD – Books on Demand, Norderstedt
ISBN: 9783748183747

Inhalt

	Seite
Vorwort	08
Fakten und Daten rund um das Angelman-Syndrom bei Erwachsenen	11
Fallbeispiele - Familien berichten	45
Frank-Udo, 34 Jahre, Deletion 1	47
Jakob, 30 Jahre, Deletion 2	51
Kerstin, 35 Jahre, Deletion 1	52
Saskia, 32 Jahre, Angelman-like	59
Peter, 51 Jahre, Genotyp nicht bekannt	60
Tim, 28 Jahre, Deletion 1	62
Sebastian, 36 Jahre, Deletion 2	65
Sarah, 23 Jahre, Mutation im UBE3A-Gen	67
Lars, 30 Jahre, Deletion	68
Aileen, 20 Jahre, Genotyp nicht bekannt	70
Dorina, 35 Jahre, Deletion 2	71
Michael, 34 Jahre, Deletion	73
Nico, 18 Jahre, UPD	77
Antonio, 21 Jahre, Imprinting	81
Nedzib, 27 Jahre, Deletion 1	83
Alissa, 22 Jahre, Genotyp unbekannt	87
Maxwell, 26 Jahre, Deletion	89
Kaya 19 Jahre, Deletion 2	93
Nick, 20 Jahre, Deletion	94
Niklas, 26 Jahre, Imprinting	100
Tessa, 26 Jahre, Deletion 2	102
Daniel, 35 Jahre, Deletion 1	103
Denise und Viviane, 25 und 22 Jahre, Punktmutation im UBE3A-Gen	104
Damian, 28 Jahre, Deletion im UBE3A-Gen	105
Martin, 29 Jahre, Imprinting	107
Sophie, 23 Jahre, Mutation	111
Angel, 18 Jahre, Deletion 1	112
Motorik bei Erwachsenen mit Angelman-Syndrom	113
Orthesen unterschiedlicher Art	117
Flexibles Input-Orthesen-System	117

	Seite
Eine ganz andere Art des Korsetts	118
Dynamische Orthesen (DFO/DAFO)	119
Trainings-Hilfsmittel	121
Galileo-Vibrations-Training	121
Innowalk Steh- und Gehtrainer	123
Lokomat / Hocoma	124
Loko-Help, LiteGait	125
Vector	126
Verschiedene Gehübungshilfen	127
Orthopädische Operationen beim Angelman-Syndrom	129
Erwachsene mit AS, die nicht frei gehen können	134
Erwachsene mit AS, die frei gehen können	137
Zusammenfassende Empfehlungen	145
Kommunikation bei Erwachsenen mit AS	149
Möglichkeiten der Unterstützten Kommunikation (UK)	150
Erwachsene mit AS - ohne Sprachverständnis	153
- mit Sprachverständnis für gegenständliche Begriffe	156
- mit Sprachverständnis für abstrakte Begriffe	162
- mit FC / Facilated Communication	179
Zusammenfassende Empfehlungen	181
Angelman-Syndrom und Schlaf	187
Einführung „Wozu muss man schlafen?"	188
Familienberichte	190
Zusammenfassung der Familienberichte	205
Epilepsie bei Erwachsenen mit Angelman-Syndrom	209
Neurotransmitter und ihre Bedeutung	211
Chemische Struktur der Neurotransmitter	212
Neurotransmitter-Dysbalance beim Angelman-Syndrom	213
GABA speziell beim Angelman-Syndrom	213
Pathophysiologie eines Anfalls	214
Familienerichte	217
NCSE und Angelman-Syndrom	242
Reset nach Thibert beim Angelman-Syndrom	246
Aktuelle Erfahrungen mit neuen Antiepileptika beim AS	247
Zusammenfassende Empfehlungen	249

	Seite
Ernährung beim Angelman-Syndrom	253
Familienberichte	254
Unterschiedliche Ernährungsformen beim Angelman-Syndrom	258
Ketogene Diät	259
Verhalten von Erwachsenen mit	
Angelman-Syndrom und ihr Lebensumfeld	261
Berichte über Erwachsene mit AS, die noch zu Hause leben	263
Berichte über Erwachsene mit AS, die im Wohnheim leben	278
Ergebnisse der Lebensqualitäts-Studie von *P. Pfarrer,*	
R. von Hagen und PD Dr. C. von Hagen	299
Soforthilfemöglichkeiten bei Herausforderndem Verhalten	
von *Lisa Kenner*	304
Das Leben mit einem Angelman- Kind! von *Petra Hameseder*	312
Labordiagnostik beim Angelman-Syndrom	313
Blutbild	315
Schilddrüse	317
Leber	318
Magen	319
Herz	321
Bauchspeicheldrüse	321
Lunge	321
Niere	321
Blutgerinnung	322
Makronährstoffe und Mikronährstoffe	323
Entzündungen	326
Allergien	327
Stoffwechselerkrankungen	328
Haarmineralanalys	330
Darm	330
Spezielle zusätzliche Laboruntersuchungen	330
Zusammenfassung	334
Spezielle Medikation beim Angelman-Syndrom	337
Häufige Begleiterkrankungen	363
Familienberichte	365

	Seite

Artikel über das Angelman-Syndrom — 383
Melatonin bei Angelman-Syndrom von *CKL* — 384
Reset nach Thibert, erläutert und mit Fallbeispielen von *CKL* — 396
Cannabidiol als antikonvulsive Medikation beim AS –
    Hype oder realistische Hoffnung? von *CKL* — 403
HEG basiertes Neurofeedback beim Angelman-Syndrom
    von *CKL* — 407
Kurzhinweise auf Adressen, Blogs und Webseiten — 414
Wünsche für die Zukunft — 415

Anhang — 417
Lebenslauf — 418
Dank — 420
Glossar — 421
Stichwortverzeichnis — 422
Veröffentlichungen / Bücher Dr. C. Kannegießer-Leitner — 423
Förderverein für Psychomotorische Ganzheitstherapie (PSYGA®) — 429
So sehen Sieger aus! — 430

Ganz ohne medizinische Fachbegriffe auszukommen, war in diesem Buch nicht möglich. Aus diesem Grund habe ich die Begriffe, die in meinen Augen nicht so geläufig, mir aber trotzdem wichtig erscheinen, im Glossar erläutert.

Mit CKL habe ich die Textstellen gekennzeichnet, die von mir in die Texte der Familien eingefügt wurden.

Dr. Christel Kannegießer-Leitner

Vorwort

Mein 2018 erschienenes Buch *Das Angelman-Syndrom besser verstehen – Handbuch für Eltern und andere Fachleute* habe ich geschrieben, damit einzelne Bereiche rund um das Angelman-Syndrom besser erfasst werden können – seien dies die Genetik, die Motorik, die Möglichkeiten der Kommunikation, Besonderheiten bei den Neurotransmittern oder auch der Bereich der Epilepsie. In der Zwischenzeit habe ich viele positive Rückmeldungen erhalten, dass tatsächlich dadurch erreicht werden konnte, das Angelman-Syndrom in seinen unterschiedlichen Ausprägungen und mit den unterschiedlich betroffenen Bereichen besser zu verstehen.

2020 kam mein Buch *Kaktus, Charme und Sonnenblumen – Familienleben mit dem Angelman-Syndrom* heraus. In diesem Buch ging es nicht um medizinische, genetische oder wissenschaftliche Details, sondern darum, fern von medizinischen und wissenschaftlichen Überlegungen dazu beizutragen, das Leben mit einem vom Angelman-Syndrom betroffenen Familienmitglied besser zu verstehen. Es sollte dabei helfen, besser nachfühlen zu können, warum wir Angelman-Familien so sind wie wir sind.

Noch heute freue ich mich sehr darüber, wie gut beide Bücher angenommen wurden und werden.

Nach und nach kristallisierte sich heraus, dass trotz dieser Informationen Eltern bzw. Familien eines jugendlichen oder erwachsenen Familienmitglieds mit Angelman-Syndrom ein großes Bedürfnis nach weiterer Information haben. Dies ist sehr verständlich, da trotz der unterschiedlichen Genetik, also unterschiedlichen Ausprägungen des Syndroms, im Kindesalter sehr viel mehr Ähnlichkeiten bestehen als bei Erwachsenen mit Angelman-Syndrom. Hinzukommt noch, dass die Umgebung, seien es Tagesstrukturen, Wohnheime, Werkstätten oder auch das Personal einer Praxis oder Klinik nicht sprechende Menschen nicht gewohnt sind. Deren Wünsche oder auch gesundheitlichen Probleme herauszuarbeiten, fällt vielen noch sehr schwer. Auch hier ist Aufklärungsarbeit wichtig.

Aus diesem Grund entschied ich mich, ein Buch speziell über Jugendliche und Erwachsene mit Angelman-Syndrom zu schreiben. Ihre Bedürfnisse unterscheiden sich doch sehr von denen kleiner Kinder, so dass man auch anders mit ihnen umgehen muss.

Für dieses vorliegende Buch habe ich zum einen Fakten zusammengetragen, zum anderen lasse ich die Eltern bzw. Familien sprechen. Denn von den betroffenen Familien kommen immer wieder die wichtigsten Informationen.

Diese Texte, von den Familien geschrieben, sind oft in der Ich-Form geschrieben – so wie ich sie aus den Fragebögen übernommen habe, da ich dies für persönlicher und ansprechender halte.

Mich persönlich haben alle diese Berichte und auch die ausgefüllten Bögen sehr berührt. Ihnen wird es vermutlich ähnlich gehen.

Dr. med. Christel Kannegießer-Leitner

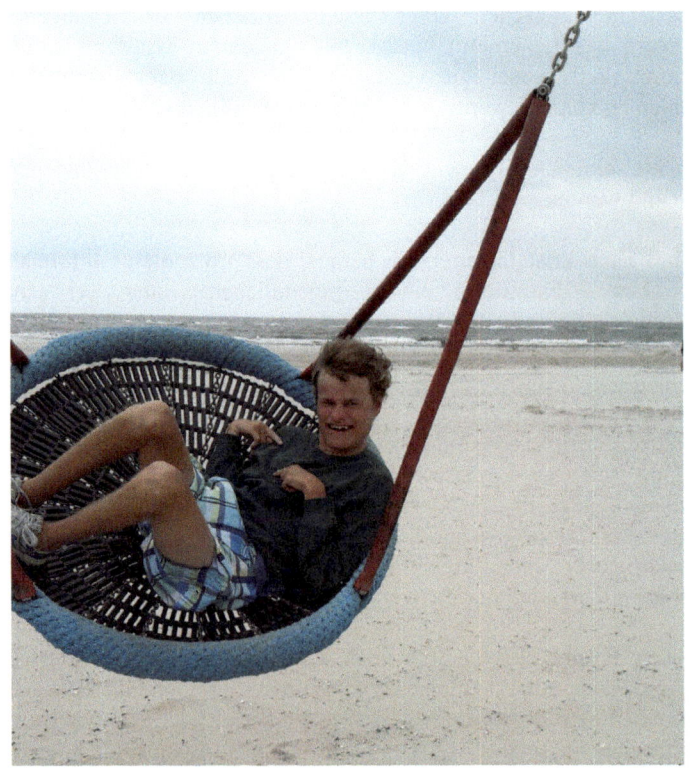

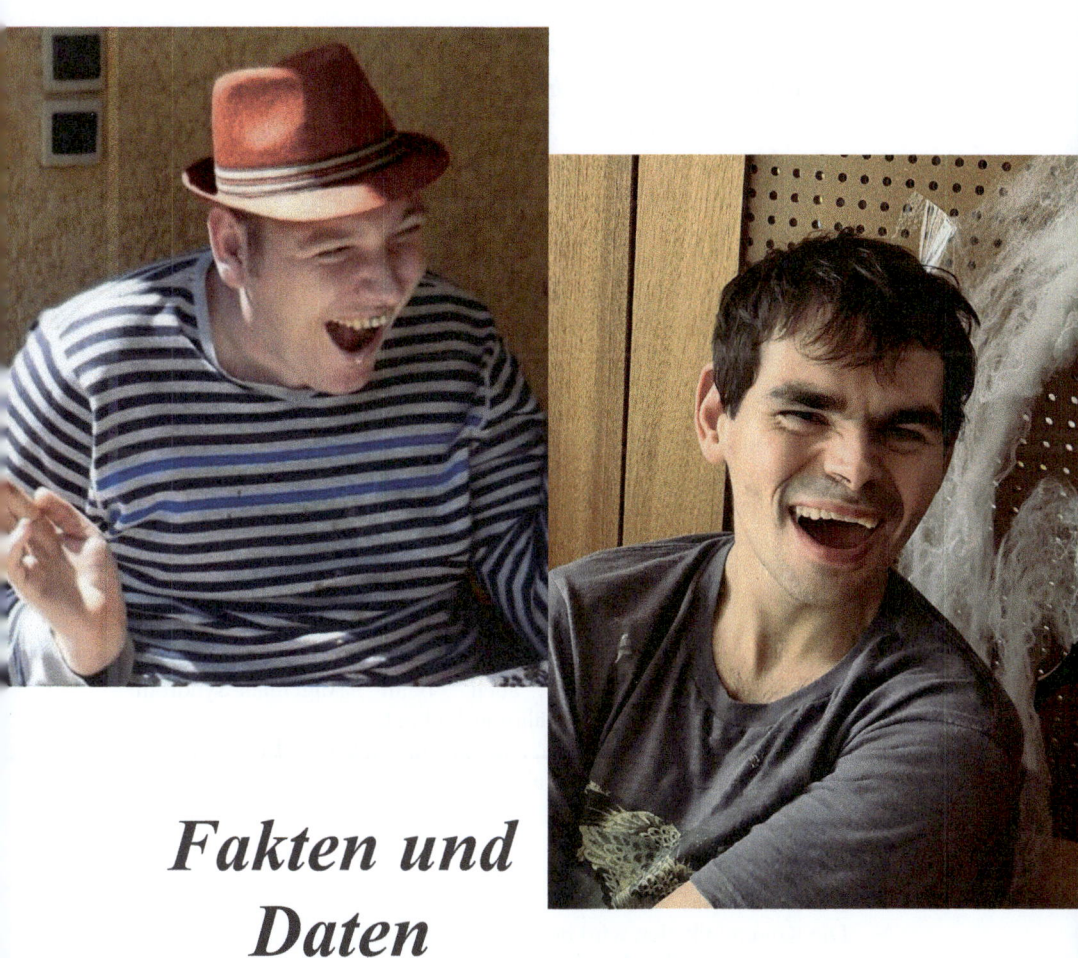

Fakten und Daten rund um das Angelman-Syndrom bei Erwachsenen

ODER
Was wissen wir über Erwachsene mit Angelman-Syndrom?
ODER VIELMEHR
Was glauben wir, über Jugendliche und Erwachsene mit Angelman-Syndrom zu wissen?

Haben Sie folgende Aussagen rund um das Angelman-Syndrom bereits gehört und sich womöglich auch dadurch verunsichern lassen?

- Die Epilepsie wird mit dem Alter besser.
- Die Epilepsie wird mit dem Alter schlimmer und schwerer einzustellen.
- Die Motorik wird schlechter, dies ist einfach so und ist syndrombedingt, also nicht zu ändern.
- Die Motorik wird aufgrund verschiedener Medikamente schlechter.
- Die Motorik verschlechtert sich, da die Betroffenen im Alltag viel zu viel sitzen und sich zu wenig bewegen.
- Auch ältere Angels bewegen sich genügend.
- Die Hypertonie der Muskulatur bzw. die Spastik nimmt zu.
- Die Skoliose nimmt zu.
- Übergewicht ist nicht zu vermeiden.
- Das Körpergewicht ist auch beim Angelman-Syndrom veranlagungsbedingt und ernährungsbedingt.
- Das Körpergewicht nimmt zu, auch bei ausreichender Bewegung.
- Das fröhliche Lachen nimmt ab.
- Die Konzentration nimmt ab.
- Die Konzentration nimmt zu.
- Der Schlaf wird besser.
- Der Schlaf wird schlechter.
- Die Kommunikation wird besser.
- Die Frustration über Probleme in der Kommunikation nimmt zu.
- Verhaltensauffälligkeiten sind an der Tagesordnung
- Herausforderndes Verhalten lässt sich meistens durch eine Ursache begründen.
- Usw. usw. usw.

Wahre und unwahre Behauptungen reihen sich aneinander und werden wiederholt, bis man sie glaubt. Das Problem ist, dass man nicht immer genau zwischen einer individuellen Situation und einer bedingt durch das Angelman-Syndrom verursachten Situation unterscheiden kann.

Das Angelman-Syndrom wurde 1965 von Dr. Harry Angelman zum ersten Mal beschrieben. Zwar weiß man auch noch längst nicht alle wichtigen Details über Kinder mit dem Angelman-Syndrom. Doch das Wissen hierüber hat im Vergleich zu diesen Anfangsjahren enorm zugenommen. Das Wissen um die Situation der erwachsenen Angels ist jedoch nach wie vor heute, mehr als 55 Jahre später, noch längst nicht ausreichend erforscht und beschrieben. Denn die Unterschiede zwischen den einzelnen erwachsenen Menschen mit Angelman-Syndrom sind wesentlich größer als bei den Kindern. Mehrere Studien haben zu einem besseren Einblick verholfen und trotzdem wissen wir noch nicht genug, wie dies individuell den Einzelnen betrifft. Diese Studien betreffen insgesamt die Symptomatik bei Erwachsenen mit Angelman-Syndrom bzw. der „Natural History" (der neurologischen Entwicklung) bei vom Angelman-Syndrom Betroffenen. Hier ein kurzer Überblick:

Bereits **1987 fand in den USA eine Konferenz zum Angelman-Syndrom statt.** Hieraus entstand eine Beschreibung des Angelman-Syndroms. Dieser Text wurde 2005 um neueste Erkenntnisse ergänzt (Williams, C. et al. 1987, Williams C. et al. 2005, Angelman-Verein Deutschland e.V. / Homepage, Angelman-Verein Deutschland e.V. 2015-2018). Diese Grundlagen habe ich bereits in meinem 2018 erschienenen Buch „Das Angelman-Syndrom besser verstehen – Handbuch für Eltern und andere Fachleute" ausführlich beschrieben (Kannegießer-Leitner, C. 2018, Angelman-Verein Deutschland e.V 2015 – 2018) und gehe davon aus, dass Ihnen diese Details bekannt sind, so dass Sie in Bezug auf das Angelman-Syndrom bereits zu den Erfahrenen gehören. Somit erlaube ich mir, in dem vorliegenden Buch *„Das Angelman-Syndrom besser verstehen – Erwachsenleben mit dem Angelman-Syndrom/ Band 2"* nicht auf alle diese bekannten Grundlagen näher einzugehen.
An etlichen Stellen beschränke ich mich darum auf Querverweise zu dem Angelman-Handbuch von 2018, welches nach wie vor noch aktuell ist, aber die Gesamtheit der Betroffenen mit Angelman-Syndrom beschreibt und nicht wie im vorliegenden Buch den Schwerpunkt auf die Erwachsenen legt.
Dies gilt auch für den Bereich der Genetik des Angelman-Syndroms, so dass ich diesbezüglich ebenfalls auf Band 1 verweise und auf den folgenden Seiten nur eine sehr verkürzte Zusammenfassung schreibe.

Zahlenmäßige Verteilung der Genotypen beim Angelman-Syndrom:
Das Angelman-Syndrom (AS) und das Prader-Willi-Syndrom (PWS) sind neurogenetische Erkrankungen, die durch den Funktionsverlust geprägter Gene in der Region 15q11q13 hervorgerufen werden. Die häufigsten Ursachen für AS sind eine **Deletion in der chromosomalen Region**

15q11q13 (70 bis 75% der vom AS Betroffenen), eine *Uniparentale Paternale Disomie 15* (*UPD:* 1 bis 2 %), ein *Imprinting-Fehler* (2 bis 4%) oder eine *Mutation im UBE3A-Gen* (5 bis 10%) sowie beim Angelman-Syndrom eine auch heute noch nicht zu diagnostizierende Ursache (10 bis 15%). Die genetischen Veränderungen beim Angelman-Syndrom befinden sich immer auf dem von der Mutter geerbten Chromosom 15 und schließen alle den Funktionsverlust von *UBE3A* auf dem mütterlichen Allel mit ein (Albrecht, B. et al. 2010, Buiting, K. et al. 2010, Buiting, K. et al. 2016).
Zwischen den einzelnen genetischen Ursachen gibt es in der Entwicklung der vom AS Betroffenen deutliche Unterschiede, dies ebenfalls innerhalb der Deletionsklassen zwischen Deletionsklasse 1 und Deletionsklasse 2, wobei es sehr selten auch noch höhere Deletionsklassen gibt (deren Phänotyp dann auch meistens schwerwiegender betroffen ist als bei Deletion 1 und 2). Diese Unterschiede in der Entwicklung können die Motorik, die aktive Sprache oder auch Neigung zu Epilepsie betreffen, so dass bei aller Ähnlichkeit gleichzeitig eine deutliche Differenz zwischen den einzelnen vom Angelman-Syndrom Betroffenen besteht.
Phänotyp wird die Ausprägung der Symptomatik genannt, die zugrundeliegende genetische Situation *Genotyp*.
In mehreren Studien zeigte sich, dass die Entwicklungsstörungen bei einer Deletion am größten sind, und bei *UBE3A*-Gen-Mutation, Imprinting-Fehlern sowie der UPD geringer (Varela, M. C. et al. 2004, Dagli, A. et al. 2015, Tan, W. H. et al. 2011).

Da etliche Situationen beim Angelman-Syndrom besser zu verstehen sind, wenn man den Genotyp mit dem Phänotyp vergleicht, vorab einige kurz zusammengefasste Informationen, entnommen aus dem Band 1 über das Angelman-Syndrom (Kannegießer-Leitner, C. 2018), über diese Zusammenhänge.

Mit dem Begriff „Angelman-like" beschreibt man Syndrome, die dem Angelman-Syndrom sehr ähneln. Man kann auch dazu sagen, dass der Phänotyp dem Angelman-Syndrom entspricht, aber der Genotyp entweder lange Zeit noch unbekannt war oder sogar jetzt noch unbekannt ist (Kannegießer-Leitner, C. 2028, Tan. W.H. et al. 2014).

Genotyp im Vergleich mit dem Phänotyp
Wie oben bereits erwähnt ist der Phänotyp bei einer Deletion schwerer betroffen als bei einer UPD oder einem Imprinting-Fehler, was sowohl die kognitive Situation, die Motorik als auch die aktive Sprache betrifft. Dies erklärt man u.a. dadurch, dass bei der Deletion sowohl der *UBE3A*-

Funktionsverlust als auch eine Beeinträchtigung der *GABR*-Gene zum Tragen kommen. Im Gegensatz zu dem Gen *UBE3A*, welches monoallelisch* exprimiert wird, sind die *GABR*-Gene biallelisch* exprimiert. Somit ist das väterliche Allel und somit eine gewisse Funktion dieses Gens bei UPD, Imprinting und *UBE3A*-Mutation vorhanden.
Jedoch kann es auch passieren, dass diese biallelisch exprimierten GABA-Rezeptoren GABRB3, GABRA5 und GABRG3 zusätzlich zum *UBE3A*-Funktionsverlust zu wenig effektiv arbeiten. In diesem Fall kann das väterliche Gen nur teilweise „einspringen", man spricht von einer Haploinsuffizienz dieser Allele. Hierdurch wird insbesondere die höhere Anfallshäufigkeit bei Deletion erklärt.
Eine Haploinsuffizienz bedeutet, dass die Hälfte eines üblicherweise diploid (*doppelt*) vorliegenden Gens nicht ausreichend für die Gesamtfunktion ist. Patienten, deren Deletion größer ist als Deletionsklasse 1 (Deletionsklasse 3 und 4), zeigen neben den genannten Symptomen eine sehr schwer behandelbare Epilepsie und eine deutliche muskuläre Hypotonie.
Patienten mit einer Mutation des *UBE3A*-Gens haben i. d. R. Krampfanfälle, weisen aber eine bessere motorische Entwicklung als Patienten mit einer Deletion auf und entwickeln häufig eine Adipositas im Erwachsenenalter. (Horsthemke, B. 2008).
Auch Tanaka (Tanaka, M. et al. 2012) beschreibt, dass bei zusätzlich zu einem *UBE3A*-Funktionsverlust reduzierten Niveau des *GABRB3*-Gens die Symptomatik der Epilepsie verstärkt wird. Hinzukommen seine Beobachtungen über die verschieden hohe Konzentration an *GABRB3* in den unterschiedlichen Bereichen des Gehirns und in einer Zunahme von *GABRB3* im Laufe des Älterwerdens, was die sich nach und nach verbessernde Situation bezüglich der Epilepsie bei etlichen vom Angelman-Syndrom Betroffenen erklärt.
Nicht nur zwischen den einzelnen genetischen Formen des AS, sondern auch innerhalb der Deletionsklassen gibt es ebenfalls Unterschiede: Dieser Unterschied im Phänotyp zwischen Deletion 1 und Deletion 2 wurde von Russo auf dem Internationalen AS-Kongress 2014 in Rom bestätigt. Die hauptsächlich von ihr untersuchten Parameter waren: Das Alter, in dem die Epilepsie zum ersten Mal auftrat, deren Pharmakoresistenz, die Anzahl der erforderlichen Medikamente sowie das Alter, in dem das freie Gehen erlernt wurde. Insbesondere bei letzterem zeigte sich eine statistische Signifikanz, da die Kinder mit Deletion der Klasse 2 meistens vor dem Alter von 4 Jahren das freie Gehen erlernten, die Kinder mit Deletion 1 jedoch erst sehr viel später oder noch häufiger überhaupt nicht (Russo, S. 2014).
Varela (Varela, M. C. et al. 2004) verglich gezielt AS-Kinder mit Deletion Klasse 1 und Klasse 2 und kommt zu folgendem Schluss: Vom Angelman-

Syndrom Betroffene mit Deletionsklasse 1 (BP1–BP3) zeigen eine deutlich höhere Beeinträchtigung in der aktiven Sprache als AS-Kinder mit Deletionsklasse 2. Denn von den Deletion-I-Kindern blieben alle vollständig ohne aktive Sprache, während 38,1 % der Deletion-2-Kinder (BP2 – BP3) immerhin Silben von sich gaben, wenn auch nicht unbedingt zielgerichtete Silben als Wort. Hieraus schließt er, dass die in dem Bereich zwischen den Bruchpunkten BP1 und BP2 liegenden Gene (*NIPA1*, *NIPA2*, *CYF1P1*, *GCP5*) für die Sprachentwicklung von großer Bedeutung sind, wobei Beweise noch nicht geführt werden konnten.

Die von ihm beobachteten UPD-Kinder zeigten weniger Schluckprobleme, eine geringere Hypotonie, weniger oder keine Krampfanfälle, seltener eine Mikrozephalie, eine geringere Ataxie und höhere kognitive Leistungen. Seiner Meinung nach trägt der mildere Verlauf bei der UPD dazu bei, dass es in dieser Gruppe häufiger Fehldiagnosen gibt bzw. das Angelman-Syndrom nicht oder erst sehr spät diagnostiziert wird.

Patienten mit Imprinting-Fehler haben seltener eine Mikrozephalie, Hypotonie oder Krampfanfälle und zeigen eine bessere Motorik und bessere Möglichkeiten der Kommunikation.

Patienten mit *UBE3A*-Mutation zeigen Fähigkeiten, die zwischen denen mit Deletion und denen mit einer UPD liegen.

Die Arbeitsgruppe um Ben Philpot zeigte, dass wohl am ehesten der *UBE3A*-Verlust in GABA-ergen Neuronen zu epileptischen Anfällen führen könnte, wobei auch noch andere Details eine Rolle spielen und letztendlich noch weiterer Forschungsbedarf besteht (Judson et al. 2016).

Zusätzlich nimmt man an, dass die häufige Hypopigmentierung bei Deletion auf eine Haploinsuffizienz des Gens *OCA2* zurückzuführen ist, welches ebenfalls im Bereich zwischen BP2 und BP3 liegt (Dagli et al. 2015, Tanaka, M. et al. 2012).

Passend zu diesen Forschungsergebnissen sind die Beobachtungen, die über Mitglieder des Angelman-Vereins Deutschland erhoben wurden. Der Austausch unter den Mitgliedern ist rege, so dass sich folgende Hypothesen ergaben: Vom Angelman-Syndrom Betroffene mit Deletionsklasse 2, UPD, *UBE3A*-Mutation oder Imprinting-Fehler neigen eher zu einer leichten Form der Epilepsie im Sinne von Absencen oder Myoklonien. Bei Betroffenen mit Deletionsklasse 1 kommt es eher zu Grand-Mal-Anfällen, bei beiden Deletionsformen besteht die Neigung zum non-konvulsiven Status (NCSE, siehe Seite 242). Die Beobachtungen bezüglich der Motorik sind wie hier bereits beschrieben so, dass Betroffene mit Deletionsklasse 1 deutlich später und seltener das freie Gehen erlernen als diejenigen mit Deletionsklasse 2 oder auch den anderen genetischen Formen. Gleiches gilt für die Kommunikation, da bei Deletionsklasse 1 oft bereits das Sprachverständnis schlechter ausgebildet ist als bei den anderen Formen. Auch fällt die Kommunikation mit Mitteln der Unterstützten Kommunikation den Betroffenen mit Deletionsklasse 1 am schwersten.

Vom französischen Verein *Syndrome Angelman France* wurden im Jahr 2012 Fragebögen an Angelman-Familien in Frankreich und im Ausland verschickt. Empfänger waren Familien, die ein über 15-jähriges Kind mit Angelman-Syndrom hatten, so dass man über diese Fragebögen einen Überblick über die Fähigkeiten, Möglichkeiten und Schwierigkeiten dieser Jugendlichen und Erwachsenen erhalten konnte. In dieser Untersuchung, von Odile Piquerez ausgewertet und zusammengefasst (Piquerez, O. 2013) sowie in dem von ihr und Anne Château 2015 geschriebenen Buch über das Angelman-Syndrom (Chateau, A. und Piquerez, O. 2015) „Le syndrome d'Angelman /Parcours de vie des adultes"), werden die einzelnen Bereiche beschrieben und die Bedeutung deren Beeinträchtigung für das Alltagsleben besprochen. Auch hier stehen Schlafprobleme, Epilepsie, fein- und grobmotorische Probleme sowie Probleme in der Kommunikation und Verhaltensauffälligkeiten an vorderer Stelle.
Auf den folgenden Seiten sind die Details dieser Untersuchung aufgeschlüsselt. Sie haben von ihrer Aktualität nichts verloren und geben uns deutschen Familien einen ausgezeichneten Einblick, auch wenn sie die Situation der vom Angelman-Syndrom Betroffenen in Frankreich beschreiben.
Das Angelman-Syndrom kennt keine Landesgrenzen. Somit ist nicht das Syndrom von Land zu Land unterschiedlich, sondern nur die entsprechenden Institutionen, die sich um die betroffenen Familien kümmern.

****

Untersuchung „Heranwachsende und Erwachsene mit Angelman-Syndrom, 15 Jahre und älter" April 2013 - France - von Odile Piquerez

Einführung
Seit der ersten Beschreibung des Angelman-Syndroms 1965 von Dr. Harry Angelman gibt es nur wenige Studien über Erwachsene, die vom Angelman-Syndrom betroffen sind und nur wenig an Informationen. Durch den regelmäßigen Austausch mit anderen Eltern von erwachsenen Betroffenen, aber auch mit Eltern jüngerer vom Angelman-Syndrom Betroffenen, die sich um die Zukunft und Entwicklung ihrer Kinder Gedanken machten, schien es uns von Interesse zu sein, eine Untersuchung mit Familien durchzuführen, deren Kinder 15 Jahre oder älter sind.

Eine medizinische und pädagogische Betreuung von frühester Kindheit an und während des gesamten Lebens kann bestimmte Erscheinungsformen des Angelman-Syndroms mildern und das Leben der Angelman-Patienten verbessern. Die Welt der Erwachsenen besser zu kennen, bedeutet, vorbeugende Maßnahmen ergreifen zu können, denn das Leben der erwachsenen AS-Patienten wird bereits im frühen Kindesalter vorbereitet, aber es bedeutet auch, den Fachkräften in den Einrichtungen zu helfen, unsere Kinder besser zu verstehen und sie daher besser zu betreuen.

Die Stichprobe der Untersuchung
Ende 2012 wurden Fragebögen per Brief oder E-Mail an Angelman-Familien in Frankreich und im Ausland verschickt, die ein über 15-jähriges Angelman-Kind hatten, um ein Profil Jugendlicher und Erwachsener, die vom Angelman-Syndrom betroffen sind, mit ihren Fähigkeiten, Möglichkeiten und Schwierigkeiten zu erstellen.

101 Fragebögen wurden versandt, 66 auswertbare Fragebögen kamen zurück, von
  - 24 Frauen und 42 Männern mit Angelman-Syndrom
  - Durchschnittliches Alter: 25 Jahre (von 15 bis 55)
  - 21 im Alter von 15 -19 und 45 älter als 20 Jahre
  - Durchschnittsalter bei Diagnosestellung: 9,5 Jahre (von unter einem Jahr bis 40 Jahre). Bei den 15- bis 19-Jährigen lag das Durchschnittsalter bei Diagnosestellung bei 3 Jahren, bei den vom Angelman-Syndrom Betroffenen mit anderem Genotyp als Deletion bei 6 Jahren und bei den 20-Jährigen und Älteren bei 18 Jahren.
  - 43 mit Deletion, 13 mit Disomie, 7 mit UBE3A-Mutation, 2 mit Imprinting und eine mit klinischer Diagnose.

Die Anzahl der vom Angelman-Syndrom Betroffenen mit Deletion entspricht mit 60 – 70 % dem üblichen Anteil innerhalb des Syndroms, und für die Vereinfachung der Analyse wurden die Betroffenen mit anderen Formen des Syndroms zusammengefasst und als „andere" bezeichnet: Disomie, UBE3A, Imprinting und klinisch.
Die Resultate wurden unterteilt nach Altersgruppe, Genotyp des Syndroms (nach Deletion, andere genetische Formen und in eine Gesamtgruppe).
Anmerkung CKL: In dieser Untersuchung wurde nicht nach Deletion 1 oder Deletion 2 differenziert.

Um das Dokument einfacher lesbar zu machen, geben wir zuerst einen generellen Überblick, dann werden die Ergebnisse aufgelistet und in 8 Hauptgruppen unterteilt:
1. Ergebnisse der Umfrage - allgemeine Information
2. Medizinische und paramedizinische Details
3. Motorik und Skelett
4. Autonomie
5. Verständnis und Kommunikation
6. Verhaltensproblematik
7. Aktivitäten
8. Einrichtungen und Betreuung

1 - Ergebnis der Umfrage – allgemeine Information
- **Auf körperlicher Ebene: 24% gehen frei ohne Hilfe** (6 Menschen sind nie frei gegangen), **58% haben Skoliose** (vor allem bei Deletion), aber nur 47% erhalten Physiotherapie (in der Altersgruppe der über 20-Jährigen gehen 25 % begleitet von den Eltern in die Physiotherapie). Menschen mit anderem Genotyp als Deletion werden größer und haben einen kräftigeren Körper als solche mit Deletion. 2 Menschen in der Disomie-Gruppe waren sehr groß.
- **Myoklonien:** 71% der vom Angelman-Syndrom Betroffenen haben Myoklonien (aber nur 10% werden speziell dagegen behandelt).
- 39 % haben aktuell Krampfanfälle, nur 5 Betroffene hatten nie welche und 20 % hatten erneut Anfälle nach dem 18. Lebensjahr). Mehr als **90 % werden gegen die Epilepsie behandelt.** Alle genetischen Formen sind von Anfällen betroffen.
- 42% sind **bulimisch** (61% bei denen mit anderem Genotyp als Deletion) und es ist in der Mehrheit der Fälle schwer, damit umzugehen. Es gibt ein Wiederaufleben der Bulimie, wenn die Betroffenen, die nicht zu Hause leben, wieder nach Hause kommen. Die Bulimie kann auch nachts auftreten.

- **Schlafprobleme** gibt es trotz Verbesserung in der Adoleszenz immer noch bei 65 %. Es gibt oft eine Wiederaufflackern der Schlafproblematik, wenn die Erwachsenen ins Wohnheim überwechseln. Anzumerken ist, dass es schwierig ist, herauszufinden, wie gut sie im Wohnheim schlafen.
- **Vermehrten Speichelfluss** gibt es bei 77 %, aber ohne Behandlung oder Medikation.
- Unter **Gastro-Ösophagealem Reflux (GERD)** leiden 21 %, trotz Medikamenten.
- Das Problem der **Verstopfung** kommt bei 61 % vor, dies trotz einer Diät oder damit verbundener Medikation. Einige Epilepsiemedikamente verschlimmern das Phänomen.
- **Das Lachen** vermindert sich speziell bei den über 20-Jährigen mit anderem Genotyp als Deletion, in manchen Fällen wird es selten.
- **Die Liebe zum Wasser** ist immer wichtig, wird aber mit zunehmendem Alter weniger.
- **Hyperaktivität** ist verschwunden (außer bei zweien), und es wird zunehmend mehr erforderlich, sie zu stimulieren, da sie zunehmend weniger Lust haben auszugehen.
- **Vermehrtes Schielen** gibt es bei 44 %, nur einer wurde operiert, und ein Fall von Glaukom wurde beobachtet.

Zwei Anmerkungen zur visuellen Verarbeitung bei Erwachsenen mit Angelman-Syndrom:

- Betrachten sie ein Dokument, sieht es aus, als würden sie die Seite scannen.
- Die Tatsache, dass sie Reliefs schlecht sehen, macht ihren Gang unsicher. (*Da bedingt durch das Schielen ein räumliches Sehen nicht möglich ist - Anmerkung CKL*).

- Nur 20 % sind **sauber** am Tag und in der Nacht sowie 33 % tagsüber. Manche Medikamente (Antiepileptika oder Schlafmittel), aber auch Anfälle, verschlimmern das nächtliche Einnässen.
- **Zum Sprachlevel und der Kommunikation:**
    - 55 % kommunizieren mit Lauten.
    - 35 % sagen Wörter (speziell bei Disomie), aber nur eine Person hat ein Vokabular von mehreren hundert Wörtern, die identifizierbar sind und richtig benutzt werden.
    - 41 % benutzen die Unterstützte Kommunikation (UK), speziell diejenigen mit anderem Genotyp als Deletion und Jüngere. Die meisten werden von ihrer Umgebung verstanden und haben ein Sprachverständnis das viel höher ist als ihre Ausdrucksfähigkeit (in welcher Form auch immer).

- Die Fortschritte bleiben konstant, sogar über das Alter von 30 Jahren hinaus, eine Beschleunigung wird oft im Alter von 18 und 20 Jahren erwähnt).
- Die **Schilddrüsenunterfunktion** macht nur 8 % aus und bleibt damit auf einem recht niedrigen Niveau.
- **Verhaltensauffälligkeiten** sind in 76 % der Fälle von Bedeutung und betreffen hauptsächlich Menschen mit einem anderem Genotyp statt Deletion (87 %). Sie nehmen zu zwischen 15 und 20 Jahren, weil die Gründe für Frustrationen zunehmen und die Betroffenen durchsetzungsfähiger werden.

2 – Medizinische, sozialmedizinische und therapeutische Details in der Betreuung von Erwachsenen mit Angelman-Syndrom

- **Verstopfung** betrifft 61 % und wird auf Dauer medikamentös oder auch mit ballaststoffreicher Ernährung therapiert.
- **Epilepsie** besteht bei 39 % der Erwachsenen mit Angelman-Syndrom fort, dies trotz Behandlung. Oft wird die Epilepsie im Alter von 18 bis 20 Jahren besser, kann aber auch bis ins höhere Erwachsenenalter hinein bestehen bleiben. In 20 % der Fälle kommt es mit zunehmendem Alter zu einer Verschlechterung. **73 % sind in medikamentöser Behandlung, 23 % haben Myoklonien, 20 % Absencen** und nur wenige haben generalisierte Anfälle. 5 Personen hatten nie einen Anfall.
- **Myoklonien betreffen 71 % dieser von Epilepsie betroffenen Personen mit Angelman-Syndrom**, aber nur 30 % hiervon erhalten eine Behandlung. Verschlechterungen gibt es oft in Zusammenhang mit Stress. Es scheint, dass diese Symptomatik von den Ärzten nicht genug beachtet wird, obwohl es manche Personen sehr einschränkt. Das Phänomen nimmt mit dem Alter zu und kann sich negativ auf die Motorik auswirken (Laufen und Feinmotorik).
- **Bulimie** betrifft 42 % der Erwachsenen mit Angelman-Syndrom (61 % bei denjenigen mit anderem Genotyp als Deletion) und erfordert Maßnahmen, um Nahrungsmittel außer Reichweite zu bringen (speziell Zucker). Verhaltenstraining hat nur geringen Effekt, die Betroffenen sind immer auf der Suche. Speziell bei der Rückkehr vom Heim wieder nach Hause.
- In 45 % tritt die **Pubertät verspätet** ein, wobei in 11 % der Fälle das Wachstum erst mit 25 Jahren stoppte. Die Mädchen haben alle ihre Periode. 32 % der Männer masturbieren (üblicherweise im Zurückgezogenen). Keine Suche nach Sexualität mit einem Partner wurde beobachtet, aber Freundschaften existieren.
- **Schielen tritt bei 44%** auf, und nur 2 Personen wurden operiert

- Nur 3 Personen über 20 sehen regelmäßig einen **Psychologen,** von den 15- bis 19-Jährigen keiner.
- Wenige Erwachsene gehen regelmäßig **zum Orthopäden** (30 %).
- 9 % hatten **Probleme mit der Atmung.**
- **20 % haben Gastro-Ösophagealen Reflux mit entsprechenden Problemen** (mit einem Wiederaufleben im Erwachsenenalter und verbunden mit Verhaltensproblemen).
- **Skoliose** erfordert eine laufende Kontrolle während des Wachsens. Wird im Teil Motorik weiter besprochen.
- **Motorische Schwierigkeiten** nehmen mit zunehmendem Alter zu.

Die Unterschiede zwischen den Einrichtungen für 15- bis 19-Jährige und den Einrichtungen für über 20-Jährige und Ältere führen zu großen Unterschieden bei der medizinisch-therapeutischen Versorgung. Diese Diskrepanz ist noch größer, wenn man die "Cretons" (über 20 Jahre alt und auf einen Platz in einer Erwachseneneinrichtung wartend) isoliert: In den Kinder- und Jugendeinrichtungen gibt es viel mehr therapeutisches Personal.

- **17 % haben Logopädie** (7% bei den 20-Jährigen und Älteren); sehr wenige hatten Therapie zur Behandlung des Speichelflusses. (Dies erklärt sich durch die Vorstellung, dass es sich um eine nicht-verbale Person handelt, die daher keine Priorität für die Rehabilitation hat).
- **47 % haben Kinesiologie** (für die über 25- Jährigen, oft von der Familie organisiert, dies bei Problemen mit der Aufrichtung und dem Laufen).
- **36 % haben Psychomotorik,** speziell in den Einrichtungen für Mehrfachbehinderte.
- **Der allgemeine Gesundheitszustand ist für 90% gut.**

Kommentar: Insgesamt lässt sich feststellen, dass die Förderung (auch in der Kindheit) weit weniger medizinisch-therapeutisch und mit weniger Hilfsmitteln erfolgte als die Förderung von Kleinkindern heute.
Diese Förderung erfordert Verhandlungen bei der Erstellung des individuellen Förderplanes. Und manchmal müssen sich die Eltern, weil sie diese nicht erhalten können, für eine Förderung durch Freiberufler außerhalb der Einrichtungen entscheiden.

3 – Motorik und Knochensystem
Grobmotorische Fähigkeiten
- **6 % der Personen sind nie gelaufen, 8 % laufen nicht mehr** und **30 % haben eine deutliche Verschlechterung erlebt.**

- **Das Durchschnittsalter beim Laufenlernen** in der Deletions-Gruppe ist 4,5 Jahre (zwischen 2 und 16 Jahre); für die Anderen ist das Durchschnittsalter 3 Jahre (zwischen 1 und 6 Jahre).
- **73% gehen selbständig nur im Haus, 44 % auch draußen, wenn sie sich festhalten können.** Aber nur 32 % können sich vollständig selbständig fortbewegen.
- **14% sind im Haus im Rollstuhl** (5 % für die 15- bis 19-Jährigen sowie 18 % für 20 Jahre und älter) und **44 % draußen** (29 % für die von 15 bis 19 Jahren und 51 % für 20 Jahre und älter).
- **50 % können alleine treppaufwärts gehen** und **25 % ebenso ohne Hilfe treppabwärts**.

Das Problem mit den unteren Extremitäten

Die Verschlechterung beim Gehen wird nicht ausreichend erkannt und berücksichtigt:
- Nur 47 % haben **Physiotherapie**. Dies reduziert sich zu 30 % bei den 20-Jährigen und Älteren. Der Besuch eines Orthopäden ist ebenfalls selten - zwischen 30 % und 50 %. Es scheint, dass Ärzte und manchmal sogar Eltern, nicht ausreichend über die mögliche Verschlechterung während der Pubertät informiert sind (manchmal bis zum Alter von 25).
- Dazu kommen noch eine größere Ermüdbarkeit und eine **Abnahme der körperlichen Aktivität**, die dieses Phänomen beschleunigen. Alle Angelman-Genotypen sind hiervon betroffen, auch diejenigen die sehr früh und korrekt gelaufen sind.
- Nur 32 % der Betroffenen sind mit **speziell angepassten Schuhen mit Orthesen** ausgestattet.
- Manche vom Angelman-Syndrom Betroffene im Alter über 20 Jahren haben **Botulinumtoxin-Injektionen** in die Waden (3 mit Erfolg) erhalten.
- 15 % hatten **Operationen** an den Füßen oder Knien und 9 % wegen Skoliose.

Wir notieren:
- **Sehnenverkürzung** (32 %)
- **Verkürzung der Kniesehnen** (52 %)
- **Kyphose** (42 %)
- **Deformation der Füße** (56 %)

- **Skoliose trat auf bei 58 %** der vom Angelman-Syndrom Betroffenen, hauptsächlich bei Mädchen und in der Deletions-Gruppe.
Die Skoliose beginnt in 33 % der Fälle vor dem 12. Lebensjahr und in 67 % danach. Die Bandbreite ist von 40 % für die 15- bis 19-Jährigen bis 80% bei der Gruppe 20 Jahre und älter mit Deletion. **Dies bestätigt das kritische**

Alter zwischen 15 und 25 Jahren. Normalerweise stabilisiert sich die Skoliose mit Ende der Pubertät. Nur 14 % haben ein Korsett (9% nur in der Nacht), wobei diese der Deletions-Gruppe angehörten und 9 % (schwere Skoliose) hatten eine Operation mit gutem Ergebnis.

Wichtige körperliche Rückschritte:
- Gesamt: 30 % (Deletion 35% und andere 22 %)
- 15- 19 Jahre: 14 % gesamt (Deletion 10% andere 17 %)
- 20 Jahre und älter: 38 % gesamt (Deletion 46 %, andere 24 %)
- **Schmerzen** wurden bei der Bearbeitung der Fragebögen nicht genannt, könnte aber ein Grund für die Verweigerung des Gehens sein.

Feinmotorische Fähigkeiten:
- **95 % der Menschen mit Angelman-Syndrom haben große Probleme mit der Koordination,** oft in Zusammenhang mit Problemen in der Feinmotorik und Lernschwierigkeiten: Zum Beispiel die Schwierigkeit, ein Objekt korrekt zu halten und zu benutzen, zu viel Ablenkung, Probleme damit, die Aufmerksamkeit zu behalten
- 32 % können Ball spielen (werfen und fangen).
- 48 % können Objekte verfolgen, 39% können schrauben, 21% die Schere benutzen (einer kann seine Nägel schneiden).
- 55 % können kritzeln oder zeichnen.

Motorik beim Essen am Tisch:
- **45 % der Betroffenen essen selbst,** aber es gibt einen signifikanten Unterschied zwischen folgenden Gruppen: Diejenigen aus der Deletions-Gruppe haben mehr Schwierigkeiten selbständig zu essen, 74 % von ihnen brauchen dabei Hilfe (von den anderen Gruppen nur 17 %).
- Trotzdem schaffen es 63 % mit Hilfe ihrer Hände zu essen: schwirig ist die Benutzung von Messer oder Gabel.
- 71 % können mit dem Löffel essen.
- 71 % können alleine trinken (meist mit einem normalen Glas).
- 14 % benutzen ein Messer (aber nur eine Person ist in der Lage, Fleisch zu schneiden).

> Man bemerkt, dass die Gruppe der über 20-Jährigen mehr Fähigkeiten hat. Dies kann man durch die längere Zeit zum Lernen erklären und den Fortschritten, die nach 18 Jahren noch erfolgen. Diese Fortschritte verwundern etwas, da die Prognosen üblicherweise anders lauten. Es stellt sich auch die Frage nach den verschiedenen Lernangeboten, die im Laufe der Jahre angeboten werden.

> Es ist wichtig zu erwähnen, dass manche vom Angelman-Syndrom Betroffenen wegen der Myoklonien diese Tätigkeiten nicht mehr ausführen können, obwohl sie es in jüngerem Alter konnten: Unfähigkeit zu trinken, Essen zum Mund zu bringen etc.

4 - Autonomie
- **36 % der Familien erachten die Autonomie ihrer über 15-jährigen Kinder als sehr reduziert** (58 % bei Deletion).
Wie man im Abschnitt *Motorik* gesehen hat, gibt es folgende Probleme, die die Autonomie behindern:
- **14 % gehen nicht frei** (oder nicht mehr), **44 % muss im Freien geholfen werden** und **50% brauchen Hilfe bei Treppen**.

Wir besprechen nun die **Autonomie der vom Angelman-Syndrom Betroffenen im täglichen Leben**: Die Meisten brauchen überall Hilfe, manchen können gar nichts alleine, andere (selten) „kommen alleine zurecht", aber immer unter Beobachtung. Viele arbeiten gerne mit und es gelingt ihnen, einige einfache Aufgaben alleine auszuführen, auch wenn es nicht perfekt ist. Sie sind sehr stolz darauf, helfen zu können:
- **53 % essen alleine** (man muss ihnen das Essen schneiden, einer schneidet alleine mit dem Messer).
- **30 % bedienen sich selbst.**
- **62 % können alleine trinken.**
- **41 % beteiligen sich an dem, was mit dem Essen zu tun hat** (41 % decken den Tisch, 33 % räumen ab und 24% wischen den Tisch ab, 14 % füllen die Spülmaschine und räumen sie aus, 6% schneiden und schälen Obst und Gemüse).
- **32 % ziehen sich selbst aus,** 29 % mit Hilfe.
- **42 % ziehen sich mit Hilfe an** (eine Person ohne Hilfe), Schwierigkeiten gibt es durch die fehlende Feinmotorik bezüglich des Knöpfens, Schnürens, Anziehens. Sie wissen jedoch durchaus, wie es sein soll. Manchen gelingt es, sich korrekt anzuziehen.
- **70 % gehen zur Toilette, aber 39 % tragen Windeln tagsüber und 80% nachts.**
- **39 % waschen sich selbst** (unter Aufsicht).
- **18 % wählen ihre Kleidung**.

Es ist wichtig zu bemerken:
- 21 % müssen motiviert und angeregt werden.
- 30 % können sich frei beschäftigen.

Dieser Mangel an Selbständigkeit brachte 47 % der Familien dazu, ihr Haus anzupassen und 20% planen es zu tun (Änderungen erfolgen dann, wenn Schwierigkeiten auftauchen):
- 9 % haben das ganze Haus angepasst.
- 11 % haben Handläufe.
- 18 % haben Rampen.
- 42 % angepasstes Badezimmer (70% zumindest die Toilette).
- 14 % haben ein spezielles Bett (meistens ein Pflegebett und seltener Betten mit Gitter).
- 9 % haben ein spezielles Fahrzeug (Rampe oder Lift).
- 2 Erwachsene haben einen Begleithund.

5 – Kommunikation und Verständnis

Probleme mit der Kommunikation sind ein wichtiges Element beim Angelman-Syndrom. Die meisten dieser Menschen sind in der Lage, einfache Anweisungen zu verstehen, die Teil der täglichen Routine sind. Jedoch haben alle Schwierigkeiten bei komplexen oder abstrakten Anweisungen.

- **91 % wollen gerne kommunizieren,** trotz der verbalen Schwierigkeiten. Einigen gelingt es, sich Fremden gegenüber verständlich zu machen, **74% fordern das Kommunizieren mit anderen heraus,** was ihnen durch ihr joviales Auftreten erleichtert wird. Diese soziale Interaktion ist oft übertrieben und unangemessen, weil sie andere durch ihr mit allen Mitteln eingeforderte Aufmerksamkeit stören können, oft auch durch Angrabschen.
- Wenn sie älter sind, verschwindet die **Angst vor Fremden**, manche fürchten Lärm und überfüllte Plätze, was wiederum ihre Fähigkeit zur Kommunikation stört und oft zum Schreien oder unkontrolliertem Lachen führt.
- **Sprachlevel**: 27 % können ein paar Worte sagen (3 davon 10 und ein Erwachsener mehr als 300). 52 % benutzen Laute und 14 % benutzen sinnvolle Silben und Laute, 13 % assoziieren Wörter.
- **53 % sind fähig, mit einer eigenen Sprache zu kommunizieren** (Laute, einfache Gebärden, Fotoalben, Körperhaltungen, Zeigen mit dem Finger (35 %), mit „an der Hand nehmen" (11 %), aber auch durch Kombinationen aus Gesten, Laute und Wörtern...).
- **38 % haben Zugang zur Unterstützten Kommunikation,** 43 % bei den 15- bis 19-Jährigen. 29 % nutzen einfache Pictogramme (einer benutzt 30).

- **62% sind fähig, etwas einzufordern:** Trinken (47 %), Essen (45 %), Toilette (35 %), ein Objekt (39%), eine Aktivität (29 %), jemanden zu sehen (23 %) und können so mitteilen, was sie benötigen.
- **77 % verstehen einfache Instruktionen, 32 % verfolgen ein Gespräch, 62 % verstehen Wörter.**
- **37 % respektieren Regeln** (auch wenn Erinnerungen nötig sind).
- **Keiner akzeptiert, nicht verstanden** zu werden, und alle zeigen ihre Unzufriedenheit, wenn dies passiert.
- **Nur 11 % können für ihre Sicherheit selbst sorgen, dies in geschützter Umgebung.**

Das Verständnis wird mit zunehmendem Alter besser. Zum einen, weil sie ruhiger werden zum anderen, weil die Aufmerksamkeit besser wird: Sie sind fähig, sich länger zu konzentrieren: 40 % mehr als 15 Minuten, manche für mehr als 1 Stunde. Nur 18 % sind unfähig sich zu konzentrieren. 27 % der Erwachsenen mit Angelman-Syndrom sind in der Lage zu warten, wenn man sie darauf hinweist.

Wir stellen fest, dass **Lachen eine Art der Kommunikation ist,** die nicht übersehen werden darf. Es passt zum Kontext, kommt aber nicht immer nur in freudigen Situationen vor; manchmal zeigt es auch Angst, Schreck oder zu viel Aufregung.
- **90 % sind neugierig und interessieren sich für Geräusche.**
- **72 % können eine Auswahl treffen,** bei Essen, Kleidung, Spielen.
- **9 % erkennen Wörter, 23% grafische Abbildungen.**
- **22 % erkennen Farben.**
- **54 % kritzeln.**
- **54 %** sind in der Lage **eine einfache Aktivität auszuführen.**
- **45 % übernehmen die Initiative.**
- **35 % fragen immer wieder das Gleiche,** trotz Antworten.
- **85 % können sich im Haus bewegen, 43 % draußen.**

Die vorgeschlagenen Fördermaßnahmen müssen daher alle diese Elemente berücksichtigen:
Hier zeigt sich, wie wichtig die Förderung durch eine Logopädin oder einen auf Kommunikation spezialisierten Therapeuten ist und wie wichtig die Kommunikation zwischen Fachleuten und Eltern ist, um in die gleiche Richtung zu gehen:
- wie wichtig es ist, ihnen dabei zu helfen, ihren Kommunikationsmodus und geeignete Medien zu finden und....
- ....ihnen zu helfen, dies Niveau zu behalten.
- Förderung der Kommunikation zwischen der Familie und der Einrichtung.

Einige haben im Erwachsenenalter erfolgreich mit den Hilfsmitteln der Unterstützten Kommunikation begonnen und machen weiterhin Fortschritte.

6 - Verhaltensauffälligkeiten

Zuerst ist zu beobachten, dass **die Hyperaktivität abnimmt.** Von 27 % bei den Kindern zu 6 % bei den Erwachsenen. Die über 20-Jährigen sind weniger anfällig für Aufregung als die 15 -bis 19-Jährigen. Das Lachen ist weniger präsent und Traurigkeit kann auf den Gesichtern erscheinen. Auf der anderen Seite werden sie langsamer und weniger aktiv, und es wird notwendig, sie stärker zu motivieren, etwas zu unternehmen (sie lieben es, rumzuliegen, oft vor dem Fernseher). Mehr als 10 % weigern sich, zu laufen und nach draußen zu gehen. Erwachsene mit AS sind hartnäckig, und es ist schwierig, sie dazu zu bringen, ihre Meinung zu ändern.

- **62 % der interviewten Familien kämpfen häufig mit Verhaltensproblemen** (am meisten in der Nicht-Deletions-Gruppe). Nur 11 % glauben, ihr Kind hat kein Problem mit dem Verhalten.

Die Ursachen dieser Probleme werden in Folgendem gesehen (in absteigender Häufigkeit):
- extremes Kommunikations-Problem
- Ablehnung einer Aufforderung (oft mit Essen verbunden)
- das Problem, verstanden zu werden
- Unterbrechung einer wichtigen Aktivität
- nicht warten zu können und sich deswegen durcheinander fühlen
- unangenehme sensorische Stimulation
- Schmerzen

Diese Verhaltensprobleme sind oft spezifisch für das Angelman-Syndrom (bei absteigender Häufigkeit):
- extremes Lachen (oft ein nervöses Lachen, das nicht zu stoppen ist, wird von manchen Eltern als unheimlich beschrieben)
- schreien (oft sehr laut und lang andauernd)
- werfen von Objekten (kleinere Objekte)
- Wut
- an den Haaren ziehen, kneifen
- selbstverletzendes Verhalten oder Zerstören von Kleidung
- Opposition, sich selbst auf den Boden werfen
- 26 % **Rückzug in sich, keine Reaktion** bei einer schwer zu ertragenden Situation

Trends, die sich in jungem Alter abzeichnen, manifestieren sich in manchen Fällen. **Bulimie** wird zu einem Problem bei 61 % der Erwachsenen mit anderem Genotyp als Deletion (speziell UBE3A und Disomie). Dort wird das Essensuchen zu einem permanenten Problem, auch die Gewichtszunahme. Sie sind normalerweise auf Diät, die aber permanent überwacht werden muss. Manche stehen in der Nacht auf um zu essen, wenn sie zurück bei ihren Familien sind.
Im Gegensatz dazu verweigern manche zu essen, wenn sie in ein Heim wechseln.

Umgang mit diesen Verhaltensauffälligkeiten
- Keine wirklich angemessene Betreuung, es wird kaum Verhaltenstherapie angeboten. Zu benennen ist, dass nur 4 Familien an einer Schulung zum Umgang mit Verhaltensauffälligkeiten teilgenommen haben. (Diese Schulungen werden von einer Neuropsychologin geleitet). Diese Schulung hat sie befähigt, das Verhalten ihrer Kinder besser zu verstehen und besser zu verstehen, warum dieses Verhalten auftritt, sodass manche Spannungen abgemildert werden konnten. 3 Heimen ist es gelungen, mit diesen Problemen umzugehen, so dass von den Eltern Verbesserungen gesehen wurden.
- **Ein Erwachsener** hat wöchentliche Termine bei einem Psychologen, wie von den Eltern angeregt.
- **Zwei mit einem Psychiater.**
- **11 % haben ein oder mehrere Medikamente** (erwähnte Medikamente: Tercian, Atarax, Nozinan, Neuleptil, Risperdal, Gardenal, Effortil, Lysanxa, Loramet, Doctrazone und Tegretal).
Beim Übergang in Erwachsenen-Einrichtungen steigen diese Verhaltensauffälligkeiten oft in den ersten Monaten an, oft verbunden mit einer Übermedikation, mit der die Familie dann mit Hilfe ihres Neurologen umgehen muss (manche Medikamente reduzieren die Aufmerksamkeit am Tag und ziehen Mobilitätsprobleme nach sich).

7 - Aktivitäten
- Diese **Aktivitäten sind oftmals von kurzer Dauer**, es fehlt an Geduld oder Aufmerksamkeit (44 % weniger als 15 Minuten und 39 % zwischen 15 Minuten und 1 Stunde). 18 % sind dazu überhaupt nicht fähig. Körperliche Aktivitäten nehmen mit dem Alter ab, wegen zunehmender Müdigkeit und dem Wunsch, einfach ruhig liegenzubleiben.
- **24 % sind fähig, ruhig zu warten, aber Ungeduld ist die Regel.**

- **18 % der Erwachsenen sind in der Lage sich zeitlich zu orientieren** (jetzt/nachher, heute/morgen, kurz/lang). Einige benutzen dazu Fotos, ein anderer hat einen Kalender, an dem er täglich Einträge macht, um zu sehen was morgen passiert. Die Benutzung eines Timers hilft, um Aktivitäten einen Rahmen zu geben oder auf eine Aktivität zu warten.
- **39 % sind in der Lage, alleine eine einfache Aktivität auszuführen und sich selbst zu beschäftigen.**
- **44 % sind in der Lage, die Initiative zu ergreifen** und nach einer Aktivität zu fragen.
- **21 % können alleine in einem Raum bleiben,** wenn sie beschäftigt sind (1 Erwachsener kann eine halbe Stunde allein im Haus bleiben und sich dabei verantwortlich verhalten). Die Mehrheit braucht ständige Aufsicht und ist auf der Suche danach, die Freiheit sofort auszunutzen und etwas zu unternehmen, nicht immer zum Gefallen der Eltern. Sie reagieren mit extremer Schnelligkeit, wenn sie unbeobachtet sind, um ihre Aktivitäten nach ihren eigenen Regeln auszuführen (Eltern am Telefon, beim Reden, beim Kochen…). Es ist ihnen bekannt, dass sie es nicht dürfen, das spielt aber in dem Moment keine Rolle.
- **11 % sind in der Lage, auf ihre Sicherheit selbst zu achten**, und nur 2 Erwachsene sind in der Lage, ihre freie Zeit selbst zu gestalten.
- **83 % können sich im Innenraum orientieren, 42 % im Freien.**
- **55 % brauchen wiederholte Aufforderungen**, sich zu waschen, da die Attraktivität von Wasser abgenommen hat.
- **In 30 % der Fälle ist es schwierig, sie dazu zu bringen eine Aktivität zu unterbrechen,** so dass die Eltern Einfluss nehmen sollten.

Liste der Aktivitäten innerhalb der Familie
- Musik hören (CD, YouTube, etc.): 64 % schauen Fernsehen oder 85 % Videos
- Lernspiele (Puzzle, Memory, Angelspiel): 47% der über 20-Jährigen
- Malen, Zeichnen, Kritzeln
- Musik machen
- Computer oder iPad (Internet, YouTube, Spiele, Lernspiele)
- Lesen von Kochbüchern, Prospekte von Supermärkten, Bücher (manche zerreißen oder zerschneiden diese jedoch auch lieber)
- Knete
- Gartenarbeit
- Laufen mit oder ohne Rollstuhl, oft zu einem bestimmten Ziel; viele Erwachsene können immer noch viele Kilometer laufen.
- Ausflug mit dem Auto, Boot, Zug, öffentliche Verkehrsmittel.

- Dreirad, Tandem Duo-Dreirad, (1 Erwachsener fährt normales Fahrrad), Schaukeln.
- Ballspiele (mit Fuß oder Hand), Bälle, Schläger, Petanque, Tischtennis, (manchmal im Sitzen)
- mit oder im Wasser spielen (nimmt mit dem Alter ab): Pool, Strand, Wasserrollstuhl, Waten im Wasser
- Reiten und Kutsche fahren
- Essen und ins Restaurant gehen, zu Mc Donalds, ein Aperitiv mit Freunden...
- in den Zoo oder auf eine Tierfarm gehen.
- ins Kino oder in einen Vergnügungspark gehen.
- einer Aufführung beiwohnen (Zirkus, Zauberei, Sänger, Theater)
- häusliche Aktivtäten
- Familie und Freunde besuchen
- in den Urlaub fahren (mit der Ausübung geeigneter Aktivitäten am Meer und in den Bergen)

8 – Einrichtungen und Betreuung
8.1 – Im Alter von 15 bis 19 Jahren:
In dieser Gruppe waren 21 Menschen, 19 davon in einem IME (einer Art Schule für geistig Behinderte) und 2 zu Hause bei den Eltern. 8 dieser Einrichtungen sind in der Nähe des Elternhauses, 3 haben mehr als eine Stunde Anfahrt.

Unterbringung der 15- bis 19-Jährigen (nach Anzahl)
- Diese Betreuung entspricht in **74 % den Erwartungen der Eltern**. Die Meisten bemerkten eine Abnahme der Aktivitäten mit zunehmendem Alter.
- **26 %** der Angehörigen sind der Meinung, dass **die Aktivitäten nicht ausreichend sind** und 11 % haben Schwierigkeiten, Informationen zu erhalten.

Angebotene Aktivitäten
- 84 % Schwimmtherapie (nicht immer regelmäßig)
- 68 % Musik
- 63 % häufige Ausflüge
- 58 % Zeichnen, Malen
- 47 % Reiten oder Kutsche fahren
- 26 % Video, Kino
- 25 % Dreirad
- 16 % Gartenarbeit
- 11 % Entspannung

- 5 % Computer oder iPad
- 5 % Spiele
- 5 % Geschichten erzählen, singen
- 5 % Sport
- 5 % Küche

Weitere therapeutische Aktivitäten
63% erhalten Physiotherapie, 37% Sprachtherapie und 47% Psychomotorik. Es fehlt an motorischer Aktivität. Manche Eltern sind gezwungen, ihre Kinder selbst ins Schwimmbad und zum Physiotherapeuten zu bringen. Es wird nicht auf eine mögliche Skoliose und die Verschlechterung der Mobilität in der Pubertät hingewiesen oder daran gearbeitet. Menschen mit Angelman-Syndrom profitieren von motorischen Aktivitäten in der Gruppe.
Sowohl Logopädie als auch Unterstützte Kommunikation erfolgt nicht generell. Da diese Menschen als non-verbal eingestuft werden, ist dies keine Priorität. Nur Einrichtungen, die hauptsächlich Autisten aufnehmen, bieten allen Bewohnern Kommunikationshilfen an.

8.2 – Menschen mit Angelman-Syndrom im Alter über 20 Jahre
Der Übergang in eine Erwachseneneinrichtung ist für das Alter von 20 Jahren vorgesehen, aber das Fehlen von Plätzen sorgt für Verzögerungen: 23% der Erwachsenen sind immer noch in Kindereinrichtungen untergebracht (Creton Amendment, das die Einrichtungen verpflichtet, die Jugendlichen zu behalten, solange es keinen geeigneten Platz gibt). Einige Einrichtungen öffneten Gruppen für 20- bis 25-Jährige. Jedoch sind die Einrichtungen und die Unterstützung nicht wirklich passend, und das Zusammensein mit Jüngeren ist nicht immer einfach.

Von den 45 Menschen mit Angelman-Syndrom über 20 Jahren
- 10 sind noch in Einrichtungen für Kinder (*Spezialschule: IME/Institut Médico Educatif*), entspricht 23%.
- 16 sind in speziellen Heimen mit stark pflegerischem Akzent (*MAS/Maison d'accueil spécialisée*), entspricht 36%.
- 8 sind in einem Programm für schwerst-mehrfach behinderte Menschen (auch nur tagsüber: FAM/Foyers d'Accueil Médicalisés), entspricht 18 %.
- 8 sind in Betreuung tagsüber (auch für leichtere Behinderungen/Foyer de Vie) 18 %,
- 2 sind in Belgien untergebracht
- einer ist zu Hause bei den Eltern und wartet auf einen Platz im MAS.

Von den 44 Menschen mit Angelman-Syndrom über 20 Jahren in Einrichtungen
- 27 Menschen mit Angelman-Syndrom mit Deletion: 7 sind in einer IME, 13 im MAS (entspricht 48b%), 13 im FAM, 3 in einem Foyer de Vie.
- 17 Menschen mit Angelman-Syndrom anderer Genetik: 3 im IME, 3 im MAS, 4 im FAM (24 %), 4 im Foyer de Vie (24 %) und 2 in Belgien.

Die Verteilung ist unterschiedlich
- **75 % sind im Heim** und 25 % im Internat.
- **Besuch zu Hause**: 42 % jede Woche, 36 % alle 14 Tage, 9 % einmal im Monat, 6 % von Zeit zu Zeit, 3 % Besuche im Heim.
- zur Hälfte wurde die Unterbringung bestimmt oder von den Eltern ausgesucht.
- 50 % nahe von zu Hause, entfernt 30 % und 20 % sehr weit entfernt.
- Das Durchschnittsalter der Personen in den Erwachseneneinrichtungen ist: 20 % unter 30 Jahren, 50 % zwischen 30 und 45 Jahren und 30 % älter als 45 Jahre.
- Die Eingewöhnung war in 50 % der Fälle einfach (weniger als 6 Monate), so naja bei 24 % und schwierig bei 26 %.
- 50 % der Familien sagen, dass die Einrichtung ihren Erwartungen entspricht und 34 % überhaupt nicht. Meistens fehlt es laut den Eltern an geistigen und körperlichen Aktivitäten.

Liste der angebotenen Aktivitäten, über alle Typen von Einrichtungen
(aber oft nicht regelmäßig):
- 64 % Schwimmtherapie
- 64 % Musik
- 57 % Zeichnen, Malen
- 55 % Video, Kino
- 50 % reiten oder Kutsche fahren
- 48 % häufige Ausflüge
- 30 % Gartenarbeit
- 23 % Computer oder iPad
- 23 % Sport (Fahrrad, Dreirad, Ball)
- 23 % Spiele
- 16 % Küche
- 16 % Entspannung
- 11 % Ästhetik
- 11 % Geschichten erzählen, Singen
- 9 % häusliche Aktivitäten
- 9 % tiergestützte Therapie

- 27 % haben **Physiotherapie,** davon 11 % außerhalb der Einrichtung (nur 18 % von diesen mit dem Genotyp ohne Deletion); 7 % haben **Logopädie** (nur 2 mit dem Genotyp Deletion), 41 % haben **Psychomotorik** (18 % bei den anderen Genotypen), 1 ist regelmäßig beim **Psychologen** und 1 hat **Ergotherapie**. Das sind sehr wenige, daran sollte in Zukunft gearbeitet werden.

Viele Eltern versuchen vergeblich, ohne Erfolg, eine bessere Förderung in den Einrichtungen für Erwachsene zu erreichen, werden aber mit den Begriffen „schwerer Behinderung" und „non-verbal" konfrontiert.
Es gibt **ein großes Informationsdefizit innerhalb der Institutionen über Erwachsene mit Angelman-Syndrom. Fehlen von Wissen und Vorbeugung der möglichen Entwicklung während der Pubertät und auch des großen Unterschieds zwischen dem Sprachverständnis und der aktiven Ausdrucksfähigkeit**. Einige Erwachsene werden als aggressiv angesehen: Entweder werden sie nicht verstanden, und suchen nach Kommunikation, oder weil der Mangel an Aktivitäten zu einer Übererregung führt.
In den Einrichtungen MAS (Pflegeheime für schwerst-mehrfach Behinderte) werden am wenigsten Aktivitäten angeboten. Es geht dort sehr viel um Pflege und Versorgung und nicht genug um Aktivitäten. Das ist eine Folge des Einrichtungstyps mit dem geringen Schwerpunkt auf Aktivitäten.
- 60 % der Menschen mit Angelman-Syndrom leben dort mit Menschen mit stärkerer Behinderung zusammen. Das macht es schwierig, geeignete Aktivitäten für alle zu finden. In der Regel handelt es sich um gemeinsame Aktivitäten, bei denen es nicht um Fortschritte geht und es somit an pädagogischen Aktivitäten mangelt. Individualisierte Aktivitäten bleiben die Ausnahmen und sind von kurzer Dauer. Nur 5 % der Menschen mit Angelman-Syndrom kommen mit Hausarbeiten in Kontakt.
- 15 % der Familien haben überhaupt keine Informationen über die Aktivitäten ihres Kindes.
- 50 % haben Schwierigkeiten herauszufinden, was aktuell unternommen wird.
- 40% haben sehr unregelmäßige Aktivitäten, weil es kein Programm gibt oder es nicht beachtet wird.
- In 70 % der Einrichtungen gibt es keine räumliche Trennung von Wohn- und Schlafbereich. Nur sehr wenige haben Werkstätten für bestimmte Aktivitäten in speziellen Räumen.
- Die Aktivitäten finden meist zwischen 11 Uhr und 12 Uhr und von 15 Uhr bis 16 Uhr statt. Die restliche Zeit dient der Körperpflege und dem Ausruhen. *Sehr selten sind Aktivitäten am Abend.*

Von den 16 Menschen mit Angelman-Syndrom, die in MAS betreut werden:
Nur 3 Menschen haben regelmäßige und vielfältige Aktivitäten. Aber trotzdem fungieren sie manchmal nur als Zuschauer und leiden unter diesem Mangel an Aktivitäten. Einige haben mehr andere Aktivitäten innerhalb der Familie.
- 95 % haben Ästhetik und Entspannung
- 4 gehen mehr als 2-mal im Monat raus
- 6 haben Malen
- 6 Schwimmtherapie
- 5 machen Musik
- 4 gehen Reiten
- 4 machen Gartenarbeit
- 15 Zeiten vor dem Fernseher

Von den 8 vom Angelman-Syndrom Betroffenen, die im FAM betreut werden
3 haben sehr unterschiedliche und interessante Aktivitäten in einem festen Zeitplan der eingehalten wird. Die Benutzung alternativer Kommunikationsmethoden wird gefördert, die individuelle Förderung ist konkret und wird respektiert. Die nötige Unterstützung ist veränderbar und wird angepasst.
Für Andere gibt es mehr und wechselnde Aktivitäten, auch im MAS. Diese Institute sind neuer, die Bewohner sind weniger alt und das Personal ist jünger. Dort gibt es mehr Freizeitaktivitäten und mehr Sozialisation.
Über die 7 in einem Foyer:
4 haben angepasste individuelle Aktivitäten, aber wenig motorisch Angebote. Weil die Betreuten älter werden, erwägen manche Heime eine Umwandlung zum FAM, um bessere medizinische und paramedizinische Betreuung zu garantieren, welche zurzeit noch außerhalb der Einrichtung erfolgen müssen.
Die 2 Erwachsenen in Belgien kombinieren alle Aktivitäten. Die Eltern sind sehr zufrieden mit der Unterstützung, auch wenn sie die Entfernung bedauern, die häufige Familienbesuche erschwert.
Erwachsene zu Hause: Die Familie wartet auf einen Platz in einem MAS, weil es schwierig wurde, eine permanente Betreuung zu gewährleisten.

Abschluss und Zusammenfassung
Wir konnten durch die Untersuchung feststellen, dass bei allen Genotypen des Angelman-Syndroms ein klinisches Bild entsteht, welches

gekennzeichnet ist durch schwere geistige Einschränkungen, mit Bewegungsstörungen, charakteristischem Verhalten und einer starken Beeinträchtigung bei Kommunikation und Sprache. Aber wir konnten auch feststellen, dass wie in früheren Studien bereits erwähnt, klinische Unterschiede (Phänotypen) zwischen den Genotypen bestehen. Und dass zwischen diesen verschiedenen Formen signifikante Unterschiede existieren.

Menschen mit Disomie sind größer, haben weniger schlecht kontrollierte Bewegungen oder Ataxie. Wie Menschen mit Imprinting haben sie bessere entwickelte sprachliche Fähigkeiten. Wie bei Menschen mit UBE3A haben sie am meisten Probleme mit der Bulimie. Die Genotypen neben der Deletion haben eine bessere Feinmotorik.

Aber 95% der Menschen mit Angelman-Syndrom in unserer Studie haben die gleiche Verhaltenscharakteristik und Schwierigkeiten beim Laufen (mit Verspannungen in den Gliedmaßen), Schlaf und Epilepsie bleiben auch im Erwachsenenalter wichtig.

Diese Untersuchung zeigt, dass es innerhalb des Angelman-Syndroms große Unterschiede gibt, die unbedingt bei medizinischer Behandlung, therapeutisch und in den entsprechenden Einrichtungen beachtet werden müssen.

Einige Tendenzen, die aus der Studie zu erkennen sind
Motorik

- Es gibt viele Verschlechterungen in den generellen motorischen Fähigkeiten auf der einen Seite ab dem Alter von 16- bis 17 Jahren und auf der anderen Seite durch die Zunahme der Skoliose; was sich aber an Ende der Wachstumsphase stabilisiert. Skoliose oder andere Verformungen der Wirbelsäule können eine Operation nötig machen, welche die Lebensqualität verbessern kann.

- Frühes und intensives Lernen in der Kindheit bedeutet nicht unbedingt eine bessere Mobilität im Erwachsenenalter. Einige sind sehr früh gelaufen und haben trotzdem als Erwachsene große Probleme. Das Gehen sollte jedoch durchaus gefördert werden. Wöchentliche Physiotherapie sollte erfolgen, um den Muskeltonus zu verbessern (gegen Zunahme der Hypertonie und der Verkürzungstendenz der Sehnen).

- Die Größe und das Gewicht bei den Erwachsenen werden oft als erschwerend erwähnt, zu Hause und in den Einrichtungen. Wir müssen sie stark zur Bewegung motivieren, durch z.B. Angebote zum Schwimmen und Tanzen, die interessanter sind als lediglich Lauftraining.

- Der Gebrauch des Rollstuhls außerhalb des Hauses reduziert nicht die Gehfähigkeit, erlaubt aber längere Ausflüge, die sonst zu stark ermüden. Er ermöglicht sichere Ausflüge. Ein Rollstuhl wird häufig benutzt um den Besuch von Geschäften, Ausstellungen, Messen zu ermöglichen und um die Integration zu erleichtern.
- Der Rollstuhl draußen (51 % in der Deletions-Gruppe) wird hauptsächlich für lange Ausflüge benutzt, entweder wegen der schnelleren Ermüdung oder weil längere Distanzen verweigert werden. Die Mehrheit der Menschen mit Angelman-Syndrom hat Schwierigkeiten auf unebenem Gelände. Man hat den Eindruck, dass sie Unebenheiten des Untergrundes nicht korrekt erkennen, was häufiges Hinfallen zur Folge hat.
- Auch erfordern manche und zwar diejenigen mit Anfällen, die zum plötzlichen Stürzen führen, eine enge Beobachtung, denn das Stolpern über eine Unebenheit kann ausreichen, um einen Anfall auszulösen. Andere wiederum sind wegen Myoklonien nicht in der Lage, einige sehr wichtige Aktivitäten auszuführen, auch wenn dies früher möglich war wie z.B. Trinken, Essen zum Mund bringen usw.

Zum Kognitiven und der Kommunikation
- Man kann eine positive Entwicklung im Kognitiven und bei der Kommunikation beobachten. Die über 20-Jährigen haben mehr Fähigkeiten. Dies kann durch ihre bessere Konzentrationsfähigkeit erklärt werden, die das Lernen oft gegen Ende der Wachstumsperiode unterstützt. Die Hyperaktivität nimmt ab, wobei dies nicht bedeutet, dass sie weniger neugierig sind oder der Wunsch nach Aktivitäten weniger wird. Es bedeutet auch, dass sie besser in der Lage sind, danach zu fragen. Zusätzlich besuchten die Älteren häufiger einen Kindergarten und wurden so viel später in die Welt der erwachsenen Behinderten integriert.
- Das Verstehen, die Kommunikation und das Lernen entwickeln sich immer weiter, mit einer großen Zunahme im Alter zwischen 18 und 20 Jahren. Dies muss beachtet werden, wenn es um den Übergang in die Erwachsenen-Einrichtungen geht. In den meisten Fällen benutzen diese Menschen eine eigene Art der Kommunikation, die Wörter, Laute, Gesten, Bilder und Piktogramme kombiniert. Durch die feinmotorischen Schwierigkeiten sind diese Gesten oft ungenau und schwer zu verstehen. Viele finden es einfacher, ihre eigenen Gesten zu verwenden, die mehr ihren motorischen Fähigkeiten entsprechen. Piktogramme wurden nur bis zu einer Anzahl von 10 verstanden, vielleicht wegen der Schwierigkeit zur Abstraktion. Es scheint einfacher zu sein, über Bilder eine Auswahl zu treffen, auch wenn es am Anfang oft langsam damit vorwärts geht. Es ist

in jedem Alter möglich, erfolgreich neue Kommunikationsmethoden einzuführen oder neue Technologien zu benutzen.

Es ist wichtig, die Kommunikation nicht nur auf z. B. Essen oder Tiere zu beschränken. Denn, auch wenn Menschen mit Angelman-Syndrom Probleme mit der aktiven Sprache haben, haben sie trotzdem viel zu sagen. Und bitte nehmen Sie sich die Zeit zuzuhören und lassen Sie ihnen Zeit, sich auszudrücken. Es ist auch wichtig, Betreuer und Professionelle über ihre Laute, Gesten, Silben usw. zu informieren, sei es mit Videos, Fotos oder geschriebenen Listen.
Und achten Sie darauf, ob es verstanden wurde.

Diese positive Entwicklung hat jedoch auch ihre Schattenseiten
- Der wachsende Wunsch nach Autonomie, den das Erwachsenwerden und die Entwicklung der Persönlichkeit und des Charakters mit sich bringen, ist ganz normal. Aufgrund der Größe und Statur der Erwachsenen mit Angelman-Syndrom wird es schwieriger, mit ihren Verhaltensauffälligkeiten umzugehen, die für die älter werdenden Eltern und Betreuer besonders schwerwiegend sind.
- Aktionen, über die man bei einem Kind noch lächelt, werden bei einem Heranwachsenden oder Erwachsenen nicht mehr so akzeptiert. Deswegen ist es wichtig, an diesen Verhaltensweisen von frühester Kindheit an zu arbeiten. Menschen mit Angelman-Syndrom sind stur und lieben es, Dinge auf ihre Art zu tun...
- Die angebotenen Aktivitäten müssen ihrem Alter und ihren Fähigkeiten angepasst sein. Einige sind fähig, ihre Lieblingsaktivitäten weiter auszuführen, indem man Anpassungen vornehmen muss, um ihre schlechtere Motorik auszugleichen. Z.B. können manche Dinge auch im Sitzen ausgeführt werden oder einfach auf einem Stuhl in der nötigen Höhe: Ballspiel, Boules, Tischtennis, Basketball, Dreirad-Tandem, Rollstuhlschaukel, Badeanzüge mit integriertem Auftrieb, zuschaltbarer Elektromotor, ein Rollstuhl für längere Strecken oder geländegängige Rollstühle usw..
Erwachsene mit Angelman-Syndrom verweigern schnell eine Aktivität, wenn sie zu mühsam ist oder ihnen Schwierigkeiten bereitet. Eine gewisse Passivität und die Verweigerung rauszugehen, unterstützen nicht gerade die Aufrechterhaltung der motorischen Fähigkeiten und der Aktivitäten. Aber Menschen mit Angelman-Syndrom sind wie jeder andere einem Prozess des Älterwerdens unterworfen, und altersbedingte Krankheiten reduzieren die Aktivitäten.

Der Wechsel in Einrichtungen für Erwachsene erfolgt immer später, oft erst mit 25 Jahren, auch begründet durch den Mangel von geeigneten Plätzen. Dieser neue Schritt erfordert eine große Anstrengung bei der Anpassung, speziell für jene, die in ein Heim wechseln. Die Menschen mit Angelman-Syndrom verlassen ein schulisches Umfeld, um einen neuen Platz zum Leben zu entdecken, mit oft einem völlig unterschiedlichen Rhythmus und das Zusammentreffen mit erwachsenen Behinderten jeden Alters. Die Einrichtungen sind sehr unterschiedlich, einige ohne Beschäftigungsangebote, während andere sehr auf die Weiterentwicklung der Erwachsenen achten.

Mit der Entwicklung von Einrichtungen, die sich um Menschen mit Verhaltensproblematik kümmern (autistischer Art), entwickelt sich ein neuer Typ von Einrichtungen, der sich um die Erziehung und Aktivitäten kümmert, die das tägliche Leben betreffen und bei denen jeder nach seinen Fähigkeiten sich am Leben in der Gruppe beteiligen kann. Dies ist wahrscheinlich ein Pluspunkt für Menschen mit Angelman-Syndrom, denen es gelingt, sich in diese Strukturen zu integrieren, wie wir in unserer Studie gesehen haben.

Danksagung:
Wir danken den französischen und ausländischen Familien, die an dieser Studie teilgenommen haben, AFSA und der Organisation Des Anges Pacôme, les autres (DAPLA). Und für die Übersetzung ins Englische: Harrold Simpson.

References:
(1) J Clayton-Smith, L Laan the syndome dAngelman: **review of clinical and genetic aspects** (2003)
(2) A J Dagli and C A Williams: Syndrome of Angelman (1998 - last updated 2011)
(3) L Laan, has denBoer: **Angelman Syndrome in Adulthood** (1996 - Netherlands)
(4) J. Clayton-Smith: **Clinical research on Angelman syndrome in UK** : observations on 82 affected individuals (1993)
(5) Karine **Pelc**Guy **Charles**, and Bernard **Dan:** Behavior and neuropsychiatric events in **Angelman syndrome**

Der Verein „Syndrome Angelman France" hat sich zum Ziel gesetzt, ein Ressourcenzentrum für Familien zu sein, indem er insbesondere den Austausch und die gemeinsame Nutzung von Erfahrungen anbietet, um zu

helfen, Menschen mit Angelman-Syndrom sowohl zu Hause als auch in Einrichtungen besser zu betreuen und eine bessere Berücksichtigung ihrer Behinderung in der Gesellschaft zu erreichen:
www.syndromeangelman-france.org

Odile Piquerez, 2013

Odile Piquerez und Anne Chateau haben zusammen das Buch «Le syndrome d'Angelman, parcours de vie des adultes» geschrieben, in dem auch sehr viele hilfreiche Berichte über Erwachsene mit dem Angelman-Syndrom zu finden sind (Chateau, A. und Piquerez, O. 2015)

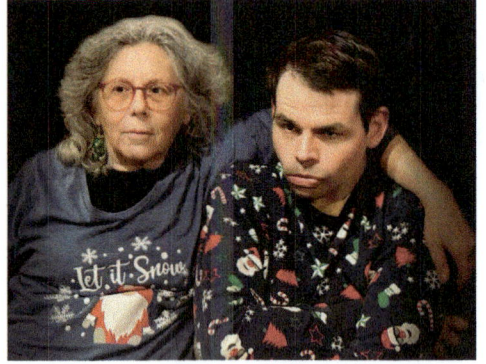

Einen besonderen Dank an dieser Stelle an Odile Piquerez dafür, dass ich die Ergebnisse dieser Untersuchung bzw. Auszüge aus dem Text in diesem Buch übernehmen und abdrucken durfte. Bei Anne Chateau möchte ich mich sehr herzlich für das nebenstehende Foto, welches sie zusammen mit ihrem Sohn François zeigt, bedanken. Mein Dank geht an beide Autorinnen, dafür, dass ich sie oft – aus dem Artikel und auch aus dem Buch - zitieren durfte.

****

Ron Thibert, Massachusetts General Hospital, fasst die Ergebnisse seiner jüngsten Studie aus 2018 wie folgt zusammen (Prasad, A. 2018): „Das Angelman-Syndrom ist eine neurogenetische Erkrankung, deren klinische Präsentation und Symptome mit zunehmendem Alter variieren. Das Ziel dieser Studie war es, die zeitlichen Veränderungen in der pathogenetischen Entwicklung (natural history) dieses Syndroms in einer großen Population zu charakterisieren. Wir überprüften die medizinischen Aufzeichnungen der 53 Patienten, die vor 2000 geboren und in der Angelman-Syndrom-Klinik des Massachusetts General Hospital gesehen wurden, um die neurologische, schlafbezogene, verhaltensbezogene, gastrointestinale, orthopädische und ophthalmologische Funktion zu beurteilen. Das Durchschnittsalter dieser Kohorte betrug 24 Jahre. Aktive Anfälle traten bei 35 % auf, ein nicht-epileptischer Myoklonus bei 42 % und klinisch signifikante Tremorfälle bei 55 %. Angstzustände traten bei 57 % auf und stiegen in den Altersgruppen von 26 - 43 Jahren auf 71 % an. Was den Schlaf betrifft, so berichteten 56 % über 8 Stunden Schlaf oder mehr, obwohl 43 % über häufiges nächtliches Erwachen berichteten. Magen-Darm-Probleme sind nach wie vor vorhanden: 81 % hatten Verstopfung und 53 % einen gastroösophagealen Reflux. Die Mehrheit lebte in einem Elternhaus und blieb unabhängig mobil, obwohl Berichten zufolge 30 % eine Skoliose hatten und 20 % über eine geringe Knochendichte/Osteoporose berichteten. Die Ergebnisse dieser Studie deuten darauf hin, dass die Prävalenz von aktiven Anfällen im Erwachsenenalter abnehmen, die Prävalenz von Bewegungsstörungen wie Tremor und nicht-epileptischem Myoklonus jedoch zunehmen könnte. Die Angst nimmt mit zunehmendem Alter signifikant zu, während aufsässiges Verhalten offenbar abnimmt. Schlafstörungen verbessern sich typischerweise im Vergleich zur Kindheit, bleiben aber für viele Erwachsene ein bedeutendes Problem.

Das Team um Elgersma fand in seinen Untersuchungen folgende gesundheitlichen Probleme, die bis ins Erwachsenenalter überwacht werden müssen: Verstopfung, Reflux, Sehstörungen, Skoliose, Verhaltens- und Schlafprobleme traten häufig auf und erfordern eine angemessene Behandlung. Epilepsie wurde bei 57 % der Erwachsenen angegeben. Bei der Mehrheit der Erwachsenen wurde eine Verschlechterung der Mobilität festgestellt (den Besten, I. 2020).
In weiteren Untersuchungen aus Spanien fand man als häufigste Komorbiditäten nach der Epilepsie psychiatrische Symptome, Skoliose, Übergewicht, Verstopfung und ophthalmologische Probleme (Lorenzo-Ruiz, M. et al. 2023).

Statistische Untersuchungen wie die hier erwähnten sind ungemein hilfreich, um sich einen Überblick verschaffen und ein Syndrom beurteilen zu können. Dies insbesondere, seit akzeptiert wird, welch großen Unterschied es in der Entwicklungsmöglichkeit – dem Phänotyp – zwischen den einzelnen Genotypen geben kann. Auf diese Unterschiede, auch zwischen Angelman-Syndrom Deletion 1 und Angelman-Syndrom Deletion 2 hat Silvia Russo bereits 2014 auf dem ASA-Kongress in Rom hingewiesen (Russo, S. 2014). Ansonsten werden leider noch viel zu oft in den Untersuchungen die Deletionstypen als eine Variante des AS zusammengefasst. Genauere Beschreibungen der Genetik, der Genotypen und der Phänotypen beim

Angelman-Syndrom sind meinem oben beschriebenen Handbuch über das AS zu entnehmen (Kannegießer-Leitner, C. 2018).

Diese statistischen Untersuchungen sagen allerdings nichts über die jeweilige individuelle Situation aus. Aus den Zahlen kann man nur die Wahrscheinlichkeit ablesen, mit der dies oder jenes Symptom zutreffen könnte. Inwieweit es einen selbst bereits trifft oder in Zukunft treffen wird, lässt sich nicht sagen.

Aus diesem Grund habe ich für das vorliegende Buch den Weg gewählt, etliche Angelman-Familien um einen Bericht sowie einen kurzen „Steckbrief" zu bitten, in welchem sie ihre Situation mit ihrem Angelman-Erwachsenen beschreiben und auch gebeten, einen von mir erstellten Fragebogen auszufüllen. Die Berichte und Steckbriefe lesen Sie im Kapitel *„Angelman-Familien berichten"*. Zur besseren Orientierung stehen das Alter und der Genotyp immer am Anfang des Berichtes.

Die Ergebnisse der Fragebögen habe ich in dem jeweils zum Thema passenden Kapitel untergebracht, den Fragebogen selbst im Anhang.

Ich hoffe, dadurch zu erreichen, dass betroffene Familien Details wiedererkennen und sich hieran weiter bis zu den sie interessierenden Informationen „entlanghangeln" können und dadurch es ihnen ermöglicht wird, Vergleiche zu ziehen und Anregungen für ihre spezielle Situation zu übernehmen.

Allerdings möchte ich unbedingt darauf hinweisen, dass man bei Menschen mit Angelman-Syndrom genauso wenig von dem einen Betroffenen auf alle anderen schließen kann. Nur weil ein vom Angelman-Syndrom Betroffener bestimmte Überempfindlichkeiten oder Allergien hat, heißt das noch lange nicht, dass dies bei allen Menschen mit Angelman-Syndrom so ist. Nur weil ein Medikament bei einem Menschen mit Angelman-Syndrom sehr gut in speziellen Situationen oder bei speziellen Krankheitsbildern hilft, heißt das noch lange nicht, dass dies bei allen Menschen mit Angelman-Syndrom so ist.

Eltern von erwachsenen Kindern mit Angelman-Syndrom wissen solche Informationen meistens sehr gut einzuschätzen, da sie sich ja schon viele Jahre mit dem Angelman-Syndrom und seinen Auswirkungen auseinandersetzen mussten.

In diesem Sinne wünsche ich Ihnen, dass Sie beim Lesen dieser Berichte und Kapitel viele für Sie wertvolle Informationen bekommen werden.

CKL

Quellen:
- Albrecht, B.; Buiting, K.: Prader-Willi-Syndrom und Angelman Syndrom, Institut für Humangenetik, Universitätsklinikum Essen, Online publiziert: 10 Dezember 2010, medgen 2010 ·22:392–398 , OI 10.1007/s11825-010-0250-z, © Springer-Verlag 2010
- Angelman-Verein Deutschland: Homepage: www.angelman.de
- Angelman-Verein Deutschland e.V., Erfahrungen mit Angelman-Patienten, Forschungsgruppe des AS-Vereins Deutschland, zusammengetragen 2015-2018, noch nicht veröffentlicht
- Buiting, K.; Gläser, D.; Horsthemke, B.: Leitlinien für die molekulare und zytogenetische Diagnostik bei Prader-Willi-Syndrom und Angelman-Syndrom. Deutsche Gesellschaft für Humangenetik e.V. (GfH), Berufsverband Deutscher Humangenetiker e.V. (BVDH), medgen 2010 · 22:282–286, DOI 10.1007/s11825-010-0227-y, Online publiziert: 10 Juni 2010, © Springer-Verlag 2010
- Buiting, K.; Williams, C.; Horsthemke, B.: (2016) Angelman syndrome – insights into a rare neurogenetic disorder. Nature Review Neurology, 12(10):584-93
- Château, A. und Piquerez, O.: Le syndrome d'Angelman, parcours de vie des adultes, Verlag L'Harmattan, 2015
- Dagli, A.; Mueller, J.; Williams, C: A:Angelman Syndrome, GenReviews, 2015
- den Besten I, de Jong RF, Geerts-Haages A, Bruggenwirth HT, Koopmans M; ENCORE Expertise Center for AS 18+; Brooks A, Elgersma Y, Festen DAM, Valstar MJ. Clinical aspects of a large group of adults with Angelman syndrome. Am J Med Genet A. 2021 Jan;185(1):168-181. doi: 10.1002/ajmg.a.61940. Epub 2020 Oct 27. PMID: 33108066; PMCID: PMC7756639.
- Horsthemke, B.: Imprintingerkrankungen beim Menschen, Elterliches Tauziehen im Genom, BIOspektrum | 06.08 | 14. Jahrgang
- Kannegießer-Leitner, C.: Das Angelman-Syndrom besser verstehen – Handbuch für Eltern und andere Fachleute, 2018, Sequenz Medien Produktion
- Lorenzo-Ruiz M, Novo-Ponte S, Iglesias-Escalera G, Cazorla-Calleja R, Lara-Herguedas J, López-Pájaro LF, Ruiz-Antorán B. Síndrome de Angelman en el adulto [Angelman syndrome in adulthood]. Rev Neurol. 2023 Apr 1;76(7):217-226. Spanish. doi: 10.33588/rn.7607.2022235. PMID: 36973885.
- Piquerez, O.: Questionnaire adultes Angelman – avril 2013, Syndrome Angelman France, übersetzt von Doris Scheiber und Christel

Kannegießer-Leitner: Untersuchung - Heranwachsende und Erwachsene mit Angelman-Syndrom, www.syndromeangelman-france.org

- Prasad A, Grocott O, Parkin K, Larson A, Thibert RL. Angelman syndrome in adolescence and adulthood: A retrospective chart review of 53 cases. Am J Med Genet A. 2018 Jun;176(6):1327-1334. doi: 10.1002/ajmg.a.38694. Epub 2018 Apr 25. PMID: 29696750.

- Russo, S.: Kongressbeitrag auf dem Internationalen AS-Kongress (ORSA) 2014 in Rom über den Vergleich von Deletion 1 mit Deletion 2 beim Angelman-Syndrom

- Tan, W. H., Bacino CA, Skinner SA, Anselm I, Barbieri-Welge R, Bauer-Carlin A, Beaudet AL, Bichell TJ, Gentile JK, Glaze DG, Horowitz LT, Kothare SV, Lee HS, Nespeca MP, Peters SU, Sahoo T, Sarco D, Waisbren SE, Bird LM. Angelman syndrome: Mutations influence features in early childhood. Am J Med Genet A. 2011 Jan;155A(1):81-90. doi: 10.1002/ajmg.a.33775. PubMed PMID: 21204213; PubMed Central PMCID: PMC3563320.

- Tan, W. H.; Bird, L. M.; Thibert, R.L.; Williams, C.A.: If not Angelman, what is it? A review of Angelman-like syndromes. Am J Med Genet A. 2014 Apr;164A(4):975-92. (PubMed)

- Tanaka, M..: GABRB3, Epilepsy and neurodevelopment, aus Jasper's Basic Mechanismus of the Epilepsies (Internet), 4th edition 2012, Bookshelf ID: NBK98178PMID: 22787634

- Varela, M. C.; Kok, F.; Otto, P.A.; Koiffmann, C.P.: Phenotypic variability in Angelman syndrome: Comparison among different deletion classes and between deletion and UPD subjects. Eur J Hum Genet. 2004; 12: 987 – 992 (PubMed)

- Waldschmidt, F.: Das Angelman-Syndrom. Erscheinungsbild und Entwicklungsstufen einer neurogenetischen Krankheit, Akademische Arbeit, GRIN-Verlag , 2015

- Williams, C. et aliter: Research and Education, Unit, Division of Genetics, Departement of Pediatrics, University of Florida, Gainesville, Bericht der Angelman-Syndrom-Konferenz 1987 in den USA

- Williams CA*, Beaudet AL, Clayton-Smith J, Knoll JH, Kyllerman M, LaanLA, Magenis RE, Moncla A, SchinzelAA, Summers JA, Wagstaff J.: Angelman syndrome 2005: updated consensus for diagnostic criteria. Am J Med Genet. 140(5):413-8.

Dies entspricht einem aktualisierten Ergänzungstext von der Angelman-Konferenz 2005, der auf der Angelman-Vereins-Homepage zu finden ist

* Correspondence to: Charles A. Williams, M.D., Department of Pediatrics, Division of Genetics, P.O. Box 100296, Gainesville, FL 32610 // E-mail: Willicx@peds.ulf.edu

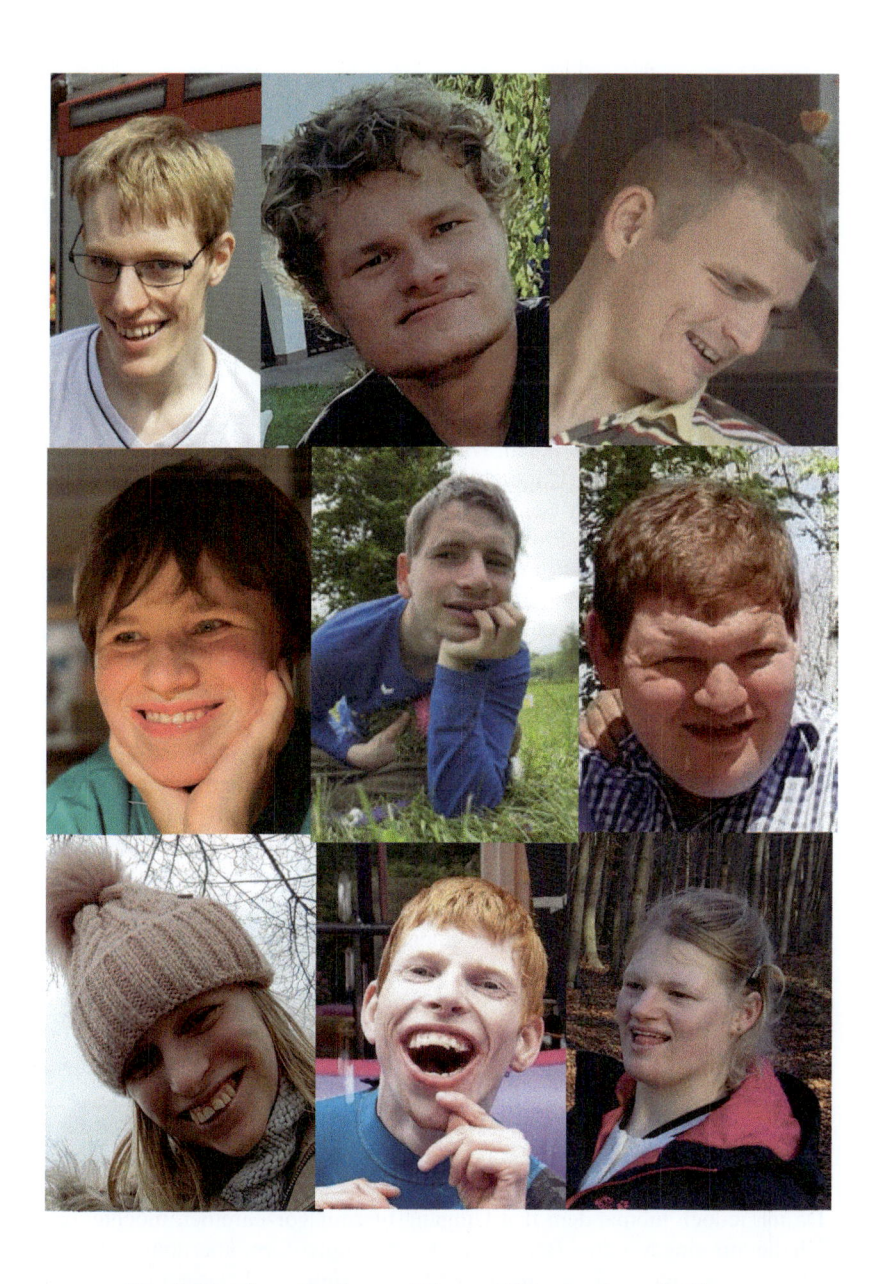

Fallbeispiele - Familien berichten

Je kleiner ein Kind mit Angelman-Syndrom ist, umso mehr ähnelt es anderen Angels mit dem gleichen Genotyp*. Im Verlauf des Älterwerdens stellen sich jedoch immer mehr individuelle Merkmale ein, die zwar nach wie vor typisch für das Angelman-Syndrom sind, wodurch sich jedoch die einzelnen Angels auch bei dem gleichen Genotyp mehr und mehr voneinander unterscheiden. Der Phänotyp* ist also deutlich unterschiedlich. Aus diesem Grund stelle ich die Eigenberichte der Familien über Jugendliche und Erwachsene, die vom Angelman-Syndrom betroffen sind, vor die Beschreibung der einzelnen Bereiche.

Immer wieder kann man beobachten, dass manche Symptome zwar gravierend sind, diese aber doch im Vergleich zu anderen Symptomen als nachrangig empfunden werden. Hiermit meine ich z.B., dass sicherlich eine gewisse feinmotorische Ungeschicktheit von Bedeutung ist. Wenn jedoch die Epilepsie bei diesem Betroffenen nur sehr schwer einzustellen ist, stellt diese die feinmotorische Problematik schnell in den Schatten.
Die Eltern oder Geschwister haben den Bericht über ihr vom Angelman-Syndrom betroffenes Familienmitglied aus ihrem Blickwinkel heraus geschrieben, da sie dieses nun mal am besten kennen. Auch die von mir ihnen geschickten Fragebögen wurden von ihnen beantwortet.
Diesen Fragenkatalog habe ich in Zusammenarbeit mit Kollegen und Angelman-Familien erstellt und habe versucht, Details darin unterzubringen, die immer wieder in der medizinisch-therapeutischen Betreuung eines Betroffenen mit Angelman-Syndrom eine Rolle spielen und man gerne mehr an Details wüsste, um ihm und seiner Familie weiter zu helfen. Insofern erklärt sich, dass ich in diesem Buch nicht unbedingt auf die allseits bekannten Symptome und Situationen besonders intensiv eingehe, sondern eher auf die, die mir von den Familien schwerpunktmäßig genannt werden, damit hiervon andere profitieren können.
Dem einzelnen Bericht habe ich jeweils sogenannte Schlüsseleigenschaften vorangestellt, *hierin in blau die besonders positiven Eigenschaften* bzw. *positiven Schlüsselmerkmale* und *in violett die besonders problematischen Schlüsseleigenschaften.*

Zwei Hinweise noch in eigener Sache:
Ich bitte um Verständnis dafür, dass ich in meinen Texten wegen der *besseren Lesbarkeit auf das Gendern verzichtet* habe.
Da ich jedoch niemandem den Umgang hiermit vorschreiben möchte, habe ich die mir eingesandten Berichte in deren Originalform übernommen.
Ebenso habe ich die *Medikamentenbezeichnungen* so belassen wie von den Familien beschrieben.   CKL

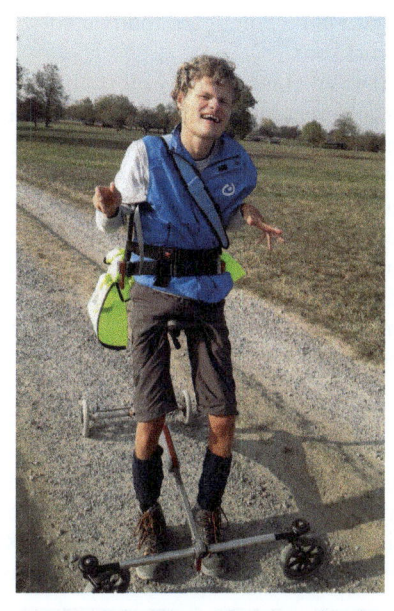

Frank-Udo, 34 Jahre
Deletion 1

Schlüsseleigenschaften:
- *Lebensfreude*
- *innere Ausgeglichenheit*
- *Geselligkeit*

- *kein freies Gehen (bei einer Größe von über 1,80m)*
- *stark eingeschränkte Kommunikationsfähigkeit*
- *extreme Vorliebe für süße Lebensmittel*

Der erste Verdacht auf eine „zentrale Koordinationsstörung" wurde gestellt, als Frank 3 Monate alt war, danach setzte ich intensiv Vojta-Therapie und Ergotherapie ein. Trotzdem konnte Frank mit einem Jahr lediglich für 3 Sekunden aus der Bauchlage heraus den Kopf anheben. Deswegen Wechsel auf ein intensives ganzheitliches Heimprogramm, woraufhin er immerhin dezente Fortschritte machte und mit 1,5 Jahren robben lernte. Dies Programm war letztendlich die Grundlage, auf der ich unter Ergänzung durch etliche andere Therapieformen die Psychomotorische Ganzheitstherapie als eigenständige Therapieform entwickelt und natürlich auch heute noch nicht nur für meine Patienten Therapieprogramme erstelle, sondern auch Frank damit fördere.

Das Krabbeln erreichte er mit 4 Jahren, Übernahme des eigenen Körpergewichtes mit 4,5 Jahren, daraufhin wurde das geführte Gehen intensiviert. Im Kreuzmuster gerobbt ist Frank mit 10 Jahren. Er besuchte den Lebenshilfe-Kindergarten jeweils nur verkürzt, damit ich zu Hause weiterhin intensiv mit ihm trainieren konnte. Gleiches gilt für die Schule für Geistigbehinderte. Während er im Kindergarten sehr liebevoll aufgenommen und auch dort gefördert wurde, änderte sich dies in der Schule komplett. Mir wurde mitgeteilt, dass er eine Zumutung für die Schule sei, hinzukam mehrmals mangelndes Einhalten der Aufsichtspflicht, so dass ich, als Frank 16 Jahre alt war, den Antrag stellte, die Schulpflicht ruhen zu lassen. Diesem Antrag wurde stattgegeben, so dass ich Frank nun wieder gänzlich zu Hause fördern konnte, was sich für ihn als Glücksfall herausstellte, da er auf einmal wieder gut zum Training zu motivieren war und seine ursprüngliche Fröhlichkeit zurückkam.

Frank lebte in den letzten Jahren weiterhin zu Hause und wurde zum einen möglichst intensiv gefördert und zum anderen im Alltag in Familie und Freundeskreis integriert. Es ist selbstverständlich, dass Frank dabei ist.

Ab Frühjahr 2022 besucht er dreimal pro Woche für jeweils einen Vormittag die Förder- und Betreuungsgruppe der Lebenshilfe (FuB). Zwar kann ich nicht davon ausgehen, dass man dort kilometerlange Strecken mit ihm läuft, aber UK (Unterstützte Kommunikation) und andere Fördermöglichkeiten werden dort mit ihm umgesetzt, zumindest, wenn die Personalstärke dies erlaubt. Das Personal ist einfühlsam und kompetent. Gerade kürzlich gab es ein Gespräch zusammen mit dem Kostenträger, dem Mitarbeiter-Team der Lebenshilfe und mir.

Frank kann nicht frei gehen, was bei seiner Körpergröße vieles erschwert, auch wenn er sehr schlank ist. Wir trainieren nach wie vor noch mehrere Stunden am Tag mit ihm, dies im Bereich der Motorik mit einem Gehtraining im NF-Walker (siehe Foto) von möglichst 3 bis 5 km täglich, Galileo-Training sowie anderen motorischen Übungen. Hinzu kommen UK (Unterstützte Kommunikation) und HEG (Hämoenzephalographie), Focus und SSP (Sound and Save Protocol).

Die ganzen letzten Jahre konnten wir kleine, aber stetige Verbesserungen, auch in der Motorik, erreichen. 2019 und 2020 waren jedoch zwei sehr schwierige Jahre. Denn nach einer schweren Erkrankung (Streptokokken-Angina mit hohem Fieber und vielen epileptischen Anfällen) im Februar 2019 hatte sich die Spastik der Füße enorm verschlechtert.

Ständige Änderungen am Laufgerät, erneut hohe Orthesen (DAFO) – es ist kaum zu beschreiben, was ich alles versucht habe, zum Glück letztendlich mit Erfolg. Frank geht wieder im NF-Walker mehrere Kilometer am Stück, von mir geführt, beim Training sogar alleine im NF-Walker. Bei den unterschiedlichsten Läufen, an denen wir teilgenommen haben, konnte er sich sogar deutlich in seinem Tempo verbessern.

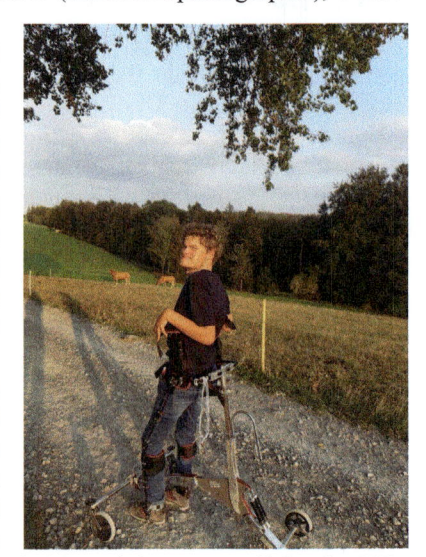

Bei Frank besteht eine leichte Skoliose, die jedoch stabil bleibt und sich nicht verschlechtert. Neben einer Muskelhypotonie* im Oberkörperbereich kommt es zu einer Hypertonie* im Bereich der Beine und Füße. Diese Spastik hat bereits drei sehnenverlängernde Operationen (2002, 2010, 2018) erforderlich gemacht, wobei die letzten beiden Operationen als Fasziomyotomie durchgeführt wurden und die Situation deutlich verbessern konnten, Frank jedoch kaum belasteten. Eine Osteoporose besteht bei Frank nicht. Insofern kann man festhalten, dass die 2019/2020 eingetretenen Verschlechterungen eine krankheitsbedingte Ursache hatten, somit nicht altersbedingt waren und weitgehend wieder aufgeholt werden konnten.

In der Feinmotorik ist Frank ebenfalls stark beeinträchtigt, wobei das Verständnis des Ablaufes der erforderlichen Bewegungen eher limitierend zu sein scheint als die Feinmotorik an sich.

Bezüglich der Sehverarbeitung zeigt sich, dass Frank Alltagsdetails erkennt, sie dürfen jedoch nicht abstrakt sein. Bilder kann er ebenfalls erkennen, Symbole und Buchstaben jedoch nicht.

In seiner Kommunikation ist Frank besonders stark beeinträchtigt: Er hat kein Sprachverständnis. Das Training mit Fotokarten haben wir bereits im Kleinkindalter begonnen und nie aufgegeben. Mit 27 Jahren (!) begann er, aus drei Bildern eines herauszusuchen. Ab 2020 wurde über ein Voice-Pad mit entsprechendem Programm (GoTalkNow) die Auswahl aus 4 Fotos möglich, hauptsächlich jedoch bezüglich Essenswünschen.

Mit Deletion 1 ist Frank sehr schwer vom Angelman-Syndrom betroffen. Seine Kognition ist deutlich eingeschränkt. Und trotzdem strahlt er Lebensfreude pur aus. Diese lässt etwas nach, wenn er Gemüse essen soll, kommt aber, wenn ausreichend Früchtequark untergemischt wird, schnell zurück. Er hat ein Urvertrauen in seine Familie und ist ungemein ausgeglichen. Vielleicht bedingt durch die große Familie und unseren großen Freundeskreis, in die er hinein geboren wurde und an dem er oft teilnahm und teilnimmt, liebt er Geselligkeit und ist sehr flexibel. Das Beisammensein mit Familie und Freunden genießt er durch und durch. Wenn es jedoch zu laut, zu trubelig und mit zu moderner Musik verbunden ist, kann es ihm aber auch schon einmal zu viel werden.

Erschwerend ist jedoch, dass Frank aufgrund seines fehlenden Sprachverständnisses nicht verdeutlichen kann, ob er z.B. gerade nicht gehen *will* oder nicht gehen *kann* oder Schmerzen dabei hat.

Nur, wenn Frank zu schnell von einer Situation in die nächste wechseln soll und mit der eigentlichen Beschäftigung gerade sehr zufrieden ist, zeigt er ein gewisses Herausforderndes Verhalten. Überlegt man jedoch, in welche ellenlangen Diskussionen nicht behinderte Kinder die Eltern verwickeln

können, wenn sie z.B. meinen, es sei noch nicht Zeit, ins Bett zu gehen, erscheint mir dies eher moderat und der Situation angepasst zu sein.
Insofern versuchen wir im Alltag, ihm im Sinne des Modellings zunehmend mehr das Geplante mit Bildern anzukündigen oder z.B. das Aufstehen mit „dreimal in die Hände klatschen" zu unterstreichen und (man lernt dazu….) beim Gehen mit ihm in die von ihm nicht gewünschte Richtung den eigenen Kopf in Sicherheit zu bringen.
Erreichen wir eine gute Therapieintensität, schläft Frank nachts gut, zumindest ab Mitternacht oder 1 Uhr. Ansonsten ist er auch schon einmal wach bis um 2 Uhr, in schlimmen Nächten sogar bis um 4 Uhr. Während der Corona-Zeit hat er z.B. von 2 Uhr nachts bis mittags um 14 Uhr geschlafen.
Ist Frank gegen 1 Uhr nachts noch zu munter, erhält er 2,33 mg Midazolam (1/3 Tablette). Dies ist höchstens an zwei Abenden hintereinander erforderlich, denn tagsüber wird natürlich trainiert, um ihn auszupowern. Ein über mehrere Tage hinweg andauerndes Schlafdefizit erhöht bei ihm die Neigung zu Krampfanfällen, so dass ein Handeln erforderlich ist.
Angestrebt ist Vollwertkost, sonst keine spezielle Kost. Allerdings erhält Frank hauptsächlich süß schmeckende Speisen wie Milchprodukte, Vollkornprodukte und Obst. Selbstgequetschte Haferflocken sind fester Bestandteil seiner Ernährung, leider allerdings kaum Salat, Gemüse und Fleisch. Dies wird höchstens in seinen Quark „untergemogelt". Denn ihm gegen seinen Willen etwas zu essen zu geben, ist nicht möglich. Eher würde er verhungern. Trotzdem wird nach wie vor versucht, die Süße der Speisen möglichst nicht mit Fabrikzucker, sondern eher durch Obst zu erreichen.

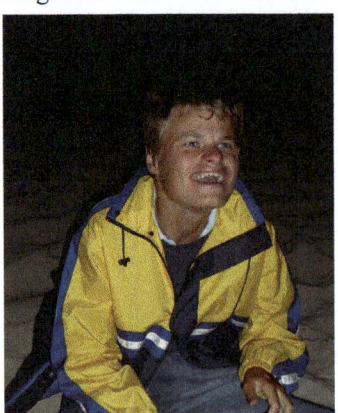

Mein Traum ist es, irgendwann einmal mit ihm in eine Pizzeria zu gehen und tatsächlich für ihn Pizza zu bestellen und nicht Kuchen.

Wie die Epilepsie bei Frank verlaufen ist und noch verläuft, siehe Seite 227

Fazit:
Franks kleine Fortschritte sind zwar heftig erkämpft und anstrengend erarbeitet, aber es geht ihm und uns gut. Franks Familie ist nach wie vor sein Lebensmittelpunkt. Wir können miteinander das Leben genießen. Hoffen wir, dass wir dies als Eltern, als Familie noch lange so leisten können – mit entsprechender Unterstützung.

Jakob, 30 Jahre
Deletion 2

Schlüsseleigenschaften:
- **freundliches und humorvolles Wesen**
- **wach und interessiert**

- **schwer einstellbare Epilepsie**
- **entsprechende Nebenwirkungen der Antiepileptika**
- **Jakob kann über FC kommunizieren, es gibt aber zu wenige Stützer**

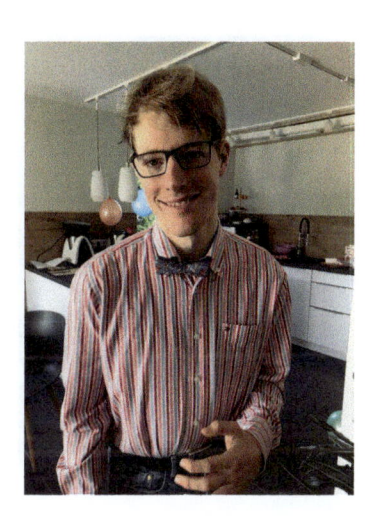

Unser Sohn Jakob wurde in diesem Sommer 30 Jahre alt. Jakob lebt im Bruckwald in Waldkirch. Er ist ein heller Geist und ein humorvoller junger Mann. Körperlich ist sein größtes Problem die schwer einstellbare Epilepsie und die Nebenwirkungen der Medikamente. Im seelischen Bereich treibt ihn immer seine große Abhängigkeit von Bezugspersonen und seine eigene geringe Selbstbestimmung um. Jakob geht auf der einen Seite sehr offen und neugierig auf Menschen zu, hasst aber andererseits Veränderungen in seinem Umfeld. So beklagt er die große Fluktuation in der Einrichtung oder Veränderungen im häuslichen Umfeld sehr. Die starken Einschränkungen durch die Corona-Pandemie, die alle seine Lebensbereiche betreffen, setzen Jakob sehr zu. Seine Familie ist nach wie vor Jakobs Anker in schweren Lebenslagen und wir hoffen, dass es immer Menschen geben wird, die es gut mit ihm meinen.

***Von Jakob über FC (Facilitated Communication,** siehe auch die Seiten 152 und 179)* **geschrieben:**
Ich heisse jakob müller und ich lebe im b ruckwald aber mein leben ist nicht sehr zugriedenstellend, weil ich angelmansyndrom habeund es mich behin dert richtig krass ich kann nichtalleine das macehn wasich willich will heiraten und eine menge kinder mit meiner frau lieben ich will atrbeiten und nicht rumsitzen epilepsie habe ich auch stark ich will noch gern mit meinen freunden reisen ans meer

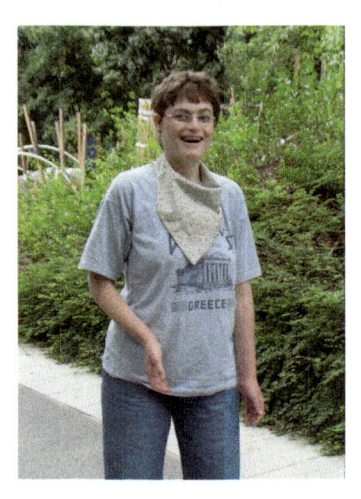

Kerstin, 35 Jahre
Deletion 1

Schlüsseleigenschaften:
- **freundliches Wesen**
- **meist gut gelaunt**
- **kommt mit allen (Betreuern) gut zurecht**

- **kann nicht sprechen**
- **braucht bei allen Dingen Hilfe**
- **die Motorik wird zunehmend schlechter**

Es folgt ein Bericht aus der Zeit, als Kerstin 27 Jahre alt war. Zu dieser Zeit lebte sie seit 2 Jahren im Franziskuswerk Schönbrunn. Herzlichen Dank an den Angelman e.V., dass ich diesen Bericht, der ursprünglich im Infobrief 2013 erschienen ist und mir von Kerstins Mutter geschickt wurde, so übernehmen durfte.

Viel Zeit zum Überlegen blieb uns Ende August 2011 nicht, als Kerstin von zu Hause auszog um in einer Wohngruppe des Franziskuswerks Schönbrunn (Landkreis Dachau) ein neues Zuhause zu finden.

Kerstin ist unsere 1. Tochter. Sie wurde am 24. Juni 1986 in München geboren. Zunächst schien alles völlig in Ordnung mit ihr zu sein. Mit einem halben Jahr begann sie sich eigenartig zu verhalten. Sie verkrampfte sich oft, wenn sie alleine ohne Ablenkung lag und hörte auf zu plappern. So fingen unsere Besuche bei den Ärzten an, die aber nichts feststellen konnten. Auch ein 2-wöchiger Aufenthalt im Krankenhaus brachte keine Ergebnisse. Mit 9 Monaten begannen dann die ersten Untersuchungen im Kinderzentrum München. Dort verordnete man zunächst mal Krankengymnastik, da Kerstin Schwierigkeiten hatte den Kopf zu halten und keinerlei Anstalten machte, sich umzudrehen oder zu sitzen.

Im Laufe der nächsten 3 Jahre kamen dann noch Musiktherapie und Ergotherapie dazu. Außerdem wurden wir regelmäßig von einer Psychologin der Frühförderstelle Dachau besucht.

In dieser Zeit wurde immer noch von „Behinderung bedroht" gesprochen, aber nie von einer Behinderung.
Mit 2 Jahren wurde Kerstin wegen ihrer extremen Schielstellung an den Augen operiert.

Als Kerstin 3 Jahre alt war, fingen wir an, gemeinsam mit der Psychologin der Frühförderstelle Dachau, einen Kindergartenplatz zu suchen. Damals hatten wir uns zunächst einen Platz in einem Integrationskindergarten vorgestellt. Allerdings konnte Kerstin immer noch nicht alleine stehen, geschweige denn laufen. Selbst das Sitzen hatte sie grad mal ein Jahr zuvor gelernt und außerdem bekam sie mittlerweile Medikamente gegen epileptische Anfälle, die damals im EEG sichtbar waren. All diese Punkte ließen das Personal in den besichtigten Integrationseinrichtungen etwas vorsichtig werden mit einer Zusage. Selber hatten wir dann auch immer das Gefühl, dass Kerstin nicht gerne aufgenommen würde. Dazu kam, dass all diese Einrichtungen für sie eine ziemlich lange Busfahrt in der Früh und am Nachmittag bedeutet hätte.

Ein weiterer Punkt war, in allen besichtigten Einrichtungen hätte Kerstin den ganzen Tag bleiben müssen und wir waren noch nicht so weit, sie den ganzen Tag fremden Leuten anzuvertrauen.

Unser Nachbarort Schönbrunn, mit dem Franziskuswerk Schönbrunn - eine Einrichtung für Menschen mit geistiger und mehrfach Behinderung, mit Schule/SVE, Heilpädagogischer Tagesstätte, Wohnheimen, Werkstatt und Förderstätte - der nur ca. 4 km von unserem Zuhause entfernt ist, bot die Möglichkeit einer Halbtagsunterbringung in der dortigen SVE.

Bei unserem ersten Besuch der damals noch relativ neuen SVE hatten wir sofort das Gefühl, dass dies der richtige Platz für unsere Tochter sei.

Anfang März 1990 wurde dann Kerstins Schwester Yvonne geboren. Damals war Kerstin bereits in der SVE Schönbrunn angemeldet und man bot uns an, Kerstin bereits mit 3 ½ Jahren aufzunehmen, damit es einfacher würde mit dem neugeborenen Baby. Wir haben uns damals dagegen entschieden, um Kerstin nicht das Gefühl zu geben abgeschoben zu werden.

Ab Herbst 1990 kümmerten sich dann 4 Jahre lang eine sehr liebevolle Kinderpflegerin und wechselnde Erzieherinnen um Kerstin und noch 5 andere behinderte Kinder.

Zu diesem Zeitpunkt begann also Kerstins Zeit in Schönbrunn. Zunächst blieb sie 4 Jahre lang von 8 - 12 Uhr in der SVE. Mit 8 Jahren gab es dann kein Argument mehr, sie noch einmal von der Schule zurückzustellen. Bis November 1995 war Kerstin nur bis Mittag in Schönbrunn und wurde gegen 12:30 mit dem Caritas-Bus nach Hause gebracht.

Aufgrund der Nähe zum Franziskuswerk und Kerstins Schule, war es uns möglich, häufigen Kontakt zu den Betreuern zu halten und somit auch zu sehen, dass Kerstin sich dort in diesem Umfeld wohl fühlt.

Da Kerstin nicht sprechen kann und sich auch sonst kaum ausdrücken kann, war es auf diesem Weg möglich, an Kerstins Schulzeit mit teilzuhaben.
Auch Kerstins Schwester Yvonne war von Anfang an mit dabei, wenn es darum ging Kerstin abzuholen oder bei Schulveranstaltungen mitzuhelfen.,

Um noch mehr von dem Geschehen in Kerstins Schule mitzubekommen, arbeitete ich seit 1992 im dortigen Elternbeirat und dem neu gegründeten Förderverein mit.

Wir hatten mittlerweile ein so gutes Gefühl, dass Kerstin mit den Betreuern und den Klassenkameraden gut zurechtkommt, so dass wir uns entschieden, sie ab Herbst 1995 auch nachmittags in Schönbrunn in der neuen Gruppe der Heilpädagogischen Tagesstätte zu lassen.

Zu dieser Zeit fuhren wir weiterhin mit Kerstin einmal im Jahr zur Kontrolle (EEG – Neurologe) nach München ins Kinderzentrum, aber keiner konnte uns sagen, worin Kerstins Behinderung besteht.

Für uns war das kein Problem mehr, denn wir wollten Kerstin nicht mit irgendwelchen Untersuchungen und Test quälen, nur um wieder nicht genau zu wissen, was die Ursache für ihre Behinderung ist. Tatsache war die Behinderung und wir bzw. die Schule würden ihr Möglichstes geben, um Kerstin zu fördern und zu hoffen, dass sie noch ein wenig lernen würde.
Das hauptsächliche Bestreben aller Betreuer und Therapeuten während dieser Jahre war, Kerstin beizubringen, selbst zu essen – allerdings ohne Erfolg.

Für uns war es immer sehr wichtig ein- oder zweimal im Jahr mit unserem VW-Campingbus in Urlaub zu fahren. Das wollten wir auch mit unseren beiden Kindern nicht aufgeben. Da es durch Kerstins Körperbehinderung zunehmend schwieriger wurde, im Auto zu „leben", wurde unser bevorzugtes Ziel Griechenland, wo Kerstin Stunden im Meer planschen konnte und auch sonst die meist Zeit im Freien verbringen konnte. Auch ihre Schwester liebte das Meer und das warme Wetter. So war für alle was dabei, da wir jedes Mal auch eine andere Gegend in Griechenland erkunden konnten.

Mit der Zeit kam jedoch auch unser Wunsch wieder auf, einmal nach Island zu reisen. Dass dies kein Ziel war, das wir mit Kerstin anstreben konnten war klar. Somit war die Frage 1999, ob es möglich wäre Kerstin irgendwo zur Kurzzeitpflege zu geben. Wir bevorzugten natürlich Schönbrunn, denn dort wäre Kerstin in einer bekannten Umgebung und die Kinder aus den Kinderhäusern kannte sie ja von der Schule.

Wir bekamen für Sommer 2000, Kerstin war jetzt 14 Jahre alt, die Möglichkeit, sie für 3 Wochen dort in einer Kinderwohngruppe unterzubringen. Natürlich haben wir uns Gedanken darüber gemacht, wie das wohl laufen würde, da die Betreuer sie nicht kannten und Kerstin selbst ja nicht sagt oder zeigt, wenn sie was braucht. Außerdem wussten wir auch nicht, wie wir ihr erklären konnten, dass sie nur für eine kurze Zeit in der Wohngruppe leben soll und wir sie dann wieder abholen.

Dazu kam, dass sie bereits damals in großen Abständen eine spezielle Form von epileptischen Anfällen bekam. Da wir zu diesem Zeitpunkt jedoch noch nicht wussten, dass es sich um epileptische Anfälle handelte, war es für uns auch eine große Sorge, wie die Betreuer in Schönbrunn in so einer Situation reagieren würden. Von der Schule oder der HPT wurden wir in so einer Situation stets angerufen und wir haben Kerstin nach Hause geholt.

Die 3 Wochen verliefen für Kerstin aber scheinbar problemlos, so dass wir uns entschieden, uns alle 2 Jahre um einen Kurzzeitpflegeplatz in Schönbrunn zu bemühen. So konnten wir dann mit Kerstins Schwester 3-4 Wochen wegfahren, ohne uns Gedanken um behindertengerechte Sanitäreinrichtungen auf Campingplätzen, rollstuhlgerechte Wege u.ä. zu machen.

Diese regelmäßigen Kurzzeitpflegeaufenthalte in Schönbrunn gaben uns auch die Möglichkeit zu sehen, dass Kerstin in einer anderen Umgebung und mit fremden Leuten gut zurecht kommt und diese auch mit ihr, denn dass Kerstin nicht immer bei uns zu Hause wohnen würde war uns klar, nur wann der richtige Zeitpunkt für einen Umzug ist, wollten wir uns damals noch nicht überlegen.

Fest stand eigentlich zu dieser Zeit für uns bereits, dass Kerstin einmal nach Schönbrunn ziehen würde. Sie wäre nicht weit weg von uns, was uns sehr wichtig war. Dort hatte sich im Laufe der Zeit einiges geändert, vor allem wurde damals eine neue Förderstätte gebaut und eingerichtet. Klar war jedoch auch, dass sie dort nur einen Platz bekommen würde, wenn sie auch in Schönbrunn leben würde, da die Anzahl der Plätze bei weitem nicht ausreichte.

2003, als Kerstin 17 Jahre alt war, fiel dem Neurologen im Kinderzentrum bei einem der seltenen Schlaf-EEGs ein bestimmtes Muster auf, das auf das Angelman-Syndrom hinwies. Nach einer genetischen Untersuchung erhielten wir dann im September die Diagnose: Angelman-Syndrom. Jetzt erst wussten wir den Grund für ihre Behinderung.

Nach dreimaliger Schulzeitverlängerung musste Kerstin im September 2007 die Schule in Schönbrunn verlassen.

Damals war es für uns unvorstellbar, sie nicht mehr zu Hause behalten zu können, nur weil wir keinen Förderstättenplatz bekamen. Schönbrunn kam ja als „Externe" für sie nicht in Frage. Gemeinsam mit ihrer Lehrerin gelang es uns, Kerstin von 8:00-16:00 Uhr in der Fördergruppe der Caritas-Werkstatt Dachau unterzubringen. So konnte Kerstin weiterhin zu Hause wohnen, war tagsüber beschäftigt und verbrachte weiterhin, jetzt jährlich, 3-4 Wochen in Kurzzeitpflege in Schönbrunn. Dass dies keine Lösung auf Dauer sein konnte war uns bewusst, aber zunächst war dies einigermaßen zufriedenstellend.

Wir hatten damals gemeint, solange Kerstins Schwester (die uns bei der Pflege und Betreuung viel zur Hand ging) zu Hause wohnt, und durch die selbständige Tätigkeit von Kerstins Papa ist es uns möglich, Kerstin zu Hause zu behalten. Uns war jedoch auch klar, dass Kerstin irgendwann ausziehen musste, denn je älter sie wurde, umso schwieriger würde für sie auch die Eingewöhnung in einer neuen Lebenssituation.

2011 fragten wir dann wieder in Schönbrunn wegen einem Kurzzeitpflegeplatz an. Es hieß jedoch, dass es diesmal sehr schwierig würde, da alle Wohngruppen voll seien und Kerstin als zusätzliche Bewohnerin in einer Gruppe doch sehr pflegeaufwendig sei. Damals meinte die Aufnahmebeauftragte von Schönbrunn, ob wir uns nicht überlegen wollten, Kerstin ganz nach Schönbrunn zu geben. Sie könnte so oft wie wir wollten nach Hause kommen.

Kerstins Schwester war zu diesem Zeitpunkt bereits ein Jahr ausgezogen. Wir sagten damals spontan, Kerstin sei ja bekannt genug in Schönbrunn und sollte in einer für sie geeigneten Gruppe ein Platz frei werden, wollten wir uns den gerne mal anschauen und dann entscheiden, denn nein sagen kann man ja immer und wer weiß, wann sich eine Möglichkeit ergibt.

Schneller als erwartet kam dann im Mai der Anruf, dass auf einer gemischten Wohngruppe ein Platz kurzfristig frei geworden sei, der für Kerstin in Frage kommen würde. Also führten wir zunächst ein Gespräch mit der Gruppenleitung. Wir vereinbarten dann, dass Kerstin im August 4 Wochen – offiziell zur Kurzzeitpflege – in dieser Gruppe aufgenommen wird. Während dieser Zeit konnte sie dann auch gleich ein 2wöchiges Praktikum in der Förderstätte absolvieren. Anschließend wollten wir uns dann zusammen überlegen, ob diese Wohngruppe für sie ein neues zu Hause werden könnte.

Als wir Ende August unserer Tochter abholen kamen, erklärte uns die Gruppenleitung, sie wollten Kerstin auf jeden Fall behalten. Auch in der Förderstätte hätte es ihr gut gefallen und sie kann gleich dableiben.

Einerseits hatten wir ja mit Kerstins Auszug gerechnet, aber andererseits kam für uns diese Entscheidung dann doch ein wenig plötzlich. Wir hatten uns darauf eingestellt Kerstin mit nach Hause zu nehmen und dann in Ruhe alle Formalitäten zu erledigen, sie in Dachau abzumelden, ihre Sachen die sie benötigt zusammenzusuchen und sie dann nach Schönbrunn zu bringen.

Rückwirkend war dies allerdings die bessere Lösung. Kerstin hatte sich ja bereits 4 Wochen in der Gruppe und einige Zeit in der Förderstätte eingewöhnt. Warum sie also dort wieder herausreißen, für kurze Zeit nach Dachau zu schicken und dann wieder zurück nach Schönbrunn???

Das alles ist jetzt gut 2 Jahre her. Anfangs ist es plötzlich sehr still zu Hause geworden. Durch den regelmäßigen Kontakt mit der Wohngruppe wissen wir jedoch, dass Kerstin sich wohl fühlt, sowohl in der Wohngruppe als auch in der Förderstätte. Sie hat sich in diesen 2 Jahren sehr gut weiterentwickelt, sogar beim selber essen hat sie große Fortschritte gemacht.

Auch wir haben uns an die Ruhe zu Hause gewöhnt und gelernt unsere Zeit anders einteilen zu können, da nicht jeden Tag um 16:30 Uhr jemand zu Hause sein muss, um Kerstin in Empfang zu nehmen.

Außerdem ist Kerstin jedes 2. Wochenende von Freitag bis Sonntag, über Feiertage wie Ostern, Pfingsten, Weihnachten und einmal im Jahr für 2 Wochen Urlaub bei uns.

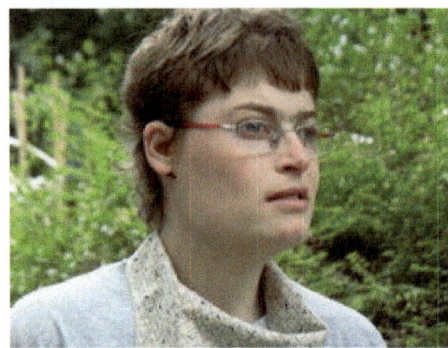

Nachtrag vom 15.9.2021:
Mittlerweile hat sich unser Leben mit Kerstin gut eingespielt. Wir holen sie weiterhin jedes 2. Wochenende von Freitag bis Sonntag nach Hause. Die Urlaubszeit haben wir jedoch auf 2-mal eine Woche geändert, da wir gemerkt haben, dass für Kerstin die Zeit zu Hause reicht, um ein paar Tagesausflüge zu machen. Anschließend möchte sie dann scheinbar wieder in ihren geregelten Ablauf mit Wohngruppe/Förderstätte.

Längere Urlaubsfahrten mit ihr wären heute zu beschwerlich. Arztfahrten z.B. Neurologe, Augenarzt, Zahnarzt u. ä. machen wir weiterhin selbst.

Da wir beide auch nicht mehr so ganz gesund sind, ist es eine Erleichterung für uns zu wissen, dass wir jederzeit einen Abholtermin ausfallen lassen oder verschieben können.

Schwierig war es während des ersten Corona-Lockdowns. Da konnten wir Kerstin 3 Monate nicht sehen. Telefonieren kann man mit ihr ja nicht. Also waren wir auf die Auskünfte der Betreuer angewiesen. Da Kerstin zu dieser Zeit unter einem sehr heftigen Hautausschlag litt, war es für uns besonders schwer, da ja auch Arztbesuche in dieser Zeit kaum möglich und für uns gar nicht möglich waren.

Edith Pacina

Saskia, 32 Jahre
Angelman-like
(exakte genetische Diagnose konnte noch nicht gestellt werden.)

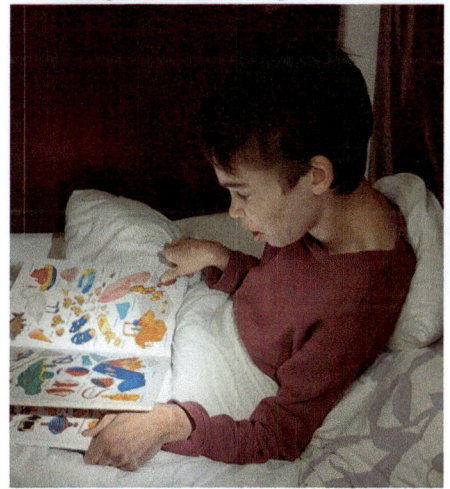

Schlüsseleigenschaften:
- Fröhlichkeit
- zeigt echte Zuneigung und Begeisterung

- schwer einstellbare Epilepsie
- phasenweise große Unruhe, dann ständig in Bewegung
- keine Ausdauer

Saskia ist ein fröhlicher und geselliger Mensch. Sie findet sich gut in Gemeinschaften hinein, entwickelt aber auch ihre eigenen Vorstellungen. Da sie frei gehen kann und unternehmungslustig ist, kann es schon einmal passieren, dass sie im und um das Wohnheim herum auf Entdeckungstour geht. Sie kommuniziert, obwohl sie sogar aktiv einige Wörter sprechen kann, eher ohne Worte. Wie bei einem Treffen zur Kommunikationsanbahnung in meiner Praxis zu sehen, ist sie jedoch auch für UK offen, so dass UK wohl ab 2023 in ihrem Wohnheim durch eine Logopädin unterstützt wird.

Als Hauptproblem wird von ihrer Mutter die schwer einstellbare Epilepsie beschrieben. Denn diese Epilepsie überlagert die anderen Probleme stark und lässt diese phasenweise sogar als gering erscheinen, siehe Kapitel *Epilepsie*.

Gerade kürzlich erfolgte ein Umzug innerhalb des Wohnheims, der von Saskia gut verkraftet wurde, aber von der organisatorischen Seite her noch nicht gänzlich abgeschlossen wurde. In der Optimierung der Situation ist sozusagen noch viel Luft nach oben, siehe Kapitel *Lebensumfeld und Verhalten*.

CKL

Peter, 51 Jahre alt
2003 Diagnosestellung Angelman-Syndrom

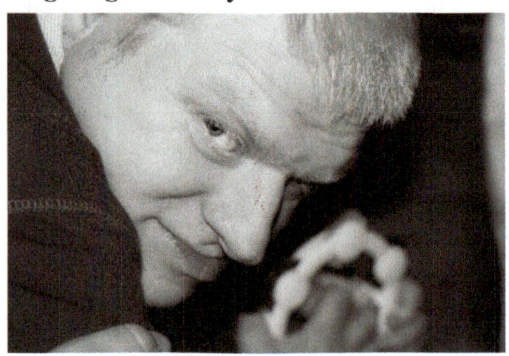

Schlüsseleigenschaften:
- Kontaktfreude
- unternehmungslustig
- ansatzweise Kommunikation möglich

- kein freies Gehen
- in allem auf Unterstützung angewiesen
- z.T. unruhig

Hallo, ich bin Peter.
Geboren bin ich 1970 im schönen Bayern, wo ich auch immer noch lebe.
Meine Familie wusste bis 2003 nicht, dass ich ein „Angel" bin, erst dann wurde ein Gentest gemacht. Für meine Mama war das eine große Erleichterung, da sie endlich wusste, dass sie nichts falsch gemacht hat.
Ich lebe mit meinen Eltern, meiner Schwester und ihrem Mann in einem großen Haus mit Garten.
Unter der Woche besuche ich die Förderstätte. Ich gehe gerne in die Förderstätte, dort fühle ich mich wohl.
In meiner Freizeit mache ich viele unterschiedliche Sachen.
Ich bin gerne im Wasser, entweder in meinem Whirlpool oder im Schwimmbad. Natürlich liege ich auch gerne in der Badewanne. Hauptsache ich kann schwimmen und plantschen.
Ansonsten sitze ich gerne in meinem Schaukelstuhl oder liege in meiner Schaukelliege und zupfe Gras.
Wenn ich nicht draußen sein kann liege ich auf meinem Stammplatz im Wohnzimmer, zerreiße Papier oder beschäftige mich mit meinem großen

Berg Spielsachen. Alles was blinkt, Musik spielt, einen Spiegel hat oder sonstige Geräusche macht, finde ich super.

Kuscheln und meine Schwester an den Haaren ziehen ist auch so eine Lieblingsbeschäftigung von mir.

Mit meiner Schwester und ihrem Mann bin ich viel unterwegs. In der Stadt, auf Ausflügen oder im Urlaub. Ich bin auch Mitglied in einem Tauschverein.
Es gibt nicht viel, was ich nicht mitmache.
Rauf auf den Berg, runter vom Berg, Radtouren, Schiff fahren, Zug fahren, Auto fahren - mir macht vieles Spaß und mittlerweile bin ich auch schon ruhiger geworden und ich kann überall dabei sein.

Ich bin recht kontaktfreudig, teile mich in der Förderstätte mit meinem BigMac mit, ansonsten zeige ich mit meinen Händen und meiner Mimik was ich möchte.
Ich brauche Hilfe beim Essen und Trinken, und natürlich beim Fortbewegen, da ich meinen Rollstuhl brauche, um die Welt zu entdecken.
Als ich in der Schule war haben sie mir gelernt, die Urinflasche zu benutzen, somit brauche ich eigentlich nur beim Ausflügen Inko.
Zu Hause krieg ich das tags und nachts meistens gut hin.

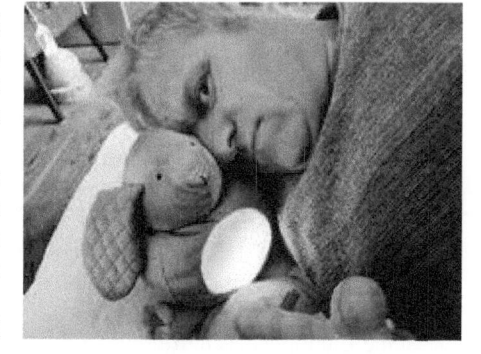

So, jetzt habe ich euch ein wenig was von mir erzählt. ☺

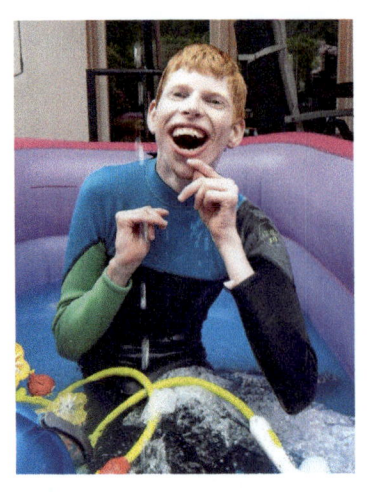

Tim, 28 Jahre,
Deletion 1

Schlüsseleigenschaften:
- charmantes und gewinnendes Lächeln
- sehr liebenswert
- nicht nachtragend

- stur
- ungeduldig
- distanzlos

Tim wurde als drittes Kind geboren.
Seine Geschwister waren zu der Zeit 2 und 3 ¾ Jahre alt.
Die ersten Wochen hat er fast nur auf dem Arm geschlafen, sobald man ihn ablegte, hat er geschrien. Heute würde man Tim sicher pucken, aber das war vor fast 30 Jahren leider noch kein Thema. Zudem ist auch nicht sicher, ob es geholfen hätte.
Im Laufe der Zeit hat sich sein Schlafverhalten zwar leicht gebessert, jedoch hat er sofort vehement geschrien, wenn er wach war, kein Schnuller in der Nähe oder das falsche Spielzeug im Bett war…
Nun ist Tim 28 Jahre alt und wenn er nicht schlafen kann, krabbelt er aus dem Bett und stellt sein Zimmer auf dem Kopf – ohne lautes Meckern.

Seine Lieblingsbeschäftigung ist das Baden. Er kann sich stundenlang in der Badewanne mit Spielzeug beschäftigen, welches in irgendeiner Weise Wasser spritzt. Wenn dazu die Dusche läuft, ist sein Glück perfekt. Highlight bleibt aber der Sommer im oder am Planschbecken und im Pool. Die Bilder lassen hieran keinen Zweifel!

Tim setzt sein gewinnendes Lächeln auf, wenn er meinen Mann, mich oder seine Geschwister zu sich ins Planschbecken ziehen will. Er lässt sich so gerne bespaßen und bekuscheln.
Ob im Wasser oder bei einem Film auf dem Sofa: Kuscheln und eine kleine Kopfmassage genießt er sehr und schläft auch öfters dabei ein.

Tim ist nicht nachtragend. Wer ihn in Situationen begleitet, die er nicht mag, wie z.B. die regelmäßigen Eisensubstitutionen, wird von Tim nicht abgelehnt. Gleiches gilt für Ärzte und medizinisches Personal.
Es gab nur eine Unfallsituation, nach der Tim sich vorübergehend mit Schreien und Um-sich-Schlagen geweigert hat, Menschen an sich heran zu lassen, was sich zum Glück nach einer Weile gelegt hat. Eine Portion Misstrauen ist geblieben, aber die schadet auch nicht.

Tim lebt seit vielen Jahren in einer Wohngruppe und hat diese als sein Zuhause angenommen. Das merkt man an seinem fröhlichen Flattern mit dem Armen, wenn wir ihn nach Hause fahren. Tim kann sich rasch auf neue Situationen einstellen, z.B. Umzug oder Betreuerwechsel.

Der junge Mann kann aber auch ganz schön stur und unberechenbar sein. Egal, ob es ein Tag oder Wochenende zu Hause, ein Spaziergang oder ein Kinobesuch ist: Mal geht es gut und er ist ein „Blümchen", mal nörgelt er so laut, dass wir die Situation abbrechen müssen.

Genauso stur ist Tim, was das Essen betrifft. WILL er keine herzhafte Mahlzeit, ist nichts zu machen. Dann bekommt er den Joghurt oder das Nutella-Brot. Es nützt auch nicht die Strategie „das oder gar nichts, irgendwann isst er schon, verhungert ist noch keiner".
Eine Erzieherin im Kindergarten meinte mal, sie sei sich da bei Tim nicht sicher....
Er bringt bei einer Größe von 150 cm nur 37 - 38 Kilo auf die Waage, was den Umgang mit seiner Essverweigerung nicht leichter macht.

Als Negativmerkmal habe ich auch die Distanzlosigkeit angegeben. Eigentlich ist es ausgesprochen positiv, wie er Menschen anlächelt und auf sie zu geht. Wäre da nicht das Anfassen der Personen in seiner Nähe, egal, ob fremd oder bekannt, denn Tim hat ständig seine Finger im Mund und der Speichel auf den Händen riecht unangenehm. Das möchten andere nicht unbedingt an Arm, Hand, Kleidung oder gar im Gesicht haben.

Die Wochenenden mit Tim sind sehr unterschiedlich. Mal unglaublich anstrengend, mal einfach nur schön.
Das Wickeln, Heben und Tragen, Nichtschlafen, abgebrochene Ausflüge ist anstrengend, lässt sich aktuell jedoch noch gut zu zweit handeln. (Tim kann nicht alleine gehen, sondern nur wenige Schritte mit Unterstützung)
Dem gegenüber stehen die leuchtenden Augen, das glückliche, immer echte Lächeln, wenn wir Tim abholen, ihm einen schönen Besuch zu Hause

gestalten oder etwas Schönes mit ihm unternehmen, das feste Armdrücken, wenn wir kuschelnd mit ihm DVDs schauen.

Wir ziehen alle an einem Strang, d.h. auch Tims Geschwister möchten eingebunden werden, übernehmen Aufgaben und/oder unterstützen mich, kommen gerne auch zu Besuch, wenn Tim da ist.

Alles in allem kann ich sagen, dass Tim in einem wunderbaren Familiennetz behütet wird, welches sich jederzeit für ihn einsetzt, immer hinter ihm steht und ihn vorbehaltlos liebt.

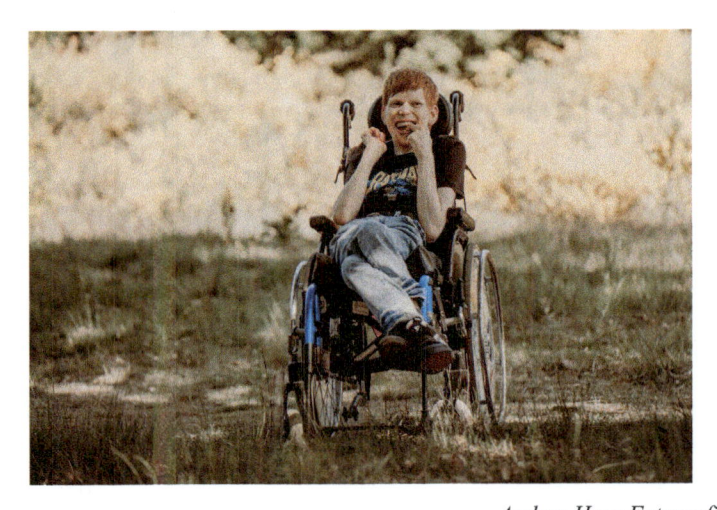

Andrea Horn Fotografie

Sebastian, 36 Jahre, Deletion 2
(Diagnosestellung 2015)

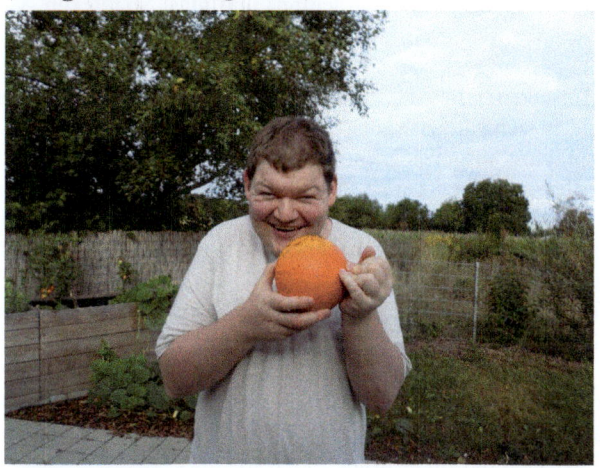

Schlüsseleigenschaften:
- *Humor und Fröhlichkeit*
- *Geselligkeit*
- *Empathie*

- *Tremor*
- *starke Fixierung auf die Eltern*
- *zu großer Appetit*

Sebastian kann in der Wohnung und im Garten, über den Rasen, verhältnismäßig gut gehen. Beim Spazierengehen achten wir darauf, dass die Wege eben sind, ansonsten (auf Waldwegen z.B.) führen/unterstützen wir ihn. Die kleinste Unebenheit kann ihn zum Sturz bringen. Ebenso kann er leicht sein Gleichgewicht verlieren, wenn er eine Tasche oder einen Gegenstand, der schwerer ist als 2kg, trägt …
Treppen kann er nicht freihändig steigen, weder aufwärts noch abwärts. Abwärts tritt er mit dem rechten Bein zuerst, dann folgt das linke und so weiter, Stufe für Stufe.
Sollte der Tremor zu stark auftreten, sind seine Bewegungen sehr stockend, er krabbelt dann lieber anstatt zu gehen, die Füße drehen sich nach außen und die Hände verkrampfen sich zur Faust und zittern so stark, dass er nicht mehr selber essen kann. Während des Tremors neigt der Kopf sich immer

mehr zur Brust, so dass sein Kinn fast die Brust berührt. Sein Oberkörper ist nach vorne gebeugt und die Schultern sind auch nicht mehr ganz beweglich. Die Kaubewegungen sind auch beeinträchtigt und das Schlucken von Flüssigkeiten geht schwer. Ohne Hilfe kann er nicht mal Wasser trinken in so einer Phase.

Da er sich beim Hinsetzen fallen lässt, sollte man ihm auch dabei helfen oder ihm zeigen, wie er sich stützen kann.

Sebastian ist zweisprachig aufgewachsen. Er hat aber Wörter wie „Mama", „Tati" („Papi" auf Rumänisch), „Oma" und „Buni" (das rumänische Wort für „Omi") im Alter von 7 - 8 Monaten verstanden; ebenso Wörter die Tätigkeiten bezeichnen, die ihm Spaß machen oder alltäglich sind: „Essen", „Trinken", „Liebhaben", „Winken", „Bussi geben"…Er versteht heute auch abstrakte Begriffe und hat etliche gezielte Laute in seinem aktiven Wortschatz. Statt regelrecht über Karten zu kommunizieren, wählt er oft jedoch lieber den Weg, selbst zum Kühlschrank zu gehen und diesen zu öffnen oder andere dahin zu führen. Er klatscht dann in die Hände (seine Gebärde für bitte), geschmatzt (sein Laut für Hunger oder Durst) und gezeigt, was er wollte. Und das tut er immer noch so.

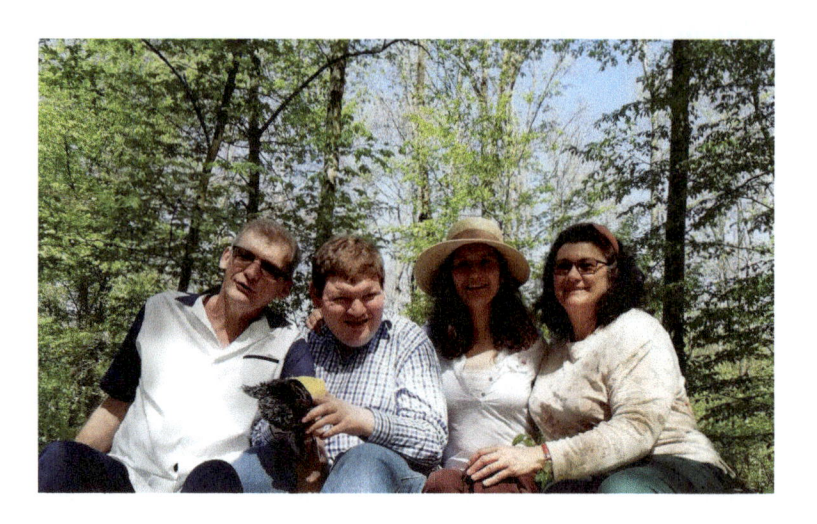

Sarah, 23 Jahre
Mutation im UBE3A-Gen

Schlüsseleigenschaften:
- *liebenswürdiges Wesen*
- *lebensbejahend*
- *selbstbewusst*

- *manchmal zu grob*
- *ungeduldig*
- *noch etwas zu distanzlos*

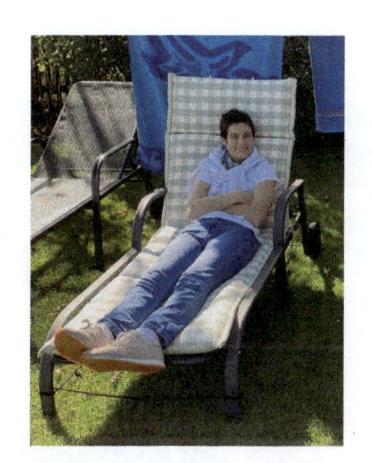

Aus dem Alltag von Sarah diese Fotos:

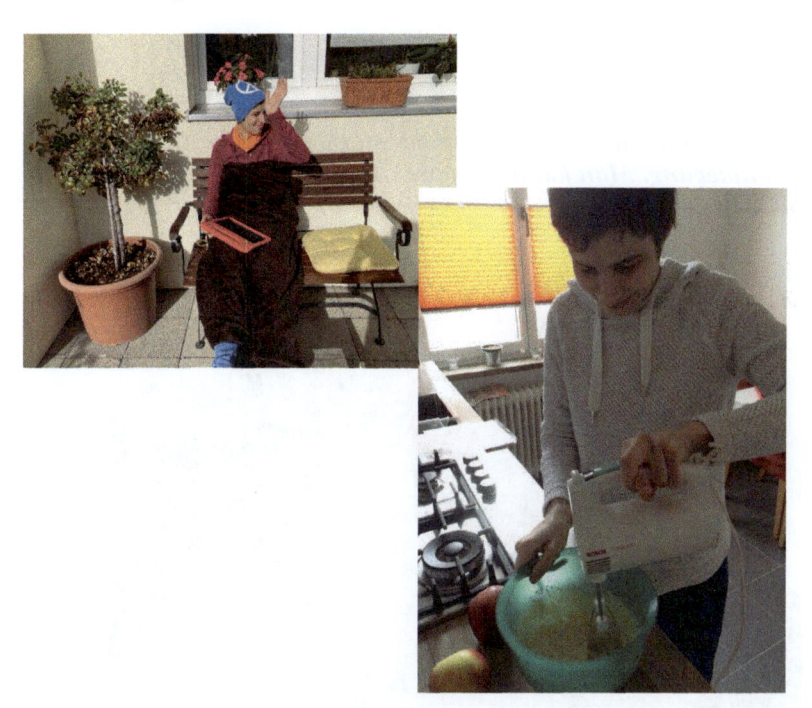

67

Lars, 30 Jahre
Deletion

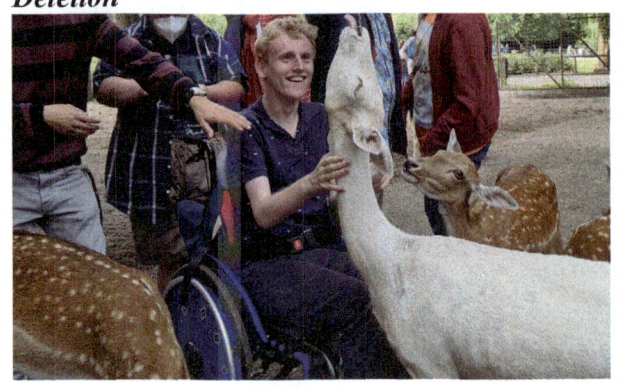

Schlüsseleigenschaften:
- freundlich
- zugewandtes Wesen,
- fröhlich

- hohe Mobilität verbunden mit der starken geistigen Behinderung. Man kann Lars praktisch nicht aus den Augen lassen…..

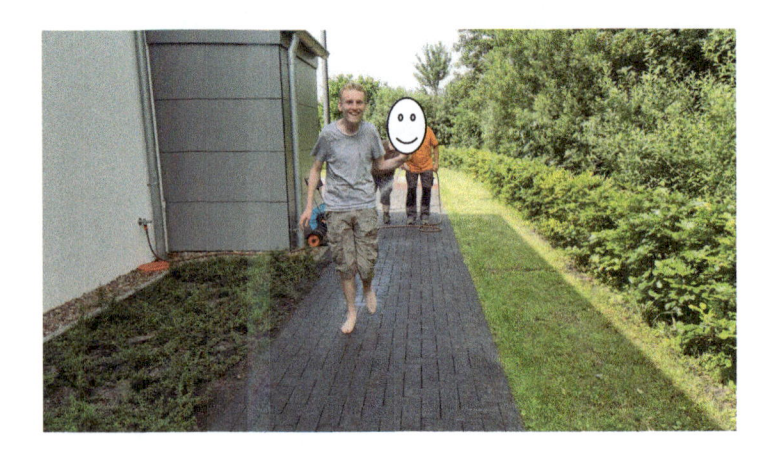

Das größte Glück im Sommer: Wasserspiele

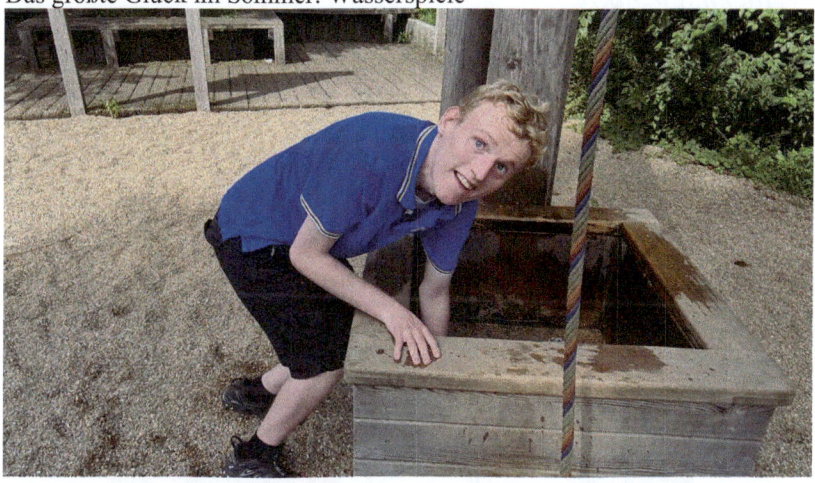

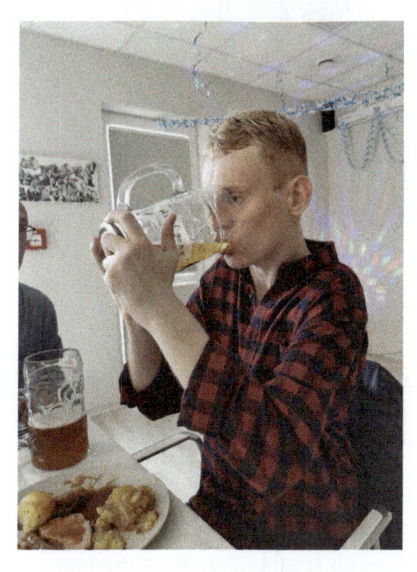

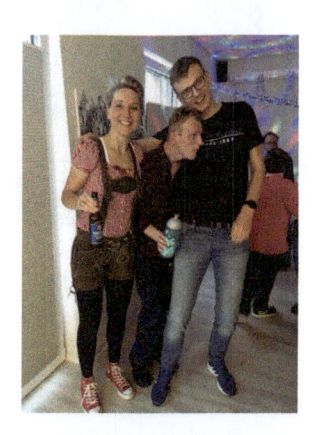

Lars' 30. Geburtstag haben wir mit einem rauschenden Oktoberfest mit seiner Wohngruppe und weiteren Freunden in den Räumen der Tafö nachgefeiert.
Auch Lars wollte unbedingt Bier trinken, natürlich alkoholfrei.
Rechtes Foto: Lars mit seiner Schwester und seinem ständigen Begleiter Lukas.

Aileen, 20 Jahre
Genotyp nicht bekannt

Schlüsseleigenschaften:
- *fröhlich*
- *ausgeglichen*
- *zufrieden*

- *Myoklonien*

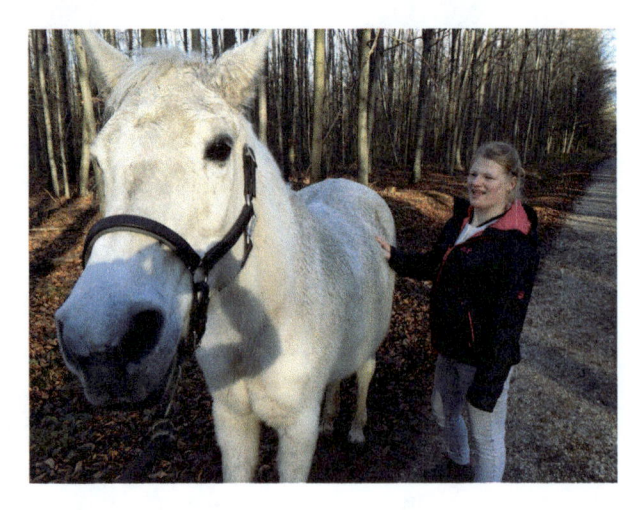

Aileen ist eine ausgeglichene, fröhliche und zufriedene junge Frau. Alleine die Situation mit den Myoklonien ist noch sehr belastend.

Wir haben an Therapien so gut wie alles probiert (Krankengymnastik, Ergotherapie, Sprachtherapie, Hippotherapie, Schwimmen, Petö-Therapie, Biophotonen-Therapie, Galileotraining, Musiktherapie, Bioresonanztherapie).

Jetzt ist Aileen 20 Jahre alt und was geblieben ist: Krankengymnastik, Reiten und das Galileotraining ergänzt durch regelmäßige Spaziergänge. Wenn es sich anbietet, auch Schwimmen (Planschen mit Flügeln).

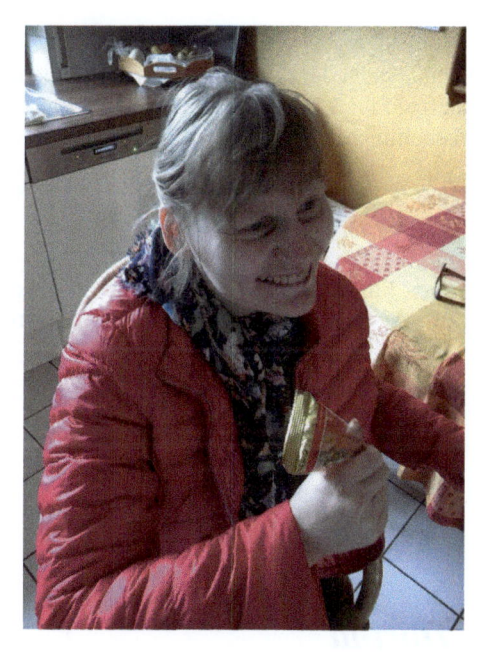

Dorina,
35 Jahre, Deletion 2

Schlüsseleigenschaften:
- *sonniges Gemüt*
- *emotionale Zugewandtheit anderen Personen gegenüber*
- *freundliche Ausstrahlung*

- *therapierefraktäre Epilepsie*

Dorinas Leben war von Anfang an durch den mangelnden Schlaf erschwert. Sie hat gleich nach der Geburt ohne Ende geweint, ohne in den Schlaf zu kommen. Trotzdem hat niemand an etwas Außergewöhnliches gedacht, da sie gut getrunken hat. Im Alter von 2 Wochen wurde sie plötzlich schwerst krank, so dass eine Einweisung auf Intensivstation erforderlich wurde. Zwar überstand sie diese Phase. Jedoch auch danach hat sie höchstens ein paar Minuten am Stück geschlafen. Nach und nach fiel auf, dass ihre Entwicklung „anders" war. Die Verdachtsdiagnose Angelman-Syndrom wurde für damalige Zeiten ausgesprochen früh gestellt. Es wurde alles an Therapieformen oder auch Medikamenten ausgeschöpft, was man sich vorstellen kann. Epilepsie und Schlaflosigkeit und dann auch noch gravierende Nebenwirkungen der Medikamente bestimmten den Alltag. Ratlosigkeit auch bei den Spezialisten trat ein. Unsere Tochter hatte in jener Zeit zunehmend ihre Fröhlichkeit verloren ....

Als antiepileptische Therapie hat Dorina bereits sehr viele, um nicht zu sagen alle zur Verfügung stehenden Mittel erhalten. Dies leider ohne Erfolg. Weiterhin kann es in manchen Wochen zu 3 bis 4 Grand-Mal-Anfällen kommen.

Die kaum einstellbare Epilepsie führt dazu, dass Dorina leider viel zu selten die Tagesförderstätte besuchen kann. Denn der Aufenthalt dort, der Umgang mit anderen Menschen auch außerhalb ihrer Familie gefällt ihr sehr gut. Sie fühlt sich dort sehr wohl und angenommen.

Doch zu unser aller Überraschung hat Dorina mit Erreichen des 18. Lebensjahres begonnen, nachts gut zu schlafen!
Die Medikamente wurden umgestellt, das antiepileptische Medikament ist seither auf ein Minimum reduziert. Ihr freundlich zugewandtes wonniges Wesen kehrte zurück und ist ihr bis heute eigen trotz ihrer schweren Krankheit!

So spricht sie stets die internationale Sprache der Liebe .....

" Dorina "

da ist
so unendlich viel Liebe
und Herzensfreude
und der Schmerz
wird immer wieder neu
in Liebe
gewandelt

Michael, 34 Jahre, Deletion

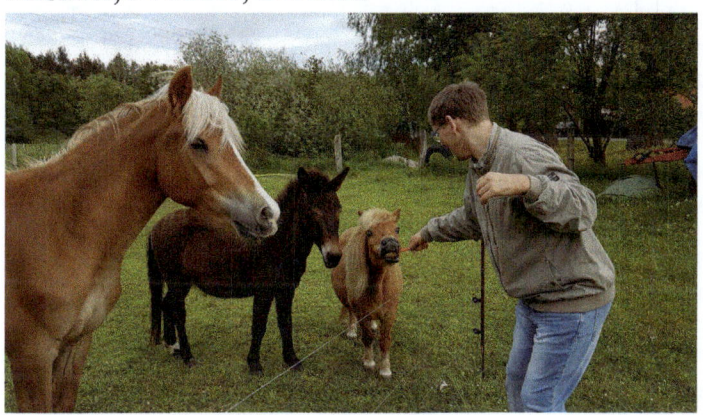

Schlüsseleigenschaften:
- *sehr freundliches aufgeschlossenes Wesen*
- *sehr aufmerksam (bemerkt schnell kleine Veränderungen)*
- *gibt viel Liebe zurück, kuschelt gern*

- *sehr schnelle Überreaktion bei kleinster Aufregung oder Reizüberflutung*
- *provoziert bei mangelnder Aufmerksamkeit*
- *will seinen starken Willen häufig mit allen Mitteln durchsetzen*

Unser Angel Michael ist ein großer kräftiger junger Mann von 34 Jahren und hat als Zweitgeborener 3 Brüder. Er hat zum Glück keine epileptischen Anfälle, dafür sind wir sehr dankbar. Aufgrund seiner umfangreichen Hilfebedürftigkeit auf allen Gebieten hat er den Pflegegrad 5. Er braucht vollständige Hilfe bei der Körperpflege sowie beim An- und Ausziehen. Er isst allein mit Gabel oder Löffel, die Nahrung muss aber mundgerecht zerkleinert werden, da er sich sehr schnell verschluckt. Den Toilettengang zeigt er tagsüber an, ist nachts aber schwer inkontinent und wird entsprechend gewindelt. Sein Schlafverhalten hat sich verbessert seit er mit 16 Jahren medikamentös eingestellt wurde.
Er wohnt seit seinem 23. Lebensjahr in einer Wohnstätte für geistig Behinderte und besucht von montags bis freitags den Förder- und Beschäftigungsbereich der angegliederten Werkstätten unweit seines Wohnortes. Am Wochenende, im Urlaub oder bei Krankheit holen wir ihn regelmäßig nach Hause.

Michael hat ein freundliches aufgeschlossenes Wesen und kennt eigentlich keine schlechte Laune. Er ist sehr interessiert an großer Technik, insbesondere Müll-, Bau- und Blaulichtfahrzeugen, Flugzeugen sowie an Holzerntemaschinen. Denen schaut er gerne zu. Selber hat er einen großen Sandkasten auf unserem Grundstück und so spielt er im Sommerhalbjahr voller Inbrunst trotz seines Erwachsenenalters mit diversen Sandspielfahrzeugen stundenlang im Sand. Dabei läuft im Hintergrund Partymusik. Eigentlich würde er auch sehr gern eine Schippe benutzen, die bekommt er aber nicht, da er sonst voller Freude und Eifer den Sand übers ganze Grundstück werfen würde. So benutzt er dafür seine Hände und es sieht manchmal einem Maulwurf ähnlich, wie er den Sand aus dem Kasten befördert.

Wir fahren aber einmal im Jahr für 3 – 4 Tage mit ihm an die Ostsee, dort darf Michael natürlich auch die Schippe einsetzen und er genießt den großen Buddelkasten am Meer. Wir nehmen auch immer Bagger, LKW und Schippen mit an den Strand. Dann sitzt er am liebsten direkt vorn am Wasser, wo man so schön moddern kann und dann fliegt der Sand natürlich durch die Gegend. Deshalb wählen wir für unseren Urlaub auch möglichst nicht die Hauptsaison, damit er am Strand auch genug Platz hat. Wenn das Wetter mitspielt, geht er auch baden und marschiert dann furchtlos rein in die Wellen. Dann muss natürlich Papa oder Mama hinterher, da er keine Gefahr kennt. Im Sommer fahren wir außerdem mehrfach an einen unserer Badeseen in unserer wald- und wasserreichen Umgebung.

Michael hat mit 14 Jahren zwar das Schwimmen erlernt, aber es ist so eine Art Hundepaddeln und kein sicheres Schwimmen. So gehen wir auch weiterhin in die Schwimmhalle, damit er es nicht verlernt. Das Schwimmen würde ihn auch nicht vor dem Ertrinken bewahren, da er sich schnell verschluckt, wenn er lachen muss, Späße macht oder auf Tauchgang geht. Wir nutzen es als eine gute Möglichkeit der Bewegung, vor allem im Winterhalbjahr.

Michael ist mit dem Alter nämlich auch träger geworden. War er als Kind eher hyperaktiv, so muss man ihn heute motivieren zum Laufen. Er läuft zum besseren Halt am liebsten an einer Hand und schafft dann auch Strecken bis ca. 2km, ist dann aber aufgrund der Anstrengung komplett von Kopf bis Fuß durchgeschwitzt. Deshalb fährt er lieber mit seinem Gokart für Erwachsene, wir nennen es Tretauto. Mit diesem kann er auch gut anderthalb Stunden durch die Siedlung, die Stadt oder den Wald fahren. Natürlich nicht ohne Begleitung. So ein Tretauto haben wir vor vielen Jahren auf einem Bauernhof an der Nordsee kennengelernt und so bekam Michael zu seinem 18. Geburtstag ein Auto von uns – ein rotes Tretauto. Das war von da an sein Lieblingsfortbewegungsmittel. Vor 2 Jahren bekam

er ein noch cooleres grünes Gokart und nun kann er sogar auswählen, mit welchem er fahren möchte, siehe Seite 141.
Michael besucht auch gerne mit uns den Tierpark und dort interessieren ihn vor allem die größeren Tiere wie Pferd, Esel, Kuh oder Hirsch.
Er liebt es auch, die Pferde nahe unserer Siedlung mit Möhren zu füttern oder die Schafe seines Onkels mit diversem Grünzeug oder altem Brot. Pferde sind aber trotzdem seine absoluten Lieblingstiere. Ein Küsschen in Ehren darf dabei manchmal nicht fehlen und so muss man ständig aufpassen, dass er nicht zu übermütig wird.
Wie schon erwähnt, ist Michael insgesamt ruhiger geworden. Er beschäftigt sich drinnen gerne mit seinem iPad, zockt dann bei YouTube durch diverse Fahrzeugvideos oder Videos zum Lachen. Was er schauen möchte, sagt er uns mithilfe seiner Kommunikations-App GoTalkNow auf seinem iPad. Ebenso gern spielt er mit seinem Handy, einem alten Samsung A3 mit einer stabilen Hülle. Dort schaut er ebenfalls YouTube oder schaut sich Fotos und Videos an, die wir ihm per WhatsApp schicken. Eine eigene kleine Kontaktliste hat er auch, damit er auch mal jemanden anrufen kann oder bei WhatsApp auf die geschickten Fotos / Videos „antworten" kann. Den Kontakt kann er nicht gezielt auswählen, da er nicht lesen kann. Aber er antwortet auf seine Art und Weise mit irgendwelchen Buchstabenkürzeln oder automatischer Texterkennung und diversen Smileys. Der Empfänger hat in jedem Fall seine Freude daran. Dieses Handy kann er aber nur zu Hause nutzen, da die Personaldecke in seiner Wohnstätte zu dünn ist, um auf die Funktionalität des Handys zu achten.
Michael liebt auch Musik, er sucht sich mit seinem "Hörbert"* dann die Musik aus und bestimmt somit selber, ob er im Sommer auch Weihnachtsmusik hören möchte oder lieber Schlager oder Pop.
Er überrascht uns immer wieder mit seinem guten Erinnerungsvermögen auf vielen Ebenen. Seien es Personen, die er lange nicht gesehen hat und z.B. von früher aus der Schule kennt. Oder bestimmte Fahrtrouten, wo er durch Gesten erkennbar macht, dass er weiß, wo es hingeht oder alle Gaststätten, in denen er schon mal war, erkennt er wieder. Selbst bestimmte Szenen aus bekannten Videos oder Homevideos erkennt er, indem er schon vorher durch Gesten zeigt, was als nächstes kommt.
Er kommuniziert von klein an mit Gesten und Gebärden, die er z.T. aus der Situation heraus selbst erfunden hat, es kommt immer wieder mal eine neue hinzu. An dieser Stelle möchte ich einfügen, dass mit Feststellen der Diagnose mit 4 Jahren und 9 Monaten und damit der Gewissheit der für immer ausbleibenden Sprache für uns eine ganz große Welt zerbrach. Es war einfach unvorstellbar, dass unser Kind niemals wird sprechen können.

Inzwischen lebt man damit und wir suchen Wege, dass er sich trotzdem verständlich machen kann. Neben den Gebärden kommuniziert er mit der GoTalkNow App, die er natürlich nicht vollumfänglich beherrscht, da er sie erst seit 7 Jahren nutzt und sie leider aufgrund des unzureichenden Personalschlüssels auch nur selten in der Wohnstätte oder Werkstatt eingesetzt wird. Trotzdem fügen wir immer wieder neue Seiten und Felder hinzu und Michael schaut sich das dann sehr interessiert an und probiert sie aus.

Überhaupt muss man sagen, dass er immer weiter dazulernt. Sein Sprachverständnis ist enorm, zwar nicht für abstrakte Dinge, aber für alltägliche Dinge und Zusammenhänge des täglichen Lebens. Michael hat auch eine sehr sensible Ader, so merkt er sehr genau, wenn es einer Bezugsperson nicht gut geht oder er bereut hinterher, weil er merkt, dass er zuvor sein Verhalten nicht unter Kontrolle hatte.

Das ist übrigens neben den vielen positiven und schönen Eigenschaften, die ihn als unseren Angel auszeichnen, auch sein und unser größtes Problem. Er hat aufgrund seines guten Sprachverständnisses und der ausbleibenden Sprache sehr früh mit Herausforderndem Verhalten um Aufmerksamkeit gebuhlt. Mit an den Haaren ziehen, kneifen und schlagen fing es an und ist inzwischen aufgrund seiner Größe teilweise nur schwer händelbar. Er hat einen sehr starken Willen und was er nicht will, das will er nicht. Da er selbst sehr stark ist, hilft nur Überzeugungs- und Überredungsarbeit. Er versteht ja sehr viel, fühlt sich aber oft unverstanden und so liegt es am Umgang der Betreuungsperson, wie man mit ihm klarkommt. Die mangelnde Gruppenfähigkeit war schon während der Schulzeit das Problem und stellt auch heute noch die Bezugspersonen vor große Herausforderungen. Er provoziert bei mangelnder Aufmerksamkeit oder wenn ihm etwas nicht passt bzw. er seinen Willen nicht bekommt mit Schreien, indem er lautstark auf den Tisch klopft, auf die Erde spuckt, etwas umstößt, manchmal auch andere und sich selbst schlägt.

Dazu kommt, dass mit zunehmendem Alter seine psychische Belastbarkeit abnimmt. Er verträgt keinen Stress mehr und keine Aufregung. In seiner Gegenwart darf man nicht mal leise fluchen, wenn einem ein Missgeschick passiert, sofort reagiert er darauf. Auch wenn Michael sehr gerne feiert und Partys liebt, so ist er auch sehr schnell aufgrund der Reizüberflutung an seiner Belastungsgrenze angelangt und reagiert dann wie ein kleines Kind, das übermüdet ist.

Unsere Sorge richtet sich in die Zukunft, wenn wir nicht mehr so vollumfänglich und jederzeit für Michael da sein können und sich die Betreuungssituation in den Wohnheimen nicht verbessert.

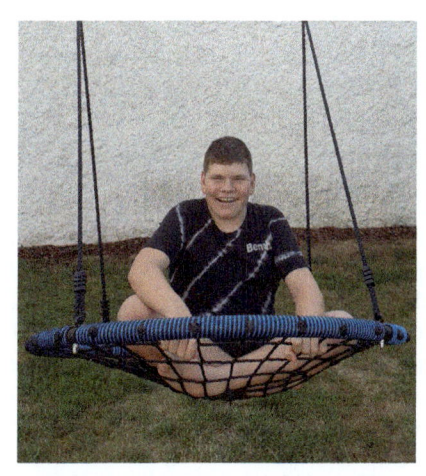

Nico, 18 Jahre
UPD

Schlüsseleigenschaften:
- empathisch/feinfühlig
- fürsorglich/besorgt
- schlau

- dickköpfig
- ungeduldig
- nachtragend

Hallo Ihr Lieben, wir sind die Familie Kenner und kommen aus Fleinheim. Das liegt auf der Schwäbischen Alb nahe Heidenheim an der Brenz. Unser Angel heißt Nico, dieser wurde im vergangenen Jahr 18 Jahre alt. Nico schwimmt für sein Leben gerne, dieser Tätigkeit sind wir mindestens einmal wöchentlich nachgegangen. Aufgrund der Pandemie war das jedoch wegen der sich ständig ändernden Bedingungen nicht mehr möglich. Wenn er gefragt wird, ob wir Sport machen, lehnt er es mit energischem Kopfschütteln ab. Lediglich die Aussicht auf eine Dönerbox, mittlerweile Nicos Lieblingsessen, bewegt ihn dazu, doch rauszugehen und etwas spazieren zu laufen.

Der Tag, an dem mir, Nicos Papa, so richtig klar geworden ist, dass Nico sich nicht normal entwickelte, war im Sommer 2006. Im Augsburger Zoo fragte mich ein wildfremder Mann, was unser Sohn denn für eine Krankheit hätte. Damals war Nico drei Jahre alt und konnte etwas ungelenkig, aber selbstständig laufen. Er hatte immer beide Hände angewinkelt, was wirkte, als wollte er sich jeder Zeit bei einem Sturz abfangen. Vermutlich rührte das daher, dass er so das Gleichgewicht besser halten konnte. Von diesem Tag an waren wir sehr intensiv auf der Suche nach der Ursache und förderten ihn so gut es nur ging in seiner Entwicklung. Wir waren drei bis vier Mal pro Woche mit ihm unterwegs und arbeiteten sämtliche Therapien ab: Krankengymnastik, Castillo Morales, therapeutisches Reiten und Ergotherapie nach Affolter. Zusätzlich haben wir noch mit ihm zu Hause geturnt, erst Kreuzmusterübungen und dann nach Vorgaben der Psychomotorischen Ganzheitstherapie. Bei der Psychomotorischen Ganzheitstherapie haben wir dank Dr. Christel Kannegießer-Leitner, als Nico 6 Jahre alt war, erstmals einen Hinweis auf die Diagnose Angelman-Syndrom erhalten, welcher wir dann nachgegangen sind und so unsere lange

Suche beenden konnten. Um Nico noch mehr zu fördern, war er insgesamt vier Mal bei einer delfingestützten Therapie. Das erste Mal waren wir dazu in Kemer (Türkei) und die anderen drei Male auf Curaçao beim CDTC, welches neben besseren Haltungsbedingungen der Tiere auch zusätzlich eine Therapie für die ganze Familie durch entsprechende Angebote ermöglichte. Die größten Erfolge damit hatten wir 2014 (er braucht seitdem keine Windeln mehr, hat das erste Mal „Mama" gesagt) und 2016 (er schläft alleine in seinem Bett und bleibt die ganze Nacht in seinem Zimmer) und das war beide Male auf Curaçao. Das Konzept dort hat uns einfach überzeugt, auch wenn die Anreise dorthin sehr lange ist. Im Sommer 2022 werden wir noch ein letztes Mal nach Curaçao fliegen, denn dort ist es uns auch gerade wegen der festen Tagesstruktur möglich, gemeinsam einen großartigen und erholsamen Urlaub zu erleben. Auch Nico freut sich schon sehr darauf und fragt uns immer wieder, wann es nun endlich losgeht.

Nicos gesamte Schulzeit war geprägt von ständig wechselnden Bezugspersonen und wenig Konstanz bei der Klassenbildung. Wir als Eltern, die Nico jeden Tag sehen, sehen auch sein Potential. Wir sehen die Fortschritte, die er seit seinem 18. Geburtstag gemacht hat und wollten ihm die Möglichkeit geben, sich noch weiter zu entwickeln, bevor er aus der Schule kommt und Stand jetzt in einem Förder- und Betreuungsbereich untergebracht wird. Deshalb baten wir seine Lehrpersonen um eine Schulverlängerung um ein Jahr, denn in der Regel könnte Nico bis zu seinem 25. Lebensjahr in der Schule bleiben. Die Klassenleitung meinte jedoch, dass sie Nico nichts mehr beibringen könnten und dass es im Moment aufgrund seines Verhaltens auch extrem schwierig in der Schule sei. Noch dazu meinte die Klassenlehrerin, dass es auch Zeit ist, dass Eltern akzeptieren müssten, dass auch ihr Kind mit Behinderung irgendwann aus der Schule kommt und nicht für immer dortbleiben kann. Das ist mir und meiner Frau völlig klar, wir wünschen uns auch nichts anderes, als dass Nico einen Platz für sich in der Welt findet. An dem Tag dieser Besprechung gab es eine Auseinandersetzung zwischen Nico und seiner Klassenlehrerin, welche sehr unschön verlief und in diesem Moment war uns klar, dass wir Nico keinen Tag länger als nötig in dieser Klasse lassen werden. Eigentlich hat uns Nico schon das ganze Schuljahr über signalisiert, dass etwas nicht stimmt. Noch nie zuvor war es so schwer gewesen, ihn in die Schule zu bekommen. Das sind die Zeichen, auf die wir Eltern achten müssen, denn unsere Kinder können nicht sprechen und uns erzählen, was in der Schule los war. Es ist ein ständiges Kämpfen für sich selbst und für sein Kind, dessen Wohl und dessen Leben. Besonders vor Nicos 18. Geburtstag, als wir Eltern dafür kämpfen mussten, für Nico die gesetzliche Vormundschaft zu erhalten, um Entscheidungen für ihn treffen zu dürfen.

Auch Zuhause ist im Moment das Herausfordernde Verhalten die größte und auch wichtigste Aufgabe. Nicos aggressives Verhalten ist für uns sehr belastend. Verhaltensweisen sind dabei Schlagen, Zwicken, Ziehen an den Haaren oder Beißen. Diese Verhaltensweisen treten dann beispielsweise auf, wenn wir etwas verbieten oder wenn er etwas nicht bekommt oder nicht sofort bekommt, also auch das Nicht-Warten-Können spielt eine große Rolle. Des Weiteren kommt es auch dazu, wenn er etwas nicht möchte. Von diesem Punkt ausgehend haben wir versucht, Nico andere Möglichkeiten zu geben, sich mitzuteilen, um dieses Verhalten zu vermeiden. Dabei haben wir in letzter Zeit das Kopfschütteln eingeführt, so kann er beispielsweise mitteilen, wenn er etwas nicht möchte, indem er den Kopf schüttelt.

Viele dieser Verhaltensweisen entstehen auch, wenn wir nicht verstehen, was Nico sagen möchte, also entsteht es aus unserem Unverständnis und kleinen Missverständnissen. Um das vielleicht besser verstehen zu können, muss ich Nico kurz beschreiben. Er ist unglaublich clever und wird oft unterschätzt. Nicos Sprachverständnis ist sehr gut, aber nur bis zu einem gewissen Punkt (meine Frau liest ihm eine Geschichte vor und dort steht „Elias hat es die Sprache verschlagen" und Nico fragt uns mit Gebärden direkt „warum wurde Elias geschlagen"). Die Phrase „die Sprache verschlagen" ist für ihn einfach zu komplex. Nico hört ausgesprochen gut und wenn er im Zimmer nebenan ist, bekommt er alles mit, was wir reden, aber er interpretiert viele Sachen eben auch falsch oder hört nicht alles, was dann wieder zu Konflikten führt. Er benutzt auch viel seine eigenen Gebärden, welche wir mittlerweile kennen, aber es kommen immer wieder neue dazu und wenn diese dann nicht verstanden werden, führt das ebenfalls zu Problemen.

Das Hauptproblem sind vermutlich diese Kommunikationsprobleme, durch welche Nico sich unverstanden fühlt und auch wir oftmals ins Verzweifeln kommen, weil wir ihn so gerne verstehen würden, aber es teilweise einfach nicht können. Aber auch wir denken uns immer wieder, dass er uns doch verstehen müsste, doch vielleicht überfordern wir ihn dabei auch oft. Wir werden in den kommenden Monaten daran arbeiten, dieses Verhalten zu ändern. Denn je älter er wird, desto kräftiger wird er und mittlerweile ist er mit seinen 18 Jahren schon vielen Menschen deutlich überlegen. Denn wir wollen unbedingt vermeiden, dass Nico irgendwann mal, vielleicht sogar mit Medikamenten, in verschiedenen Anstalten ruhiggestellt werden muss. Die Fortbildungen, die der Angelman Verein organisiert, sind enorm hilfreich, beispielsweise die Fortbildung von Nina Fröhlich zum Thema „Herausforderndes Verhalten vermeiden" hat uns sehr weitergeholfen, Nico und sein Verhalten besser zu verstehen und auch zu ändern.

Es ist also auch im Erwachsenenalter immer noch sehr viel Erziehung nötig und stellt uns täglich auf die Geduldsprobe, doch da gilt es für uns Eltern durchzuhalten. Denn die ganzen schönen Momente, die wir den restlichen Tag mit Nicos Fröhlichkeit, seinen Umarmungen und Späßen erleben, macht uns klar, dass Nico in unserem Leben zu haben, jeden Konflikt am Ende des Tages wert ist.

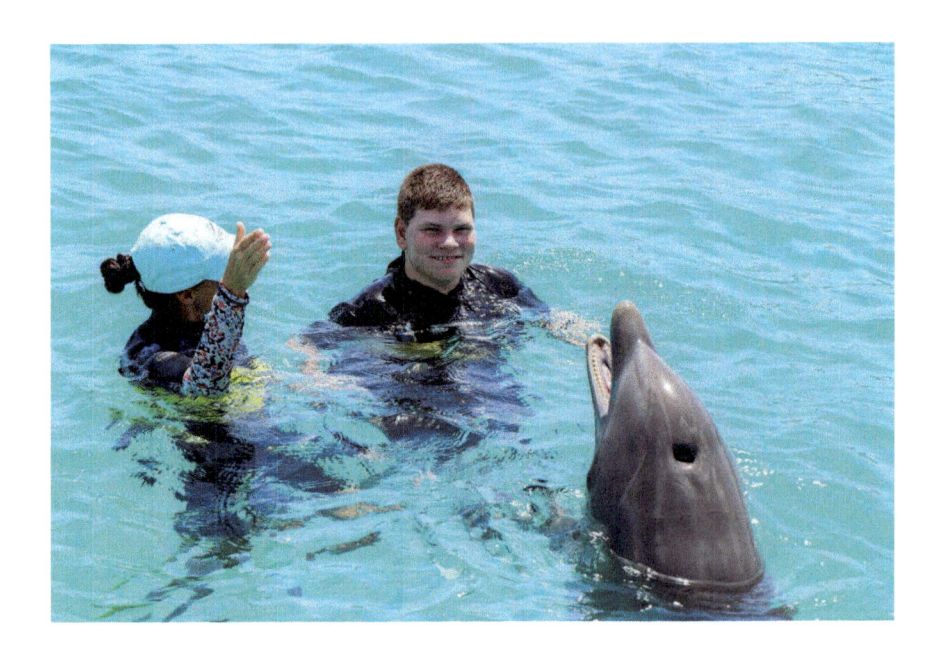

Familie Kenner

Siehe auch den Bericht von Nicos Schwester Lis Kenner, Seite 304

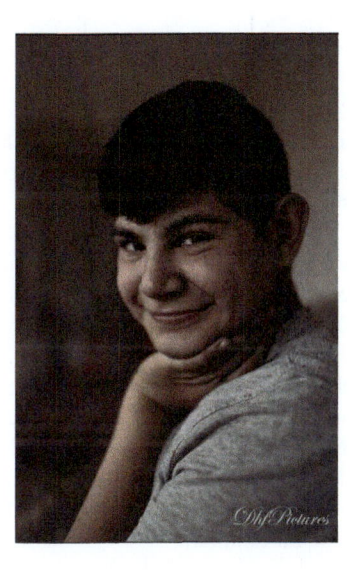

Antonio, 21 Jahre
Imprinting

Schlüsseleigenschaften:
- *Fröhlichkeit*
- *Geselligkeit*
- *Lebensfreude*
- *gute Menschenkenntnis*

- *Herausforderndes Verhalten mit Kratzen und Haareziehen anderer*
- *feinmotorische Probleme*

"Wie integrieren wir Antonio in unsere Familienfeste?"

Als erstes ist es für uns sehr wichtig, dass Antonio immer bei allem dabei ist – wie z.B. bei Festen, beim Essengehen, bei Urlauben. So fühlt er sich nicht benachteiligt. Antonio freut sich immer, wenn Familienfeste sind, im Mittelpunkt zu stehen.

Seit 3 Jahren gibt es bei uns jedoch noch einen Enkel und darum ist er nicht immer im Mittelpunkt. Er kann *meistens* gut damit umgehen, wie gesagt *meistens*. Antonio wird immer von einer Person begleitet, das heißt, von Eltern, Geschwistern oder Großeltern, wir beschäftigen ihn so gut es uns möglich ist. Manchmal will er nur beobachten und das ist dann der Knackpunkt, an dem die Stimmung kippt: Der kleine Enkel schreit, trotzt rum, die Eltern schimpfen mit ihm - und damit kann Antonio nicht umgehen. Er fängt dann an, aggressiv zu werden, zieht an den Haaren, kratzt, wirft mit Sachen um sich und wir müssen dann auch schauen, dass wir den Kleinen beschützen, weil er sich nicht gegen Antonio wehren kann.

Meine Erfahrung ist, dass es das Beste ist, ihn aus dieser Situation zu entfernen. Ein anderes Zimmer oder dann hoch zur Wohnung. Wir haben das Glück, dass wir zusammen mit den Großeltern in einem Haus wohnen. Antonio weint und kratzt, weil er nicht weg möchte, aber er muss sich aus dieser Situation entfernen, da er sich sonst so reinsteigert und es immer schlimmer wird.

Sobald wir uns entfernt haben, beruhigt er sich wieder. Er hat dann noch einen Versuch, dabei zu sein. Wenn es nicht geht, dann bleiben wir in der Wohnung oder ich fahre mit ihm nach Hause.

Was ich damit sagen möchte ist: Auch wenn wir wissen, es funktioniert nicht den ganzen Tag, mit dabei zu sei, ist es uns wichtig, dass er dabei war, auch wenn es manchmal nur für eine Stunde ist.

Für uns als Familie ist diese Situation auch sehr belastend, er wird größer und stärker. Manchmal denke ich als Mama „Warum wir?" „Was wäre, wenn....?" Aber diese Gedanken verschwinden ganz schnell, wenn er als fröhlicher lachender und viel Liebe gebender Junge uns umarmt, küsst und die Welt so liebt wie sie ist! Ich glaube, dass wir Familien mit einem behinderten Kind so gesegnet sind, diese Liebe zu erfahren.

Mein Motto für Antonio ist:
„Es gibt immer eine Lösung und ein Ausweg,
egal wie schwer es ist!!!"

Mutter von Antonio

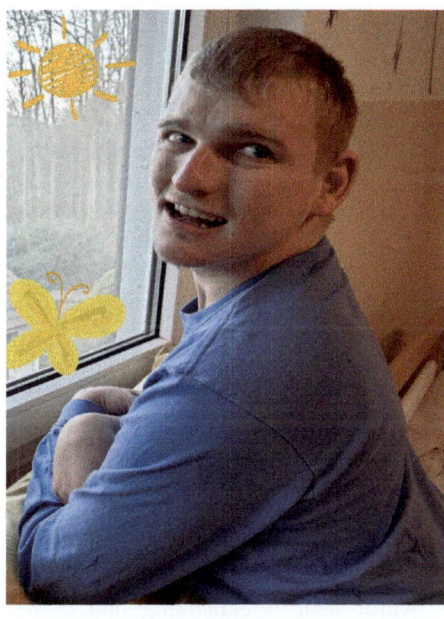

Nedzib, 27 Jahre
Deletion 1

Schlüsseleigenschaften:
- Lebensfreude
- Geselligkeit
- Charme

- Herausforderndes Verhalten, wenn die Umgebung ihn nicht versteht
- eingeschränkte Kommunikation
- Epilepsie

So sieht ein ausgeglichener, glücklicher und neugieriger Nedzib aus.
Alles bleibt in Bewegung!
Unser Sohn mit Angelman-Syndrom wurde auf natürlichem Weg geboren.
Er war unser erstgeborenes Kind und er bekam 3 Jahre später einen gesunden Bruder.
Unsere beiden Kinder sind Wunschkinder, die wir im Alter von 32 und 35 Jahre bekamen.
Nach der Geburt und den typischen Auffälligkeiten für AS (fehlendes Blickkontakt, Schreien, wenig/kaum Schlaf, verzögerte körperliche und geistige Entwicklung…), wurde in der Kinderneurologischen Klinik Heidelberg der erste Verdacht auf AS geäußert. Zu dem Zeitpunkt war Nedzib 9 Monate alt.
Die Bestätigung der Diagnose aus der Charité Berlin bekamen wir als er 18 Monate alt wurde.
Nun, von da an veränderte sich unser Leben allmählich. Unser Kind brauchte uns mehr denn je und trotz allen Anstrengungen, neben vielen Aufgaben, die uns regelrecht überrollten, bekam Nedzib bei erhöhter Temperatur erste Krampfanfälle.
Es folgte Medikation mit Valproat als Monotherapie um die Nickanfälle und Myoklonien in den Griff zu bekommen.
Fünf Jahre hat es gut geklappt und Nedzib blieb anfallsfrei.

Im Alter von 6 Jahren bekam er zunächst wieder Nickanfälle, die über mehrere Tage stark zunahmen und Myoklonie kamen dazu.
In der Hoffnung auf eine spontane Besserung, habe ich zu lange gewartet und er musste wegen eines Status' ins Krankenhaus.
Mit deutlich höherer Valproat-Dosis blieb er weitere vier Jahre anfallsfrei.
Wegen einer durch Valproat indizierten Trombozytopenie musste die Dosis im Alter von 10 Jahren und 12 Jahren reduziert werden. Die Monotherapie wurde weiterhin fortgeführt.
Einmalig haben wir Nedzib eines Morgens, im Bett liegend neben blutigem Erbrochenem, bei einem Anfall mit Zungenbiss vorgefunden. Einige Tage Krankenhaus, ohne Änderung der Medikation.
In den Folgejahren wurden wenige EEGs gemacht, weil Nedzib überhaupt keine Lust auf Elektroden auf seinem Kopf hatte und diese in der Regel von ihm schnell entfernt wurden.
Ab 2007, nach der Wirbelsäulen-Versteifung (aus heutiger Sicht ein Meisterwerk), damals mit einigen Komplikationen in der Nachsorge verbunden, wurden seine Neurodermitis-Schübe immer schlimmer, (Nedzib leidet seit der Geburt an Neurodermitis, was für ihn oft sehr quälend war), er wurde sehr infektanfällig und er hatte lange Schreiphasen in denen kaum eine Beruhigung möglich war.
Seine Seele und sein Körper waren einfach aus dem Gleichgewicht geraten. Inzwischen sind wir überglücklich darüber, dass sich die Situation der Haut in den letzten Monaten deutlich verbessert hat.

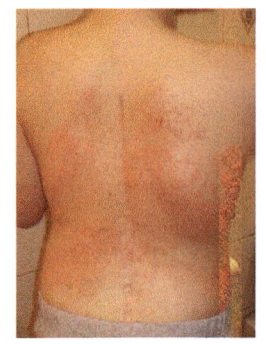

Nedzibs Haut– beim Neurodermitis Schub, zu sehen auch die Narbe nach der Wirbelsäulen-Versteifung

Wir haben auf Beruhigungsmittel, ebenfalls in den Folgejahren verzichtet und versuchten weiterhin, auch bei zunehmenden pubertär-oppositionellem Verhalten, wie bei heftigen Wutanfällen, die Situation auf andere Art und Weise zu regulieren: Mit Ablenkung, keine Forderungen stellen, die er als lästig und störend findet, einfach „chillen" lassen, entspannen.
Oft war es ein Wechsel der Gefühle auf beiden Seiten und wir konnten ihn nur dann erreichen,

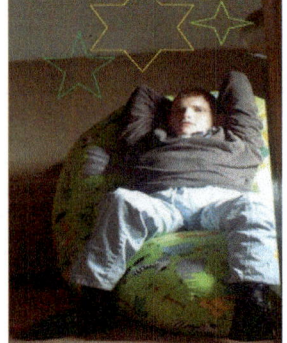

wenn er es zugelassen hat. Auch wenn wir uns an manchen Tagen hilflos gefühlt haben, haben wir für sein Verhalten immer eine Erklärung/Vermutung gehabt. In seiner Umwelt wurde leider oft sein Verhalten als aggressiv empfunden.

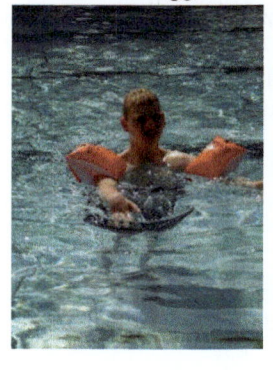

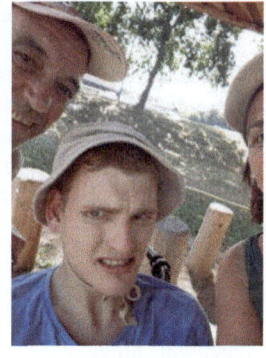

Es gab auch viele schöne Momente mit Nedzib.
In den Phasen, in denen es ihm gut ging, waren wir auch sehr glücklich und konnten die gemeinsame Zeit genießen.
In der Tat, wenn ihm etwas missfällt oder seine Wünsche und Bedürfnisse nicht verstanden werden, vermeidet er Blickkontakt und zeigt manchmal unangemessenes Verhalten, wie Kratzen oder Kneifen.

Die Bedeutung der Kommunikation ist mir sehr wohl bewusst, aber wir hatten alle diese Jahre viele andere „Baustellen" zu bewältigen gehabt und nutzen nach wie vor das vorhandene Kommunikationspotential, welches sich Nedzib bis jetzt eingeprägt hat.

Er weiß allerdings, dass es ganz bestimmte Dinge gibt, auch wenn sie sich nicht in seinem Blickfeld befinden.

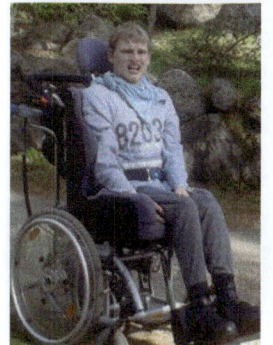

Gerade in der Wechselphase aus der SPZ und der Suche nach einem Neurologen vor Ort bzw. einem Behandlungszentrum für erwachsenen AS, haben wir mit Nedzib die schlimmste „Odyssee" durchlebt.

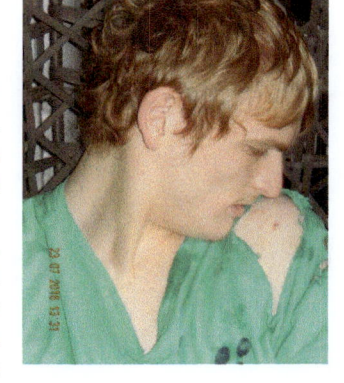

Im Alter von 21 Jahre begann sie, als er einerseits starke Ängste und Schwindel bekam. Er klammerte sich an uns fest, zitterte manchmal ganz stark und bei jeglichem Lage-/Positions-Wechsel wurde im schwindelig. Er schlug sich gegen den Kopf, biss in die Kleider, allerdings ausschließlich in die linke Schulterseite und schrie laut. Sein Lachen hat er auch verloren gehabt und wirkte oft traurig und unglücklich.

Wir machten einige Untersuchungen wie CT-Schädel, zahnärztliche Untersuchung (ihm wurde ein Weisheitszahn gezogen), aber sein Zustand verbesserte sich nicht.
Nachdem wir nach langer Wartezeit endlich in einem Epilepsie-Zentrum für Erwachsene einen Termin bekommen hatten, konnte nach einer Medikamentenumstellung eine Besserung erreicht werden.
Erstaunlicherweise hat es auch mit einem EEG geklappt.
Valproat wurde reduziert und dazu ein zweites Antiepileptikum eingesetzt, wie auch ein Antidepressivum.

Das passende Medikament herauszufinden, dauerte noch eine Weile, aber mit dem Ergebnis sind wir nach all dem, was wir durchgemacht haben, mehr als glücklich - bis in die Gegenwart hinein.

Wir haben viele Herausforderungen gemeistert und hoffen für die Zukunft, das Nedzib vor allem gesund und glücklich bleibt. Er ist etwas Besonderes für uns und wenn ich in seine strahlenden Augen schaue, dann macht mich das auch glücklich und lässt die anstrengenden Dinge vergessen.

Geschrieben von Refija Stanka

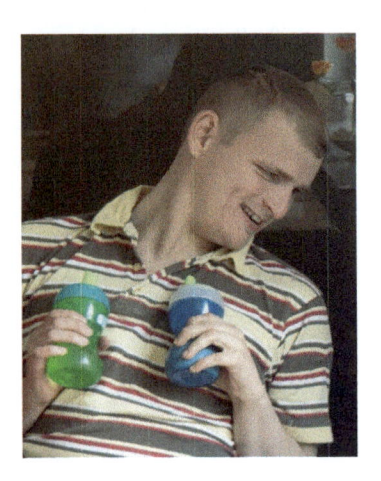

Alissa, 22 Jahre
Genotyp unbekannt

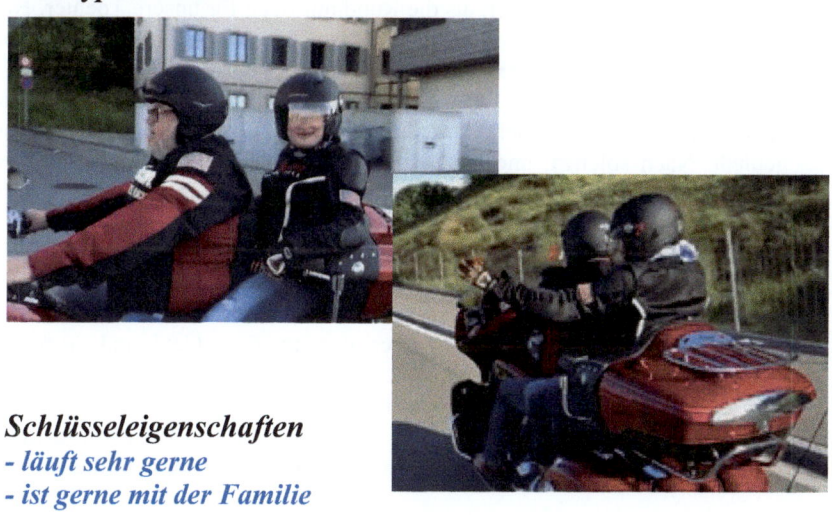

Schlüsseleigenschaften
- läuft sehr gerne
- ist gerne mit der Familie zusammen
- genießt Ausflüge in vollen Zügen

- Übergänge

Alissa ist in der momentanen Situation eine wirklich glückliche Tochter. Sie hört gerne Musik und wenn sie auf ihrer Schaukel sitzt, bewegt sie sich sehr rhythmisch zur Musik. Wenn wir ihr dabei zuschauen und wir erkennen können, dass Alissa glücklich ist und sie uns anstrahlt, lacht auch das Herz der Eltern und ihrer beiden Geschwister. Ganz aus dem Häuschen gerät Alissa immer dann, wenn es auf Reisen geht. Vor allem die Ausflüge auf Vaters Motorrad, das speziell für Alissa umgebaut wurde, genießt sie in vollen Zügen. Da passiert es immer wieder, dass sich Alissa vor Freude laut lachend den Fahrtwind um die Nase wehen lässt.

Es sind diese Momente, in denen wir den Eindruck erhalten, dass wir eine intakte Familie sind und unsere Tochter Alissa nicht durch eine Behinderung gehandicapt ist. Es sind diese Momente, die uns glücklich machen und in denen wir den enormen Aufwand an Pflege und Hilfe für eine kurze Zeit vergessen können.

In diesen Momenten stellen wir aber auch immer fest, dass wir, als Eltern einer Tochter mit einer sehr seltenen Krankheit, uns alleine gelassen fühlen und uns mehr Unterstützung von Ämtern oder Behörden wünschen würden.

Der ständige Kampf, und manchmal um Kleinigkeiten oder Notwendigkeiten, mit den verschiedensten Ämtern und Institutionen ist um ein Vielfaches zermürbender, als die Rundumpflege für unsere Tochter. Nur jemand der in der gleichen Situation ist wie wir es sind, kann die Aussagekraft dieser Bemerkung nachvollziehen.

Nach wie vor unternehmen wir viele und lange Wanderungen mit Alissa, die dann in ihrem Sitzvelo der Marke HaseBike sitzt und es in vollen Zügen genießt. Nach solchen, und auch für Alissa, sportlichen Wanderungen, ist Alissa jeweils in der gleichen und guten Stimmung, wie bei den Hippotherapien, die Alissa seit nunmehr rund 18 Jahren besucht.

Die vielen oben geschilderten Unternehmungen und die gemeinsam als Familie verbrachten Ferien sind und bleiben uns als sehr wichtiges Gut, denn dabei können wir feststellen, dass Alissa diese auf ihre besondere Art über aller Maßen liebt. Egal, was es uns an Zeit, Geld und Aufwand abverlangt, darauf zu verzichten käme für unsere Familie niemals in Frage. Wir leisten es als ganze Familie und für unsere geliebte Tochter Alissa. Ihr dabei in die lachenden Augen sehen zu können, ist uns Freude und Lohn zugleich. Sie ist und bleibt ein vollwertiges Mitglied unserer Familie.

Karin von Heyking

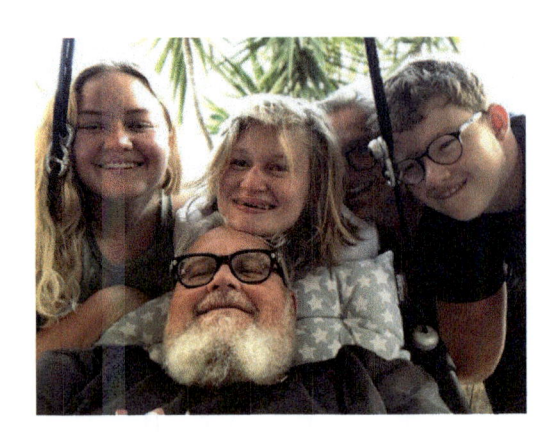

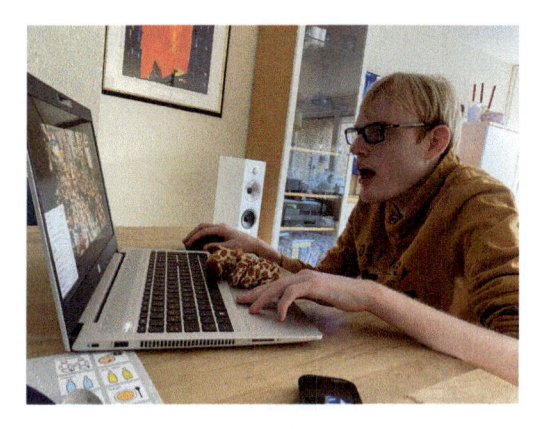

Maxwell, 26 Jahre
Deletion

Schlüsseleigenschaften:
- sehr gesellig
- neugierig
- unternehmungslustig

- fehlende Kommunikation
- motorische Einschränkung

Maxwell wurde in Aachen geboren. Die Geburt war unauffällig. Als Säugling trank er schlecht an der Brust. Augenkontakt hat er nicht gehalten. Er mochte es auch nicht so besonders, auf den Arm genommen zu werden. Die Entwicklungsverzögerung machte sich früh bemerkbar, woraufhin der Kinderarzt schnell Krankengymnastik verordnete und dann weitere Untersuchungen veranlasste.
Mit 14 Monaten erhielten wir die Diagnose Angelman-Syndrom. Das damals zur Verfügung gestellte Informationsmaterial malte uns ausschließlich eine sehr schwarze Zukunft vor.
Der schnelle Kontakt zum Angelman e.V. hat uns sehr geholfen, unser Schicksal anzunehmen und etwas positiver mit der Diagnose umzugehen.
Schnell wurden alle möglichen Therapien umgesetzt. Vor allem die Intensivierung der Krankengymnastik (bald nach Vojta) sowie die Ergotherapie.
Seit seinem 2. Lebensjahr hat Maxwell Epilepsie. Das war sehr beängstigend, weil wir oft nicht gleich wussten, was für eine Art von Anfall es war. Ab dem 3. Lebensjahr hatte er regelmäßig NCSE, die alljährlich im Oktober wiederkehrten und teilweise lebensbedrohlich waren.

Nur eine nebenwirkungsreiche Hormontherapie konnte ihn aus jedem Status herausholen.

Ab diesem Alter wurde Maxwell auch sehr schwierig, stellte unendlich viel Blödsinn an, aß und schlief schlecht. Es fiel uns schwer, an altbewährten Erziehungsmaßnahmen festzuhalten und ihn zu erreichen.

Der integrative Kindergarten (ab 4 Jahren), seine heilpädagogische Gruppe, brachte eine enorme Entlastung. Er ging von Anfang an gerne ganztags hin und liebte die Fahrten mit dem Bus.

Das hat sich über die ganze Schulzeit gezogen. Er besuchte zunächst eine Förderschule mit Schwerpunkt geistige Behinderung. Dort konnte er auch regelmäßig schwimmen, was ihm sehr gut tat und viel Spaß machte.

Zu der Zeit bekamen wir auch verstärkt Unterstützung über den FUD und nutzten die Verhinderungspflege. Maxwell hatte Abwechslung und wir Entlastung.

Die epileptischen Anfälle hörten plötzlich und schlagartig auf. Den letzten Anfall hatte er im Alter von 8 Jahren. Da wurde er auf eine neue Medikamentenkombination (Valproat und Levetiracetam) umgestellt, die das Ruder endlich herumgerissen hat. Maxwell erhält diese Medikamente heute noch in relativ geringer Dosis angesichts seiner zunehmenden Größe und seines Gewichtes.

Mit knapp 16 Jahren zog Maxwell in eine Kinder- und Jugendeinrichtung. Wir hatten das Gefühl, dass ihm der Kontakt zu Gleichaltrigen außerhalb der Schule sehr fehlte. Die Trennung war besonders für uns Eltern sehr schmerzhaft. Maxwell jedoch gewöhnte sich relativ schnell ein und war offensichtlich oft froh über den Trubel, den alltäglichen Rhythmus und die Gesellschaft.

In diesem Zusammenhang wechselte er auch die Schule. Dieses Mal eine Förderschule mit Schwerpunkt körperliche Behinderung. Obschon wir etwas skeptisch waren, wurde Maxwell auch dort sehr gut gefördert und sehr gut betreut.

Maxwell hat bereits vor der Einschulung einen Rollstuhl bekommen. Er konnte nie frei laufen.

Es geht an der Hand bzw. an Dingen entlang. Ein schwerer Rückschlag in seiner Entwicklung war sicherlich der Oberschenkelhalsbruch, welchen er sich mit 14 Jahren durch einen Sturz nach einem kurz davor verheilten Beinbruch zuzog.

Maxwell hat eine starke Osteoporose, die allerdings mit zunehmendem Alter besser zu werden scheint. Vorteilhaft ist sicherlich auch, dass er seit vielen Jahren viel ruhiger geworden ist.

Kurz vor seinem 18. Geburtstag wurde Maxwell aus der Schule entlassen. Wir bekamen nach den Sommerferien einen der begehrten Plätze in einer Werkstatt für behinderte Menschen. Die Übergangszeit durfte er noch in der Schule verbringen, da der Eintritt in die Werkstatt erst mit 18 möglich ist.

Maxwell hat sich abermals sehr gut eingewöhnt. Wir waren froh, dass er zumindest das Wohnheim nicht verlassen musste. So blieb vieles wie gewohnt.

2019 ist Maxwell nach langer Vorbereitung in ein Wohnheim für Erwachsene in unserer Nähe gezogen.

Dies bedingte auch einen Werkstattwechsel. Allerdings konnte er dort nicht sofort Vollzeit beschäftigt werden, was aber im Nachhinein zwecks Eingewöhnung in beiden Einrichtungen sehr vorteilhaft war.

Der Ausfall des Werkstattbesuches und anderer externer Aktivitäten hat in der ersten Pandemiezeit die neue Wohngruppe einschließlich Personal sehr zusammengeschweißt.

Maxwell ist ein sehr ausgeglichener, fröhlicher Mensch, der Gesellschaft über alles liebt.

Er wird überall gut gelitten und akzeptiert.

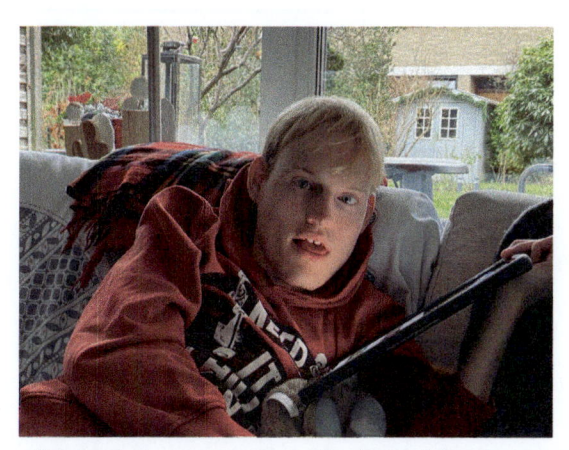

Maxwell ist vollends dort angekommen. Er freut sich sehr, etwa jedes 2. Wochenende nach Hause zu kommen und ist glücklich, wenn wir ihn wieder zurückbringen. Das erleichtert die immer wiederkehrenden Abschiede sehr.

Inzwischen nehmen wir auch für die Heimfahrten meistens einen Fahrdienst in Anspruch. Für Maxwell ist das ein weiterer Schritt in die Unabhängigkeit und für uns eine weitere Entlastung.

Er ist mächtig stolz, wenn er etwas selbständig schafft. Die Fahrt nach Hause (natürlich in Begleitung), wenn er uns oder wir ihn verstehen und kräftig loben; eigenständige Anrufe über das iPad. Wir nehmen jedes Gespräch an, damit er sein Erfolgserlebnis hat.

Er kommuniziert immer noch schlecht mit Hilfsmitteln, zeigt aber eindeutig was er möchte. Selbst bei der Kleidung scheint er inzwischen entscheiden zu wollen.

Er hat unendlich viel gelernt in seinem Leben. Und immer noch überrascht er uns mit Neuem. Seit Jahren ist er verschmust ohne Ende. Auch im Wohnheim sucht er sich offenbar seine Lieblingsmenschen aus.

Das Leben in den Wohnheimen und der Umgang mit vielen verschiedenen Menschen zwingt ihn immer wieder, sich einzulassen, sich mitzuteilen.

In seiner Welt ist er zufrieden und wir haben gelernt, ihn so zu akzeptieren. Er ist eine sehr große Bereicherung in unserem Leben.

Mélanie und Chris Barton

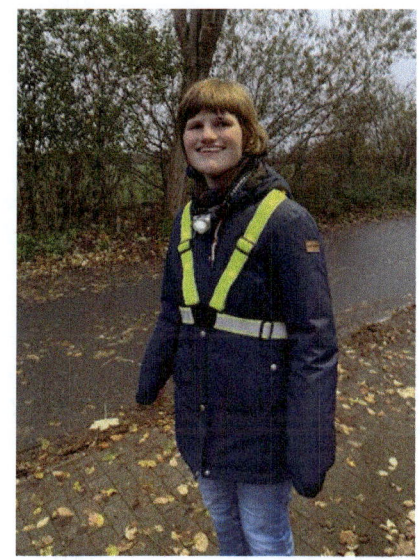

Kaya 19 Jahre
Deletion 2

Schlüsseleigenschaften:
- an ihrer Umgebung und ihren Mitmenschen sehr interessiert
- für jeden Quatsch und Spaß zu haben
- nie nachtragend
- sehr willensstark, ausdauernd und geduldig (je nach Situation positiv oder negativ)

- sehr willensstark, ausdauernd und hartnäckig (je nach Situation positiv oder negativ);
- Tremor in den Händen;
- lautes Schimpfen und Hauen bei Überforderung;
- kein Durchschlafen

Kommunikation bedeutet bei Kaya nicht, dass sie sich permanent mit ihrem iPad mitteilt, sondern dass sie immer die Möglichkeit hat, sich mitteilen zu können. Kaya kommuniziert hauptsächlich mit eigenen Gesten und ihrem iPad mit MetaTalk.

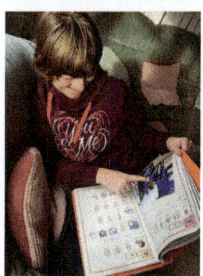

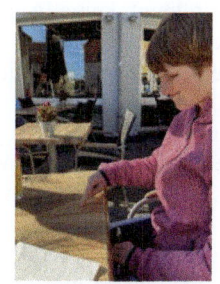

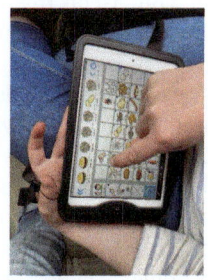

Welch wertvolle Hilfe für Kayas Alltag die Unterstützte Kommunikation darstellt, ist ausführlich im Kapitel über die UK beschrieben, u.a. auch mit den Erläuterungen zu diesen Fotos (siehe Seite 172)

Nick, 20 Jahre
Deletion

Schlüsseleigenschaften:
- fröhliches, ruhiges Wesen.
- Will immer mittendrin sein im Geschehen und liebt Action um sich herum (z.B. Familienfeiern).

- Ich habe lange überlegt, aber außer den typischen Angelman-Problemen (fehlende Sprache, geistige Behinderung, Unselbständigkeit) fallen mir keine besonderen Probleme ein.

Nick ist 20 Jahre alt und hat die Deletionsform des Angelman-Syndroms. Er weist viele der typischen Merkmale des Syndroms auf, wie fehlende Sprache, schwere geistige Beeinträchtigung, Gleichgewichtsprobleme. Dennoch ist er in vielen Punkten nicht so schwer betroffen wie andere Menschen mit Angelman-Syndrom. Er ist vom Wesen her sehr ruhig und ausgeglichen und meistens guter Laune. Er hat keine Schlafprobleme und ein sehr gutes Immunsystem. Er läuft frei, wenn er will, sogar ziemlich schnell. Epileptische Anfälle hatte er nur sehr wenige als Kind, seit dem 10. Lebensjahr ist er frei davon und auch von Medikamenten. Er zeigt keine Aggressivität, zeigt aber seine Wünsche und Bedürfnisse klar an, größtenteils durch Zeigen, aber auch mit Fotos, Videos, Bildkarten und durch intensive Nutzung seines Kommunikations-iPads.
Einiges zu seiner Entwicklung:
Nick kam 3 Wochen früher als erwartet zur Welt. Ansonsten verlief die Geburt normal. Auch die ersten Untersuchungen waren unauffällig.
Doch bald stellten sich die ersten Schwierigkeiten ein. Das Spucken nach dem Stillen wurde immer schlimmer, so dass er kaum an Gewicht zunahm und immer weniger schlief, viel schrie und immer unruhiger wurde. Beim ersten Krankenhausaufenthalt nach 6 Wochen wurde ein starker Reflux diagnostiziert und mit Magensäureblockern behandelt. Das viele Schreien hatte einen Leistenbruch zur Folge, der mit 3 Monaten operiert werden

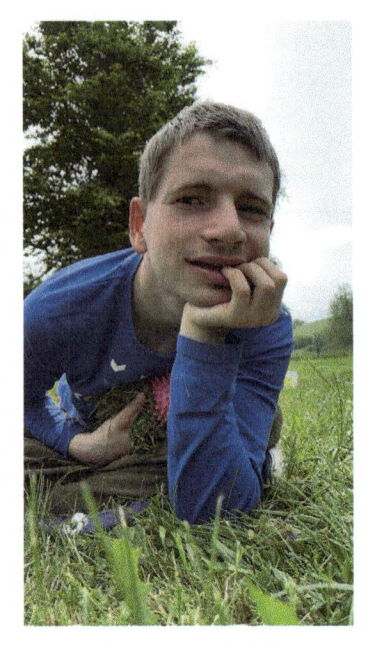

musste. Danach schien erstmal alles normal, Nick schlief viel, nahm zu und war ein fröhlicher Säugling. Die sich andeutenden Entwicklungsverzögerungen schoben wir, ebenso wie der Kinderarzt, auf Nicks schweren Start ins Leben. Mit 9 Monaten sollte regelmäßige Physiotherapie die Defizite kompensieren. Nick wollte nie auf dem Bauch liegen oder krabbeln. Er konnte aber mit 7 Monaten sitzen und lernte bald, sich im Sitz rutschend fortzubewegen. Das hat er übrigens bis heute beibehalten, wenn er sich auf dem Boden beim Spielen fortbewegt, z.B. um den Flummi zurückzuholen.
Nick zog sich auch bald an Gegenständen hoch und konnte mit einem Jahr stehen, solange er sich festhalten konnte. Sobald er sich aber losließ, fiel er um wie ein Brett. So legten wir den gesamten Spielbereich mit Schaummatten aus.
Mit 1,5 Jahren war die Entwicklungsverzögerung so deutlich, dass wir uns dazu entschlossen, mögliche Ursachen während einer Woche Krankenhausaufenthalt untersuchen zu lassen. Hier wurden aber auch keine organischen Ursachen gefunden, lediglich eine Mikrozephalie, also ein zu kleiner Kopf/Gehirn wurde festgestellt. Hier kamen wir auch das erste Mal mit dem SPZ in Kontakt, wo auch die Möglichkeit eines genetischen Defekts zur Sprache kam. Nach einigen genetischen Untersuchungen bekamen wir dann mit knapp 2 Jahren die Diagnose Angelman-Syndrom. Es folgten einige Wochen Schockstarre, bevor wir dann den Bürokratiemarathon auf uns nahmen, SB-Ausweis, Pflegestufe, Frühförderung, Therapien, ...
Die ersten epileptischen Anfälle kamen plötzlich mit 2,5 Jahren. Nach einer Häufung der Anfälle wurde Nick mit Orfiril eingestellt. Die Anfälle wurden seltener und kündigten sich immer mit starkem Fieber an.
Mit 3 Jahren besuchte Nick einen Integrativkindergarten, wo er sich sehr wohl fühlte.
Die ersten selbständigen Schritte machte Nick mit ca. 3,5 Jahren. Einen großen Teil haben dazu sicherlich das therapeutische Schwimmen, vor allem die Gleichgewichtsübungen auf der Wassermatte und das therapeutische Reiten beigetragen. Bis zum freien Laufen war es trotzdem noch ein langer Weg. Selbst kleine Unebenheiten oder Hindernisse waren noch lange ein Problem.
Die Fehlstellung der Füße, nach innen gedrehte Knick-Senkfüße, versuchten wir lange mit therapeutischen Schuheinlagen zu korrigieren, später dann sogar mit Orthesen. Schließlich entschieden wir uns zu einer OP mit ca. 10 Jahren, bei der im Abstand von einem Jahr jeweils 1 Fuß mit der Methode nach Grice-Green gerichtet wurde. Es folgte jeweils ein 6-wöchiger Gips, anschließende Orthesen, die schließlich nach 2 Jahren wieder durch

Einlagen ersetzt werden konnten. Heute kann Nick normale Schuhe tragen und sein Gangbild hat sich im Vergleich zu vor der OP um Welten verbessert, aufrechter Gang, lange Strecken sind kein Problem für ihn.

Nick wurde mit 6 Jahren eingeschult und besuchte 13 Jahre eine Förderschule mit dem Schwerpunkt geistige Entwicklung. Er ist immer gerne zur Schule gegangen und konnte über all die Jahre in einem relativ konstanten kleinen Gruppenverband lernen. Die Lehrer waren sehr engagiert und haben jedes Kind nach seinen Möglichkeiten gefördert, z.T. durch kleine klassenübergreifende Lerngruppen. So konnte Nick mit anderen nichtsprechenden Kindern in Unterstützter Kommunikation, anfangs mit Fotos und Bildkarten, später mit dem iPad, unterrichtet werden. Auch die Therapien (Physio, Ergo, Logo) konnten in der Schule stattfinden.

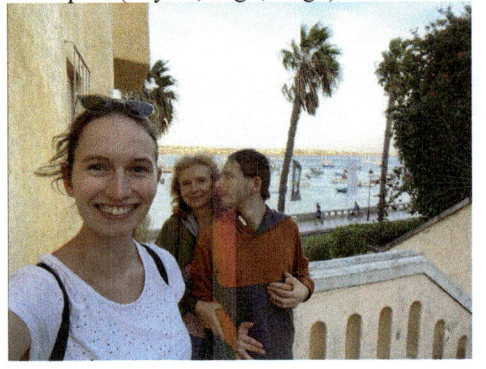

Enge Bezugspersonen, besonders die Familie, sind für Nick ganz wichtig. Ein großes Problem waren z.B. Klassenfahrten mit Übernachtungen, vor Heimweh hat er ganze Nächte wachgelegen und gejammert.

Nick hat im Laufe vieler Jahre schwimmen gelernt. Als Kind liebte er das Wasser wie alle Angelman-Kinder. Anfangs hat er sich mit Schwimmärmeln im Wasser bewegt, später sind wir auf einen Schwimmgurt umgestiegen. Den Schwimmgurt haben wir dann schrittweise um einzelne Segmente reduziert und unbewusst musste sich Nick dadurch immer mehr bewegen, um sich über Wasser zu halten. Das erste Mal ist Nick mit ca. 13 Jahren in einem Solebad allein geschwommen. Er hat es gar nicht gemerkt, dass der Schwimmgurt fehlte. Einen großen Beitrag hat sicher auch der regelmäßige Schwimmunterricht in der Schule geleistet. Mittlerweile geht Nick aber überhaupt nicht mehr gerne ins Wasser, besonders wenn es kalt ist. Ein Thermalbad geht gerade noch. Er kann nach wie vor schwimmen, man muss ihn dazu aber regelrecht überlisten. Nur wenn er keinen Boden unter den Füßen spürt, schwimmt er auf dem kürzesten Weg zum Rand.

Nick ist im Allgemeinen seit dem Jugendalter viel vorsichtiger geworden. Er meidet ihm bekannte Gefahrensituationen so gut es geht, z.B. klettert er nicht mehr. Sobald ihm etwas instabil vorkommt, hält er sich krampfhaft fest.

Gefahren, die er nie erlebt hat, kann er trotzdem nicht einschätzen, z.B. im Straßenverkehr oder im Umgang mit Tieren.

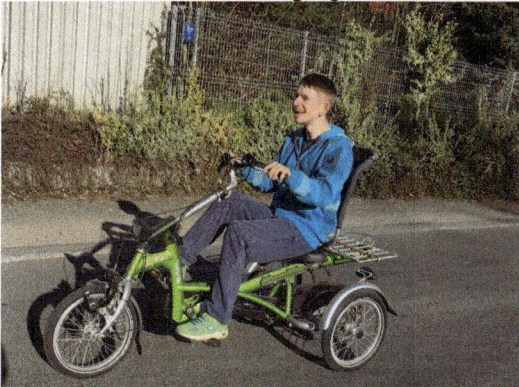

Nick hat ein Reha-Rad, mit dem er selbständig fahren kann (Hilfsmittel über die Krankenkasse). Allerdings ist er nicht verkehrssicher und bremst auch nicht auf Anweisung. Somit kann er das Reha-Rad nur in Begleitung (Nebenherlaufen) nutzen. Wir haben uns deshalb entschlossen, uns für größere Ausflüge ein Reha-Tandem zuzulegen (eigenfinanziert). Durch eine spezielle Einstellung muss er auch aktiv mittreten. Er liebt die Ausflüge mit dem Tandem über alles.

Überhaupt liebt er das Reisen mit allen Verkehrsmitteln, am liebsten Zug oder Flugzeug. Er kann stundenlang Auto fahren und schaut dabei einfach nur zum Fenster raus. Auch im Urlaub oder in fremder Umgebung kann er sich schnell anpassen. Er hat auch einen guten Orientierungssinn und kennt sich in Gebäuden oder Orten auch nach mehreren Jahren noch gut aus.

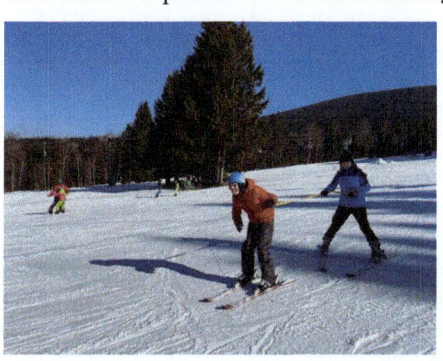

Nick hat mit ca. 5 Jahren angefangen, Abfahrtski zu fahren. Anfangs haben wir ihn zwischen den eigenen Ski fahren lassen und an der Hüfte gehalten. Mit ca. 8 Jahren hat er sich alleine auf den Ski gehalten und fährt mit Führung an einer Ski-Leine. Er fährt im leichten Schneepflug, bremst aber nicht aktiv. Er fährt auch keine Kurven, am liebsten möglichst schnell bergab. Wenn er jedoch ein Ziel hat, z.B. die Skihütte, dann steuert er das bewusst an. Obwohl wir jeden Winter nur ein bis zwei Wochen aktiv Ski fahren, gibt es keinerlei „Anlaufschwierigkeiten". Er liebt den Schnee über alles und schaut sich auch im Sommer gerne Videos vom Ski fahren bzw. Skilifte an.

97

Nick sitzt und spielt am liebsten auf dem Fußboden. Er mag es nicht, lange am Tisch zu sitzen. Wenn wir ins Kino oder Theater gehen, achten wir immer darauf, Randplätze zu bekommen, damit er sich dann notfalls daneben auf den Fußboden setzen kann. Er kann sich auch zusammenklappen wie ein Taschenmesser. Er sitzt meistens im Schneidersitz und legt den Kopf vorn auf den Fußboden. Das ist seine liebste Entspannungshaltung und so schläft er manchmal sogar.

Beim Essen ist Nick nicht wählerisch, er isst alles, am liebsten aber Eis, Obst, Gemüse und Nüsse bzw. alles, was schön bunt ist. Wir achten trotzdem auf eine Zucker- und Gluten-reduzierte Ernährung. Nick isst mit der Gabel und mit dem Löffel, er kann aber nicht mit dem Messer umgehen. Er hat ein normales Sättigungsgefühl, das war allerdings als Kind nicht immer so. Abends mussten wir oftmals das Essen stoppen, da er sonst Probleme beim Einschlafen hatte. Morgens isst er dagegen fast nichts, die erst richtige Mahlzeit für ihn ist das Mittagessen. Er hat auch oftmals spontanen Würgereiz, vor allem in ungewohnter Umgebung oder wenn es morgens schon stark nach Essen riecht, z.B. beim Kochen.

Nick schläft in seinem eigenen Zimmer in einem normalen Bett. Er schläft in einem großen Schlafsack, da er die Bettdecke immer zur Seite schiebt.

Mit dem Toilettentraining haben wir sehr früh begonnen, mit ca. 1 Jahr. Mit ca. 8 Jahren war er tagsüber trocken und wir konnten die Windel weglassen. Er geht selbständig zur Toilette, braucht aber dann noch Hilfe beim Aus- und Anziehen. Wir haben ihn nie unter Druck gesetzt oder lange auf Toilette sitzen lassen. Wenn er nicht sitzen bleiben wollte, dann musste er auch nicht. Irgendwann haben wir nur noch nachgefragt und dann dauerte es nicht mehr lange, bis er es selbständig im Griff hatte.

Nick hat auch einige besondere Vorlieben:

Er spielt schon immer gerne im Sand. Besonders feiner Sand hat es ihm angetan, wie er am Strand vorkommt. Er lässt ihn einfach durch die Hände rieseln, schaufelt oder füllt ihn von einer Schale in die nächste. Für die kalten Jahreszeiten haben wir ihm in einem separaten Raum einen Spieltisch mit 2 großen Schalen voll Reis gefüllt. Damit spielt er genauso gerne und ausdauernd. Vorher hatten wir es mit magischem Sand versucht, dieser ist aber nicht so Fußboden-freundlich.

Im Sommer sammelt er leidenschaftlich gerne Gräser mit Samenständen, am liebsten eine ganz bestimmte Sorte, wir nennen sie Kitzelgras, weil sie ganz feine Blüten hat. Er ist überall auf der Suche nach diesen Gräser und sammelt sie in der Hand wie einen wertvollen Schatz.

Nick kann aber auch ausdauernd kleinen Käfern oder Ameisen im Garten auf den Steinen zuschauen. Manchmal versucht er auch mit ihnen zu spielen, füllt sie z.B. in kleine Becher.

Licht in allen Farben fasziniert ihn ungemein. Er liebt Taschenlampen und vor allem die bunten Party-Knicklichter. Mittlerweile ist es schon zum Ritual geworden, dass er abends ein Knicklicht mit ins Bett nimmt. Dafür geht er sogar freiwillig schlafen. Durch den großen Spiegelschrank in seinem Zimmer sieht er es ja sogar doppelt.
Ansonsten liebt er Bälle aller Art, Flummies, Noppenbälle, Murmeln und natürlich große Bällebäder.
Sehr große Abneigung zeigt Nick jedoch bei jeglicher Art der Körperpflege. Das wöchentliche Rasieren wird immer mehr zur Tortur für alle Beteiligten. Ähnlich ist es beim Haare schneiden oder Zähneputzen. Elektrische Geräte lässt er generell nicht in seine Nähe, weder Rasierapparat noch Zahnbürste oder Fön.
Nick sträubt sich auch gegen jegliche Art von Mützen. Wir haben zum Glück eine passgenaue Mütze mit 2 Druckknöpfen gefunden, die er nur sehr selten schafft, sich vom Kopf zu reißen.
Nick hat es nicht zum vollständigen Mundschluss geschafft, trotz gezielter Therapien bereits im Kleinkindalter. Seine Zunge steht auch ab und zu deutlich vor, besonders wenn er sich auf eine Sache konzentriert.
Wenn er müde, gestresst oder gelangweilt ist, kaut er des Öfteren zwanghaft an seinen Fingernägeln. Es ist auch schon mehrmals vorgekommen, dass sein Schlafsack voller Blut war, wobei er sich aber wahrscheinlich mit den scharfen Kanten der Nägel die Lippe oder die Zunge aufgerissen hat. Mittlerweile haben wir mit verschiedenen Kau-Sticks von ARK etwas Abhilfe schaffen können.
Seit seinem 10. Lebensjahr hat Nick einen leichten Tremor in beiden Händen, wobei die linke Hand etwas schwerer betroffen ist.
Nach seiner Schulzeit hat Nick einen Platz im Förder- und Betreuungsbereich der Lebenshilfe bekommen. Der Werkstattbereich kam für ihn aufgrund der motorischen Defizite und vor allem der fehlenden Konzentration und Ausdauer nicht in Frage. Er hat sich mittlerweile sehr gut eingelebt und fühlt sich in seiner Gruppe sehr wohl.
Nick wohnt noch zu Hause, wir denken aber bereits über eine betreute Wohngruppe nach.

Niklas, 26 Jahre
Imprinting

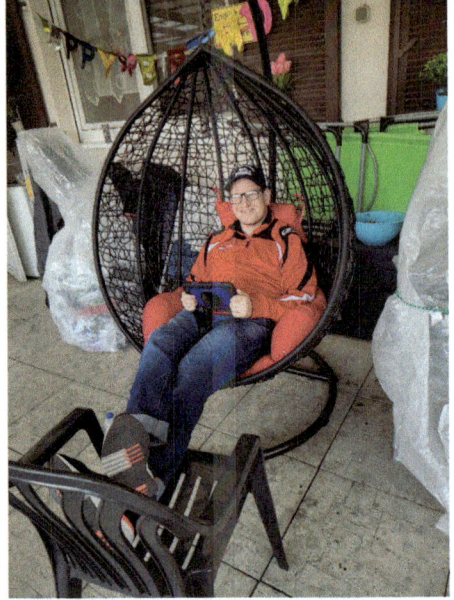

Schlüsseleigenschaften:
- *offen, interessiert*
- *sportlich*
- *kommunikativ*

Sprache war in der Zeit ab 2 Jahren sehr gering („Mama", „Papa", „Hallo"), sein Sprachverständnis erstaunlicherweise sehr gut.
Die Suche für das Nichtsprechen begann mit 3 Jahren: HNO, Pädaudiologie, Polypen herausgenommen – trotzdem keine Besserung.
Aussage der Klinik für Kommunikationsstörungen, er ist zu faul.

Wir begannen mit Ergo, Logo und Physiotherapie, 3 Termine nachmittags in der Woche.
Niklas bekam einen Kindergartenplatz als erstes I-Kind, musste allerdings tagsüber trocken sein, diese Zeit war sehr anstrengend für beide Parteien. Es klappte und er durfte in den Kindergarten gehen. Sie gaben sich viel Mühe. Gebärden und seine Bild/Fotokarten wurden ausprobiert. Niklas ging gerne in den Kindergarten.
Diagnose bekamen wir erst mit 5 Jahren.
Niklas wurde mit 7 Jahren in eine Förderschule Schwerpunkt Geistige Entwicklung eingeschult. Das war die beste Entscheidung für uns, er lernte Judo, Schwimmen, kann Schnürsenkel binden und auch viele andere wichtige Sachen wurden vermittelt. Er lernte auf seinem Niveau.
Der erste Talker war der seiner Klassenkameradin, er war mittlerweile 10 Jahre alt. Dieser war so interessant, dass die UK-Lehrerin mit Absprache die Krankenkasse informierte und Niklas durfte zeigen, was er konnte. Er sagte jedem, dass seine Klassenlehrerin schwanger mit einem Baby war. Die Kommunikation ging vorwärts, am Anfang mit Boardmaker, aber Niklas konnte sich mitteilen. Er hatte bis Ende der Schulzeit in seinem Stundenplan auch UK-Unterricht stehen und es wurden sogar Bücher auf den Talker

geladen und mit Stichpunkten konnte er „mitlesen". Das hat er sehr gerne gemacht. Einkaufslisten waren UK, es gab ein Cafe in dem die älteren Schüler ihre Gäste bedienen, alles mit UK.
Das iPad mit GoTalkNow gab es etwa zur gleichen Zeit mit Eintritt in die WfB, da war er 19 Jahre alt.
Niklas hat sofort begriffen, dass er damit etwas bewirken kann und gehört wird. Leider ist die WfB (Werkstatt für Behinderte) da noch nicht so weit, UK-Gruppen und entsprechende Förderung anzubieten, „Wir verstehen ihn auch so".
Seit er MetaTalk auf den iPads hat (beide selbstfinanziert, da die Krankenkasse die Kostenübernahme ablehnte), ist es für ihn noch einfacher. Er sucht systematisch nach Bildern, hört es sich an, entscheidet, ob es passt oder nicht.
Er hat einen gesprochenen Wortschatz von ca. 40 Wörtern.
Bei einem UK-Wochenende vom Angelman-Verein organisiert haben wir alle (Eltern, Betreuer und Angels) viele neue Ideen und Möglichkeiten kennengelernt, wie man kommunizieren kann ohne Druck aufzubauen. Spielerisch und mit viel Mühe hat Frau Waigand jedem zur Seite gestanden und allen gezeigt, wie wichtig es ist, verstanden zu werden.
Der Bootsausflug auf dem Main mit anderen Angels vor kurzem war für ihn großartig, er hat so viele Sachen gesehen. Tiere, Schiffe und Fahrzeuge entdeckt und alles hinterfragt. Einige Sachen, die auf seinem Talker nicht vorinstalliert waren, konnte man ganz leicht hinzufügen, abfotografieren oder aus dem Internet ziehen. Ich modle viel mit ihm, auch ganz Sätze, weil ich möchte, dass er den Satzaufbau kennen lernt. Nicht nur Pizza, sondern „ich möchte Pizza essen", das hört sich hart an, aber Niklas kann es und muss auch, viele Angels werden manchmal unterschätzt und viele unterfordert.

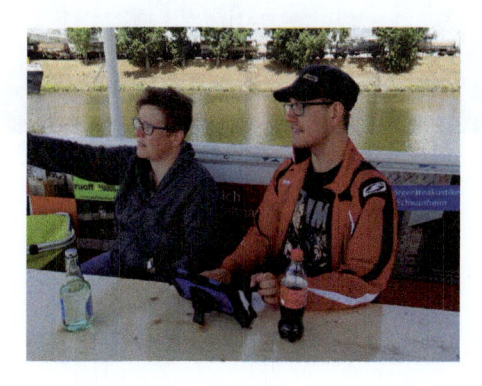

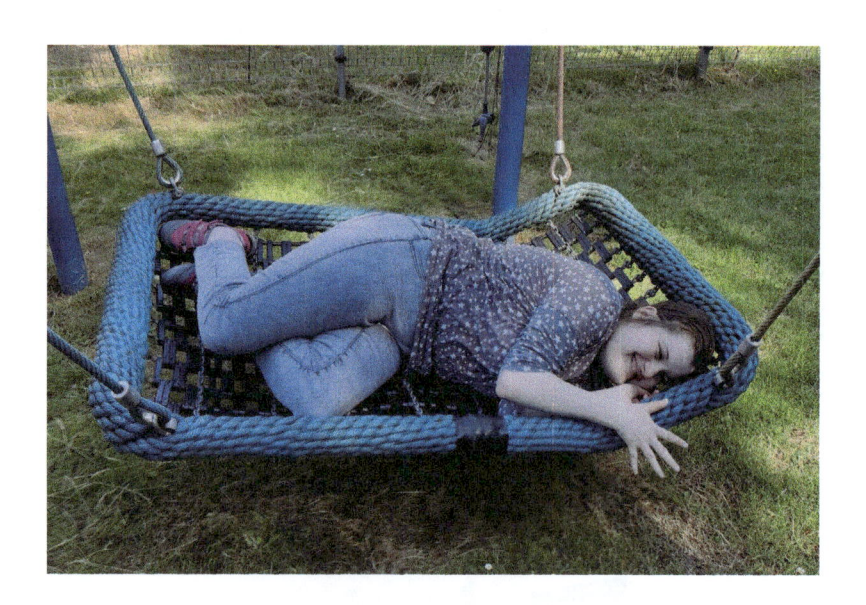

Tessa, 26 Jahre
Deletion 2

Schlüsseleigenschaften:
- fröhlich
- liebevoll
- hartnäckig

- braucht lange, um zu neuen Bezugspersonen Vertrauen zu fassen
- versteckt sich bei großen Menschenmengen

Daniel, 37 Jahre
Deletion 1

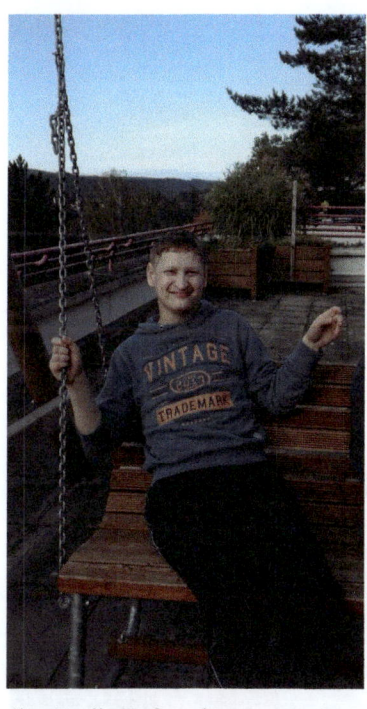

Schlüsseleigenschaften:
- *Empathie*
- *Humor*
- *Loyalität*

- *massiv gestörter Schlaf*
- *ungebremster Hunger*
- *Bequemlichkeit*

Daniel hat es gelernt, sich in ein Gruppenleben einzufügen und akzeptiert die Regeln dort sehr gut (zuhause gibt es andere Regeln, wenn überhaupt. Daniel bekommt i.d.R. was er möchte, denn er ist erwachsen, ich hole mir ja auch was ich möchte. Natürlich gibt es Ausnahmen, wie z.B. kein Kaffee mehr vor dem Schlafengehen, aber das erkläre ich Daniel und es gibt Kakao stattdessen). Die Gruppe im Wohnheim motiviert ihn. In die Tafö geht er gerne.

Wenn etwas nicht stimmt, versuche ich, dem auf den Grund zu gehen. Er ist gereizter, wenn er unausgeschlafen ist, aber es funktioniert gut, wenn ich keine Anforderungen an ihn habe und ihn einfach auch mal rumgammeln lasse. Allerdings kann er das Abwarten vor dem Essen nur schwer ertragen, dann wird er auch schon mal laut. Da Daniel sehr gerne mit mir kocht, funktioniert es am besten, wenn ich ihn umrühren lasse und vieles schon vorbereitet ist.

Daniel ist ausgeglichen und fröhlich, er ist ein gern gesehenes Mitglied seiner Wohngruppe, er ist bei allen sehr beliebt. Dieser Zustand kam ihm vor einigen Jahren abhanden, als so nach und nach immer mehr zusammenkam. Ich machte eine komplette Ursachenforschung inkl. Krankenhausaufenthalt zur Magen- und Darmspiegelung, Schlafanamnese, Gesprächen im Wohnheim und TSF und bei den relevanten Ärzten, sodass ich jetzt ein zufriedenes Kind habe (siehe auch Seite 288).

Denise, 25 Jahre
Punktmutation im UBE3A-Gen

Viviane, 22 Jahre
Punktmutation im UBE3A-Gen

Schlüsseleigenschaften:
- *neugierig*
- *fröhlich*
- *nicht nachtragend*

- *ständig hungrig*
- *sehr unruhig schlafend*
- *verhaltensauffällig*

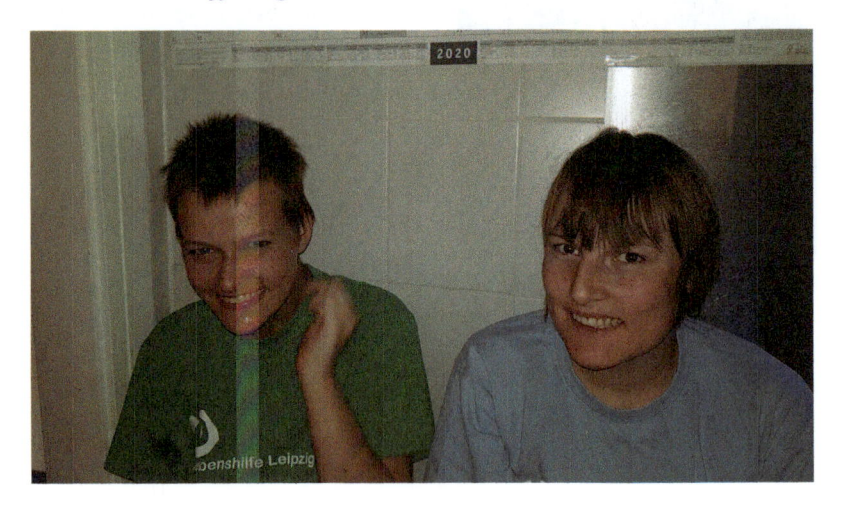

Beide junge Frauen ähneln sich in etlichen Eigenschaften, sind dann aber auch wieder sehr verschieden in ihren Interessen und Vorlieben. Denise ist sehr kontaktfreudig und erforscht auch gerne die Umgebung draußen. Vivian dagegen hält sich eher in der Nähe ihr vertrauter Personen auf und zieht Beschäftigungen im Haus vor.

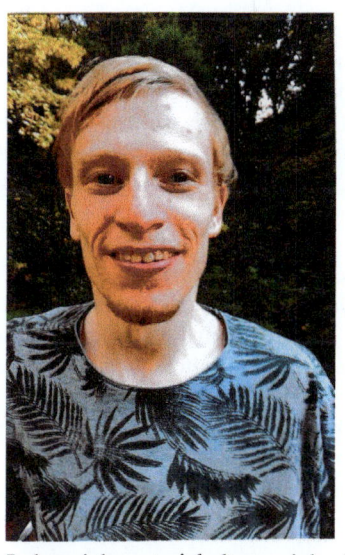

Damian, 28 Jahre
Deletion am Locus D15S10 im UBE3A-Gen

Schlüsseleigenschaften:
- sehr starker Wille
- sehr liebenswert und charmant
- Musikliebhaber

- häufige Unruhe
- Schlafprobleme
- teils autistische Züge

Damian war ein sehr fröhliches Kind, wie vermutlich alle Angels. Im ersten Lebensjahr entwickelte er sich nicht so wie gewöhnlich. Wir hatten sehr viel Glück, dass wir genau einen Tag nach seinem ersten Geburtstag die Diagnose Angelman-Syndrom von dem Kinderneurologischen Zentrum in Bonn bekamen. Dort kannte man das Syndrom und erkannte es bei Damian sofort. Die ersten Jahre waren sehr anstrengend, hauptsächlich wegen der Schlafproblematik.
Mit 2 Jahren bekam er seine ersten Absencen und zwar reichlich. Er wurde aber mit Petnidan gut eingestellt.
Mit 2,5 Jahren fing Damian an zu laufen, das war sehr früh.
Er besuchte mit 3 Jahren einen Integrativen Kindergarten.
Da wir damals gerne reisten, waren wir mit Damian zwischen dem 2. und dem 5. Lebensjahr dreimal für 6 Wochen nach Indien gereist. Das hatte ihm sehr gut getan. Den ganzen Tag im Meer baden und seinen Spaß mit den Indern haben, die keine Berührungsängste mit Damian hatten, und jeden Tag Bananen in den verschiedensten Variationen essen. Anschließend war Damian jeweils für ein paar Wochen ruhig und ausgeglichen, auch das Schlafverhalten war kurzzeitig verbessert. Bei der 3. Reise hatten wir anfangs allerdings erhebliche Probleme mit der Zeitumstellung, so dass wir danach doch lieber Urlaub in Europa machten.
Mit 6 Jahren kam Damian in die Förderschule für Kinder mit geistiger Behinderung.
Ebenso zu diesem Zeitpunkt meldete sich die Epilepsie wieder zurück, mit myoklonischen Anfällen, mehrmals täglich und Absencen. Er wurde dann auf Suxilep und Valproat eingestellt. Blieb dann wieder einige Jahre

anfallsfrei. Bis zur Pubertät musste noch ein paar Mal nachjustiert werden, dann hatte er auch mal große Anfälle, myoklonische Anfälle, Absencen und auch einmal einen Status. Seit dem 15. Lebensjahr ist er anfallsfrei.

Ab dem 3. Lebensjahr haben wir uns immer Hilfe geholt, über die Lebenshilfe, damalige Zivis oder auch privat gesuchte nette Menschen, die einfach ein Händchen für Damian hatten. So hatten wir uns stundenweise Entlastung geschaffen.

Mit 9 Jahren machte Damian das 1. Mal alleine Urlaub auf einem Bauernhof. Anfangs mal ein Wochenende, später in den Ferien, so hatten wir immer mal kurze Erholungspausen. Damian kam von dort auch immer recht entspannt zurück. Dort gibt es alle Tiere, die ein Bauernhof hat, die versorgt werden müssen, ganz viele Pferde, tägliches Reiten und den ganzen Tag draußen sein. Eine super Einrichtung!

Mit 13 Jahren wurden in der Uniklinik Düsseldorf Damians Füße operiert (Ballonhohlfuß), mit 15 Jahren wurde er an einem Pendelhoden operiert.

Mit dem Erwachsenwerden hat sich auch eine Skoliose entwickelt.

Mit 18 Jahren war dann die Schulzeit beendet und er wechselte in den Förderbereich einer Werkstatt.

Als er 19 Jahre alt war, hatten wir für ihn einen Platz im Wohnheim in unserer Nähe gefunden, was uns die Möglichkeit gibt, ihn jedes zweite Wochenende für einen Tag nach Hause zu holen.

Insgesamt entwickelt sich Damian immer weiter. Sein Sprachverständnis ist richtig gut geworden, manchmal macht er auch das, was man ihm sagt, aber nur, wenn er will.

Er ist häufig noch sehr unruhig und treibt seinen Schabernack mit der Umwelt, besonders gerne löst er den Hausalarm aus.

Manchmal zeigt er auch an, wenn er auf Toilette möchte, aber leider nicht immer verlässlich.

Er läuft gut. Wenn er will, kann man mit ihm weit spazieren gehen.

Er liebt Musik, besonders Eric Clapton, Blues-Musik mit Gitarren und liegt gerne auf dem Sitzsack oder in der Hängematte.

Damian kann sehr charmant sein, er braucht jeden Tag seine Kuscheleinheiten und kann einen aber auch zum Verzweifeln bringen, durch seine teilweise penetrante oder sture Verhaltensweise.

Damian geht einmal pro Woche mit Spaß reiten, er erhält Krankengymnastik, Ergotherapie und Logopädie.

Martin, 29 Jahre
Imprinting

Schlüsseleigenschaften:
- freundlich
- kontaktfreudig
- lernfähig

- Schlafprobleme
- Herausforderndes Verhalten
- impulsives Handeln

Hier nun Auszüge aus dem Ich-Buch von Martin, welches seine Schwester für ihn erstellt hat:
Stärken

- Martin hat Humor und versteht Spaß
    - Er kann sich Dinge vorstellen, die nicht wirklich da sind (Tiere, Gegenstände) und versteht das „So tun als ob"
    - Achtung: Spaß nicht übertreiben, sonst überdreht er! Weniger ist mehr.
- Beziehungsfähigkeit
    - Martin kann liebevoll gegenüber vertrauten Menschen sein
    - Harmonie ist ihm wichtig, er möchte „gut" & „lieb" sein
- Kontaktfreudig und interessiert
- Kommunikationsfreude und Sprachverständnis
    - Martin kommuniziert gerne. Er kann im Rahmen seiner Mittel Fragen stellen und etwas erzählen. Achtung: Zuviel Gespräch kann ihn aber auch überfordern!
- Gute Merkfähigkeit über viele Jahre (bzgl. Erlebtem)
- Beobachtet Menschen sehr genau und schätzt sie ein
- Technisches Interesse und Geschick (Hebel, Knöpfe, etc.)
    - Konzentration und Ausdauer
- Kraft und Bewegungsfreude (z.B. Gleichgewicht auf Tandem halten)

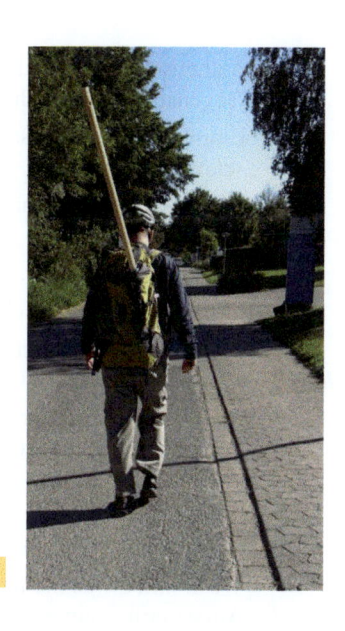

- Ästhetisches Empfinden (für Räume, Kleidung, Gegenständliches, schön hergerichtete Speisen)
- Empfinden für sich (sauber angezogen sein wollen, gut riechen, schön aussehen)
- Umgang mit PC (er hat schon mit 10 Jahren einen Laptop bekommen und kann die Maus etc. bedienen)
- Genussfähigkeit (z.B. ein schönes Bad, Essen)
- Martin mag Gemeinschaft und Feste
- Martin nimmt die Umwelt wahr (erkennt Holunder, Pilze, etc.)

Kommunikation

- Martin kann nicht sprechen, daher benutzt er Gebärden und Zeigegesten. Er hat auch ein Sprachprogramm auf seinem Tablet (I-Pad). Zum Einsatz des Sprachprogramms braucht er Unterstützung.
- Auswahlmöglichkeiten nimmt Martin oft gerne wahr
- Wenn ihm etwas nicht gefällt, zeigt er es durch Kopfschütteln, Aufstampfen, einen Schrei los lassen oder durch Faust hoch heben
- Wenn ihm etwas gefällt, zeigt er es durch Daumen hoch oder keine erkennbare Reaktion und er startet gleich damit
- Am besten kann man ihn etwas fragen, in dem man ruhig und eher langsam spricht. Bei zu schnellem Sprechtempo kann Martin überfordert sein und eher ablehnend reagieren. Oft braucht er ein paar Momente Pause um das Gesagte setzen zu lassen.
- Schmerzen drückt Martin aus, in dem er auf die betroffene Stelle zeigt, z.B. Schläfen bei Kopfschmerzen und die Gebärde krank
- Wenn Martin jemanden neu kennenlernt, interessiert es ihn meist ob derjenige einen Hund besitzt (wenn ja ,ob er beißt oder man ihn streicheln kann) oder weitere Tiere (Pferde / Schafe……..)
- Um Kontakt aufzunehmen macht Martin gerne Späße (Nase klauen)
- Wenn es Unstimmigkeiten gab, ist es für Martin sehr wichtig, zu hören, dass man wieder gut mit ihm ist. Mit schlechter Stimmung kann er nicht gut umgehen. Er ist schnell von einer Stimmung im Raum mit betroffen, auch wenn er nicht beteiligt war.

- Ärger zeigt Martin je nach Intensität in dieser aufsteigenden Reihenfolge
    - lauter Schrei
    - Aufstampfen mit dem Fuß
    - Stinkefinger zeigen
    - Spucke schmieren
    - die Faust hochheben
    - einen Gegenstand werfen oder kaputt machen, auch Dinge die er mag (DVD, iPad, Fernseher usw.)

Das mag ich

- Filme anschauen
- Wasser
    - Mit Wasser spielen und im Wasser arbeiten (mit Hacke/Schaufel in und an Bächen)
    - Baden mit Schaum
    - Schwimmbad
- Wandern
    - Dabei auch hier und da anhalten und mit Stöcken Wasserstelle bearbeiten oder trockene Äste umknicken
    - Martin wandert zügig. Er kann auch Walking-Stöcke richtig einsetzen.
- Fahrrad fahren mit dem Tandem
- Körperkontakt und hier und da mal eine Umarmung
- Ausflüge, Stadtbummel, Einkaufen, Eis und Döner essen (auch vegetarisch)
- Bahn fahren
- Moderne Medien, wie Tablet, Playstation, Handy, Laptop
- Mit Musik beschäftigen (Lieder anspielen und weiter „zappen")
- Pantomime
- Es sich gemütlich machen
- „Cool" sein
- Eingecremt werden mit etwas das gut riecht (vor dem Schlafengehen) oder auch mal Parfüm benutzen
- Kuchen backen helfen
- In einer Hängematte sitzen oder liegen
- McDonalds (Hamburger und Cola). Das gibt es mal auf den Hin- und Rückfahrten.

Das mag ich nicht
- Ironie
- Streng angesprochen werden, mit „Nein, du kriegst das nicht", „du darfst nicht" löst Widerstand aus
    - es ist besser „Mal sehen" oder „schauen wir mal" zu sagen, das gibt ihm ein gutes Gefühl
    - Ankündigung vom heutigen Tagesablauf oder dem nächsten Handlungsschritt („Nach dem Teller ist dann gut und dann gehst du einen Film schauen. Einen Toast noch, das ist dann der letzte. Dann kannst du rüber gehen...")
    - Positives Formulieren und Handlungsvorschläge lohnen sich
- Martin hört sehr gut und hört auch zu, wenn er weiter entfernt ist, und wird ärgerlich, wenn über ihn gesprochen wird egal ob positiv oder negativ. Er möchte nicht bewertet werden.
- Am Arm wohin gezogen werden oder körperlich geschoben werden, Weg versperrt bekommen etc. Besser mit Worten und Geduld die Situation erklären. Er braucht Zeit.
- Wenn jemand etwas von seinem Teller oder seinen Sachen im Zimmer (CDs, TV) wegnimmt
- Wenn ein Gegenstand locker, lose oder halbkaputt ist und wackelt, lässt ihm dies keine Ruhe. Er macht darauf aufmerksam und zeigt einem Ansprechpartner die entsprechende Stelle. Wird nichts unternommen kann es sein, dass er z.B. einen losen Haken selbst „abmontiert".

Davor habe ich Angst
- Fliegen, Bienen, Spinnen, sollte eine Fliege abends in Martin Zimmer sein, wird er keine Ruhe finden bis diese entfernt ist
- manchmal Hunde
- Arztbesuche, Spritzen, Blut abnehmen, Pflaster
- Vor Mitbewohnern, die ihm zu nahekommen und distanzlos sind. Martin ist unsicher über deren Reaktionen und es kann sein, dass Martin sich dann unangemessen wehrt.

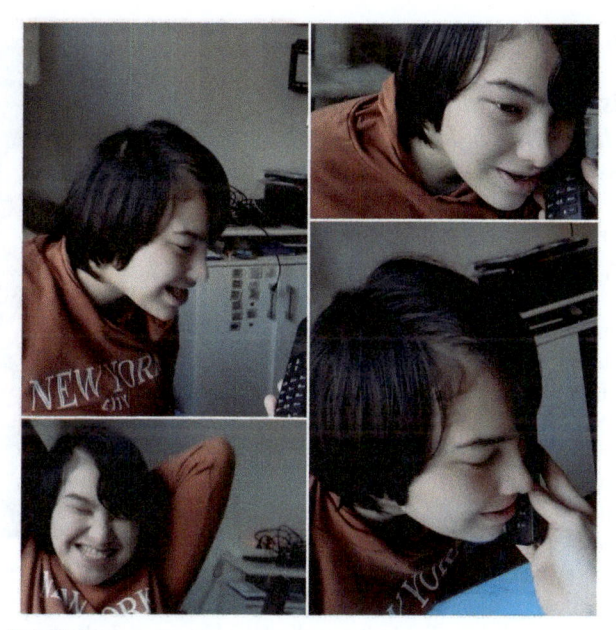

Sophie, 23 Jahre
Mutation

Schlüsseleigenschaften:
- *selbstständig*
- *freundlich*
- *sozial*
- *Schmerzen*
- *antriebslos*
- *sehr reizbar und sehr aggressiv gegen sich und andere*

Sophie telefonierte sehr gerne mit ihrem Opa. Aus gesundheitlichen Gründen konnte sie ihn nicht mehr besuchen. Bei einem dieser Telefonate hat ihre Mutter einen Videofilm gemacht, aus dem die obigen Momentaufnahmen stammen. Noch am selben Abend musste Sophie wegen Nierenversagens ins Krankenhaus und 10 Tage später starb ihr Opa, so dass diese Aufnahmen ein wunderschönes Andenken, mit dem Sophie ihren Opa in Erinnerung behalten kann, sind. Sie zeigen, welch enge Verbundenheit unserer Kinder zu ihrer Familie möglich ist.

CKL

Angel, U 20, Deletion 1

Schlüsseleigenschaften:
- gesellig, fröhlich, kuschelig, interessiert neugierig

- stur, wenn es etwas länger dauert, ungeduldig.

Angel braucht in allen Lebenslagen Unterstützung, unsere Physiotherapeutin (mittlerweile gefühlt 90 Jahre alt) hat mal gesagt "nicht mehr als nötig".
Ihre Muskulatur ist vollkommen ausgebildet. Nur kann Angel kein Gleichgewicht halten. Sie bekommt nur Unterstützung beim Aufstehen und Gehen. Ich reiche ihr lediglich die Hände, sie hebt sich fest und zieht sich hoch. Beim Gehen werden auch nach Möglichkeit nur die Hände oder Schultern gehalten, so dass Angel das Meiste selber machen muss (Die Bilder zeigen den Transfer vom Auto in den Rollstuhl).
Mit ihrer Grillo kann Angel auch wunderbar und etwas schneller gehen, hier müssen wir nur lenken und gegebenenfalls bremsen, wie beim Fahrrad auch. Krabbeln kann sie wie ein Flitzer.

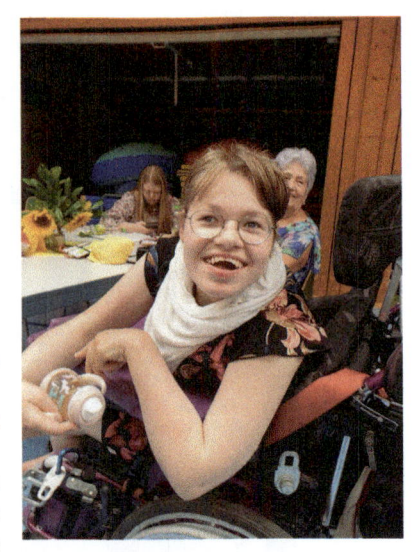

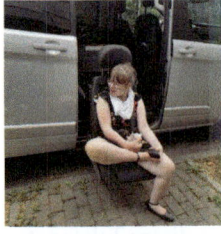

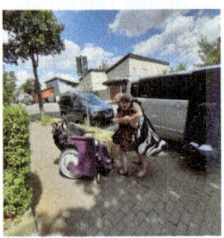

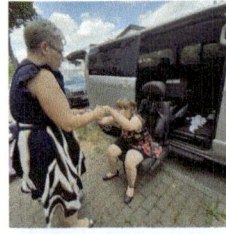

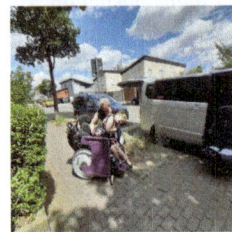

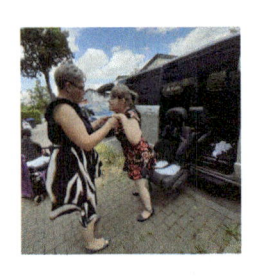

Liebe Grüße
Angel mit Mama Anna

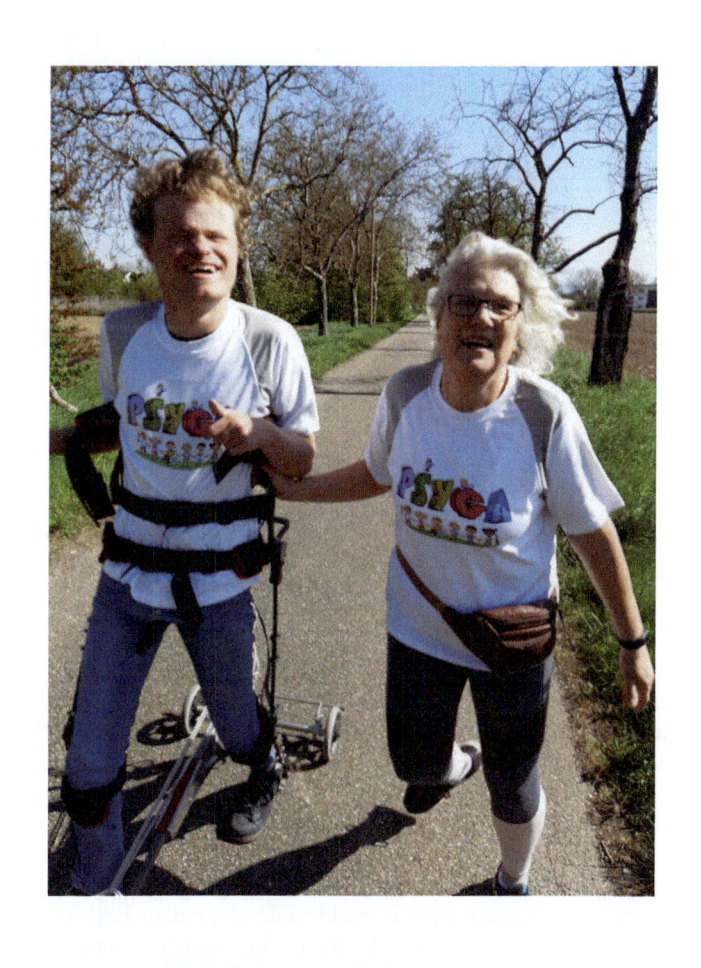

Motorik bei Erwachsenen mit Angelman-Syndrom

Wie bereits im ersten Kapitel beschrieben, wurden von Chateau und Piquerez (Chateau und Piquerez 2015 sowie Thibert 2015 und 2016) Fakten zusammengetragen, die die motorische Entwicklung beim Angelman-Syndrom betreffen.

An den Anfang des nun folgenden Kapitels möchte ich deswegen kurz die hier beschriebenen Symptome, die die Motorik beeinträchtigen können, aufführen:
- *bei Thibert zu finden:* Tremor, Ataxie und Myoklonien (Thibert 2015, Thibert 2016).
- *bei Chateau und Piquerez (Chateau und Piquerez 2015, Piquerez 2014) zu finden:*
- Sehnenverkürzungen (32 %)
- Beugehaltung der Knie (52 %)
- Beugung des Oberkörpers im Sinne einer Kyphose (42 %)
- Deformierungen im Bereich der Füße (56 %)
- Skoliose (58 %)

Hieraus folgt die Zusammenfassung der Auswirkungen dieser Symptome (Chateau und Piquerez 2015, Piquerez 2014):
6% der AS-Betroffenen erlernen nie das freie Gehen, 8% können im Erwachsenenalter nicht mehr frei gehen und 30% haben sich im Gehen deutlich verschlechtert. 73% gehen nur in Innenräumen frei, 44% gehen auch im Freien, halten sich aber fest. Lediglich 20% der Erwachsenen gehen vollkommen frei ohne Einschränkungen.

Erwachsen mit Angelman-Syndrom und Motorik?
Nun könnte man meinen, dass es hier doch keine größeren Überraschungen mehr geben dürfte. Denn Kinder mit Angelman-Syndrom, die bereits frei gehen können, werden dies ja wohl nicht verlernen. Und Jugendliche mit Angelman-Syndrom, die noch nicht frei gehen können, werden als Erwachsene wohl mehrheitlich im Rollstuhl sitzen. Ganz so ist es jedoch nicht. Woran liegt das? Dies liegt an mehreren Faktoren, die die Entwicklung eines jungen Menschen mit Angelman-Syndrom beeinflussen können:
Zu wenig Bewegung ist für jeden Menschen schlecht. Bei Menschen mit Angelman-Syndrom jedoch ist dies besonders von Nachteil und man findet sehr oft, dass ein Bewegungsmangel fast die Regel ist, wenn diese Menschen tagsüber eine Tagesförderstätte (Tafö) oder eine Förder-und-Betreuungs-Gruppe (FuB) einer Behinderten-Werkstatt besuchen– wie mir auch durch die Fragebögen übermittelt wurde.

Sport und Bewegung werden von den Betroffenen nicht eingefordert, sondern der Bewegungsmangel wird eventuell auch aus einer gewissen Trägheit heraus akzeptiert.
In meiner jahrelangen Tätigkeit als Ärztin für Arbeitsmedizin konnte ich dieses Phänomen ganz unabhängig vom Angelman-Syndrom beobachten: Ich betreute als Betriebsärztin u.a. eine Behinderten-Werkstatt der Lebenshilfe. Bei vielen dieser Menschen mit Behinderung kam es zu einem langdauernden Sitzen während des Arbeitstages, zu recht langen Wegezeiten mit dem Bus und abends selten zu einem motorischen Ausgleich. Zwar wurden meine Anregungen, von Seiten der Werkstattleitung, ein gewisses motorisches Training anzubieten, erfreulicherweise gut umgesetzt. Allerdings war dies zwar ein guter Ansatz, aber über den gesamten Alltag hinweg meiner Meinung nach nicht ausreichend und hätte nach Feierabend noch ergänzt werden müssen. Eigentlich nicht anders als bei vielen anderen Berufstätigen in der Arbeitswelt auch, denn Bewegungsmangel ist ein großes Problem unserer Zeit, kommt jedoch bei Menschen mit Angelman-Syndrom besonders zum Tragen.
Beim Angelman-Syndrom kommt es zu einer Störung des Elektronentransfers in der Atmungskette der Mitochondrien - diese werden auch Zellkraftwerke genannt - (Llewellyn et al. 2015, Kannegießer-Leitner, C. 2018). Inwieweit diese Schwächung der Mitochondrien bei Menschen mit Angelman-Syndrom im Vergleich zu anderen besonders stark beim Älterwerden zum Tragen kommt, ist noch nicht abschließend geklärt.
Nicht nur Bewegungsmangel, sondern auch zu wenig Schlaf, spezielle Medikamente oder orthopädische Probleme können diese bestehende Situation noch verschlechtern.
Denn zu wenig Schlaf kann auf die Dauer enorm kräftezehrend sein. Dies betrifft den Menschen mit Angelman-Syndrom, der dann nur noch sehr schwer zu Bewegung zu motivieren ist. Zu wenig Schlaf betrifft aber auch die familiäre Umgebung, denn mit dem Schlafdefizit, welches Eltern Erwachsener mit Angelman-Syndrom in den vielen Jahren angehäuft haben, kann man manchmal einfach kein Lauftraining mehr machen, auch wenn man es noch so wollte.
Bezüglich der Nebenwirkungen von Medikamenten auf die Motorik trifft man oft auf Valproat, ein bei Angelman-Syndrom recht gut wirkendes Antiepileptikum. Zu den durch Valproat verursachten Nebenwirkungen kann ein sogenanntes Valproat induziertes Carnitin-Defizit gehören. Dieses Carnitin-Defizit beeinträchtigt ebenfalls den korrekten Ablauf des Mitochondrien-Stoffwechsels (Ströhle et al. 2012, Gröber, U. 2011), was bedeutet, dass ein bereits erschwerter Mitochondrien-Stoffwechsel (Su, H. 2016 und Pollak, SF. 2018) zusätzlich medikamentös beeinträchtigt wird.

Von Thibert, dem Leiter der Angelman-Syndrom-Klinik in Boston, wurde eine Abhandlung veröffentlicht, in der die Zusammenhänge zwischen Valproat, dem hierdurch induzierten Carnitin-Defizit und der hieraus wiederum resultierenden Ammoniak-Enzephalopathie dargelegt wird. Denn es wird vermutet, dass die motorische Verschlechterung bei Erwachsenen mit AS (Tremor, Ataxie, kortikale Myoklonien) als Folge einer solchen Langzeit-Therapie mit Valproat anzusehen ist (Thibert 2016). Siehe auch in den Elternberichten ab Seite 134.

Die Gangunsicherheit wird nach und nach größer und die Verkürzungsneigung im Bereich der Kniesehnen nimmt immer stärker zu. Es sind sogar Menschen mit Angelman-Syndrom beschrieben, die bereits frei gehen konnten, den freien Gang jedoch wieder verloren haben.

Diese motorische Verschlechterung bedingt durch Valproat betrifft hauptsächlich Erwachsene, da nur hier eine solche Langzeitmedikation mit Valproat anzutreffen ist. Bei Kindern kann man diese Veränderung noch nicht so eindeutig erkennen, da noch keine Langzeitmedikation vorliegt (Kannegießer-Leitner, C. 2018).

Nach Ausschleichen von Valproat und Ersetzen von Valproat durch andere Antiepileptika bildete sich die Verschlechterung der Motorik wieder zurück, dies ganz oder zumindest teilweise (Kannegießer-Leitner, C., eigene Patienten).

Allerdings sollte eine solche Medikamentenumstellung auf keinen Fall in Eigenregie, sondern nur unter Begleitung eines Neurologen durchgeführt werden.

Eine Carnitin-Bestimmung während der Valproat-Medikation wurde nur selten durchgeführt. Genau mit einer Carnitin-Substitution könnte man jedoch der schädigenden Wirkung von Valproat auf die Mitochondrien entgegenwirken und somit die motorische Verschlechterung zumindest weitgehend aufhalten (Gröber, U. 2011).

Hier herrscht sicherlich noch Informationsbedarf, denn auch, wenn diese Nebenwirkungen durch Valproat bekannt sind, wird man nicht in allen Fällen auf die Medikation mit Valproat verzichten können und sollte darum die Intensität und Häufigkeit der Nebenwirkungen möglichst geringhalten, was durch die Berücksichtigung des Carnitin-Spiegels zumindest teilweise möglich wäre.

Leider sind diese Erkenntnisse noch nicht in die Medikation beim Angelman-Syndrom eingegangen, denn in sehr vielen der mir zurückgesendeten Fragebögen wird von einer Valproat-Medikation berichtet.

Orthopädische Probleme sind, wie man in den erwähnten Untersuchungen lesen kann, recht häufig. Eine leichte Skoliose hindert nicht an Bewegung. Aber wir erleben beim Angelman-Syndrom auch extreme Skoliosen, die den Bewegungsablauf sehr beeinträchtigen.

Beim Angelman-Syndrom findet sich sehr oft in den unteren Extremitäten eine Hypertonie* der Muskulatur mit Spastik und im Rumpfbereich eine Hypotonie* mit Problemen der korrekten Aufrichtung und dadurch bedingten Kyphose oder auch Skoliose. Wirbelsäulen-Operationen, z.B. bei starker Skoliose, werden auch bei Menschen mit Angelman-Syndrom beschrieben, siehe Nedzib Seite 84). Eine solche Skoliose ist Folge der muskulären Asymmetrie, die man beim AS oft findet. Diese Asymmetrie geht auf einen unterschiedlichen Muskeltonus (Kannegießer-Leitner, C. 2018) zwischen rechter und linker Seite zurück.

Eine Skoliose zeigt sich häufiger bei Mädchen und bei AS-Betroffenen vom Deletionstyp. Ab dem Ende der Pubertät bleibt die Skoliose meistens stabil. Die Skoliose kann insbesondere in der Zeit des schnellen Längenwachstums zunehmen. Erschwerend kommt allerdings hinzu, dass Jugendliche mit Angelman-Syndrom ab 15 Jahren zu Übergewicht neigen. Zwar gibt es keine exakten Zahlen. Jedoch liegt der Verdacht nahe, dass dies nicht unbedingt AS-typisch sein muss, sondern eventuell doch von einer zunehmenden Bewegungsarmut herrührt, also durch mehr Bewegung zumindest weitgehend aufgefangen werden könnte. Zunächst möchte ich einige Hilfsmittel beschreiben, die bei Muskelhypertonie, Skoliose und Spitzfußneigung hilfreich eingesetzt werden können.

Orthesen unterschiedlicher Art
Flexibles Input-Orthesen-System
Um Bewegungen korrekt durchführen zu können und auch um sich aufrecht halten zu können, benötigt man nicht nur eine gute Motorik, sondern auch eine korrekte Körpereigenwahrnehmung (Propriozeption). Diese Erkenntnis liegt nicht nur der Technik der weiter unten beschriebenen Nancy-Hylton-Orthesen (DFO/DAFO) zu Grunde, sondern auch den sogenannten SPIO-Works-Orthesen.

Seit Beginn der 90-er Jahre hat Cheryl Allen in Zusammenarbeit mit Nancy Hylton und weiteren Therapeuten in den USA ein flexibles Input-Orthesensystem entwickelt. Daraus entwickelte sich die patentierte "stabilizing pressure input-orthosis", bekannt als "SPIO Works" – ein Orthesensystem, welches zu den sogenannten Soft-Orthesen gehört.

Die Sensorik arbeitet für die Motorik: Die Sensorik kommt zuerst und dann erst die Motorik. Die Motorik muss von der Sensorik kontrolliert und bei Bedarf korrigiert werden. Hier setzt das SPIO-System an, denn die SPIO® erreicht mittels taktiler Stimulation - der Oberflächensensibilität und der Tiefensensibilität - eine sensorische Rückkopplung.
Auf dem Foto zu sehen eine SPIO, das Oberteil als Body mit langen Armen.

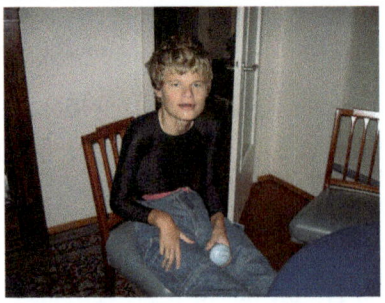

Eine ganz andere Art des Korsetts

Die therapeutischen Maßnahmen gegen Skoliose bei Angelman-Syndrom unterscheiden sich nicht von denen bei anderen Patienten: Symmetrisierende Übungen wie z.B. das *Robben* und *Krabbeln* sind genauso hilfreich wie das *Galileo-Vibrationstraining* (Stark, C. 2017), siehe unten.
Bei noch leichter Skoliose kommen wie beschrieben die SPIO®in Frage.
Bei einer starken Skoliose reicht eine SPIO oft nicht aus. Allerdings muss man sich bei einem Patienten mit Angelman-Syndrom noch sehr viel mehr als bei anderen Patienten vorher fragen, ob ein Korsett überhaupt akzeptiert werden wird. Denn den diesbezüglichen Vernunftargumenten sind Angels eher nicht zugänglich. Also darf das Korsett nicht zu sehr bewegungseinengend sein. Ein nicht bewegungseinengendes Korsett hat jedoch wenig Nutzen.
Die Wirbelsäule aufzurichten und trotzdem ein motorisches Training zuzulassen, gelingt z.B. recht gut mit einer TriaC-Orthese von der Firma Sporlastic, siehe Foto links.

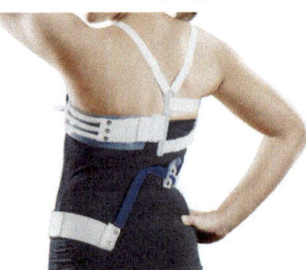

TRIAC-II-Rumpforthese©
(Dynamische Skoliose-Orthese von Sporlastik)

Mit dieser Rumpforthese bleibt die Beweglichkeit gut erhalten und trotzdem wird die Wirbelsäule aufgerichtet.

Auch wenn die üblichen Vorgaben lauten sollten, dass bei einem über 35° erhöhten Cobb-Winkel* eine derartige TRIAC-II-Rumpforthese nicht ausreicht, empfehle ich, diese auszuprobieren. Denn es ist immer noch besser, eine etwas zu gering wirkende TRIAC einzusetzen, als ein perfekt ausgearbeitetes Korsett überhaupt nicht einzusetzen, da der Betroffene mit Angelman-Syndrom dies komplett ablehnt – wie ich es bereits mehrfach erlebt habe.

In noch gravierenderen Fällen wurden auch bereits beim Angelman-Syndrom Operationen der Wirbelsäule beschrieben, siehe den Bericht über Netzib Seite 84. Das A und O in der Therapie sind jedoch die weiter unten erwähnten rückenkräftigenden symmetrisierenden Übungen.

Dynamische Orthesen bei Patienten mit Spitzfußbildung und / oder spastischer Supination der Füße sowie bei Hypertonie und Wahrnehmungsstörungen

Bei meinen Patienten ziehe ich nach wie vor sogenannte Nancy-Hylton-Orthesen anderen vor (Knoppmamäki-Herzig, M. et al. 1995, Bundesfachschule für Orthopädietechnik 1997, Kannegießer-Leitner, C. 2003, 2010, 2018), da diese - auch Dynamischen Orthesen genannt - wesentlich leichter und flexibler sind als andere Bauarten. Zusätzlich wirken sie über die Verbesserung der Propriozeption (Körpereigenwahrnehmung), was sich ebenfalls positiv auf das erreichte Gangbild auswirkt. Dies bedeutet, dass die Patienten sich und ihren Körper anders wahrnehmen und aus dieser veränderten Wahrnehmung auch lernen können. Dies bedeutet, dass manche der verbesserten Bewegungen verbessert bleiben, auch wenn man nach gewisser Zeit die Orthesen nicht mehr trägt.

Grob unterteilt gibt es zwei unterschiedliche Ausführungsmöglichkeiten dieser Orthesen:
1.) DAFO's = Dynamic Ancle Foot Ortheses = dynamische knöchelübergreifende Orthesen.
2.) DFO's = Dynamic Foot Ortheses = dynamische Fußorthesen (nicht knöchelübergreifend), wobei diese Fußorthese am häufigsten als „Einlage", aber auch mit Ausdehnung um die Ferse herum hergestellt werden kann.

Nur wenn man sich spürt und wenn man spürt, wie man sich hält, kann man diese Haltung korrigieren. Dies dann ganz automatisch und unbewusst.

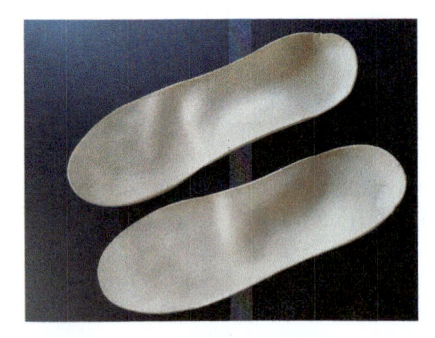

Dynamische Fußorthesen (Dynamic Foot Ortheses = DFO

Das „Bänkchen" unter den Zehen ist speziell für Frank sehr niedrig abgeschliffen, da man sonst beim Anziehen der Schuhe die Zehen nicht darüber bekommt.

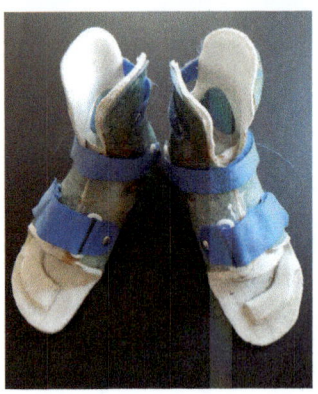

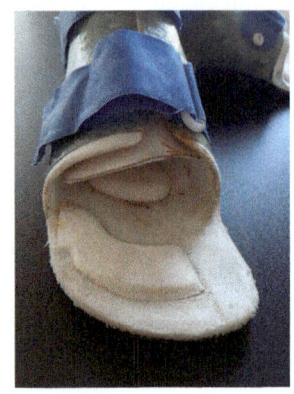

Knöchelüber-greifende dynamische Fuß-Orthesen (Dynamic Ancle Foot Ortheses = DAFO). Hier mit gut ausgeprägtem Zehenbänkchen, da die Orthesen vorne offen sind und so die Zehen beim Anziehen nicht geknickt werden.

Es gibt sehr viele unterschiedliche Orthesen/Einlagen. Diese verschiedenen Arten haben ihre Berechtigung, da jeweils ein anderes Ziel verfolgt wird. Da beim Angelman-Syndrom die Wahrnehmungsstörungen und auch die Hypertonie der Bein- und Fußmuskulatur im Vordergrund stehen, sind die Sensomotorischen oder Dynamischen (Propriozeptiven) Orthesen nach Nancy-Hylton sehr gut geeignet. Dies gilt natürlich auch für andere Sensomotorische Einlagen.

Wenn alleine Orthesen nicht ausreichen, werden auch Botulinum-Toxin-Injektionen, regelrechte sehnenverlängernde Operationen oder auch die sogenannte Fasziomyotomie nach Ulzibat, auch perkutane Myofasziotomie genannt (Bernius, P. 2013), gegen die spastisch-hypertone Fehlstellung der Füße mit Erfolg eingesetzt. Und trotzdem bleibt die Hypertonie und führt nach einiger Zeit (wenn auch oft nach recht langer Zeit) eventuell wieder zu spastischen Fehlstellungen, die das Gehen erschweren, wie bei mehreren Betroffenen anzutreffen (dies auch ganz unabhängig vom Angelman-Syndrom). Da jedoch insbesondere die Belastung für den Patienten durch die perkutane Myofasziotomie gering ist, kann eine solche Operation nach mehreren Jahren auch problemlos wiederholt werden.

Wie in anderen Bereichen auch sieht man in der Motorik einen deutlichen Unterschied im Phänotyp entsprechend der einzelnen Genotypen. Wiederum sind hier die Menschen mit Angelman-Syndrom Deletion 1 am stärksten betroffen, was sich auch in den beantworteten Fragebögen widerspiegelt. Diesen Unterschied im Phänotyp passend zum Genotyp hat Russo bereits auf dem Internationalen Angelman-Kongress 2014 in Rom dargelegt (Russo, S. 2014). Sie verglich vom Angelman-Syndrom Betroffene mit Deletion 1 und Deletion 2. In ihrer Untersuchung zeigte sich deutlich, dass die Kinder und Jugendlichen mit Deletion 2 in den meisten Fällen das freie Gehen erlernten und diejenigen mit Deletion 1 in den meisten Fällen nicht, wobei es in beide Richtungen Ausnahmen gab und gibt.

Trainings-Hilfsmittel
Auf Maßnahmen gegen die Verschlechterung orthopädischer Probleme wie z.B. Spitzfußneigung oder Skoliose bin ich bereits eingegangen. Im Folgenden beschreibe ich Muskelaufbautraining und Lauftraining:

Galileo® Training
Das Prinzip von Galileo-Standgeräten beruht auf dem natürlichen Bewegungsablauf des Menschen beim Gehen. Die Galileo-Trainingsplattform arbeitet aufgrund ihrer seitenalternierenden Bewegungsform wie eine Wippe mit veränderbarer Amplitude und Frequenz, wodurch ein Bewegungsmuster ähnlich dem menschlichen Gang nachempfunden wird. Die schnelle Wipp-Bewegung der Trainingsplattform verursacht eine Kipp-Bewegung des Beckens genau wie beim Gehen, jedoch viel häufiger bzw. schneller. Zum Ausgleich reagiert der Körper mit rhythmischen Muskelkontraktionen im Wechsel zwischen linker und rechter Körperhälfte. Diese Muskelkontraktionen erfolgen ab einer Frequenz von ca. 10 Hertz nicht willentlich, sondern reflexgesteuert über den so genannten Dehnreflex, wodurch die Muskulatur in Beinen, Bauch und Rücken bis hinauf in den Rumpf aktiviert wird.

Die Anzahl der Dehnreflexe pro Sekunde wird über die einstellbare Trainingsfrequenz bestimmt. Wird beispielsweise eine Trainingsfrequenz von 25 Hertz gewählt, erfolgen pro Sekunde jeweils 25 Kontraktionszyklen in Beuger- und Strecker-Muskulatur. Ein Training von 3 Minuten bei 25 Hertz entspricht somit der gleichen Anzahl von Muskelkontraktionen pro Bein, ähnlich einer Gehstrecke von 9.000 Schritten. Da man beim Befühlen der Platte das Gefühl der Vibration empfindet, werden diese Geräte auch umgangssprachlich Galileo-Vibrationstrainer genannt.

Es gibt spezielle Übungen, um die einzelnen Muskelgruppen des Körpers gezielt zu trainieren. Je schwerer betroffen jedoch ein Patient ist, umso weniger kann man erwarten, dass spezielle Übungen nachgeahmt werden können. Das Gute ist jedoch, dass das einfache Stehen oder auch Sitzen auf dem Gerät ebenfalls gezielt die Muskulatur kräftigt und auch erfolgreich gegen Osteoporose eingesetzt wird.

Auf den jeweiligen Symposien der Firma Novotec habe ich bereits etliche Male über meine Erfahrung mit dem Galileo-Training im Rahmen der Psychomotorischen Ganzheitstherapie nach Kannegießer-Leitner®/PMG bei meinen Patienten referiert. Begleitet wurde ich regelmäßig von Frank, der über solche Ausflüge immer aufs Neue begeistert ist. Nicht immer war er nur Zuschauer, sondern ich konnte natürlich auch gleich an ihm ein paar Übungen auf dem Galileo zeigen, was er besonders amüsant fand.

Bei diesen Symposien zählen nicht nur die Vorträge, sondern auch der Austausch untereinander. Dr. Christina Stark, die u.a. das Kölner Konzept „Auf die Beine" betreut, arbeitet genau wie ich erfolgreich mit dem Galileo-Training, auch bei Patienten mit Skoliose (Stark, C. 2017). Speziell über dieses Thema hat sie auf den verschiedenen Galileo-Symposien bereits Vorträge gehalten.

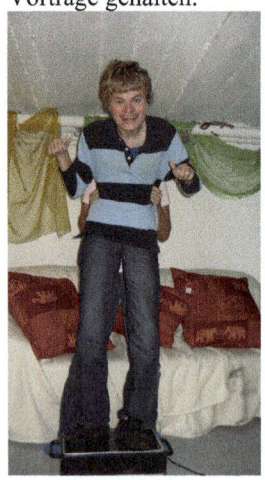

Es wäre zu schön, wenn in Einrichtungen, die von Menschen mit Angelman-Syndrom besucht werden, das Galileo-Training zum Standard der dortigen Physiotherapie dazu gehören würde. Denn wie von Anne Chateau und Odile Piquerez beschrieben und in den Berichten der Familien zu lesen, ist die Skoliose bei vielen Menschen mit Angelman-Syndrom ein großes Problem.

Frank trainiert regelmäßig mit dem Galileo, wodurch sich nicht nur seine Rückenmuskulatur gekräftigt hat, sondern auch die Beinmuskulatur. Auch seine Körperkoordination wurde sicherer. Hier zu sehen, wie er anfangs fest umfasst werden musste und sicherheitshalber das Training vor einem Sofa durchgeführt wurde, da wir doch hin und wieder dabei umkippten. Dies ist heute nicht mehr nötig, denn er steht stabil, auch wenn man ihn nur an einer Hand festhält (oder am Hosenbund). Nicht nur für seine Beinmuskulatur ist dieses Muskelaufbautraining wichtig, sondern auch für seine Rückenmuskulatur. Seine Skoliose bleibt seit Jahren auf einem geringen Niveau stabil.

Auf dem Foto unten sieht man, wie plan Frank erneut wieder mit den Füßen stehen kann. Dies war lange Zeit nach der Verschlechterung im März 2019 nicht mehr möglich.

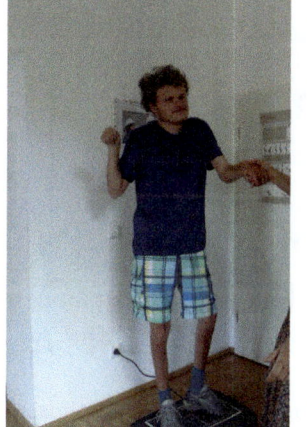

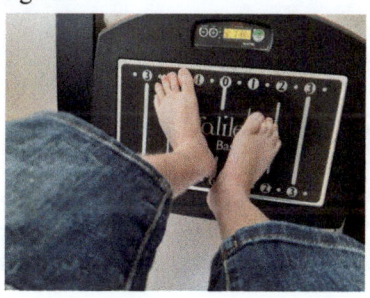

Trotz dieser Verbesserungen krallt Frank mit den Zehen noch stärker als vor 2019.

Im Sitzen alleine zu trainieren, bereitet ihm keine Probleme. Er rutscht jedoch, wenn er keine Lust mehr dazu hat, vom Gerät runter und vergnügt sich mit der Umgebung.

Ganz unabhängig davon trainiere ich selbst ebenfalls auf dem Galileo, denn nur auf diese Weise kann ich meine eigene Rückenmuskulatur so kräftigen, dass ich Frank weiterhin einigermaßen gut „handeln" kann - ihn beim Gehen zu führen, mit ihm Treppen zu steigen oder auch ihn beim Einsteigen ins Auto tatkräftig zu unterstützen. Ohne dieses intensive Rückentraining wäre ich zu diesen Aufgaben schon längst nicht mehr in der Lage.

Der **Innowalk-Steh- und Gehtrainer** bietet motorisierte Bewegung - motorunterstützte und sich wiederholende Bewegung des gesamten Körpers in aufrechter Gewichtsposition. Steh- oder Gehfähigkeit sind nicht erforderlich.

Der Trainierende wird auf den Sitz gesetzt, was auch aus einem Rollstuhl heraus geschehen kann. Dann wird er entsprechend durch ein Gurtsystem gesichert und danach zum Stand aufgerichtet. Über den Motor können nun Gehbewegungen durchgeführt werden. Die Griffe bewegen sich zu den Beinen im Kreuzmuster, so dass ein geführtes Kreuzmuster-Gehen entsteht. Dieses Intensiv-Training mit dem Innowalk habe ich für 3 Monate mit Frank durchgeführt, als er durch eine schwere eitrige Angina so geschwächt und mitgenommen und auch bezüglich der Spastik in den Füßen so beeinträchtigt war, dass ein Gehen im NF-Walker enorm schwierig geworden war. Franks Beine mussten im Laufgerät auf einmal regelrecht geschoben werden. Er war zu keiner Eigenaktivität mehr bereit.

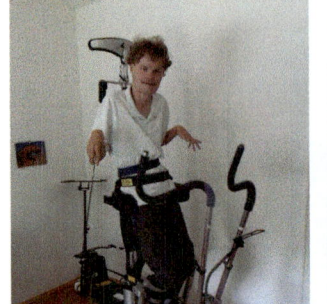

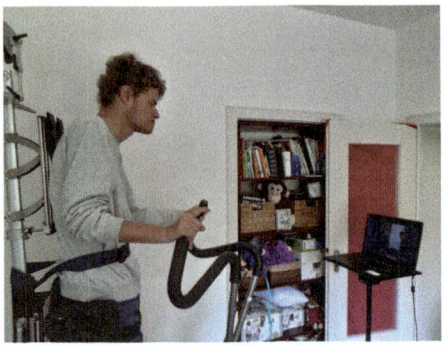

Auf diese Weise habe ich erreicht, dass trotz der großen motorischen Probleme ein motorisches Training durchgeführt werden konnte und Frank in dieser äußerst schwierigen Zeit nicht komplett ohne motorisches Training blieb. Ich versuchte, mit ihm ca. 1 bis 1,5 Stunden am Tag im Innowalk zu trainieren. Auf dem rechten Bild ist zu sehen, wie Frank zu diesem Training zu motivieren war: Voller Begeisterung und Konzentration sah er sich Sendungen mit André Rieu an und registrierte kaum, dass er eigentlich ein motorisches Training durchführte. Anders wäre dieses Intensivtraining nicht denkbar gewesen. So konnte erreicht werden, dass auch in einer Zeit, in der er aktiv eher wenig ging, kein Muskelabbau stattfand.

Lokomat / Hocoma
Während der Innowalk zu Hause eingesetzt werden kann und die Kosten sogar von einigen Krankenkassen übernommen werden, ist dies beim Training mit dem Lokomat nicht möglich, da dieses Gerät so kostenintensiv ist, dass es nur in Rehazentren zu finden ist. Hinzukommt, dass die Bedienung von darin ausgebildeten Therapeuten durchgeführt werden muss. Beim Lokomat werden die Bewegungen geführt, wobei genau eingestellt werden kann, mit welchem Tempo, mit welcher Führung, mit Abrollung des Fußes und mit welcher Gewichtsübernahme dies geschehen soll. Hierdurch werden Muskulatur, Gangbild und Körperkoordination verbessert. Auf den folgenden Bildern ist Frank zu sehen, wie er im Rehazentrum Geerlof / Pforzheim trainiert.

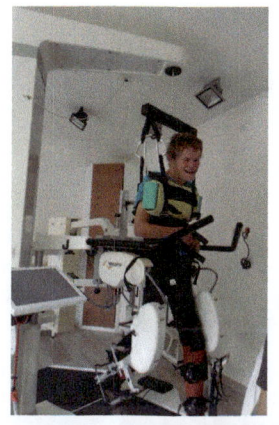

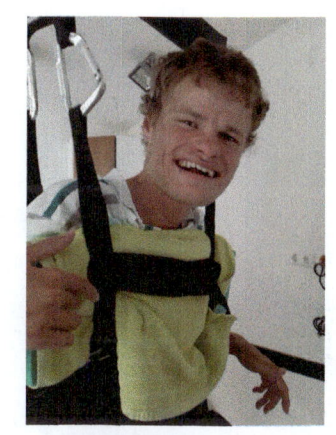

Links und unten: Lokomat

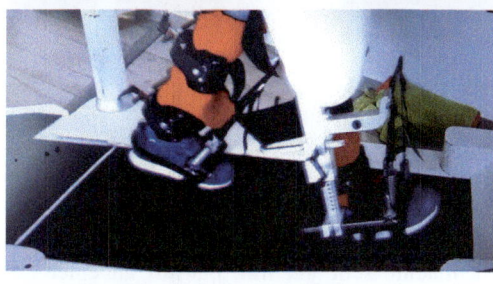

Weitere Standgeräte als Gangtrainer

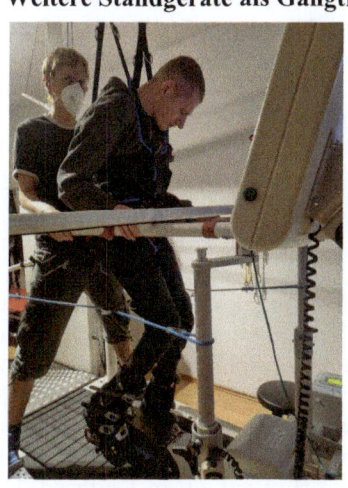

Links zu sehen: Leon trainiert regelmäßig mit dem Loko-Help.

Rechts: Frank trainiert mit dem LiteGait. Vermutlich bedingt durch das viele Laufbandtraining der früheren Jahre hat Frank den LiteGait sofort mit Begeisterung angenommen. Er läuft am liebsten mit eher flottem Tempo.

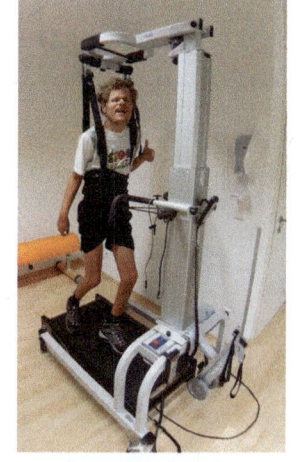

Bioness Vector Gait and Safety System, genannt „Vector"
Beim Vector handelt es sich um ein neues, innovatives Therapiesystem für
Gang- und Gleichgewichtstraining. Bei diesem Training wird das Gurtsystem mit dem Trainierenden darin über eine Schiene, die an der Decke angebracht ist, geführt.
Das System wird so eingestellt, dass der Trainierende möglichst viel selbst an Gewicht übernehmen soll und nur minimal unterstützt wird. Beim letzten der drei Fotos weiß ich nicht, ob ich schreiben soll „typisch Angelman" oder „typisch Frank". Denn Frank machte sehr gut mit, bis auf an einer ganz bestimmten Stelle des Schienen-Ovals. Hier trainierte ein querschnittsgelähmter junger Mann mit zwei Physiotherapeuten und anstatt weiter seines Weges zu gehen, ließ sich Frank an dieser Stelle immer fallen, damit das System den Notstopp einlegte und er stehen bleiben (besser hängen bleiben) und mit den drei jungen Männern Quatsch machen konnte. Unsere Physiotherapeutin trug dies mit Humor.

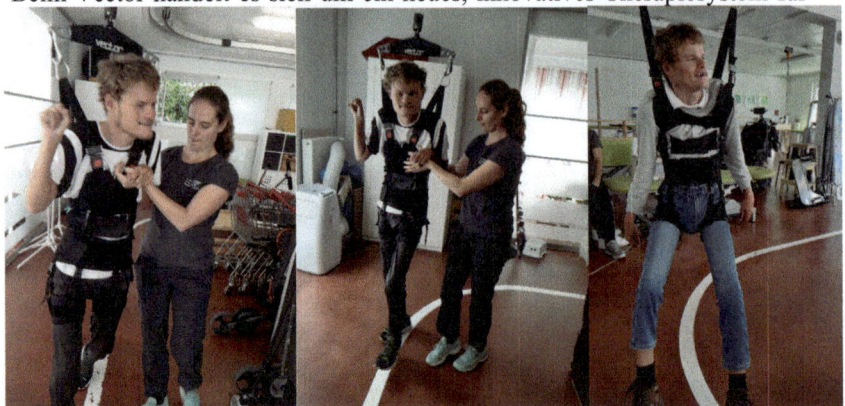

Welches Gangtrainings-System ist nun am besten für welchen Patienten geeignet?
Wie man den Fotos ansieht, wird der Trainierende beim Lokomat am meisten unterstützt. Denn hier kann je nach eigenen Möglichkeiten die Bewegung der Beine genau geführt, die Geschwindigkeit eingestellt und der Unterstützungsbedarf genau abgestuft eingestellt und über ein ausgeklügeltes Computersystem abgestimmt werden. Beim Innowalk werden die Beine durch das Gerät geführt. Das Gerät kann nach der Größe des Patienten eingestellt und an das Bewegungsmuster angepasst werden. Bei den Gangtrainern LiteGait und Loko-Help wird eine Stabilisierung in der Aufrichtung gegeben. Der Trainierende läuft auf einem Laufband. Die

Bewegung der Beine kann von einer Hilfsperson unterstützt werden. Beim Vector wird das Gangtraining bereits im Vorwärtsgehen geübt. Man würde also das entsprechende Gerät zum Gangtraining entsprechend des erforderlichen Hilfebedarfs auswählen – oder ganz pragmatisch danach, welches Gerät in der Nähe in einem Rehazentrum oder einer physiotherapeutischen Praxis angeboten wird. Zur Not kann man bei einem weniger unterstützenden Gerät die Beine von Hand führen und bei einem intensiv unterstützenden Gerät die Unterstützung möglichst weit reduzieren. Hauptsache, es wird trainiert. Ob die üblicherweise trainierende Person plötzlich gesundheitlich beeinträchtigt ist und somit Unterstützung benötigt oder wenn das Wetter lange Zeit so ist, dass man kaum nach draußen zum Lauftraining aufbrechen will – ganz egal: Diese Gangtrainer können sehr gut zur Verbesserung des Gehens eingesetzt werden.

Verschiedene Gehübungshilfen

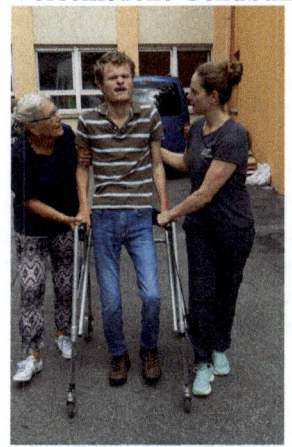

Nun zu den draußen einzusetzenden Gehübungshilfen. Variationen an Gehtrainern gibt es viele. Anterior-Walker, Posterior-Walker, welche mit Sitz oder auch ohne, mit Führungsschienen oder ohne und viele Varianten mehr. Die Wahl fällt manchmal schwer. Man sollte sich in der Erprobung Zeit lassen.

Deswegen halte ich es für unbedingt erforderlich, dass ein solches Laufgerät zu Hause in der Familie ausprobiert werden kann. Eine Erprobung in einem Orthopädiefachgeschäft oder zu Hause für ein bis zwei Stunden reicht nicht aus.

Der *Posterior-Walker* ist so aufgebaut, dass man sich seitlich an den Griffen hält und die Querstange (an die man sich auch etwas anlehnen kann) sich hinter dem Trainierenden befindet.

Frank zeigt hier ein Trainingsgerät ohne Schienen, bei dem man sich auf die Griffe stützt. Von seiner Technik her gibt es noch viel Luft nach oben, aber ich bin optimistisch, dass er auch dieses Lauftraining nach und nach akzeptieren wird und so trainiert, mit immer weniger Unterstützung durch eine andere Person zu gehen, auch wenn er sicherlich auf Dauer Unterstützung benötigen wird, da er zu schnell aus Freude an einer Situation oder anderem Grund die Griffe loslassen könnte und dann ganz ohne Unterstützung stehen müsste. Inwiefern er sich so positiv weiter entwickelt, dass man eines Tages nicht nur zum Training, sondern zum regelrechten

Gehen, auch einen Posterior-Walker mit Stützgriffen oder einen Anterior-Walker (Beim *Anterior-Walker* befindet sich die eine Haltestange VOR dem Körper der gehenden Person), auf dessen Haltestange er sich eventuell stärker stützen kann, einsetzen können wird, muss die Zukunft zeigen. Im Moment ist dies noch nicht möglich.

Bei besonders stark motorisch beeinträchtig-ten Menschen wie Frank ist der NF-Walker sicherlich aktuell eine der besten Lösungen. Denn der *NF-Walker* verhilft auch schwerstmehrfachbehinderten Menschen, die ohne dieses Gerät eine starke Führung bzw. Unterstützung durch einen Helfer benötigen würden, zum Gehen. Dieses geführte Gehen ohne Gehhilfe kann sehr anstrengend sein, nicht nur abhängig von der motorischen Stabilität der gehenden Person, sondern auch von deren Größe - und Motivation.

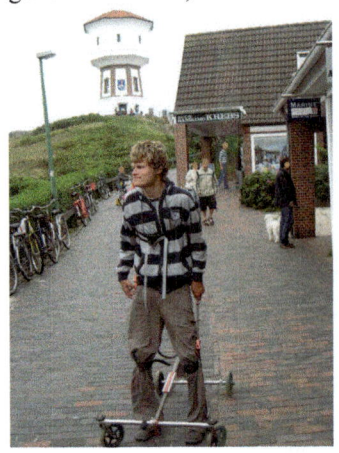

Der NF-Walker besteht aus zwei Teilen, dem Untergestell mit den Rädern und dem Obergestell mit dem Schienensystem. Die Beinschienen werden mit den Schuhen verschraubt, was die Stabilität des Gehens erhöht. Verbessert sich die Lauftechnik, kann man den NF-Walker auch ohne diese Schienen einsetzen Ein Hüftgurt stabilisiert den Trainierenden. Das Oberkörper-Schienen-Gurt-System kann individuell auf mehr oder weniger Unterstützung eingestellt werden.

Dadurch können mit dem NF-Walker gut auch längere Strecken zurückgelegt werden, wodurch das Gehen intensiviert und der Ablauf des Gehens so leichter automatisiert werden kann. Durch dieses intensive Gehen wird die Muskelkraft gestärkt - sowohl der Beinmuskulatur als auch der Oberkörpermuskulatur. Hinzukommt die positive Wirkung auf die Hüftreifung, da diese Steh- und Gehreize benötigt. Bedingt durch das flexible System des NF-Walkers kann die Unterstützung genau an die Bedürfnisse des Patienten angepasst werden. Die Umgebung nimmt diese im NF-Walker Gehenden eher als eigenständige Persönlichkeiten wahr, da sie ja gehen und sich auf „Augenhöhe" befinden. Ja und die Patienten selbst genießen dieses Gefühl und sind einfach stolz darauf, auf eigenen Füßen zu stehen und zu gehen.

Wenn ich den NF-Walker in unserem Auto verlade, bin ich immer wieder erstaunt darüber, wie wenig Platz er benötigt. Bei einer Fahrt mit dem Zug an die Nordsee ist es mir sogar gelungen, ihn komplett in einem Koffer zu verstauen. Frank bewegt sich innerhalb der Wohnung, indem man ihn führt

und draußen im NF-Walker. Den Rollstuhl benötigen wir eigentlich nur für Wanderungen mit Freunden.
Frank war 22 Jahre alt, als er zum 1. Mal mit dem NF-Walker versorgt wurde. Ich kann nicht sagen, wie viele Kilometer wir in diesen 12 Jahren zurückgelegt haben. Ich weiß nur, dass durch dieses Gerät uns enorme Freiheiten geschenkt wurden.
Solche „Verrücktheiten" wie der Vollmondlauf in Michelbach, der 4 km lange Heel-Lauf sowie 6 km lange Inklusionslauf beim Baden-Marathon gehören auch dazu (siehe Seite 146 und letzte Seite dieses Buches). Dieses Lauftraining hält Frank motorisch fit (mich übrigens auch). Er macht trotz etlicher Einbrüche weiterhin Fortschritte und vor allem ganz wichtig: Es macht ihm Freude. In letzter Zeit habe ich sogar den Eindruck, dass er selbst es registriert, wie gut er inzwischen alleine mit dem NF-Walker laufen kann. Und stolz und glücklich darüber ist.

Orthopädische Operationen beim Angelman-Syndrom:
An Operationen, die bei Erwachsenen mit Angelman-Syndrom relativ häufig durchgeführt werden und das motorische System betreffen, sind zu nennen:

- Arthrorise
Hier wird die Beweglichkeit des Gelenks eingeschränkt und so die Fehlstellung korrigiert, indem außerhalb der Gelenkkapsel (ohne diese zu eröffnen) ein Teil, z.B. Schraube oder Knochenspan, eingesetzt wird.

- Operationen an der Wirbelsäule wegen Skoliose:
Bei Nedzib wurde im Alter von 13 Jahren wegen starker immer weiter zunehmender Skoliose eine Versteifung der Wirbelsäule durchgeführt. Zwar gab es in der postoperativen Phase einige Komplikationen. Aus heutiger Sicht stellt diese Operation jedoch ein Meisterwerk dar, wie seine Mutter berichtet (siehe auch Seite 84).

- Sehnenverlängernde Operationen an den Füßen
Dies geschieht bei zu starker Zunahme der Spastik mit Innenrotation der Füße unter Belastung.
Diese Operationen in der üblichen Form werden heutzutage hauptsächlich noch bei einer sehr starken Verkürzung der Sehnen eingesetzt. Häufig versucht man in einem früheren Stadium eine solche eher eingreifende Operation zu vermeiden und eine **Fasziomyotomie nach Ulzibat** durchzuführen. Diese **Fasziomyotomie** wird auch als **perkutane**

Myofasziotomie nach Ulzibat oder als „Ritzen der Sehnen" bezeichnet. Durch dieses Ritzen, welches mit Spezialmessern durchgeführt wird, so dass nur sehr kleine Hautschnitte erforderlich sind, wird erreicht, dass die Sehnen wieder länger werden. Zur Heilung ist meistens über 6 Wochen ein Lagerungs-Gips erforderlich.

Im Folgenden der Bericht, wie diese beiden Arten der Sehnenverlängerung bei meinem Sohn Frank eingesetzt wurden:
Schleichend bildete sich eine zunehmende Spastik der Füße heraus, dies mit starker Supinationsstellung (Drehung des Fußes nach innen), insbesondere links. Zu gehen bereitete Frank immer mehr Schmerzen, so dass selbstredend seine Freude daran drastisch nachließ. Mit 11 Jahren erhielt er dann Propriozeptive Orthesen (DAFO – Dynamic Ancle Foot Ortheses), wodurch sich zumindest für eine Weile die Situation deutlich besserte. Zum damaligen Zeitpunkt gab es mit dieser Art von Orthesen – sowohl DFO als auch DAFO – kaum Erfahrung. Die ersten DFO (Dynamic Foot Ortheses, also Fußorthesen im Sinne von Einlagen) nach Nancy Hylton stellte ich sogar im Rahmen eines Kurses einer darin ausgebildeten Physiotherapeutin selbst her. Ich bin schon sehr froh darüber, dass diese Arbeit heute Profis übernehmen, die es besser können als ich.
Botulinumtoxin-Injektionen wurden eingesetzt, brachten jeweils nach 2 bis 3 Wochen eine gute Verbesserung dieser Situation. Allerdings ließ die Wirkung nach 2,5 Monaten schnell nach, so dass dies keine Lösung auf Dauer sein konnte.
Im November 2002 – mit 14 Jahren – wurde wegen dieser starken Spitzfußhaltung mit Supination von Dr. Bernius / Orthozentrum München Harlaching eine sehnenverlängernde Operation beider Fußgelenke durchgeführt:
Durch diese OP konnte zwar eine gewisse Verbesserung der Situation erreicht werden, jedoch setzte Frank die Füße nach wie vor eher auf dem Außenrand auf. Erneute Botulinumtoxin-Injektionen wurden eingesetzt. Wiederum war das Ergebnis anfänglich gut, hielt aber nur 2,5 Monate. Dann ließ auf einmal die Wirkung bereits nach 2 Wochen wieder nach, vermutlich - bedingt durch einen hochfieberhaften Infekt (warum auch immer).
Darum wurde im März 2004 von Dr. Bernius / München u.a. eine *perkutane Myofasziotomie nach Ulzibat* durchgeführt.
Dr. Peter Bernius ist Chefarzt im Fachzentrum für Kinder- und Neuroorthopädie in der *Schön Klinik München Harlaching*. Er hat die von Dr. Valeri Ulzibat entwickelte Methode in Deutschland etabliert und

speziell für Eltern in seinem Facebook-Account einen Artikel hierüber geschrieben. *Hieraus habe ich folgende Zeilen entnommen:*
• *Die perkutane Myofasziotomie reduziert stärker und anhaltender als Botulinumtoxin die Spastik.*
• *Sie reduziert die durch die Spastik ausgelösten Schmerzen in den verspannten Muskeln und in den großen Gelenken.*
• *Sie verbessert die passive und aktive Bewegungsmöglichkeit der Muskeln wesentlich.*
• *Frühzeitig durchgeführt kann sie die Anzahl aufwendigerer orthopädischer Korrekturen reduzieren.*
• *Bei der Operation wird die Muskulatur am gesamten Bewegungsapparat, d.h. an den Armen, den Beinen, dem Rumpf und dem Kopf in einer einzigen Sitzung behandelt. Die Veränderung der Muskelbalance erlaubt anschließend eine erheblich verbesserte Bewegung mit Möglichkeiten der Verbesserung der Handmotorik, der Rumpfkontrolle und der Bewegung der Beine.*
Die perkutane Myofasziotomie mit der Ulzibat-Methode ist ein minimalinvasiver Eingriff. Im Gegensatz zu allen bisherigen operativen Muskelverlängerungen kommt sie ausschließlich mit Einstichen als Zugang zu den verkürzten Muskeln aus. Die Einstichwunden sind ca. 2 bis 4 mm lang und diese Wunden müssen nicht genäht, sondern nur mit einem Pflaster abgedeckt werden. Nach Durchstechen der Haut und des Unterhautfettgewebes erreicht die Klinge des kleinen Spezialmessers die verkürzte Muskulatur. Diese wird vorher unter maximale Anspannung gesetzt. Mit der Messerspitze werden die verkürzten, anspannenden Muskelhüllen und –faszien ertastet und vorsichtig angeritzt. Elastische Strukturen, wie die nicht veränderten Muskelfasern, die Nerven und Blutgefäße, sind so elastisch, dass sie dem abgestumpften Messer ausweichen. Das Anritzen verkürzter Strukturen kann dabei sowohl im Längs- als auch im Querverlauf der Muskulatur erfolgen. Die Operation wird solange durchgeführt bis das gewünschte Bewegungsausmaß in den Gelenken erreicht wird. Während einer Operation werden dabei Muskeln der gesamten Muskelkette berücksichtigt, die auf die Probleme beim Bewegen Auswirkung haben. Durch den minimalinvasiven Zugang und das spontane Verschließen der Einstichstelle ohne Naht dauert der Eingriff sehr viel kürzer als herkömmliche offene Operationen. Zum Schluss wird die Wunde mit einer transparenten Wundabdeckung verschlossen. Zum Abschluss erfolgt die Anlage eines Druckverbandes um Blutungen in der Tiefe zu stoppen (Bernius, P. 2013).

Frank wurde nach der Fasziomyotomie mit entsprechenden Schienen versorgt und konnte insgesamt problemlos mobilisiert werden. Seitdem deutlich bessere Fußstellung, es waren nur noch DFO erforderlich oder auch das Gehen mit mir über kurze Strecken ganz ohne Einlagen möglich. Diese verbesserte Situation hielt mehrere Jahre an.

2017/2018, knapp 7,5 Jahre nach dieser ersten Fasziomyotomie, verschlechterte sich die Supinationsstellung erneut, allerdings nicht so wie auf dem Foto unten links, siehe rechtes Foto. Trotzdem schien es ratsam, erneut eine Fasziomyotomie durchzuführen, da die verdrehte Haltung der Füße Frank beeinträchtigte. Obwohl Frank nun fast 30 Jahre alt war, ist er in den zurückliegenden 7 Jahren noch 5 cm gewachsen, was vermutlich ebenfalls zu der Zunahme der Faszien-Verkürzung im Fußbereich beigetragen hat.

Vom Befund her zeigte sich im Januar 2018 eine Kontraktur der Plantarfaszie (Verkürzung der Faszie der Fußsohle), Verkürzung der inneren Kniebeuger und der linken Wade. Zusätzlich war es noch zu einem Krallen der Großzehen gekommen, dies hauptsächlich unter Belastung. Wiederum war eine Fasziomyotomie nach Ulzibat möglich und wurde in der Schönklinik in München von Dr. Bernius durchgeführt.

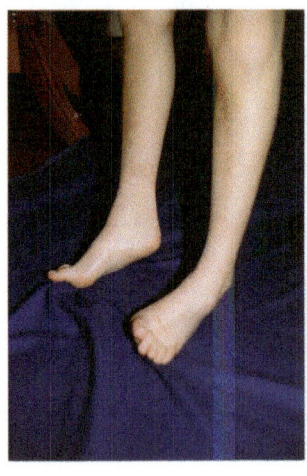

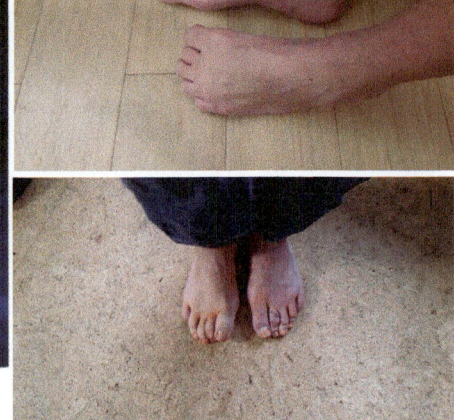

Links: Fußstellung 2009 vor der 1. Operation

Rechts oben: Fußstellung vor der Operation. von 2018
Rechts unten: Fußstellung eine Woche nach der Operation

Wie bei dem vorigen Mal und auch von etlichen meiner Patientenfamilien beschrieben hat Frank diese minimal-invasive Operation sehr gut „weggesteckt". Er konnte schon am 1. postoperativen Tag wieder ein paar Schritte mit mir zusammen gehen. Dies in den hier zu sehenden Cast-Schienen.

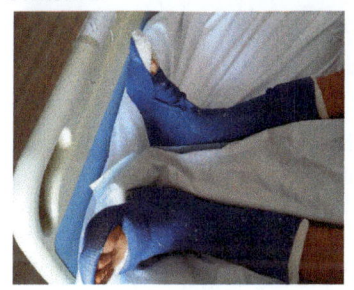

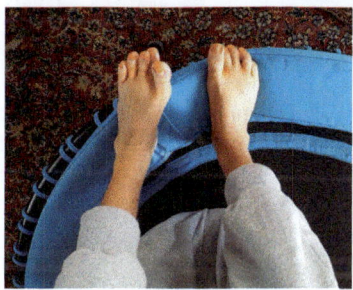

Unten links: Stellung Füße postoperativ eingegipst
Rechts: Füße 2 Wochen nach der Operation

Dies Gehtraining wurde natürlich sehr vorsichtig und nur langsam steigernd durchgeführt. Trotzdem verblüffte er mich sehr, wie schnell und motiviert er bei der Mobilisation mitmachte. Die Vorgehensweise war dahingehend, dass er nachts für 6 Wochen die Cast-Schienen tragen musste. Tagsüber zum Gehtraining wurden diese abgewechselt mit knöchelübergreifenden Schuhen plus Nancy-Hylton-Einlagen als DFO. Nach und nach konnte die Gehstrecke wieder gesteigert werden.
Die Fußstellung wurde besser, spezielle Einlagen waren nicht mehr unbedingt erforderlich, wurden aber gerade in den Schuhen, mit denen er lange Strecken lief, beibehalten. Dann kam es bei Frank 2019 im Februar zu einer Streptokokken-Angina mit hohem Fieber und mehreren Grand-Mal-Anfällen und auch letztendlich einem mehrtägigen NCSE. Danach sah die Welt für uns wieder einmal ganz anders aus, denn die Spastik in den Füßen hatte enorm zugenommen. Diese Verschlechterung stellte sich schleichend ein (Kannegießer-Leitner, C. 2020), war aber irgendwann nicht mehr zu übersehen. Ich konnte mit einer Intensivierung des Trainings (motorisch, Galileo-Training, nun wieder DAFO) nach und nach weitere Verbesserung erreichen und letztendlich kamen wir erneut in eine Phase, in der lange Strecken wieder möglich und nur DFO erforderlich waren und sind. Auf dem linken der beiden folgenden Fotos ist zu sehen, wie Frank im März 2023 barfuß an der Sprossenwand steht. Zwar setzt er hier die Füße fast plan auf, bei den ersten Schritten oder erst recht bei Aufregung werden die Supination und das Krallen jedoch stärker, siehe rechtes Foto.

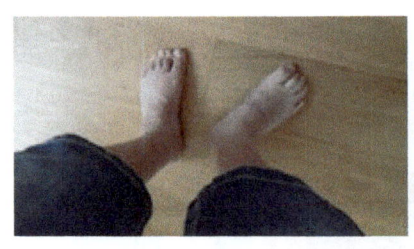

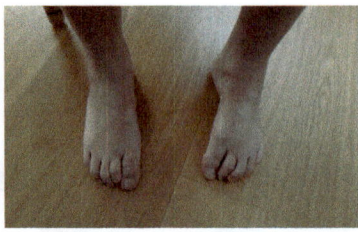

Diese Verstärkung der Fehlhaltung kann jedoch beim Gehen durch DFO und knöchelübergreifenden Wanderschuhe gerade eben noch aufgefangen werden, so dass momentan lange Strecken möglich sind. Trotzdem wäre es mir lieb gewesen, wenn man erneut eine Fasziomyotomie hätte durchführen können. Doch in der Corona-Zeit konnte ich mich nicht zu einem Klinikaufenthalt durchringen, so dass wir auf solche Maßnahmen verzichteten. Dieser Gedanke ist nur aufgeschoben, nicht ganz beiseitegelegt. Als Kompromiss, um die Zeit, bis eventuell doch eine Fasziomyotomie für Frank wieder möglich ist, wurde gerade aktuell eine Botulinum-Toxin-Injektion in den linken Fuß durchgeführt. Dieses Abwarten ist jedoch nur möglich, da die Einlagenversorgung mit tatsächlich ganz akkurat passenden Fußorthesen (DFO/Einlagen) in stabilen Wanderschuhen passt.

Auch wenn eine Zunahme der ***Hyper***tonie* und Spastik in den Beinen mit gleichzeitiger Verschlechterung der ***Hypo***tonie* im Rumpfbereich bei Kindern und Jugendlichen mit Angelman-Syndrom relativ häufig ist, gibt es doch etliche vom Angelman-Syndrom Betroffene, die eher geringe oder kaum grobmotorische Probleme haben und das freie Gehen erlernen und diese Fertigkeit im Erwachsenenalter beibehalten. Diese haben jedoch sehr selten den Genotyp Deletion 1.

Nun folgen Beispiele, die aus den mir zurückgesendeten Fragebögen entnommen sind.

Alter (U 20 bedeutet ein Alter unter 20, Ü 30 eines über 30 Jahre usw.)

Ich beginne mit den Erwachsenen, die nicht frei gehen können.

- Ü 30, Deletion 1
Kann nicht frei gehen, aber mit Unterstützung und legt so täglich eine Strecke bis zu einigen hundert Metern zurück, bewegt sich primär fort durch „Shuffeln", hat **Skoliose** mit Cobb-Winkel* von 52 Grad.

- Ü 20, Deletion
Geht nicht frei.

- Ü 20, UBE3A
Geht nicht frei, kein Kauergang, eher Überstreckung der Muskulatur, auf Dauerhilfe und Rollstuhl angewiesen

- Ü 20, Deletion 1
Tim kann nicht frei gehen und nur sehr kurze Wege mit Unterstützung. Dies ist im Alltag sehr belastend, denn obwohl Tim krabbeln kann, sind alle Situationen, wie ihn ins Bett zu bringen, in die Badewanne einsteigen zu lassen, in den Rollstuhl zu setzen, auf einen Stuhl zu setzen, ins Auto einsteigen zu lassen etc. nur mit erheblichem Hilfs-/Kraftaufwand durch die Eltern oder Betreuer möglich.
Hilfreich ist zwar, dass Tim bei einer Größe von 1,50 m nur 37 Kilo wiegt, jedoch ist es dennoch sehr anstrengend und kraftraubend, da aufgrund seiner Spastik in den Beinen und eingeschränkten und/oder mangelnden Mithilfe jede Aktion eine körperliche Herausforderung bleibt und sich diese zu zweit besser bewerkstelligen lässt.
Er hat eine thorakal linkskonvexe Skoliose mit lumbalem rechtskonvexem Gegenschwung, einen vorderen Rückenbuckel linksseitig, der in Kombination mit der Skoliose zu einer erheblichen Deformierung des Oberkörpers führt. Eine Hüftdysplasie besteht nicht, lediglich ein Beckenhochstand rechts.

- Ü 50, Genotyp unbekannt
Die Diagnose Angelman-Syndrom wurde erst mit 33 Jahren gestellt, geht nicht frei, ist rollstuhlversorgt. Skoliose, Luxation bds. Osteoporose.

- Ü 30, Deletion 1
Kein freies Gehen, aber im NF-Walker *plus* mit Führung Strecken von mehreren Kilometern möglich. Zum ersten Mal hat Frank das Körpergewicht mit den Beinen übernommen, als er 4,5 Jahre alt war. Ein intensives motorisches Training ist bei ihm nach wie vor wichtig.
Die Spastik in den Füßen mit Supinationsneigung der Füße hat sich während des Wachstumes (aktuell mehr als 1,80 m groß) verschlechtert, einmal reguläre sehnenverlängernde Operation, zweimal Fasziomyotomie nach Ulzibat, zusätzlich Verschlechterung durch eitrige Angina mit vielen Grand-Mal-Anfällen in einer Woche (2019).

Trotzdem konnte er nach 2,5 Jahren besonders intensiven Trainings insgesamt eine erneute Verbesserung der motorischen Geschicklichkeit, der Laufleistung und der Ausdauer erreichen. Frank geht jetzt alleine im NF-Walker, allerdings nicht mit Kurventechnik und auch nicht alleine bergauf. Phasenweise war er versorgt mit knöchelübergreifenden Orthesen nach Nancy Hylton (siehe oben), derzeit sind nur noch Einlagen (sogenannte Fußorthesen erforderlich), womit zum Glück die Verschlechterung der Fußstellung nach der beschriebenen schweren Erkrankung von 2019 zumindest etwas aufgefangen werden kann. Wie bereits beschrieben wird eine weitere Fasziomyotomie vermutlich erforderlich werden, wobei derzeit die Fußstellung nicht gerade sehr gut ist, aber ein Zuwarten noch möglich ist. Treppensteigen (aufwärts und abwärts) ist geführt möglich, aber anstrengend, gehört jedoch weiterhin zu unserem Trainingsprogramm. Aufgrund des Rückentrainings hält sich die leichte Skoliose in einem akzeptablen Bereich und hat sich in den letzten Jahren nicht verschlechtert.

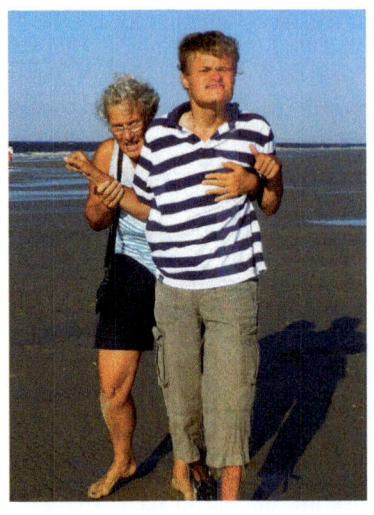

- Ü 20, Microdeletion
Geht kurze Strecken mit Unterstützung, selbständiges freies Gehen nicht möglich, hierin trippelt er.

- Ü 40, keine exakte genetische Diagnose vorhanden (keine Deletion, kein fehlerhaftes Methylierungsmuster im Bereich 15q11q13)
Freies Gehen nicht möglich, mit Festhalten je nach Motivation

- Ü 20, Deletion
Gehen an der Hand möglich, frei nicht, Cobb-Winkel* obere Wirbelsäule 52 Grad, untere 37 Grad, Osteoporose, Sturzgefahr

- Ü 27, Deletion 1
Kann bis heute nicht frei oder alleine gehen, kurze Strecken mit Unterstützung. Deswegen Einsatz des Rollstuhles, Z. n. Wirbelsäulen-Operation, siehe Seite 84.

Nun folgen diejenigen, die das freie Gehen erlernt haben oder zumindest erlernt hatten:

- Ü 30, Deletion 2
Freies Gehen möglich, zwischen 2000 und 5000 Schritte am Stück.
Bei längeren Strecken wird nach etwa 35 Minuten pausiert. Allerdings nicht täglich lange Strecken.
Er geht auf Zehenspitzen und roboterartig mit schleifenden, kurzen Schritten. Es ist ihm nicht möglich, ruhig auf einer Stelle stehen zu bleiben, sondern er tritt von einem Bein auf das andere. Ständig ist er in Bewegung.

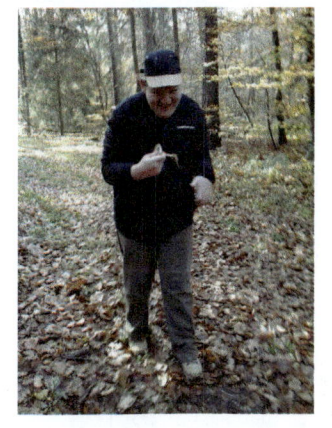

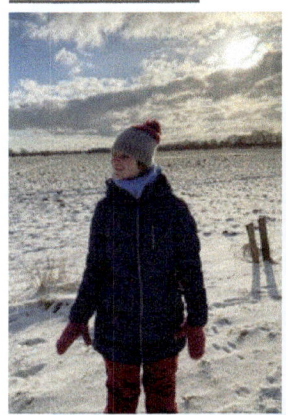

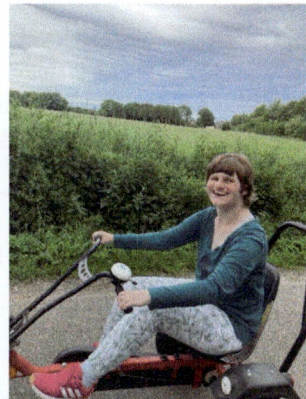

- U 20, Deletion 2
Kaya läuft frei, regelmäßiges Lauftraining an jedem Tag und bei jedem Wetter, keine orthopädischen Probleme.
In der Regel wird in der Woche zwischen ein bis drei Kilometer spazieren gegangen. Am Wochenende schafft Kaya auch mal bis zu 7,5 Kilometer.

- Ü 30, Imprinting
Geht auch frei auf der Treppe, aufwärts besser als abwärts, wenn er will, kann er bis zu 3 Kilometer gehen, tippelt manchmal, wird dadurch unsicher.

- Ü 20, Deletion 2
Freies Gehen, Skoliose, Spastik, geht tagesformabhängig, Zustand nach Knie-Operation

- Ü 30, Deletion
Geht frei, mehr als 3 Kilometer täglich, *Skoliose*.

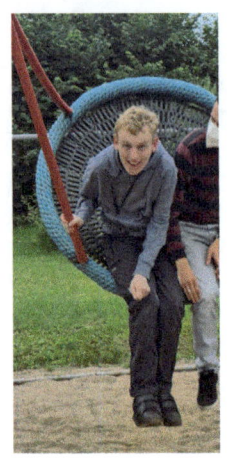

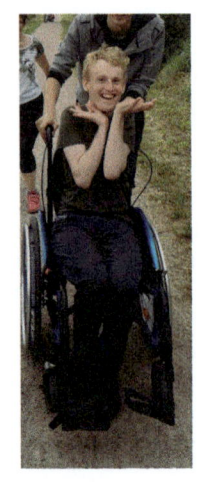

- U 20, Genetik unbekannt
Freies Gehen, keine Einschränkung der Gehstrecke. Die Familie geht mit Wilma Skifahren. Sie fährt selbst, wird in steilem Gelände „voltigiert", im flachen Gelände schafft sie Schwungsteuerung und Koordination alleine. Und sie liebt es.

- Ü 20, Deletion
Geht täglich mehr als einen Kilometer, fährt Reha-Rad, schwimmt und läuft Ski.

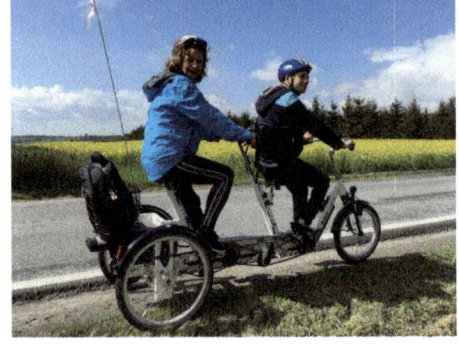

- Ü 20, Deletion
In gewohnter Umgebung freies Gehen. Sonst bekommt sie den Arm zur Unterstützung, je nach Tagesform zwei bis fünf Kilometer pro Tag

- Ü 20, Imprinting
Freies Gehen, läuft den ganzen Tag, ist sportlich (siehe Fotos), Osteoporose, ansonsten keine orthopädischen Probleme

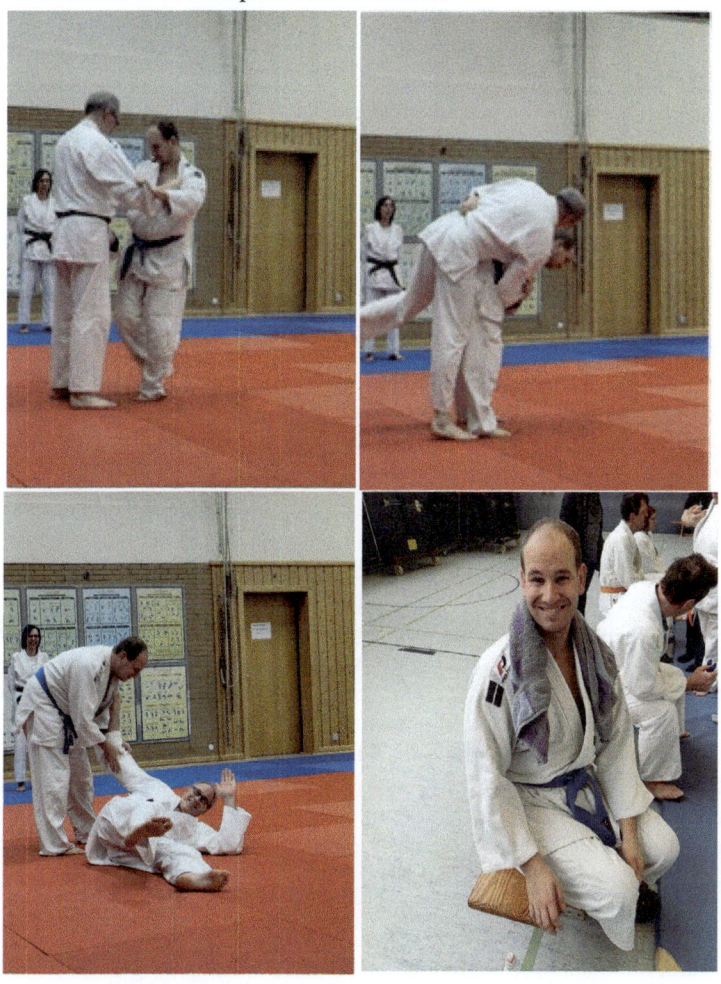

- Ü 20, Deletion 2
Freies und schnelles Gehen, sie läuft alles nach Aufforderung ab. Arthrorise OP 2014 und Schraubenentfernung 2017

- Ü 20, Mutation im UBE3A-Gen
Freies Gehen, ganz unterschiedliche Gehstrecken, Gehstrecken über die Woche im Heim wechselnd, zu Hause am Wochenende zwischen drei und fünf Kilometern, funktionale Skoliose, wenig belastend im Alltag.

- Ü 20, Imprinting
Freies Gehen, unterschiedliche Gehstrecke, leichte Spastik.

- Ü 30, kein Genotyp bekannt
Zwei bis drei km täglich, keine Probleme, kann frei gehen.

- Ü 20, Imprinting
Freies Gehen, Skoliose mit Cobb-Winkel* von 17 Grad, Fuß-OP Februar 2022

- Ü 30, Imprinting
Freies Gehen, kann unbegrenzt gehen, ungelenkige Bewegungen, die manchmal zu Schwierigkeiten führen. Stolpert im Gelände des Öfteren. Fuß-OP: Verlängerung der Achillessehne.

- Ü 20, Imprinting
Geht altersentsprechend, im FuB nur Spaziergänge 2 bis 4 Kilometer, Wanderungen zu Hause auch 10 km, Übergewicht.
Martin bewegt sich gern. Es ist wichtig für seine Ausgeglichenheit und gegen Übergewicht. Er kann sehr vielen Aktivitäten nachgehen, z.B. kann er Tandem fahren, kegeln, walken mit Stockeinsatz, zügig wandern, im Schwimmbad etwas tauchen und schwimmen, Trampolin springen, reiten (jemand führt das Pferd mit, er hält die Zügel) usw.
Er benötigt natürlich bei den Aktivitäten jemanden der ihn begleitet und das zu organisieren ist eine Schwierigkeit. Er geht auch kleinen, meist nur selbstgewählten Arbeiten nach (insbesondere Äste sägen, eigenständig mit einer echten Säge oder im Bach harken).

- Ü 30, Deletion 2
Annika kann durchaus weit laufen, je nachdem, wer mitgeht, geschätzt fünf km. Im Babyalter Spreizhose, jetzt keine Probleme mehr

- Ü 30, Deletion 2
Läuft frei, aber dann unsicher, deshalb bekommt er oft eine Hand zum Festhalten, er fällt schnell. In der Wohnstätte und im Förderbereich will er gar nicht laufen, sitzt deshalb viel. Am Wochenende zu Hause läuft er bei

entsprechender Motivation gut, erreicht problemlos ein bis zwei Kilometer. Er läuft auch sehr flott und schwitzt dadurch aber stark am ganzen Körper. Michael hatte als Kind und Jugendlicher ein Therapie-Dreirad, nachdem er damit aber zwei- bis dreimal gestürzt ist, wollte er nicht mehr mit fahren.
1996, als Michael 9 Jahre war, haben wir zusätzlich ein Behinderten-Tandem Copilot gekauft, um mehr Bewegungsspielraum zu haben. Dieses haben wir einige Jahre später nochmal in ein größeres getauscht und sind lange damit gefahren. Da Michael aber nach und nach zu groß und schwer wurde mit über 80 kg und über 1,80m Größe, wurden die Fahrten wegen Sturzgefahr dann zu unsicher. Michael, also der Behinderte, sitzt dabei vorn und der Fahrer hinter ihm und das macht das Fahren dann problematisch.
Mit 18 Jahren bekam er ein großes Gokart, von uns Tretauto genannt, welches zu seinem Lieblingsfortbewegungsmittel wurde. Er fährt gern und ausdauernd damit während er dabei von uns zu Fuß begleitet wird.

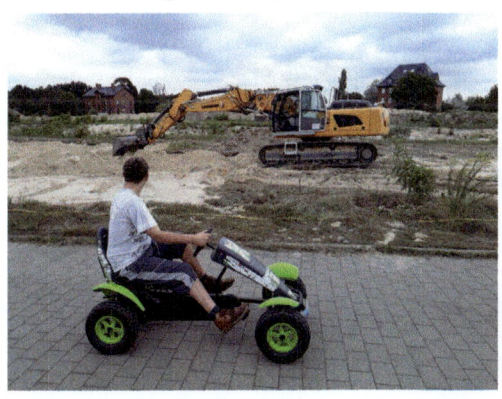

- Ü 20, Genetik unbekannt
Freies Gehen

- Ü 20, Genotyp unbekannt
Er geht frei, hat aber dabei gerne Körperkontakt oder möchte die Hand einer anderen Person halten, zu wenig Bewegung im Alltag.

- Ü 20, Deletion am Locus D15S10 im UBE3A-Gen
Freies Gehen, ein Kilometer täglich, kann aber auch 2 Stunden am Stück spazieren gehen, hoher Bewegungsdrang. Hat in den letzten Jahren gewissen Tremor entwickelt.

- Ü 20, Punktmutation im UBE3A-Gen
Früher freies Gehen möglich. Mit ca. 10 Jahren hat sich beidseits eine Spitzfußneigung entwickelt, deswegen 2014 Fasziomyotomie (Waden und Füße), dadurch an den Füßen verbessert, aber Kauergang wegen Verkürzung der Kniebeuger und der ischiocruralen* Muskulatur. Deswegen 2016

Oberschenkelorthesen mit Federn. Konsequentes Training verbesserte den Kauergang wieder. Mit diesen Orthesen kann er geführt kürzere Strecken überwinden, längere Strecken mit Orthesen und Gehwagen. Belastend sind für ihn häufige Myoklonien, da sie eine Sturzgefahr darstellen.

- U 20, UPD
Freies Gehen, keine Hüftdysplasie, aber stetige Hüftbeugehaltung, Kauergang mit moderater Kniebeugehaltung (Beugekontraktur in den Knien)

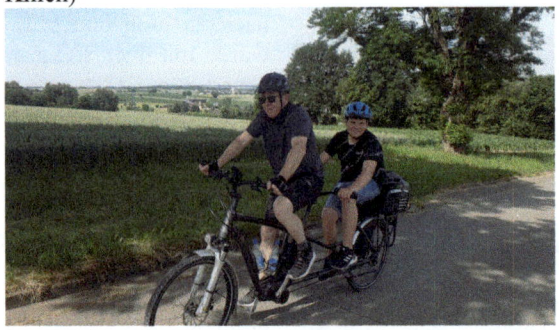

- Ü 30, Angelman-Like, genetisch noch nicht ausdiagnostiziert
Freies Gehen durch Valproat verschlechtert, wobei bis jetzt Valproat noch nicht ausgeschlossen werden konnte. Saskia lebt seit etlichen Jahren in einem Wohnheim und fühlt sich dort sehr wohl. Die Anregungen der Mutter, die wir zusammen erarbeitet haben, werden allerdings eher in der Tagesstruktur umgesetzt. Dies betrifft z.B. das Galileo-Vibrationstraining gegen Saskias *Skolioseneigung*. Sie hat eine *Kypho-Skoliose* mit einem Cobb-Winkel* von 54/32°entwickelt. Es ist gewünscht, dass Saskia auch im Wohnheim mit dem Galileo trainiert, wobei dies wechselnd gut umgesetzt wird. Mit dem Galileo-Training soll auf Dauer ein festes Korsett vermieden werden, da dies kaum von Saskia akzeptiert werden würde.   CKL

- Ü 30, Deletion 1
Sie kann zwar frei gehen, sucht aber möglichst schnell nach Hilfe. Einen guten halben Kilometer jeweils in der Früh und am Nachmittag zur Förderstätte. Ansonsten geht sie tagsüber in der Förderstätte bzw. auf der Wohngruppe. Die Motorik wird nach und nach deutlich schlechter. Sie konnte vor einigen Jahren wesentlich weitere Strecken laufen, Skoliose.

- Ü 30, Deletion 2
Mit 6 Jahren freies Gehen, aktuell nur mit Unterstützung, beinbetonte spastische Bewegungsstörung, wobei alle 4 Extremitäten betroffen sind. Gehstrecke von 200 bis 300 m täglich.

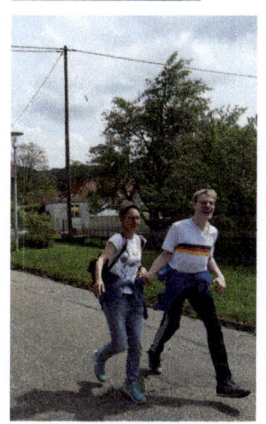

- Ü 30, Deletion 2
Freies Gehen, kontinuierliche Verschlechterung vermutlich durch Valproat, Ausschleichen von Valproat geplant, z.T. durch CBD-Einsatz möglich, aber weiterhin Bedarf an mehreren Medikamenten, somit ist die Epilepsie noch nicht zufriedenstellend eingestellt. Aktuell – Januar 2023 – geht es nach den schwierigen „Corona-Monaten", in denen viel zu wenig Aktivitäten im Wohnheim und in der Werkstatt möglich waren, Jakob bezüglich des Bewegungstrainings gut, denn von der Werkstatt aus wird dafür gesorgt, dass Jakob zum einen morgens eine Stunde spazieren geht und über den Tag verteilt sehr viel Motorik in seiner Arbeit enthalten ist. Er verarbeitet und transportiert Spreißele (Anfeuerholz).

- Ü 20, Punktmutation im UBE3A-Gen
Freies Gehen, Kauergang, Spastik im Bereich der Beine bei beiden Schwestern. Bei einer der beiden jungen Frauen im linken Arm und bei der anderen in den Fingern. Fuß-Operation nach Pellegrin, Schraubarthrorise, Gangbild in den letzten Jahren verbessert. Trotz des freien Ganges stellt die eingeschränkte Motorik eine Belastung im Alltag dar.

- Ü 30, Deletion 1
Freies Gehen, möchte aber draußen vermehrt wieder eine Hand nehmen. Durch die lange Coronazeit hat die Aktivität gelitten. Gehstrecke: Gemäß den täglichen Anforderungen, gelegentliche z.T. auch ausgedehnte Spaziergänge mit der Gruppe. Er ist ein bisschen bewegungsfauler geworden und lässt sich zu Hause kaum noch motivieren, aber in der Gruppe funktioniert dies besser.

- Ü 30, Mutation
Geht 300 m täglich, hat mit 3 Jahren das freie Gehen gelernt, inzwischen Gehen am Rollator, Sturzgefahr wegen gestörten Gleichgewichtes und

Körperkoordination, bereits zweimal Fraktur des Sprunggelenkes mit nachfolgender Operation wegen eines Sturzes.

- Ü 20, Genotyp nicht bekannt
Geht nur an der Hand oder am Rollator, X-beinig, leicht gebückt, durch Valproat Verschlechterung des Tremors und des Gangbildes.

- Ü 20, Mutation
Sophie erlernte mit 3 Jahren das freie Gehen. Sie kann es auch heute noch. Da es ihr aber gesundheitlich sehr schlecht geht, ist sie kaum zu irgendwelchen längeren Gehstrecken zu motivieren. Es bestehen keine motorischen Probleme wie z.B. Spastik..

- Ü 20, Deletion 2
Sie läuft zwar frei, sollte jedoch besser geführt werden, da sie keine Stolperfallen erkennt. Nur noch Kurzstrecken möglich.

****

Bis hierher die Berichte über die motorische Entwicklung der vom Angelman-Syndrom Betroffenen, wie sie von den Familien beschrieben wurden. Man sieht auch hier die deutliche Tendenz, dass Menschen mit Angelman-Syndrom Deletion 1 mehr Schwierigkeiten haben, das freie Gehen zu erlernen - oder es auch gar nicht erlernen - als mit den anderen Genotypen.
Ebenfalls lässt sich eine Tendenz erkennen, dass bei mehreren Erwachsenen im Verlauf der Jahre durch Valproat Verschlechterungen in der Motorik eingetreten sind. Diese betreffen Verkürzungen der Sehnen, Kauergang oder Zunahme der Unsicherheit und Abnahme der Geschicklichkeit beim Gehen. Allerdings gibt es natürlich auch andere Ursachen für diese Verschlechterung der Motorik.
Diese Valproat bedingte Verschlechterung der Motorik betrifft alle Genotypen und auch erwachsene Menschen mit Angelman-Syndrom, die bereits frei gehen konnten.
Ebenso sieht man, dass etliche zwar Valproat bekommen (haben) und trotzdem keine motorische Verschlechterung zeigen. Insofern kann dieser Zusammenhang zwischen Valproat und motorischer Verschlechterung nur als Hinweis dienen, der in der Medikation berücksichtigt werden sollte, aber nicht als zwingend anzusehen ist. Valproat führt zu einem Carnitin-Mangel, was dann zu den gefürchteten Verschlechterungen im motorischen Bereich

führen kann. Insofern sollte unbedingt bei den Patienten, die aus welchen Gründen auch immer, nicht auf Valproat verzichten können, wenigstens der Carnitin-Spiegel abgenommen und entsprechend reagiert werden (Gröber, U. 2011).

Zusammenfassende Empfehlungen:
- Viel Bewegung, sowohl tagsüber in der Werkstatt/Tagesförderstätte als auch anschließend mit der Familie oder der Wohngruppe.
- Möglichst darauf hinwirken, dass der Alltag nicht komplett im Rollstuhl verbracht wird, sondern ein Gehtraining, z.B. mit Gehübungshilfen individuell abgestimmt eingesetzt wird.
- Muskelaufbautraining, z.B. über einen Galileo-Vibrationstrainer oder gezieltes Training mit einem Innowalk oder einem anderen Gehtrainer
- Oder gezielt eine Intensiv-Reha durchführen, z.B. mit einem Vektor oder Lokomat als Trainingsbestandteile, wenn man sieht, dass zu Hause im normalen Alltag die gewünschte Intensität nicht erreicht werden kann. Je nach Geographie muss eine solche Rehamaßnahme nicht unbedingt stationär durchgeführt werden.
- Möglichst Valproat nicht als Langzeitmedikation einsetzen. Wenn dies doch erforderlich ist, sollte zumindest regelmäßig der Carnitinwert bestimmt werden und bei Bedarf bzw. bei Carnitinmangel eine Substitution mit Carnitin durchgeführt werden.
- Während im Kleinkind- und Vorschulalter üblicherweise ein großes Gewicht auf die Förderung im motorischen Bereich gelegt wird, wird diesem Bereich im allgemeinen Förderplan von Schulkindern, Jugendlichen und erst recht bei Erwachsenen weniger Bedeutung beigemessen – dies unter der Überlegung, dass nun sowieso keine Verbesserungen mehr zu erreichen, höchstens noch Verschlechterungen aufzufangen sind. Auch beim Angelman-Syndrom wird dies leider oft noch so gesehen.

Dass ein solcher Stillstand der motorischen Entwicklung oder gar Rückschritte der motorischen Fertigkeiten auch beim Angelman-Syndrom nicht akzeptiert werden müssen, sondern erneut Verbesserungen eintreten können, habe ich an mehreren vom Angelman-Syndrom Betroffenen hier über die Elternberichte dargelegt. Besonders ausführlich habe ich dies bei meinem Sohn Frank-Udo beschrieben, da er zum einen von vornherein schwer beeinträchtigt ist, sich dann noch durch eine schwere Erkrankung in seinen motorischen Fähigkeiten enorm verschlechtert hat und mir eigentlich jede(r) aus meiner Umgebung versichert hatte, dass ich dies so akzeptieren müsse. Mit harter Arbeit und (zugegeben) enormer Sturheit meinerseits haben wir dann doch wieder Verbesserungen erreicht und freuen uns nun an den neuen Möglichkeiten.

Sei es der WingsForLifeWorldRun 2022, bei dem wir 5,74 km gelaufen sind, bevor uns das Catcher-Car einholte oder der Heel-Lauf mit 4 km in 39 Minuten und 7 Sekunden oder der Inklusionslauf am Baden-Marathon mit 6 km in 48 Minuten und 55 Sek. Frank-Udo und ich sind Läufer geworden! Zwar kein Vergleich zum Tempo „richtiger" Läufer, aber immerhin.
Ich erlebe dabei, dass tatsächlich auch Frank nachts (ab Mitternacht oder 0.30 Uhr) tief und fest schläft. Kein Wunder, dass es ihm momentan so gut geht. Keine Einbildung meinerseits, sondern diese positive Auswirkung des Laufens wird von der internationalen Literatur, auch ganz unabhängig vom Angelman-Syndrom, bestätigt.

Ein motorisches Training ist somit nicht nur für die motorisch beeinträchtigten vom Angelman-Syndrom Betroffenen von großer Bedeutung, sondern auch für diejenigen, die sich in der Kindheit motorisch sehr gut entwickelt haben und frei gehen können. Denn bei Inaktivität bzw. nachlassender Aktivität drohen Verschlechterungen bis hin zum Verlust des freien Ganges.

Darum kann ich die bereits in Band 1 des Buches „Das Angelman-Syndrom besser verstehen" stehenden folgenden Zeilen hier nur wiederholen:

Meine dringende Bitte, mit vom Angelman-Syndrom Betroffenen intensiv motorisch zu trainieren, richte ich sowohl an die Familien als auch an das Personal der unterschiedlichsten Einrichtungen. Es lohnt sich, denn hierdurch erreicht man den Erhalt der Lebensqualität wie durch kaum eine andere Maßnahme.

Fortschritte bzw. Verbesserungen der Motorik sind auch noch im Erwachsenenalter zu erreichen! Eine Verschlechterung der Motorik ist nicht zwangsläufig.

Abschließen möchte ich mit einer Kapitelüberschrift aus dem Buch von Ulrich Strunz (Strunz, U. 2012):

„Laufen ist die Pille,
für die Sie ein Vermögen zahlen würden!"

Quellen:
- Angelman-Verein Deutschland e.V., Erfahrungen mit Angelman-Patienten, Forschungsgruppe des AS-Vereins Deutschland, zusammengetragen 2015-2018, noch nicht veröffentlicht
- Bernius, P.: Die perkutane Myofasziotomie – Ulzibat-Methode, Facebook. dr.bernius/posts/694992673859358/, 2013
- Bundesfachschule für Orthopädietechnik: Skript 1997
- Château, A. und Piquerez, O.: Le syndrome d'Angelman, parcours de vie des adultes, Verlag L'Harmattan, 2015
- Gröber, Uwe: L-Carnitin und die mitochondriale Toxizität der Valproinsäure (deutsche-apotheker-zeitung.de, DAZ 2011, Nr. 37, S. 55)
- Kannegießer-Leitner, C.: Dynamische Orthesen bei Kindern/ Spitzfußbildung und /oder spastische Supination der Füße, BIG-Heft Nr. 34 /2003
- Kannegießer-Leitner, C.: Psychomotorische Ganzheitstherapie – ein Therapiekonzept für zu Hause bei Kindern mit Cerebralparese oder Mehrfachbehinderung, Sequenz Medien Produktion 2010
- Kannegießer-Leitner, C.: Das Angelman-Syndrom besser verstehen – Handbuch für Eltern und andere Fachleute, 2018, Sequenz Medien Produktion
- Kannegießer-Leitner, C.: Kaktus, Charme und Sonnenblumen – Familienleben mit dem Angelman-Syndrom, 2020, Sequenz Medien Produktion
- Kannegießer-Leitner, C.: Eigene Patienten
- Knoppmamäki-H, M. und KALBE, U.: Dynamische Fußorthesen nach Nancy Hylton: Krankengymnastik (KG) 47 (1995) Nr. 2
- Llewellyn, K.J., Nalbandian, A., Gomez, A., Wei, D., Walker, N., Kimonis, V.E.: Administration of CoQ10 analogue ameliorates dysfunction of the mitochondrial respiratory chain in a mouse model of Angelman syndrome, US National Library of Medicine National Institutes of Health, Neurobiol. Disease 2015 Feb 12. pii: S0969-9961(15)00017-0. doi: 10.1016/j.nbd.2015.01.005.
- Piquerez, O.: Questionnaire adultes Angelman – avril 2013, Syndrome Angelman France, übersetzt von Doris Scheiber und Christel Kannegießer-Leitner: Untersuchung - Heranwachsende und Erwachsene mit Angelman-Syndrom, www.syndromeangelman-france.org
- Pollack SF, Grocott OR, Parkin KA, Larson AM, Thibert RL. Myoclonus in Angelman syndrome. Epilepsy Behav. 2018 May;82:170-174. doi: 10.1016/j.yebeh.2018.02.006. Epub 2018 Mar 17. PMID: 29555100.

- Russo, S.: Kongressbeitrag auf dem Internationalen AS-Kongress (ORSA) 2014 in Rom über den Vergleich von Deletion I mit Deletion II beim Angelman-Syndrom
- Stark, C.: Vibrationsunterstütztes Heimtraining bei idiopathischer Skoliose, 7. Workshop für Diagnostik und Therapie von neuromuskulären Erkrankungen bei Kindern und Jugendlichen, Pforzheim, 1. – 2. September 2017.
- Ströhle, A.: Valproinsäure-induziertes Carnitin-Defizit, Pathobiochemie und klinische Konsequenzen, Pharmakotherapie, 19. Jahrgang, Heft1, 2012
- Strunz, U.: Laufend gesund, so mobilisieren Sie die heilende Kraft des Körpers, Wilhelm-Heyne- Verlag München, 2. Auflage 2012
- Su H, Fan W, Coskun PE, Vesa J, Gold JA, Jiang YH, Potluri P, Procaccio V, Acab A, Weiss JH, Wallace DC, Kimonis VE. Mitochondrial dysfunction in CA1 hippocampal neurons of the UBE3A deficient mouse model for Angelman syndrome. Neurosci Lett. 2011 Jan 7;487(2):129-33. doi: 10.1016/j.neulet.2009.06.079. Epub 2009 Jun 27. PMID: 19563863; PMCID: PMC2888840
- Thibert, R.: Angelman syndrome and 15q Duplication syndrome, MsPH Angelman Syndrome Clinic and Dup15q Center Massachusetts General Hospital Harvard Medical School, 2015/PDf-Internet
- Thibert, R. et al.: Angelman syndrome and 15q Duplication, Vortrag an der Angelman Syndrome Clinic and Dup15q Center, Massachusetts General Hospital, Harvard Medical School, 2016
- Thibert, R.; Laing, O.; Grocott, O.R.; Shaaya E.A.R.: Seizure treatment in Angelman syndrome: A case series from the Angelman Syndrome Clinic at Massachusetts General Hospital, PubMed Mai 2016

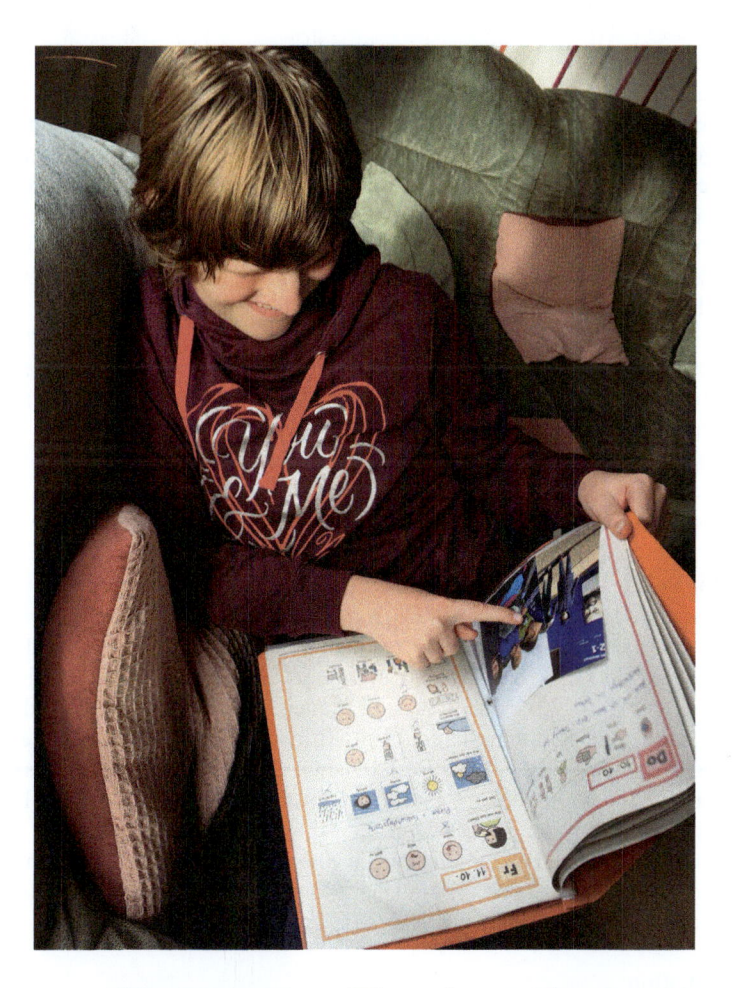

Kommunikation bei Erwachsenen mit Angelman-Syndrom

Sprachverständnis, aktive Sprache und Kommunikation sind beim Angelman-Syndrom sehr unterschiedlich ausgeprägt. Während die meisten Erwachsenen mit Angelman-Syndrom ein gewisses Sprachverständnis für gegenständliche Begriffe haben, manche sogar für abstrakte Begriffe, ist eine aktive Sprache kaum anzutreffen. Bei einigen erlebt man jedoch zumindest den Einsatz von wenigen aktiv gesprochenen Wörtern. Die Kommunikationsfähigkeit kann jedoch auch bei den Menschen ohne aktive Sprache, sehr wohl vorhanden sein. Dies kann Gespräche betreffen, wenn auch nicht komplexere Sachverhalte.

Damit die Berichte besser einzuordnen sind, möchte ich an dieser Stelle zumindest kurz auf die einzelnen Möglichkeiten der Unterstützten Kommunikation (UK) eingehen. Ausführlicher habe ich diese in meinem Buch „Das Angelman-Syndrom besser verstehen – Handbuch für Eltern und andere Fachleute" beschrieben (Kannegießer-Leitner, C. 2018), so dass ich hierauf bei weiterem Interesse verweise.

Möglichkeiten der Unterstützten Kommunikation (UK)

Diese wird im englischsprachigen Raum AAC (*A*ugmentative and *A*lternative *C*ommunication / Calculator, S. 2018, Sheldon, E. 2014 und 2014) und in Frankreich AAC (*C*ommunication *A*lternative et *A*méliorée / Piquerez, O. 2013, Château, A. und Piquerez, O.) genannt. UK und AAC umfassen die Kommunikation mit Bildkarten und Symbolkarten als Modelling, über PECS (Picture Exchange Communication Systems) oder über PODD (Pragmatic Organisation Dynamic Display) oder auch über einen Talker oder Tablet mit entsprechenden Programmen sowie Gebärdensprache. Hinzukommt noch die Möglichkeit der FC (Facilitated Communication), auch Gestützte Kommunikation (Gesellschaft für Unterstützte Kommunikation e.V. 2015) genannt.

Modelling

An den Beginn möchte ich das Modelling nach Claudio Castañeda und Monika Waigand stellen. Wer sich ausführlicher mit dem Modelling beschäftigen will, sei auf folgenden Artikel verwiesen, auf den man freien Zugriff im Internet hat: „Ein Weg für jeden?! Modelling in der Unterstützten Kommunikation" (Castañeda, C. und Waigand, M. 2016).
Das Modelling orientiert sich am Miteinander der Sprechenden bzw. der Kommunikations-Partner.
Wie in der regulären Sprachentwicklung kleiner Kinder auch dient derjenige, der bereits sicher und gut sprechen kann, als Vorbild,

sozusagen als Model. Daher kommt der Name „Modelling" (engl.: modeling, oder auch aided language input).
Die Aktionen werden beim Modelling von der reinen Übungssituation in den Alltag verlagert. Es ist das Ziel, dass das Training ganz nebenbei erfolgt. Dies hat den Vorteil, dass hierdurch eine gewisse Zeitersparnis erreicht wird und zusätzlich das Modelling überall durchgeführt werden kann. Man begleitet sozusagen den Alltag durch das Training bzw. kündigt alle Aktionen über diese Karten an.

PECS (Picture Exchange Communication Systems)
Die Materialien und Fortbildungen über PECS werden im deutschsprachigen Raum von Pyramid® angeboten.
PECS arbeitet mit Symbolkarten und z.B. Tafeln oder Mappen, von denen die Karten abgenommen und an den Trainingspartner/Lehrer weitergegeben werden sollen. In dieses Kommunikationstraining fließen verschiedene Elemente aus ABA (Applied Behavior Analysis /Angewandte Verhaltensanalyse) mit ein, und zwar diejenigen, die die Basis für die Entwicklung funktioneller Kommunikationsfertigkeiten bilden. Es ist das Ziel dieses Trainings, nach und nach Symbole zuzuordnen und in einfache bzw. später komplexere Sätze umzuformen. Hierbei werden im Idealfall sechs Phasen durchlaufen:
In der ersten Phase nimmt das Kind einen Gegenstand wahr, den es begehrt, nimmt das dazu passende Kärtchen und gibt es weiter an den Trainer/Lehrer. Die Kärtchen sind in ein entsprechendes Buch „eingeklettet". Die Handlung und somit die Kommunikation wird von Phase zu Phase komplexer bis hin zur Bildung von Satzstrukturen. Aussagen wie „Ich möchte", Antworten auf „Was möchtest Du?" usw.
Weitere Informationen sind der Homepage (http://www.pecs-germany.com/) zu entnehmen, dem PECS-Trainingshandbuch (Frost, L und Bondy, A. 2011) und den entsprechenden angebotenen Kursen.

PODD (Pragmatisch Organisierte Dynamische Displays)
Das Kommunikationssystem arbeitet mit Symbolen (Symbolsoftware Boardmaker). Es wird im Moment noch eher im angelsächsischen Raum eingesetzt, dies sowohl bei Kindern als auch bei Erwachsenen (Bertram, M.-L. 2014). Marie-Luise Bertram beschreibt in ihrem Kongressbericht die Situation „Angelman-Syndrom und Kommunikation", geht u.a. auch auf die Thesen von Calculator und Sheldon (siehe Literaturverzeichnis) ein und stellt dann ihre Arbeitsweise mit PODD vor. Auch dies im Bereich der Kommunikation bis hin zur Schriftsprache.

Unterstützte Kommunikation mit dem Talker oder Tablet
Hierbei ist das Entscheidende, dass entweder auf einem Talker oder einem Tablet, meistens iPad®, variationsreiche Programme zum Einsatz kommen können. Die Symbole oder auch Fotos können besprochen werden, wie es zum Nutzer passt.
Am meisten verbreitet sind wohl die Programme GoTalkNow sowie MetaTalk.de, beides auch als App für das iPad® erhältlich. Auch hierbei ist ein intensives Training in der Anwendung Grundbedingung bzw. hilfreich. Über den Angelman-Verein e.V. Deutschland werden mehrmals pro Jahr solche Kurse angeboten, dies entweder als Anfänger-Kurse oder auch als Kurse für Fortgeschrittene. Sie sind nicht speziell auf Kinder zugeschnitten, sondern auch für Familien mit Erwachsenen vom AS betroffenen Familienmitgliedern.

Facilitated Communication (FC)
FC wird auch Gestützte Kommunikation genannt. Es ist eine Unterform der UK (Unterstützte Kommunikation) und darf nicht mit dieser verwechselt werden. Man benötigt immer einen Helfer für die Kommunikation, dieser wird Stützer genannt (Gesellschaft für Unterstützte Kommunikation e.V.).
Die FC wird heutzutage bei Personen mit einer schweren Störung in der Kommunikation eingesetzt. Allerdings ist Voraussetzung, dass diese Personen die Schriftsprache beherrschen oder gezielt Symbole oder Bilder aussuchen können, sei es mit Hand/Finger oder Blickwendung. Bei etlichen Menschen mit Angelman-Syndrom wird diese Form der Kommunikation eingesetzt. Man hat den Eindruck, dass dies früher häufiger war als heute, dass heute eher die UK über Talker/iPad zum Einsatz kommt (Castañeda, C. und Waigand, M. 2016). Dies mag an der Entwicklung der Talker im Allgemeinen und speziell am möglichen Einsatz von Tablets mit den entsprechenden Kommunikationsprogrammen im Speziellen liegen.
Es mag aber auch daran liegen, dass es nicht immer leicht ist, einen geeigneten Stützer zu finden. Dieser muss vom Nutzer akzeptiert werden und darf sich selbst nicht einbringen. Er soll nur eine leichte Hilfestellung durch Berührung im Sinne einer Minimal-Stützung geben. Insofern ist es erforderlich, dass die Stützer in Kursen geschult werden, damit nicht, wie häufig die Kritik gegen FC lautet, dass der Stützer unbeabsichtigt seine eigene Meinung schreibt.

Im Folgenden lesen Sie etliche Ausschnitte aus den mir eingesandten Fragebögen. **Zunächst folgen die Berichte über Erwachsene mit Angelman-Syndrom ohne Sprachverständnis.**
Trotz fehlenden Sprachverständnisses können sie eine gewisse Kommunikation erreichen – sei dies über eigene Gesten, als emotionale Kommunikation oder in einfacher Art und Weise über einen Talker.

Alter (U 20 bedeutet ein Alter unter 20, Ü 30 eines über 30 Jahre usw.)

- Ü 30, Deletion 1
Aussagen werden nur situationsentsprechend verstanden, ein Talker wird nicht eingesetzt. Keine verbale Kommunikation. Auf körpersprachlicher und mimisch-gestischer Ebene kommuniziert Moritz sehr viel.

- U 20, UBE3A
Er lebt in seiner eigenen Welt, wir kommunizieren viel. Über ein paar, nicht offizielle Gesten, kann er z.B. am Tisch, „mehr" andeuten. Ist er satt, wird er unruhig, rutscht vom Stuhl runter.

- Ü 20, Deletion 1
Kein Sprachverständnis, er versteht auch keine Gesten. Kommunikationsaufbau nicht geglückt (keine Symbole, kein PECS, kein PODD, kein GoTalkNow). Wenn man die Arme ausbreitet „Komm", dann nimmt er die Hand, um z.B. aus der Wanne zu kommen, oder zieht an der Hand, damit derjenige/diejenige zu ihm hineinsteigt. Man kann ihm auch z.B. den Kakaobecher zeigen, um herauszufinden, ob er Durst hat oder man hält Toastbrot und Nutellaglas hoch, um festzustellen, ob er essen möchte. Wenn er baden möchte, krabbelt er ins Badezimmer.

- Ü 30, Deletion 2
Kein Sprachverständnis, emotionale Kommunikation gut ausgeprägt

- Ü 30, Deletion 1
Bis jetzt, mit 34 Jahren kein Sprachverständnis, auch nicht für ungemein „wichtige" Lebensmittel wie z.B. Marzipankartoffeln. Visuelles Verständnis für viele Dinge und Fotos ist dagegen schon lange vorhanden.
Kommunikation über Blickwendung, Greifen, Fotos.
Das Aussuchen eines Gegenstandes über eine Abbildung gelang trotz Verständnisses für diesen Gegenstand lange Jahre nicht. Ab dem Alter von 27 Jahren begann er spontan aus 3 Fotos eines auszusuchen.

Beginn mit dem Voicepad im Alter von 32 Jahren, nachdem das Aussuchen aus Fotos zu schwierig zu organisieren war, da diese nicht immer greifbar waren und auch von Frank in einem unbeachteten Moment zerknickt, zerfleddert und angekaut wurden. Frank-Udo tippt dann auf das ausgewählte Voicepad-Foto des Essens oder Trinkens, wenn er dies haben möchte. Beginn gerade aktuell auch mit Gegenständen bzw. Beschäftigungen, wie z.B. mit dem „Hörbert"*. Das Verständnis von Bildern bzw. Fotos entwickelte sich recht früh, dagegen für Symbole immer noch nicht.

Zurzeit sind wir dabei, über das Voicepad Fotos zur Auswahl anzubieten derart, dass nur ein Lebensmittel hiervon Frank tatsächlich schmeckt, so dass von Vorneherein ersichtlich ist, was er aussuchen wird. Oder aber ganz neu: Man bietet ihm 4 Fotos an, zwei mit einem Lebensmittel/Getränk und zwei mit einer Beschäftigung/einem Spiel.

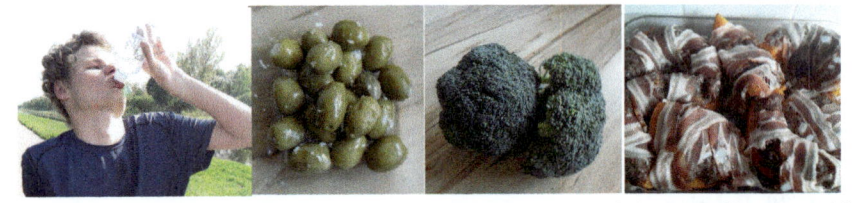

Wenn ich ahne, dass er Durst haben könnte, nehme ich z. B. die Auswahl dieser 4 Fotos.

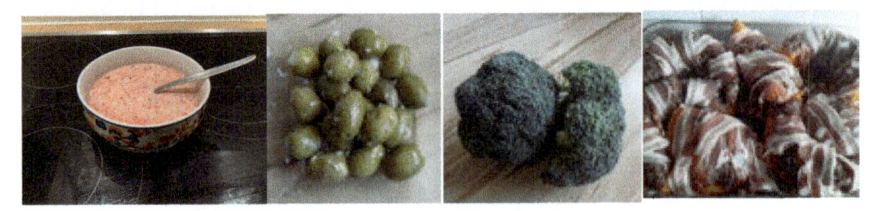

Gehe ich eher von Hunger aus, nehme ich diese Kombination. Natürlich weiß ich schon vorher, was er will…..

Auch die Auswahl zwischen Essen und Trinken ist schon geglückt:

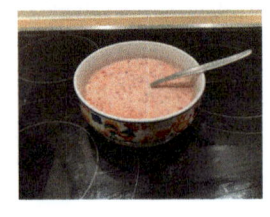

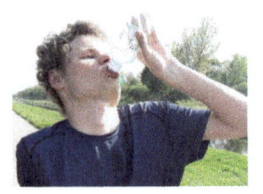

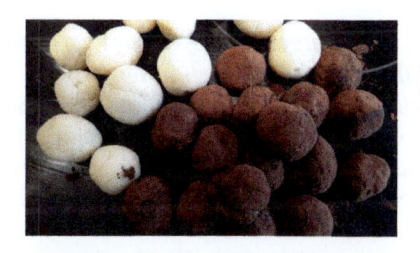

Bei diesem Foto muss ich ihn eigentlich überhaupt nicht fragen. Marzipankartoffeln gehen immer.

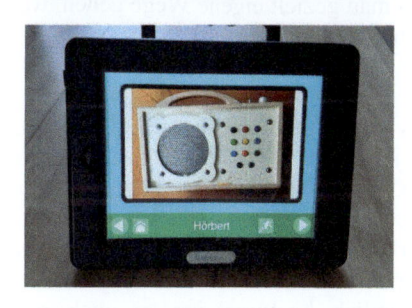

Manchmal muss man Frank auch austricksen: Denn immer mal wieder hat er Hunger, will aber absolut nicht auf den Talker tippen. Wenn ich ihm aber dann das Bild mit dem „Hörbert"* zeige, tippt er sofort. Also beginnt jetzt jedes Essen mit dem „Hörbert", denn danach hat er vergessen, dass er nicht tippen will.

Und gerade kürzlich gab es wieder einen Fortschritt: Zuerst auf den „Hörbert" getippt, ein wenig Musik gehört, dann aufs Müsli. Nun war Frank dies womöglich zu gesund, sprich zu wenig süß. Nach 4 Löffeln ging nichts mehr. Ich zeigte ihm dann das Bild mit "Fruchtjoghurt". Aber hallo! Sofort hat er getippt und letztendlich alles gegessen. Also hat er nicht nur eine Differenzierung des Geschmackes, sondern auch das jeweilige Foto dem gesunden bzw. dem süßen Geschmack zugeordnet.

Nun habe ich auch damit begonnen, Schlüsselszenen aus Fernsehsendungen oder besonders beliebte Spielsachen zu fotografieren und in GoTalkNow zu installieren. Es wäre falsch zu sagen, dass es schon wunderbar funktioniert, aber wir bleiben dran.

Diese Ebene der UK ist nicht unbedingt mit dem Niveau zu vergleichen, in dem bereits Wünsche nach Beschäftigung oder Ausflügen geäußert werden können. Vor dem Hintergrund jedoch, dass kein Sprachverständnis vorhanden ist und Frank trotz mehr als intensiven Trainings mit UK erst mit 27 Jahren (!!!) zum 1. Mal eine Fotokarte aus drei Karten herausgesucht hat, ist dies eine Leistung, die einen als Mutter begeistert.

Bei den folgenden Erwachsenen mit Angelman-Syndrom ist ein Sprachverständnis für gegenständliche Begriffe vorhanden.
Dies erweitert die Möglichkeiten der Kommunikation enorm. Kommt zusätzlich zu dem Sprachverständnis von gegenständlichen Begriffen noch das visuelle Verständnis von Symbolen hinzu, wird vieles im Bereich der UK (Unterstützten Kommunikation) einfacher. Denn so gut wie alle UK-Programme bauen auf Symbolen auf. D.h., wenn man nur über Fotos und Bildkarten arbeiten kann/möchte, muss man gezielt eigene Wege gehen, was aber doch mit diesen Programmen ebenfalls möglich ist.

- Ü 30, Imprinting
Sprachverständnis vorhanden (bis auf für abstrakte Begriffe), Kommunikation früher über PECS, jetzt mit GoTalkNow/MetaTalk. In Ruhephasen kann er sehr gut über GTN kommunizieren, bei unruhiger Umgebung fällt ihm dies schwer. Zurzeit etwas kommunikationsfaul, aber das iPad ist die Rettung für sein Verhalten und unseren Alltag. Er kann auch über Gesten und das Zeigen von Fotos kommunizieren, z.B. kann er im Restaurant selbst bestellen. Zusätzlich kommuniziert er auch mit laminierten Symbolen plus Fotos. Viele Fotoalben werden eingesetzt, denn jeder Urlaub, jeder Aufenthalt mit einer Freizeitgruppe oder auch jede Physiotherapeutin bekommt ein eigenes Fotoalbum.

- Ü 20, Deletion 2
Die ersten Wörter wurden im Kleinkindalter verstanden. Aktuell versteht er auch Sätze, abstrakte Begriffe noch nicht sicher. Die Kommunikation läuft über Bilder. Ein iPad ist geplant.

- Ü 30, Deletion
Lars kommuniziert über Gesten und Bilder, nicht über Symbole. Er hat ein paar Wörter und diverse Laute in seiner aktiven Sprache. Er spricht lediglich „Mama" und „Papa" und er lautiert viel.
Die Eltern erleben, dass Lars ein recht großes Sprachverständnis hat. Er kann sehr deutlich zeigen, was er möchte. Holt sich Essen aus dem Kühlschrank, wenn er Hunger hat, holt sich seine Trinktassen und zeigt sie uns oder geht gleich an den Wasserkran und trinkt. Er zeigt deutlich seinen Unmut durch Gesten und Lautierungen, wenn er etwas nicht möchte. Er schaut sich ausdauernd Fotos und Zeitungen an, sehr gerne mit Tieren oder von gemeinsamen Unternehmungen.
UK bzw. das Training mit dem Talker wurde nicht begonnen, da Lars seine eigene Art gefunden hat, Wünsche und Bedürfnisse zu äußern.

- Ü 20, Deletion
Die ersten Wörter wurden mit 6 Monaten, die ersten Sätze mit einem Jahr verstanden. Die Kommunikation läuft über Gestik, Blicken oder auch Lachen. Die Umgebung erlebt, dass sich Johanna auch ohne Wörter verständlich machen kann. Momentan wird ein Vier-Tasten-Talker eingesetzt.

- U 20, Genotyp nicht bekannt
Sprachverständnis gut, jedoch nicht für abstrakte Begriffe und komplexe Aussagen. Spricht zwei Wörter, kann 25 Gebärden einsetzen, kommuniziert über Bilder und Fotos, erkennt keine Symbole, kommuniziert mit GoTalkNow und MetaTalk, UK wird in der Schule zu wenig unterstützt.

- Ü 50, Genotyp nicht bekannt
Entwicklung des Sprachverständnisses nicht erinnerlich; aktuell werden Wörter und Sätze verstanden, abstrakte Begriffe nicht. Die Kommunikation geschieht über Gesten.

- U 20, UPD
Mit 24 Monaten wurden die ersten Wörter verstanden, aktuell auch Sätze, abstrakte Begriffe nicht. Komplexe Aussagen werden nicht verstanden, Idioms ebenfalls nicht, siehe Seiten 77 ff.
„Mama", „Papa", „Ja" als aktiver Sprachwortschatz. Kommunikation über GoTalkNow und MetaTalk, kann Nico z.B. gezielt im Restaurant sein Essen alleine bestellen. Der Talker erleichtert den Alltag sehr, sonst wäre die Frustration über Situationen, in denen er nicht verstanden wird, wesentlich größer. Er agiert auch mit (eigenen) Gebärden.

- Ü 20, Microdeletion
Man hat den Eindruck, dass Jan viel an Wörtern und Sätzen versteht, aber eben keine aktive Sprache hat. Er kann kleinen Aufforderungen Folge leisten. Abstrakte Begriffe versteht er nicht.
In seiner aktiven Sprache hat er zwei Wörter: „Mama" und „Papa".
Bilder, Fotos, Symbole oder auch ein Talker kommen nicht zum Einsatz. Jan kommuniziert hauptsächlich über Gestik und Mimik.
UK wurde probiert, mit Symbolen etc., konnte aber aufgrund der kognitiven Einschränkungen nicht umgesetzt werden, damals im Grundschulalltag mit MetaTalk und auch später nochmal in der Beschäftigungstherapie.

- Ü 20, Genotyp unbekannt

Christian versteht Wörter, teilweise auch Sätze, abstrakte Begriffe jedoch nicht. Die Kommunikation mit ihm läuft am besten über Gebärden, die er, wie man hier sieht, gezielt einsetzen kann.

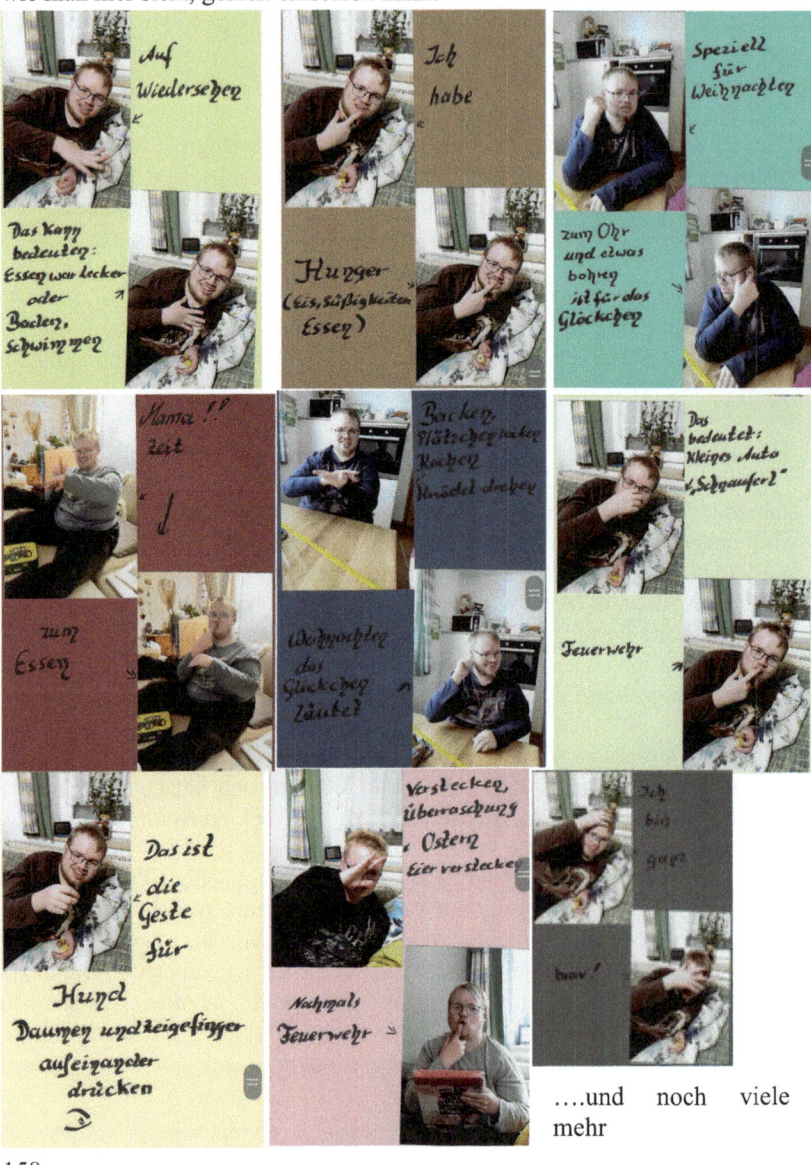

….und noch viele mehr

- Ü 30, Deletion 1
Bestimmte Aufforderungen kann sie verstehen. Sie macht sich eigentlich nur über Laute und vor allem über ihr Verhalten verständlich. Sie kann auch nicht auf Dinge zeigen! Ansonsten kommuniziert sie hauptsächlich über Gesten.

- Ü 20, Deletion
Sprachverständnis entwickelte sich ab 1,5 Jahren. Aktuell werden gegenständliche Wörter verstanden, ebenfalls Sätze. Abstrakte Begriffe nicht sicher. Insgesamt versteht sie sehr viel.
In der aktiven Sprache setzt sie nur „Mama" ein. Ansonsten lautiert sie sehr viel. Sie zeigt: Nimmt meine Hand und führt sie zu dem Gegenstand, den sie haben möchte.
Bilder/Fotos werden selten eingesetzt, ebenfalls Symbole. PECS und PODD kommen nicht zum Einsatz. GoTalkNow wird benutzt, aber nur bei Übungseinheiten.
Aileen kann sich allein durch ihre Mimik und mit ihrer Körpersprache wunderbar mitteilen. Sie reagiert auf Ansprache mit Lauten, jedoch nicht mit Worten. An Bildkarten hat sie kein Interesse.
Die Anregung zur UK kam von mir als Mutter, als Aileen im Kindergarten war. Wir haben viel probiert, aber sie ist darauf nicht eingegangen.
Aileen hat gelernt die Gummibärchenkarte gegen ein richtiges Gummibärchen zu tauschen. Das fand sie noch spannend etwas zu bekommen im Tausch mit der Karte.

- Ü 30, kein Genotyp bekannt
Die ersten Wörter wurden mit einem Jahr verstanden, die ersten Sätze mit 2 Jahren. Das aktuelle Sprachverständnis umfasst gegenständliche Wörter und Sätze, aber keine abstrakten Begriffe. 5 Wörter im aktiven Sprachwortschatz: „Mama", „Papa", „Oma", „Oupa" (Essen), „Nein" (über Kopfschütteln), somit passives Sprachverständnis gut, aktive Sprache deutlich reduziert.

- Ü 20, Imprinting
Die ersten Wörter wurden mit 4 Monaten verstanden, die ersten Sätze mit 1,5 bis 2 Jahren. Aktuell versteht er gegenständliche Wörter und Sätze, abstrakte Begriffe nicht.
In der aktiven Sprache spricht er den Namen der Geschwister aber nur als Teilwort, „Mama", „Papa", „Nonna", „Nonno", „Ge" für Gessica, „Ui" für Luigi und „Ma" für Manuele. Er kommuniziert mit Gesten und Gebärden, darunter viele eigene Gebärden. Er kombiniert viel, zum Beispiel bei

seinem Onkel, der Friseur ist, zieht er an den Haaren, wenn er diesen sieht.
Bei seinem Cousin, der Gitarre spielt, macht er gleich das Zeichen für Gitarre bei dessen Anblick.
Er kommuniziert über Bilder/Fotos, Symbolen. Mit GoTalkNow ist er noch in der Anfangsphase.
UK war gerade stockend auch von meiner Seite aus. Die UK-Lehrerin konnte wegen Corona nicht kommen. Ich hoffe, dass nach dieser schwierigen Zeit, in der uns auch besonders die Gedanken um Antonios bevorstehende Operation seelisch belasteten, meine Motivation wieder mehr wird und wir wieder durchstarten können.
Nachtrag: Leider wurde der Umgang mit UK in der Schule nicht intensiviert.

- Ü 20, Deletion 1
Die Bedeutung der Kommunikation ist mir sehr wohl bewusst, aber wir hatten alle diese Jahre viele andere „Baustellen" zu bewältigen gehabt und nutzen nach wie vor das vorhandene Kommunikationspotential, das sich unser Sohn bis jetzt eingeprägt hat. Er kann keine verständlichen Worte sprechen. Manchmal lautiert er „Mamaaa" oder „Babaaa". Er kommuniziert durch Mimik, Gestik, Lautieren, über den Ton der Stimme und Veränderung der Körperspannung. Durch motorische Unruhe und Lautieren kann er emotionale Stimmungen ausdrücken. Er kann anzeigen was er haben möchte über Zeigegestik oder Blickhinwendung.
Somit Kommunikation nur über Gestik, Blickwendung, Veränderung der Körperspannung. Dies aber erfolgreich, denn er kann sich gewünschte Lebensmittel auswählen.
Wenn die Gegenstände für ihn erreichbar sind, holt er sie sich meist selbst, gerne auch im Doppelpack.

- Ü 20, Genotyp nicht bekannt
Gegenständliche Wörter und Sätze werden verstanden, abstrakte Begriffe nicht. Als aktive Wörter werden eingesetzt: „Mama", „Papa", „ja", „da".
Die Kommunikation erfolgt über Gesten, mit Fotos, nicht mit Symbolen, über GoTalkNow. Dadurch kann er seine Bedürfnisse besser äußern.

- Ü 20, Deletion 2
Die ersten Wörter und Sätze wurden bereits im Kleinkindalter verstanden. Das aktuelle Sprachverständnis umfasst gegenständliche Wörter und Sätze, keine abstrakten Begriffe.
Die Kommunikation erfolgt über Gesten, Fotos, Symbole mit GoTalkNow. Von der Familie aus wird der Wunsch geäußert, dass doch in

der Werkstatt und im Wohnheim mehr Wert auf den Einsatz und die Arbeit mit UK gelegt würde.

- Ü 20, Deletion am Locus D15S10 im UBE3A-Gen
Mit 4 Jahren Verständnis der ersten Wörter, mit 10 Jahren der ersten Sätze. Aktuell werden gegenständliche Begriffe, aber keine abstrakten Begriffe verstanden. Fotos und Bilder können zur Kommunikation eingesetzt werden, wobei Damian meistens lieber den direkten Weg wählt. Er holt sich, was er will oder zeigt es an, z.B. indem er den Reiterhelm holt, wenn er reiten will. Oder er holt das passende Kochgeschirr mit entsprechenden Zutaten aus dem Schrank, wenn man ihm etwas kochen soll. Es wurde UK versucht, brachte aber noch keine Erfolge. Diese Förderung ist sehr abhängig von den jeweiligen Mitarbeitern. Bei Mitarbeiterwechsel fängt man immer wieder bei Null oder gar nicht mehr damit an. Die Logopädin versucht zurzeit mit dem Anybook Reader zu arbeiten. Es ist aber noch zu früh, um sagen zu können, ob es erfolgversprechend sein könnte.

- Ü 30, Deletion
Aktuell werden gegenständliche Begriffe und Sätze verstanden, abstrakte Begriffe nicht. An aktiven Wörtern werden eingesetzt: „Mama", „Papa". Ansonsten läuft die Kommunikation über das Zeigen auf Gegenstände oder über Fotos. Ein iPad mit GoTalkNow wird eingesetzt, aber momentan nur sehr eingeschränkt. Eine Selbständigkeit kann momentan noch nicht dadurch erreicht werden.

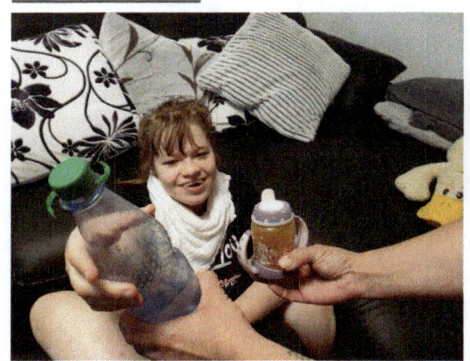

- U 20, Deletion 1
Die Kommunikation mit Angel funktioniert mit Händen und Füßen, Augen und auch manchmal mit dem ein oder andere Hilfsmittelchen (bei uns die Milchschnitte, hat schon wahre Wunder bewirkt ;-).
Wenn man sich etwas Zeit lässt klappt das wunderbar. Angel darf z. B. beim Vesper aussuchen, was sie möchte. Dazu halte ich ihr zwei Optionen „Banane und Mandarine" hin und sie entscheidet. Dazu rede ich auch sehr viel, denn ich denke, dass einiges an

Sprachverständnis vorhanden ist. So ist es auch bei den Spielsachen, wenn sie im Stehständer steht.

Übrigens ist es auch erstaunlich, dass, wenn ich Angel rufe, sie auch meistens zu mir kommt. Also reden und gestikulieren wir weiter, behalten unsere Routine bei. Dann ist der Alltag nicht mehr allzu schwer.

Nun kommen wir in den Bereich der Kommunikation, bei der auch abstrakte Begriffe eingesetzt werden – sowohl in den Fragen als auch in den Antworten.

Sie lesen auch, wie man die unterschiedlichsten Mittel der UK miteinander kombinieren kann:

- Ü 30, Deletion 2

Sprachverständnis ab 7 bis 8 Monaten, z.B. Wörter wie „Mama", „Tati" („Papi" auf Rumänisch), „Oma" und „Buni" (das rumänische Wort für „Omi"); ebenso Wörter die Tätigkeiten bezeichnen, die ihm Spaß machen oder alltäglich sind: „Essen", „Trinken", „liebhaben", „Winken", „Bussi geben", zeigte auf verschiedenen Sachen, wenn er gefragt wurde wo die sind... Inzwischen versteht er Begriffe zweisprachig, auch abstrakte Begriffe.

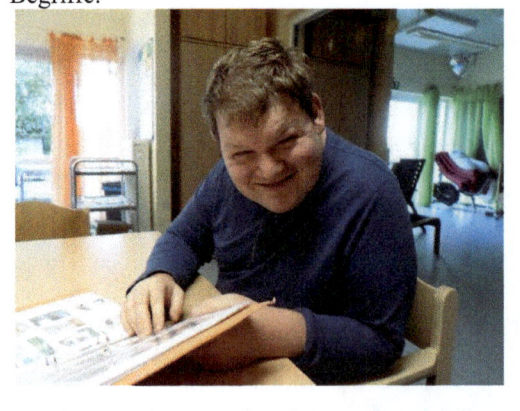

Er war 12 bis 14 Monate alt, als er durch Zeigen mit der Hand, Blicke, Lächeln oder Gesten versuchte zu kommunizieren. Zu seinem aktiven Sprachwortschatz gehören zurzeit ca. 7 Wörter, er kommuniziert auch mit Gesten. Boardmaker-Symbole werden hin und wieder benutzt. Mit Fotos aus dem Programm oder eigenen Fotos gelingt die Kommunikation besser. Die ersten Wörter wurden im Kleinkindalter verstanden, nun versteht er Wörter und Sätze, abstrakte Begriffe.

- Ü 20, Genotyp nicht bekannt

Erste Wörter mit 20 Monaten verstanden, Sätze damals noch nicht. Aktuell werden auch abstrakte Begriffe verstanden, komplexe Aussagen nicht. 2

Wörter in der aktiven Sprache. Kommunikation über Fotos, Symbole und auch iPad.
Mit ID Snap und mit Piktogrammen kann sie sich gut mitteilen und macht kontinuierliche Fortschritte.

- *Ü 20, Deletion*
Mit 1 Jahr Verstehen der ersten Wörter, ganzer Sätze mit 1,5 Jahren, aktuell gutes Sprachverständnis bis hin zum teilweisen Verstehen von abstrakten Begriffen. Als aktives Wort spricht er „Mama", ansonsten keine. Die Kommunikation läuft über Gesten (Zeigen, bitte-bitte), Fotos und teilweise auch Symbole. Es gibt Lieblingssymbole, die besonders häufig eingesetzt werden (z.B. „Eis", „Badewanne", „Kuchen", „Zug fahren").
Ein iPad mit GoTalkNow kommt zum Einsatz. Hiermit kann er Wünsche selbst äußern, z.B. „ich möchte Eis essen". Auch kann er sich etwas aussuchen, z.B. welchen Kuchen wollen wir backen/kaufen. Hinzukommt, dass es ihm auch möglich ist, Dinge abzulehnen wie z.B. „ich möchte nicht wandern, ich möchte mit dem Auto fahren".

- *Ü 30, AS-Like, genetisch noch nicht ausdiagnostiziert*
Erste Worte wurden mit 6 Monaten verstanden, aktuell gegenständliche Begriffe, einfache Sätze und auch abstrakte Begriffe wie z.B. „warten".
Ihre Kommunikation enthält aktiv gesprochene Wörter, dies allerdings in einer abweichenden Aussprache. Was Saskia wichtig ist, kann sie „sagen", der Rest interessiert sie nicht unbedingt.
An Gesten benützt Saskia eine einzige und zwar reicht sie den Teller an, wenn sie satt ist.
PECS und PODD kommen nicht zum Einsatz.
Bei einem Treffen bezüglich Kommunikations-Anbahnung erarbeiteten Saskias Mutter und ich nun doch die Möglichkeit, dass Saskia über Fotos oder Bilder sich ausdrücken könnte, eben nicht über Symbole, wie bereits früher einmal versucht wurde.
Ab 2022 wird Saskia eine Logopädin bekommen, die dann gezielt mit Bildern, Fotos und auch über ein iPad mit Saskia arbeiten wird. Hierüber erhoffen wir uns Fortschritte, die dann Saskia im Heimalltag umsetzen können wird. Zu Hause wurde dies bereits so mit ihr trainiert, allerdings reichen die Heimfahrten nicht aus, um hier mehr als kleine Fortschritte zu erreichen.

- *Ü 20, Deletion 2*
Die ersten Wörter und Sätze wurden früh verstanden. Aktuell gegenständliche Begriffe und Sätze, abstrakte Begriffe unterschiedlich.

Aktive Wörter sind nicht im Repertoire, die Kommunikation geschieht über Gesten, Bilder und Fotos, auch mit Symbolen. PECS und PODD kommen nicht zum Einsatz, aber ein Talker mit GTN.

Die Förderung in der Schule war sehr gut, jetzt in der Werkstatt steht dies Training momentan still. Sie kann sich trotzdem sehr gut verständigen.

An positiver Veränderung hat sich ergeben: Anna-Lena hat seit kurzem auch die Metatalk-App, welche sie genauestens studiert und auch oft etwas zeigt, z.B. den Flughafen, weil sie gerne wieder fliegen will. Zur Fasnetszeit hat sie mir angezeigt, Umzug und Fasching, welches über mehrere Seiten zusammengesucht werden muss. Das fand ich einen enormen Schritt.

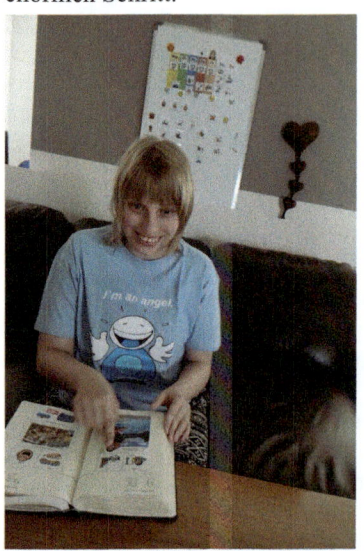

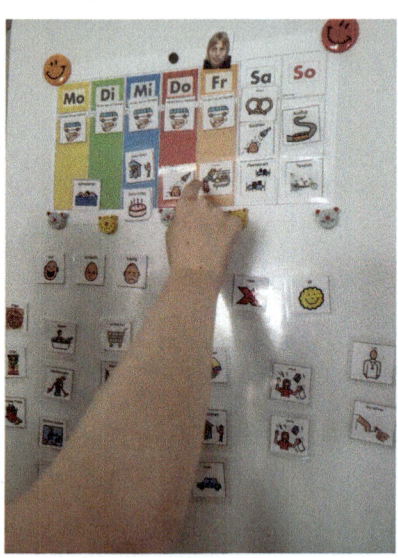

PECS hat Anna-Lena auch drauf. Wir führen auch ein Tagebuch (linkes Foto) seit dem Kindergarten, auf Anraten der Frühförder-Lehrerin. In dieses Buch kleben wir für jeden Tag entweder Fotos oder Symbole ein. Wenn Anna-Lena sich etwas wünscht oder haben will, nimmt sie auch oft das Tagebuch zur Hand und blättert durch, bis sie das jeweilige Foto oder Symbol gefunden hat und zeigt es uns. Auch haben wir eine Kommunikationstafel im Esszimmer hängen, wo der Wochenplan (rechtes Foto) hängt.

- Ü 20, Punktmutation im UBE3A-Gen

Das Verständnis der ersten Wörter erfolgte mit 2 Jahre, erste Sätze wurden im Alter zwischen 2 und 3 Jahren verstanden. Das aktuelle

Sprachverständnis umfasst gegenständliche Wörter und Sätze sowie abstrakte Begriffe. Die Kommunikation geschieht über Gesten, Fotos und Bilder, Symbole und Talker mit GTN. PECS und PODD kommen nicht zum Einsatz. Der aktive Sprachwortschatz ist „Mama", „Papa", „ja", „ne", „ich". UK wird selten genutzt, die Kommunikation geschieht hauptsächlich über direktes Zeigen. Über die Kommunikation erreicht sie außer Haus etwas mehr an Selbständigkeit.

- Ü 20, Imprinting
Erste Wörter verstanden mit 6 Monaten, erste Sätze mit 8 Monaten. Aktuelles Sprachverständnis umfasst gegenständliche Wörter und Sätze und auch abstrakte Wörter. Er kommuniziert über Gesten, Bilder und Fotos, Symbole mit einem Talker mit GTN. Z.B. kann er auf diese Weise seinen Namen sagen und grüßen. PODD und PECS kommen nicht zum Einsatz.

- Ü 30, Deletion
Die ersten Wörter und Sätze wurden mit 15 Monaten verstanden. An abstrakten Begriffen versteht er nur sehr wenige, wie z.B. „Angst", „Schmerz", „lieb sein", „Entschuldigung". Er kommuniziert über Gesten, Bilder, Fotos, Symbole. Anfangs über Magnettafeln und Kommunikationsbücher, dann mit einem Talker. Inzwischen mit einem iPad und der GoTalkNow-App. PECS, PODD und MetaTalk werden nicht eingesetzt.
Er war der erste Schüler seiner Schule mit einem iPad, inzwischen hat er mehrere iPads in Wohnstätte, Werkstatt und zu Hause.
Zusätzlich berichtet Michaels Mutter über Michaels Kommunikationsverhalten noch folgendes:
Erstes Kommunikationsgerät (Talker) mit 13 Jahren durch Aufenthalt in einer Reha im Jahr 2000. Die Schule hatte bis mich dahin bezüglich eines Talkers nicht unterstützt, hat Michael total unterschätzt. Aufgrund seiner Verhaltensprobleme glaubte man, er würde den Talker bei seinen Aggressionen mit einsetzen und werfen o.ä. Ich hatte diesbezüglich vorher schon Anlauf genommen, aber erfolglos. Während der Reha hat man sofort die Sprachlosigkeit als eine wesentliche Ursache für die Verhaltensprobleme erkannt und nachgefragt, ob er einen Talker hat. Daraufhin nahm die UK mit dem ersten Kommunikationsgerät ihren Lauf.
Während der nächsten Reha im Jahr 2003 wurden wir dann mit einem moderneren Gerät mit dynamischem Display versorgt.
Das iPad haben wir selbst gekauft, zunächst zum Spielen mit diversen Apps, 2014 habe ich die GTN-App gekauft, Michael war 27 Jahre alt. Inzwischen hat er ein iPad in der Wohnstätte, eins in der Werkstatt und zu Hause eins

zum Spielen und seit 1 Jahr auch ein von der Kasse finanziertes iPad, auf dem auch MetaTalk installiert ist. Wir arbeiten aber noch nicht mit MetaTalk.

Eine regelrechte Betreuung bezüglich der UK fand während der Schulzeit nicht statt. Vor der Versorgung mit einem Talker gab es in der Schule sehr wenig UK. Aufgrund meiner Eigeninitiative während Michaels Schulzeit in der Förderschule für Geistigbehinderte wurde ich von der Pädagogin dahingehend unterstützt, dass man mir Kontakt zu einer Förderschule in Berlin vermittelt hat, in der mit Kommunikationsbüchern gearbeitet wurde. Somit haben wir mit Bildkarten, Fotos und Symbolen an Magnettafeln und Kommunikationsbüchern begonnen.

Nachdem Michael während der ersten Reha mit einem Talker versorgt wurde, musste ich mich nach einer Einweisung weitgehend selbst einarbeiten.

Michael war somit der erste Schüler mit einem elektronischen Kommunikationsgerät in der Schule und blieb auch der Einzige, solange er Schüler war. Mit 21 Jahren hat er die Schule verlassen.

Zu Hause äußert Michael über UK sehr viele seiner Wünsche und Bedürfnisse. Am meisten nutzt er es, um seine Essenswünsche mitzuteilen. Ich gehe dann auch auf ihn ein und sage „ja" oder „nein", „haben wir heute nicht". Ich fordere ihn auf, wenn er noch mehr essen möchte, dass er es mittels Talker sagt. Er sagt auch, wenn er z.B. mit dem Papa wegfahren will zu großer Technik auf der Straße oder in den Wald. Oder er teilt uns mit, welchen Film er schauen will. Michael nutzt den Talker manchmal dazu, um über das Wetter zu sprechen oder über bestimmte Anlässe, wie Weihnachten oder Geburtstag, nennt uns dann seine Wünsche für das Fest oder dass er feiern möchte. Er teilt uns außer über Gesten auch mit dem Talker mit, dass er zur Toilette muss und berichtet hinterher über Erfolge. Abends sagt er uns damit, wenn er müde ist und ins Bett möchte. Also insgesamt kommuniziert er damit sehr gut, ist dadurch weniger frustriert, weil er seine Wünsche mitteilen kann und man dann antworten kann, ob „ja" oder „nein". Bei einem „Nein" bedarf es natürlich auch etwas Erklärung. In der Wohnstätte und im Förderbereich wird der Talker leider kaum genutzt, das ist sehr unbefriedigend.

Ziel ist es meinerseits, dass er auch lernt damit mitzuteilen, wenn es ihm nicht gut geht, was ihm weh tut oder wo es zwickt. Das klappt leider noch nicht so gut.

Durch Zufall bin ich 2020 an das Zentrum für angewandte Psycho- und Patholinguistik nach Potsdam gekommen und dort auf eine sehr engagierte Patholinguistin gestoßen, die mich dabei unterstützt, in Michaels GoTalkNow-App eine richtige Struktur reinzubringen.

Dadurch, dass ich die ganzen Jahre keine Unterstützung fand, habe ich nach eigenem Gefühl und Wissen das Kommunikationsbuch in der App für Michael aufgebaut und stoße damit natürlich an bestimmte Grenzen. Jetzt sind wir aber in guten Händen und Michael freut sich über seinen stetig wachsenden Wortschatz.

- *Ü 30, Deletion 1*
Gegenständliche und abstrakte Begriffe werden verstanden, wobei Zeit für ihn sehr schwer einschätzbar ist, besonders wenn es ums Essen geht. Dass Oma aber tot ist, versteht er, sie ist im Himmel bei Opa. Das machte er mir durch Zeigen deutlich.
Aktive Wörter sind kaum im Wortschatz enthalten: „Mama" klingt wie „mememe" und „Papa", klingt wie „bebebe" und „Oma", klingt wie „Eme". Er kommuniziert mit Gesten, versteht alle gelernten Gesten und kann ein paar auch selbst machen.
Bilder und Symbole werden verstanden. Zusätzlich wird zur Kommunikation noch GoTalkNow/MetaTalk eingesetzt.
Er kann damit keine Unterhaltung führen, aber er findet immer wieder mal einen Begriff, wie z.B. „Schokoladenweihnachtsmann", oder aber auch „ich hab' dich lieb". Er entdeckt und beschäftigt sich mit MetaTalk sehr gerne. Wenn ich ihm sage (einen Satz, den ich abgespeichert habe): „Das iPad muss jetzt aufgeladen werden", gibt er mir dieses ohne zu zögern und ohne weitere Aufforderung.
Er hat aber auch schon einmal, nachdem ich ihm den Button gezeigt habe, meiner Mutter gesagt: „Ich hab' dich lieb." Und zwar völlig unabhängig.

- *Ü 40, keine exakte Diagnose*
Das aktuelle Sprachverständnis umfasst gegenständliche und abstrakte Wörter. Es wird mit Bildern, Symbolen und auch mit Gesten kommuniziert. GoTalkNow oder MetaTalk kommen nicht zum Einsatz.

- *Ü 20, Punktmutation im UBE3A-Gen*
Die ersten Wörter wurden mit 2 Jahren verstanden, aktuell gegenständliche und abstrakte Begriffe. Kommuniziert wird über Gesten, Fotos, Symbole und mit GoTalkNow/MetaTalk. UK wird eher selten genutzt, da die Kommunikation auch über direktes Zeigen gut gelingt. Allerdings führt die UK außer Haus doch zu mehr Selbständigkeit.

- *Ü 20, Imprinting*
Verständnis der ersten Wörter und Sätze altersentsprechend;

Das Sprachverständnis aktuell umfasst gegenständliche Wörter und Sätze und einige abstrakte Begriffe (z.B. „Geduld" kann er und „Eifersucht" nicht).
An aktiven Wörtern „Papa". Kommuniziert wird mit Gesten, wobei 50 unterschiedliche eingesetzt werden können. Fotos und Symbole kommen zum Einsatz und zwar auch über GoTalkNow und MetaTalk. Martin besitzt ein iPad, kann sehr gut damit umgehen, nutzt es aber nicht wirklich zur Kommunikation, da er mit seinen Gebärden das Meiste (Essen, Freizeitunternehmungen, Tagesablauf, Namen von Betreuern und Familie) schneller zur Hand hat.
Das iPad hat er im Förderberiech häufig genutzt, um Fotos anzuschauen oder auch Quatsch und Späße zu sprechen. Da er sich nicht mehr vom iPad lösen konnte und zu keinen anderen Aktivitäten mehr zu ermuntern war, wird das iPad zunächst einmal nicht mehr genutzt.
Im Wohnbereich gab es die Probleme auch, da fehlt auch noch das Basiswissen fürs iPad bei den Betreuern. Somit momentan keine iPad-Nutzung.
Martin hatte längere Zeit Logopädie mit dem iPad, in dieser Zeit hat er das Medium besser genutzt. Ich möchte als Mutter anregen, dass er wieder Logopädie bekommt.

- Ü 20, Mutation
Das aktuelle Sprachverständnis umfasst gegenständliche Wörter. Bei abstrakten Begriffen ist es nicht immer sicher zu beurteilen. Der aktive Sprachwortschatz umfasst zwei Wörter – „Mama" und „Papa". Kommuniziert wird über Gesten, Bilder, Symbole. In der Schule wurde noch Makaton-Gebärdensprache eingesetzt. Danach wurde leider bei jedem Wechsel UK nicht mehr wie vorher weiter geführt. Die Mutter berichtet, dass sie sich oft sehr alleine gelassen gefühlt haben.
Ina hat allerdings schon eine lebhafte Kommunikation (Lautieren, selbsterarbeite Gesten usw.). Leider wird sie nicht immer verstanden, sodass ihre Schwierigkeiten in der Werkstatt aus den Kommunikationsproblemen entstehen. Außerdem kann sie es nicht ertragen, wenn irgendwo Streit ausbricht oder sie glaubt am Tonfall Streit zu erkennen, dann stimmt sie mit Schreien mit ein. Wenn alles gut läuft ist sie ein lieber und mitfühlender Mensch.

- Ü 20, Imprinting
Das aktuelle Sprachverständnis umfasst gegenständliche Begriffe, abstrakte zum Teil. Die Kommunikation erfolgt hauptsächlich über Gesten. Bilder,

Fotos und Symbole werden hierzu nicht eingesetzt. Auch ein Talker mit GoTalkNow kommt nicht zum Einsatz.

- Ü 20, Imprinting
Die ersten Wörter verstand er mit 6 Monaten, die ersten Sätze mit 18 Monaten. Aktuell versteht er gegenständliche Wörter, Sätze und abstrakte Begriffe. In seinem aktiven Sprachwortschatz hat er 45 Wörter. Er kommuniziert hierüber und über Gesten, Fotos und mit Symbolen, insbesondere über MetaTalk. Niklas hat Spaß an der Kommunikation und will viel wissen.

- Ü 30, UPD
Julia versteht sehr viel und kann auch richtig darauf reagieren. Zu Hause mit ihrer Mutter kommuniziert sie über Zeigen auf Gegenstände, mit Gestik (z.B. einen imaginären Becher austrinken, um zu zeigen, dass sie Durst hat) oder auch mit laminierten Fotos. Mit diesen Fotos werden Ereignisse oder Abläufe unterstützend zu den sprachlichen Aussagen angekündigt. Diese Kommunikation und das gegenseitige Verstehen gelingen so gut, dass Julias Mutter davon spricht, wie gut sie sich mit Julia unterhalten kann. Leider wird in der Werkstätte und im Wohnheim hiervon kaum etwas eingesetzt und auch der vorhandene Talker nicht genutzt.

- Ü 20, Mutation
Sophie versteht alles Alltägliche, auch abstrakte Begriffe.
Sie spricht etliche Wörter, diese eher in „Babysprache", so z.B. „Daidai", „Mama", „aha", „Aja" (für ihre Tante), „Kray" für ehemaligen Betreuer, „Hm" für Hunger usw. Sie hat einen Talker, kann diesen auch bedienen, benutzt ihn aber nicht. Sie kann auch über Bilder kommunizieren, zieht es aber vor, auf Dinge zu zeigen oder diese zu benennen.

- Ü 20, Mutation im UBE3A-Gen
Sarahs Sprachverständnis entwickelte sich recht früh und gut.
Aktuell versteht sie gegenständliche Wörter, Sätze und auch abstrakte Begriffe. Sie hat in ihrer aktiven Sprache drei Wörter: „Mama", „Papa", „ja". Die nahen Bezugspersonen verstehen ihre lautmalerischen Ausdrücke gut und schnell, für Außenstehende klingt alles jedoch sehr ähnlich. Sarah kommuniziert auch über 15 bis 29 aktive Gebärden. Wegen der erheblichen feinmotorischen Behinderung ist allerdings oft Interpretationsspielraum vorhanden, der durch interaktives Herantasten mit Nachfragen und Bodyscannen (in der Regel mit „ja" „nein") beseitigt werden kann. Der gemeinsame Erfolg, ein drohendes Missverständnis dadurch auflösen zu

können macht Sarah immer sehr stolz und erspart so allen unnötige Frustration. 40 passive Gebärden sind ihr geläufig die oft auch aus unterschiedlichen Lehrbüchern und Situationen entstanden sind.
Über Bilder, Symbole und auch mit PECS hat sie einen großen Kommunikations-Wortschatz entwickelt. Sie setzt zur Kommunikation auch einen Talker ein. Zum Einsatz kommen zusätzlich: iPad, Erzählbuch, Kommunikationsordner, Gebärden – somit alles was ihr hilft, ihre Anliegen zu kommunizieren.

Ihre Mutter kommentiert diese positive Entwicklung folgendermaßen:
Die Anregung zur Unterstützen Kommunikation kam aus dem Kinderzentrum München, da war Sarah etwa zwei Jahre. Danach machte ich eine Reihe von Weiterbildungen in Sachen UK und bin heute noch im Arbeitskreis Bayern der Gesellschaft für Unterstützte Kommunikation.
Da ich das Fehlen der aktiven Sprache bei meiner Tochter als größte Behinderung begreife, ist es mir wichtig, sie hier so gut ich kann zu unterstützen. Und ich habe schon den Eindruck, dass ihr die kommunikativen Fähigkeiten, die sie sich in den Jahren angeeignet hat, im täglichen Leben – das sich ja inzwischen hauptsächlich außerhalb ihres Elternhauses stattfindet - sehr helfen.

- Ü 30, UPD
François' Mutter kommentiert die Fotos auf der folgenden Seite folgendermaßen:
"Unsere erwachsenen Kinder mit AS sind nicht geduldig. Sie kommunizieren in Höchstgeschwindigkeit und warten oft nicht einmal auf eine Antwort, da sie sich bereits anderen Dingen zugewandt haben. Deshalb scheint mir der Einsatz von Gesten, auch wenn diese nicht immer korrekt wiedergegeben werden, am besten geeignet, vor allem, weil die Gesten meistens von einem Gesichtsausdruck begleitet werden.
Hinzukommt, dass es nicht nötig ist, die Hardware (Papier oder Tablet mit Software) herauszuholen: Die Kommunikation kann sofort beginnen. Der Lernprozess ist jedoch langwierig und erfordert viel Geduld, was durch das Defizit an motorischen Fähigkeiten und an der Fähigkeit zur Nachahmung erschwert wird. Es ist auch notwendig, dass die Umgebung sich engagiert und ihre Worte mit Gesten begleitet. Dieser letzte Punkt hat François bei der Verwendung von Gesten eingeschränkt, da nur ich mich dafür interessierte. Und selbst für mich war das Lernen nicht einfach. Es war, als würde man eine andere Sprache lernen.

Ein junges Mädchen kam zwei Jahre lang, um François zu trainieren, aber seitdem hat er viele Dinge vergessen, weil er im Wohnheim lebt und dort diese Fertigkeiten nicht geübt wurden. Schade!"

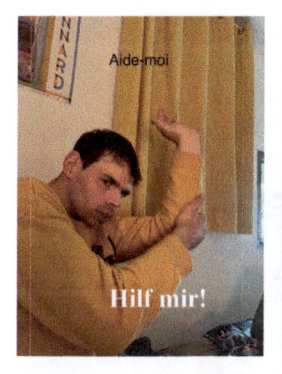

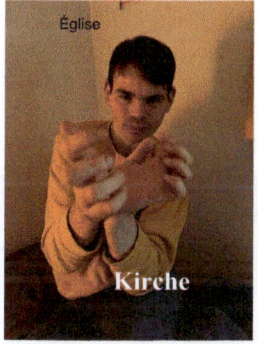

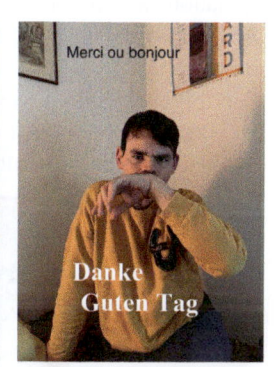

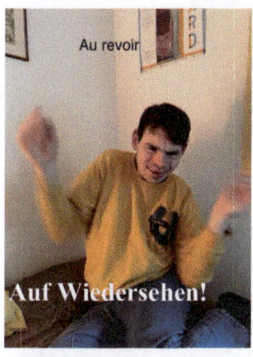

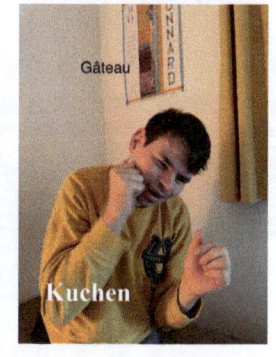

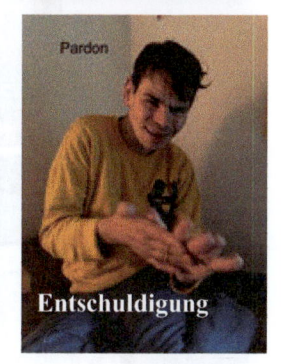

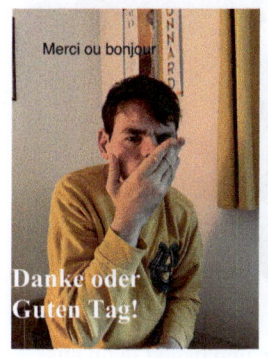

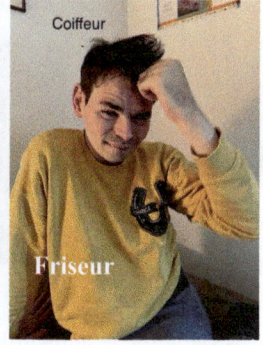

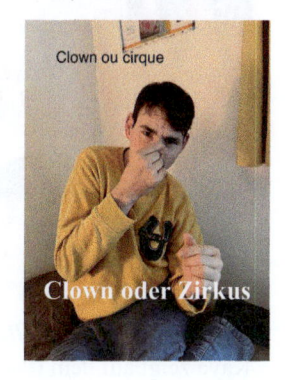

171

- U 20, Deletion 2
Kaya kommuniziert hauptsächlich mit eigenen Gesten und ihrem iPad über MetaTalk. Diese Möglichkeiten kombiniert sie, je nachdem, wie die Situation es erfordert, miteinander.

Auf den folgenden Seiten werden einige Situationen aus Kayas Alltag beschrieben.

Die folgende Antwort mit einem eher abstrakten Begriff ist doch eindeutig zu verstehen, oder? Auf die morgendliche Frage, warum die Tochter so laut jammert, erhielt die Mutter diese Aussage!

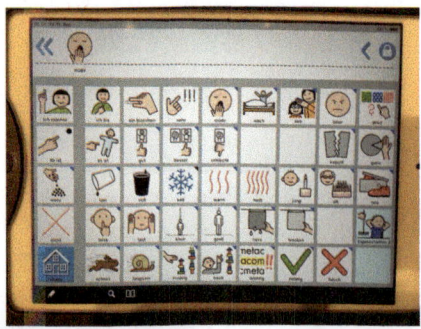

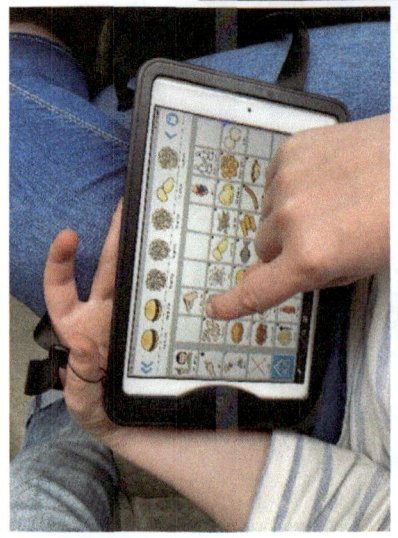

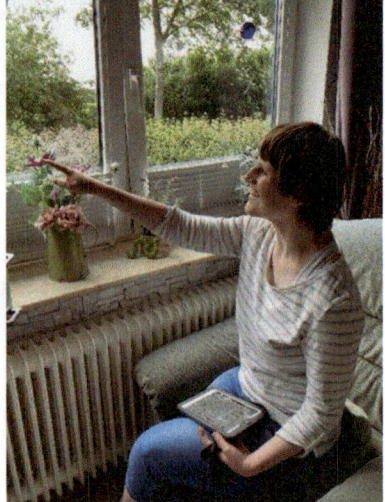

Es wurde Essen bestellt:
Kaya zeigt auf dem iPad was sie gerne essen würde und deutet dann aus dem Fenster, da das Essen geliefert und nicht selbst gekocht wird.

Im Restaurant:
Zuerst wird in der Karte nach Bildern gesucht, um etwas auszusuchen und nach dem Essen bedeutet das Zeigen auf den Tisch, dass Kaya noch einen Nachtisch möchte.

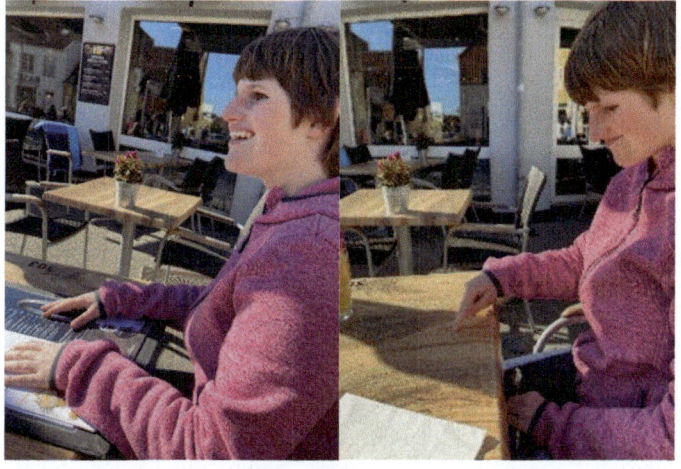

Kaya setzt jedoch zur Kommunikation nicht nur ihren Talker ein, sondern z.B. auch das Ferientagebuch von Andrea Schäfer, siehe diese Fotos.

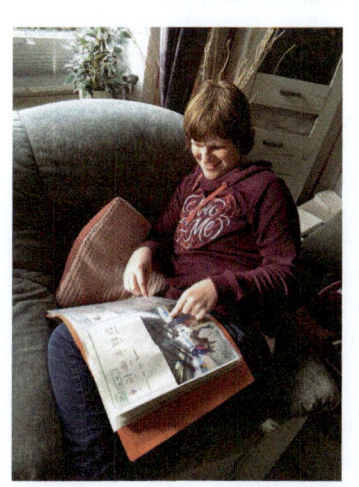

Hier beschreibt Kayas Mutter weitere Details zu Kaya und ihren Kommunikationsfähigkeiten:
Kaya war uns bei der Art der Kommunikation immer einen Schritt voraus. Sie gab selbst die Anregungen, wie sie kommunizieren möchte:
Mit 2 Jahren holte Kaya zielgerichtet ein bestimmtes Bilderbuch und zeigte dort auf die Seite mit einem Keks und forderte diesen strahlend ein. Der Beginn der Kommunikation mit Bildern.
Mit 3 oder 4 Jahren schaute Kaya das erste Mal eine DVD (Detlef Jöckel mit dem Lied „Wischi, wischi, waschi").
Seitdem bedeutet die Geste „Bauch waschen", bei Kaya Fernsehen schauen. Der Beginn diverser weiterer Gesten zur Kommunikation.

Auch mit Kayas begeisterter Nutzung und Beherrschung unseres ersten iPads (Fotos, Videos, kleine Spiele) hat sie uns frühzeitig zu einem Wechsel von ihrem starren Talker, den sie kaum genutzt hat, auf ein eigenes iPad mit der dynamischen MetaTalk-App animiert und motiviert.

Kaya kann mit Hilfe des iPads ihre sehr kommunikative Ader ausleben. Sie entdeckt durch das Ausprobieren und ihr gutes Sprachverständnis immer wieder interessante neue Wörter und setzt diese sowohl gezielt als auch bewusst zum Quatsch machen ein.

- Ü 30, Deletion 2

Mit 5 Jahren Sprachverständnis in bestimmtem Ausmaß vorhanden, wie „setz dich hin", „komm her", „Annika nein, „Stell dich hin". Aktuell werden auch abstrakte Begriffe verstanden.

Tägliches Tagebuch aus der Sicht von Annika, Ferientagebücher, Bücher über bestimmte Themen in ihrer Freizeit, z.B. Bücher über die Hunde Charly und Caro, Bücher über Oma und Opa, usw.

Große PECS-Wand im Flur, PECS-Wand in der Küche über Nahrungsmittel, eigene Kommunikationsbücher.

Mir war von Anfang an klar, dass Kommunikation der Weg ist. Anregung und Beratung hatte ich in den ersten Jahren durch den lvkm (Landesverband für körper- und mehrfachbehinderte Menschen Schleswig-Holstein e.V), der schon recht früh (also schon in den 1990-er Jahren) Unterstützte Kommunikation anbot. Später in der Schule durch die Klassenlehrerin und natürlich auch durch den AS-Verein.

Annika kann sich mit Hilfe von UK mitteilen, Wünsche äußern, sich selbst beschäftigen.

Über die weitere Kommunikation mit ihrer Tochter berichtet Annikas Mutter im Folgenden:

In unserem Haus befinden sich in fast jedem Zimmer Materialien der Unterstützen Kommunikation. Sowohl Annika als auch ich setzen sie vielseitig ein und so ergeben sich immer wieder kleine Gespräche, werden Unklarheiten bereinigt und Mitbestimmung ermöglicht.

Als erste Reaktion auf Situationen setzt Annika aber immer ihre Körpersprache ein. Ihre ausgeprägte Mimik, Laute und eigene Gebärden stehen ihr immer zur Verfügung und werden von ihr spontan und direkt eingesetzt.

Allerdings ist ihre Körpersprache sehr fein und schnell. Daher muss man Annika schon sehr gut kennen und auch in der jeweiligen Situation beobachten, um ihre Aussage richtig zu interpretieren.

Wenn Annika die Hände oder eine Hand vor dem Mund hält, dann gefällt ihr etwas nicht oder sie hat zu einer bestimmten Aufgabe keine Lust.
Das ist eine sehr hilfreiche und wertvolle Gebärde!
Mit dieser Gebärde zeigt sie eindeutig ihre Befindlichkeit und man erhält die Möglichkeit durch Erklärungen, sie entweder in dieser momentanen Situation zu halten (wenn es wirklich nötig ist) oder sie daraus zu entlassen.

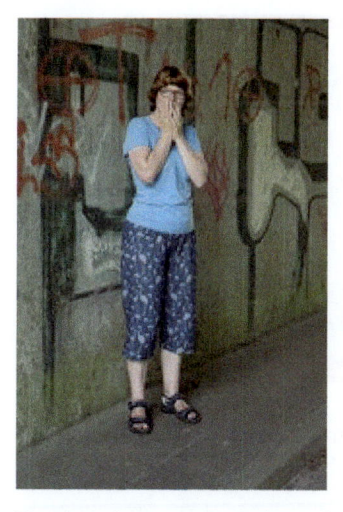

Auf diesem Foto hatte sie keine Lust mehr, spazieren zu gehen. Ich habe ihr erklärt, dass sie nun aber den Weg zu Ende gehen muss und wir dann nach Hause fahren. Das hat sie zwar akzeptiert und verstanden, mir aber auf dem Weg zum Auto, mit der Ausführung dieser Gebärde immer wieder gesagt, wie doof sie das findet.
In einem anderen Zusammenhang, in der sie diese Gebärde sofort ausführte, war es, als ich ihr erzählte, dass sie einen Termin für einen Arztbesuch hat.
Ich erklärte ihr mit Hilfe des Kommunikationsbuchs, dass dieser Termin wichtig und nicht schlimm sei.
Das hat sie zwar akzeptiert, aber auf der Fahrt zum Arzt, im Wartezimmer und beim Gespräch mit dem Arzt, setzte sie immer mal wieder diese Gebärde ein.
Sie zeigte deutlich ihren Ärger und ihren Unwillen, diesen Arzttermin wahrnehmen zu müssen, war aber dennoch kooperativ!

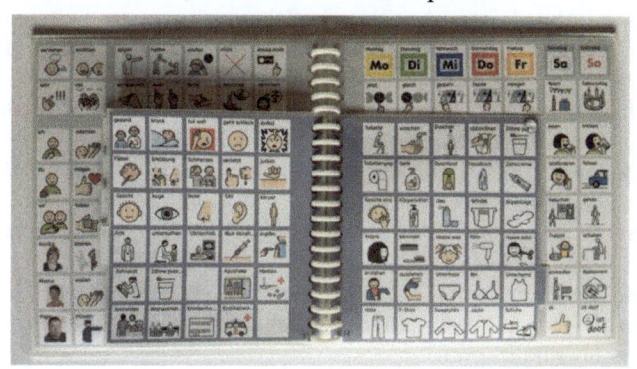

Wie wichtig es ist, UK-Materialien immer zugänglich zu halten, zeigt dieses Beispiel. Annika ist gerade von der Tagesförderstätte nach Hause gekommen und hat Hunger. Sie hat im Kühlschrank Kartoffelbrei und Leberkäse entdeckt und bekommt eine kleine Portion zu essen.

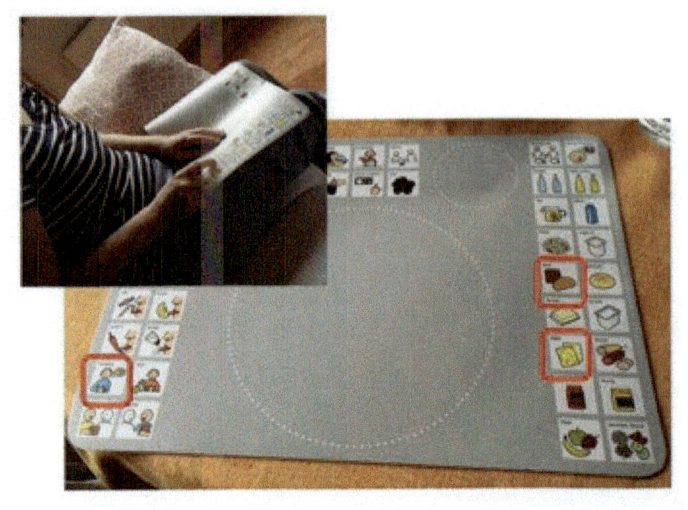

Anschließend geht sie ins Wohnzimmer, nimmt das Tischset und zeigt auf die Symbole „hungrig", „Brot" und „Käse". Sie hat immer noch Hunger!

Geburtstage sind für Annika besonders bedeutsam und sie freut sich sehr darauf!
2015 hat sie mir einen seltenen Einblick in ihre Gefühlswelt gezeigt. Annika hat Anfang Dezember Geburtstag und schon seit ein paar Jahren feiern wir ihren Geburtstag gemeinsam mit der Familie bei einem gemütlichen Abendessen. Annikas Großeltern, die weiter weg wohnen, kommen nicht zu diesem abendlichen Termin, weil sich der Großvater altersbedingt Fahrten in der Dunkelheit nicht mehr zumuten möchte.
Annika hat ihren Geburtstag sichtlich genossen und sich über den Besuch und ihre Geschenke sehr gefreut. Am nächsten Morgen nach dem Frühstück saßen Annika und ich auf dem Sofa und unterhielten uns über den gestrigen Abend. Da nahm Annika ihr Kommunikationsbuch und tippte auf die Symbole „ich", „traurig" und auf die Fotos von „Oma" und „Opa".
Ich war so überrascht und gleichzeitig fassungslos!
Nie hätte ich gedacht, dass sie ihre Großeltern an diesem Abend vermisst hat und darüber traurig war!

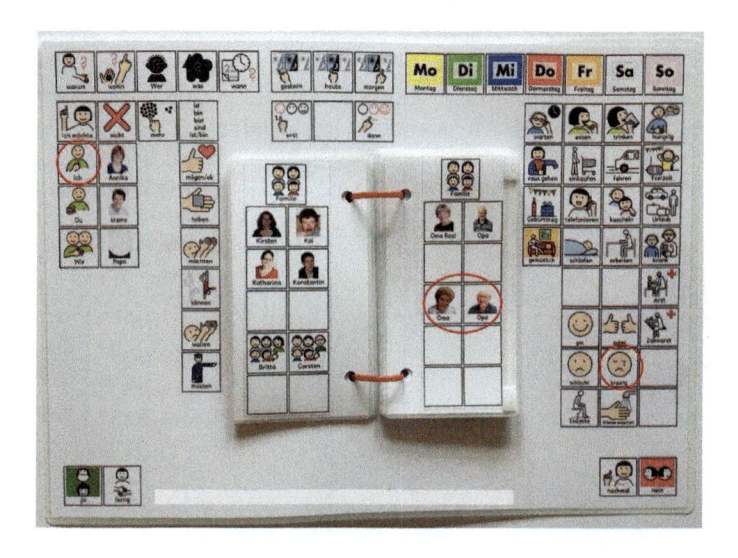

2021
In diesem Jahr fing Annika schon sehr früh an (Ende Oktober), von ihrem Geburtstag zu erzählen. Sie zeigte auf dem Geburtstagskalender immer wieder auf das Symbol „Geburtstag" und bei dem Symbol „Herzlichen Glückwunsch" auf das eingepackte Paket.

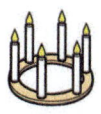

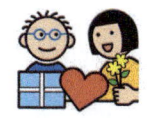

Geburtstag   herzlichen Glückwunsch

Mehrfach am Tag zeigte sie auf die Symbole und klettete Personen in das Geburtstagsfeld. Ich hatte erst nicht verstanden, warum sie unbedingt immer Personen in das Geburtstagsfeld kletten wollte, weil dieses Feld für die jeweilige Person vorgesehen ist, die an diesem Tag Geburtstag hat. Bis ich darauf gekommen bin, dass es die Leute sind, die sie zum Geburtstag einladen wollte!

Zudem machte sie auf dem Wohnzimmertisch ihre Gebärde für „Leute einladen" und suchte auf ihrem iPad nach den Fotos vom letztjährigen

Geburtstag, wo der Tisch schon schön gedeckt war. Das zeigte mir, wie sehr Annika sich mit ihrem Geburtstag beschäftigte und dass sie eine genaue Vorstellung hatte, wie alles aussehen und wer eingeladen werden sollte.

Ich verstand alle ihre Hinweise und beantwortete geduldig sprachlich, mit dem Kommunikations-Buch oder auf dem iPad mit der App MetaTalk immer wieder ihre Aussagen. Gleichzeitig hatte ich aber das Gefühl, dass es ihr trotzdem nicht ausreicht und so entstand das Geburtstagsbuch.

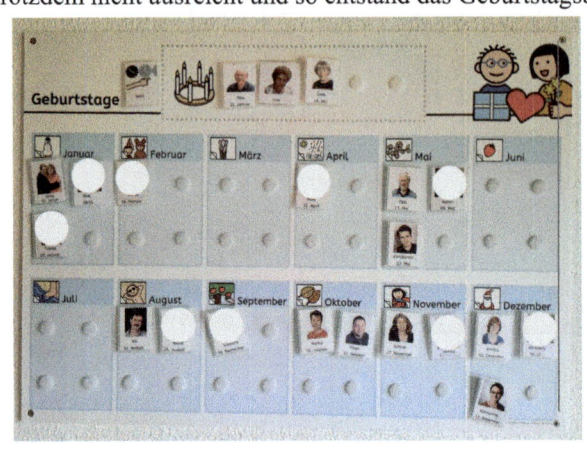

Hier war ihre Gebärde für „Tisch schön decken", ein Foto vom letztjährigen Geburtstag, eine Kalenderübersicht von November und Dezember, um ihr zu zeigen wie lange sie noch warten muss, eine Einladungsliste und Personenfotos.

Sie war so glücklich dieses Geburtstagsbuch zu bekommen und fühlte sich so verstanden!

Tagebuch

Das Tagebuch mit den für Annika bedeutsamen Ereignissen schreibe ich schon seit 2002. Mit den Jahren habe ich ein immer besseres Gespür dafür entwickelt, was sie wirklich bewegt. Das Tagebuch lebt von den vielen Fotos die die augenblicklichen Momente einfangen.

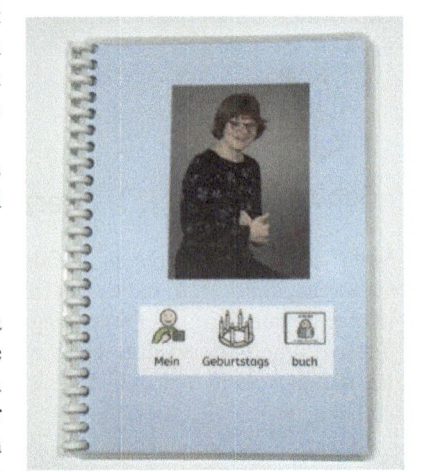

Die jeweilige Situation auf den Fotos erkläre ich entweder schriftlich oder mit METACOM-Symbolen aus Annikas Sicht.

Diese Erklärungen sind wichtig, damit auch andere Personen, die sich mit Annika das Tagebuch ansehen und lesen, nachvollziehen können, was passiert ist.

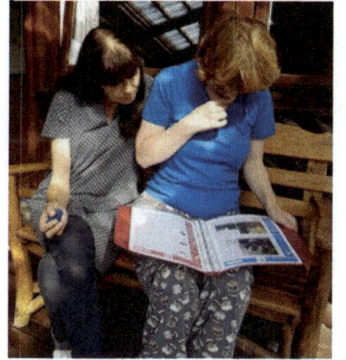

Annika ist immer sehr glücklich, wenn sie mit Menschen ihr Tagebuch teilen kann. Dabei weiß sie sehr genau, was sie erzählen will und blättert gezielt auf diese Seite.

Für Annika ist das Tagebuch ein wichtiger Baustein in der Nutzung ihrer vielfältigen Kommunikationsmaterialien. Zudem bietet es ihr Selbstbeschäftigung und Selbstreflexion.

Das Resümee von Annikas Mutter:
Annikas Verhalten empfinde ich ganz selten als herausfordernd, sie ist allerdings sehr hartnäckig ;-). Ich kann sie gut lesen und sie kann sich gut mitteilen, das funktioniert aber nur mit UK.

Abschließend möchte ich eine heutzutage leider viel zu selten anzutreffende Art der Kommunikation vorstellen und zwar die *FC/Facilated Communication (Gestützten Kommunikation):*

- <u>Ü 30, Deletion 2</u>
Jakob kommuniziert über Gesten und FC/*Facilated Communication (Gestützten Kommunikation)*
Folgende Zeilen geben zwei Gespräche in FC zwischen Jakob und einer Stützerin wieder:

Ich will das allers nicht mehr mache n.
Ich möchte wieder arbeiten das ist sehr scheisse allein zu sein.
ich möchte sagen das ich auch etwas bestimmen möchte.
Ich will das neue sagenhafte medikament nicht nehmen.
Ich will auch nicht mehr n ach kork.

(Jakob hat den starken Drang aufzuhören und den Raum zu verlassen.)

Jakob möchtest du mit mir einen Spaziergang machen und später weiterschreiben?
J: Ja.
Das machen wir.
Ich will das auch so schicken.
(Möchtest Du noch etwas an deine Mutter schreiben?)
Ja.
Liebe mama
Ich habe auch etwas zu sagen.
Ich will auch besser zuhören aber das sagenhafte medikament hindert daran. Das ist schrecklich.
Liebe grüsse dein jakob
Jetzt sc hicken

Ich habe das nicht gewollt das ich in das krankenhaus musste.
Ich möchte sagen das ich nicht in die klinik mlchte.
(H: Jakob, wir haben den Arzt angerufen weil der Anfall nicht aufhörte, trotz Medizin.)
Das war schrecklich weil es nicht aufhörte sage das meinen eltern.
Sage das ich nicht ins krankenhaus
Will
dann gehe ich ein.

Alleine diese beiden Gespräche zwischen Jakob und seiner Stützerin sind schon beeindruckend. Hinzukommt, dass er auch, als er an einem der Wochenenden zu Hause war, mit seiner Mutter als Stützerin den Bericht von S. 51 verfasst und geschrieben hat. Ich habe von ihm schon etliche Berichte gelesen und komme immer wieder zu dem Schluss: Das Problem liegt weniger bei Jakob als darin, dass heutzutage nur noch sehr wenige der Betreuer die Technik des Stützens beherrschen. Aus diesem Grund ist kürzlich begonnen worden, mit Jakob nach und nach den Umgang mit einem iPad und GTN zu erarbeiten. Da dies eine sehr intensive Arbeit darstellt, kann es nicht im Wohnheim durchgeführt werden, sondern muss hauptsächlich zu Hause erreicht werden. Die ersten Fortschritte in der UK mit dem iPad haben sich bereits eingestellt, denn zu Hause wird für Jakob die Kommunikation mit diesem Medium immer vertrauter. CKL

Zusammenfassende Empfehlungen
Was ich im Kapitel über Kommunikation in meinem Buch „Das Angelman-Syndrom besser verstehen – Handbuch für Eltern und andere Fachleute" geschrieben und gezielt meinen Sohn Frank damit gemeint habe, gilt allgemein für den Einsatz von UK bei Menschen mit Angelman-Syndrom:
Man soll sie nicht da abholen, wo man meint, dass sie stehen müssten, sondern da abholen, wo sie tatsächlich stehen.
Dies bedeutet, dass bei fehlendem Sprachverständnis der ganze Umgang, auch bei Erwachsenen mit Angelman-Syndrom, anders sein muss als bei vorhandenem Sprachverständnis. Genauso muss man herausfinden, wie das Verständnis von Bildern und Symbolen ist. Werden diese (noch) nicht erfasst, muss man zunächst daran arbeiten, die Bedeutung von Fotokarten beizubringen. Dies gelingt mit intensivem Einsatz meist recht gut. Bei Symbolen kann es deutlich schwieriger werden. Werden diese nicht verstanden und trotzdem Symbole eingesetzt, ist das für alle Beteiligten auf die Dauer frustrierend und irgendwann wird abgebrochen, nach dem Motto, dass UK hier nicht funktionieren kann. Eltern können insbesondere in diesem Bereich ihr Kind wohl am besten beurteilen, so dass die Fachleute auf sie hören und die Förderung entsprechend aufbauen sollten.
Die Eltern, deren Kinder ein sehr gutes Sprachverständnis und Symbolverständnis haben und bereits über Gestik und/oder Talker ausgezeichnet kommunizieren, müssen auch lernen zu akzeptieren, dass es sehr wohl Menschen mit Angelman-Syndrom gibt, die kein Sprachverständnis und auch kein Symbolverständnis haben.

Um das richtige Niveau der UK zu treffen, sollte man sich folgende Fragen stellen:
Versteht derjenige/diejenige die Bedeutung von gezeigten Gegenständen?
Dies lässt sich im Alltag relativ einfach feststellen, je nachdem wie mit den einzelnen Dingen umgegangen wird. Wenn jemand einen Becher nimmt und daraus trinkt, kennt er dessen Funktion. Genauso, wenn er etwas gerne isst und sich dies nimmt und hineinbeißt. Dies ist auch dann so zu sehen, wenn verschiedene Menschen mit Angelman-Syndrom sich gerne Plastikteile nehmen und diese kauen. Auch wenn dies nicht deren ursprüngliche Funktion ist, sehen diese Plastikteile eben so aus, dass unsere Kinder gerne hineinbeißen und darauf herumkauen.
Letztendlich kann man in diese Richtung auch so ganz nebenbei trainieren, indem man die Dinge des Alltags immer wieder zeigt, benennt und damit agiert, wie viele Familien dies sicherlich schon ganz automatisch tun.

Versteht derjenige/diejenige die Bedeutung von Fotos? In welcher Größe?
    a. Visitenkartengroß?
    b. Postkartengroß?
    c. DIN A4 oder größer?
Auch bei Fotos kann man meistens feststellen, ob sie erkannt werden. Wenn nein, hilft es, immer wieder den Gegenstand passend zum Foto zu zeigen. Ich nenne dies Bildkarten-Gegenstandspaare. Nach und nach – nach vielen Wiederholungen – werden diese Zuordnungen dann oft erkannt und gespeichert. Die Größe der Fotos muss passen. Sind die Fotos zu klein, kann es sein, dass sie deswegen noch nicht erkannt werden. Als Frank klein war, habe ich z.B. mit Fotos DIN A3 begonnen, von denen ich zum Training 20 verschiedene eingesetzt habe. Kleinere Fotos haben ihn nicht interessiert. Heute kann er schon längst Fotos von Visitenkartengröße erkennen.

Versteht derjenige/diejenige die Bedeutung von Symbolen?
Symbole zu erkennen, kann ungemein schwierig sein. Von der Gehirnphysiologie her gesehen stimmt es eben nicht, dass man ein und dieselben Symbole nur immer wieder zeigen muss und sie werden dann irgendwann verstanden. Es kann tatsächlich auch sein, dass Symbole nie verstanden werden, Fotos dagegen schon. Natürlich kommt es auch auf das jeweilige Symbol an. Das für BANANE ist sehr einfach zu verstehen. Aber es gibt auch unter den Einstiegssymbolen zu viele, die für manche Menschen nicht zu verstehen sind. Auch wenn immer wieder gesagt wird, dass man einfach nur regelmäßig mit Symbolen arbeiten müsse, damit sie irgendwann verstanden werden, spricht die Erfahrung des Alltags bei etlichen dagegen.

Versteht derjenige/diejenige die Bedeutung von gesprochenen Wörtern?
    a) Situationsentsprechend?
    b) Unabhängig der Situation?
Oft wird zunächst ein Wort/ein Satz nur im Zusammenhang mit der jeweiligen Situation richtig verstanden. Z.B. reagiert Frank auf die Aussage „Jetzt geht's ins Bett!" am hellichten Tag überaus gelassen. Spricht man diese Worte jedoch um Mitternacht bei Dunkelheit, erfolgt Protest. Sind es die Wörter, ist es mein Tonfall oder die Tatsache, dass ich sprechend aufstehe? Auf jeden Fall erkennt er den Ernst der Lage und protestiert. Wie den obigen Berichten zu entnehmen ist, gibt es noch andere Erwachsene ohne Sprachverständnis. Will man kommunizieren, muss man Gestik oder den emotionalen Kanal nutzen – oder die visuelle Möglichkeit von Fotos. Fotos wie z.B. auf den Seiten 154/155) von Lebensmitteln oder auch Gegenständen, Personen oder Beschäftigungen werden zusammen mit dem

gesprochenen Wort eingesetzt. Man kann mit großen Fotos beginnen, die Fotos dann immer kleiner machen (und zahlreicher). Es bietet sich z.B. ein Karteikasten für die Fotos an, damit man weiß, wo sie sind und man sie nicht suchen muss. Man kann auch mehrere Fotos an einen Schlüsselanhänger fixieren, diesen am Gürtel tragen, um die wichtigsten immer griffbereit zu haben.

Versteht derjenige/diejenige die Bedeutung von gesprochenen Sätzen?
Die Entwicklung vom Sprachverständnis von Wörtern zu dem von Sätzen geschieht meistens nach und nach ohne spezielles Üben.

Versteht derjenige/diejenige die Bedeutung von abstrakten Begriffen?
Etwas Anderes ist es mit dem Verständnis von abstrakten Begriffen. Diese sind nicht zu zeigen, nicht anzufassen, riechen und schmecken nicht. Man kann manchmal Hilfestellungen anbieten wie z.B. für „morgen" gleichbedeutend mit „noch einmal schlafen". Allerdings geht dies nicht immer so leicht. Hier braucht es Übung und ein gewisses kognitives Verständnis, was sich nach und nach entwickeln kann, aber nicht unbedingt entwickeln muss.

Versteht derjenige/diejenige die Bedeutung von komplexen Aussagen?
Das Verständnis von komplexen Aussagen oder auch Aussagen im übertragenen Sinn ist noch viel schwieriger und deswegen von nur sehr wenigen zu erreichen. Wie bereits berichtet, ist es sehr schwer zu erklären, dass der Begriff „mir hat es die Sprache verschlagen" absolut nichts mit „schlagen" zu tun hat und was er dann bedeutet.

Ist lediglich Blickwendung in Richtung des Gewünschten möglich?
Es ist auch dann schon Kommunikation, wenn jemand in die richtige Richtung blickt. Also, wenn z.B. ein gewünschter Gegenstand angeschaut oder auf eine Karte geblickt wird. So beginnen viele mit der Kommunikation und bauen nach und nach darauf auf.

Kann auf den Gegenstand/das Foto/die Symbolkarte oder auch auf den Talker gezeigt bzw. darauf getippt werden?
Der nächste Schritt ist, dass auf den Gegenstand, die Karte gezeigt bzw. beim Talker darauf getippt wird. Dies muss bei manchen Menschen gezielt durch das Training der Hand-Augen-Koordination geübt werden. Am besten, indem man immer wieder solche Spiele mit dem Tippen auf Dinge oder Bilder einsetzt.

Etwas ganz Anderes ist es dann, wenn wie bei PECS erwartet wird, dass die bestimmte Karte genommen und „abgeklettet" und dem Trainer gegeben wird. Hier geht es dann nicht mehr nur um die Fingerfertigkeit, sondern auch um spezielle Charaktereigenschaften des Angelman-Syndroms: Mein Sohn würde nie und nimmer eine laminierte Bildkarte mit knisterndem Klett auf der Rückseite wieder hergeben, wenn er sie bereits erobert hat! Keine Chance! Belohnungen, die hier greifen könnten, gibt es bei ihm nicht. Bei anderen dagegen funktioniert dies wunderbar, so dass PECS gut eingesetzt werden kann, z.T. auch als Vorbereitung auf den Umgang mit dem Talker.

Kann lediglich eine Karte bestätigend gewählt oder kann aus mehreren Karten ausgewählt werden?
Man fängt wohl immer mit einer Karte an und geht nach und nach über zur Auswahl aus zwei Karten, dann aus drei, dann aus vier usw. Die Talker-Oberflächen enthalten ja z.T. sehr viele Symbole nebeneinander. Es ist jedoch falsch davon auszugehen, dass man gleich mit vielen nebeneinander als Auswahl anfangen sollte.

Kann bei einem Talker das System so genutzt werden, dass man sich durch mehrere Ebenen hindurcharbeiten muss oder gelingt nur die „einfache Anwendung"?
Mit „einfacher Anwendung" eines Talkers meine ich, dass man selbst das Bild oder die zwei, drei oder vier Bilder aussucht, aus denen dann derjenige/diejenige auswählt. Hier wird also nur mit einer Ebene gearbeitet. Die Talker-Programme (GoTalkNow/MetaTalk) bieten jedoch die Möglichkeit, mit mehreren Ebenen zu arbeiten, sich also von einer Ebene zur anderen durchzuarbeiten, bis man bei dem, was man mitteilen möchte, angelangt ist. Dies stellt eine wunderbare Möglichkeit der Kommunikation dar, ist aber doch für viele zu komplex. Trotzdem habe ich die Elternberichte zweier junger Frauen mit Angelman-Syndrom vorgestellt, die dazu in der Lage sind, über abstrakte Begriffe und Auswahlebenen auf dem Talker zu kommunizieren, sowie einen jungen Mann, der über FC kommuniziert.

Abschließende weiterführende Gedanken zu diesem Thema
- Man muss den/die Trainierenden auf der richtigen Ebene treffen bzw. ansprechen, wie auf den vorigen Seiten dargelegt.
- Ob man nun mit einem jungen Mann wie meinem Sohn, der kein Sprachverständnis und kein Verständnis für Symbole hat, trainiert oder mit so viel fitteren Menschen wie Kaya, Annika und Jakob – es ist

anstrengend, zeitintensiv und nicht immer von einem Moment zum anderen erfolgreich! Aber Geduld lohnt sich.
- Die Umgebung ist wichtig. Tageförderstätten, Wohnheime und andere Einrichtungen müssen sehr viel zunächst an sich selbst arbeiten und sich in der UK und deren Möglichkeiten fortbilden. Dann können sie betroffene Familien auch besser unterstützen und motivieren. Es muss nach und nach selbstverständlich werden, UK einzusetzen – dies auch in Einrichtungen.

- Die gesamte Umgebung muss den Eltern mehr Gehör schenken. Die Familie kann im Alltag am besten feststellen, ob ein Sprachverständnis vorhanden ist oder auch ob Symbole erfasst werden können. Die Aussagen, dass man nur lange und intensiv genug trainieren müsse, berücksichtigt nicht die tatsächliche Situation und führt nur zu viel Frustration und Abbrechen der UK, was auf einer anderen Ebene des Trainings nicht hätte sein müssen.

- Viele problematische Situationen im Umgang mit Erwachsenen mit Angelman-Syndrom könnten vermieden werden, wenn durch den Einsatz von UK beide Seiten sich gegenseitig besser verstünden. Dass das Fehlverhalten oder auch das sogenannte Herausfordernde Verhalten häufig eher ein verzweifeltes Verhalten ist, da diese Menschen Gedanken, Gefühle und Wünsche haben, die niemand versteht, wird noch viel zu selten berücksichtigt.
- Stichwort Motivation: Wenn man den richtigen und passenden Weg gefunden hat, wird man meistens durch die Alltagserlebnisse motiviert. Doch bis dahin ist es auch gut, Motivation von außen zu erhalten, sei dies von Familie oder Freunden oder anderen Betroffenen. Deswegen möchte ich an dieser Stelle einfach nochmals frank und frei Werbung machen für die Angebote des Angelman e.V. (https://angelman.de). Hier gibt es regelrechte Fortbildungen in UK genauso wie Eltern-Stammtische mit dem Thema UK, so dass man sich nicht nur weiterbilden, sondern auch Gleichgesinnte treffen und sich austauschen kann.

Und nun der für mich oberste Grundsatz:
ES IST NIE ZU SPÄT!
Vielleicht lässt sich ja der Eine oder die Andere Leser dazu motivieren, mit UK zu beginnen oder die bereits eingesetzte UK etwas zu intensivieren. Ich z.B. habe mir vorgenommen, nachdem ich den Bericht über Annikas und Kayas Tagebücher gelesen habe, ein solches auf ganz einfacher Ebene auch für Frank zu gestalten. Als Einstieg versuche ich es

wohl zunächst mit digitalen Fotos auf seinem Voicepad. Ob er versteht, was ich ihm dann erzählen werde, weiß ich nicht. Aber er wird an den Fotos seine Freude haben, sich damit beschäftigen und hat auf diese Weise vielleicht sogar ein Gesprächsthema für die FuB-Gruppe. Ich bin gespannt darauf!

Quellen:
- Angelman-Verein Deutschland e.V. Homepage (https://angelman.de).
- Bertram, M.-L.: Communication Strategies for Children and Adults with Angelman Syndrome, Frambu Angelman Conference, Norway April 7-11 2014
- Calculator, S.: So much to say: Reflections on fostering belonging in individuals with Angelman Syndrom, verlegt über Angelman Syndrome Foundation, 2018
- Castañeda, C. und Waigand, M.: Ein Weg für jeden?! Modelling in der Unterstützten Kommunikation – METACOM-Symbole, 2016, Internet
- Château, A. und Piquerez, O.: Le syndrome d'Angelman, parcours de vie des adultes, Verlag L'Harmattan, 2015
- Frost, L und Bondy, A.: Das Picture Exchange Communication System/ Trainingshandbuch, 2. Auflage, Verlag Pyramid Educational Products, 2011
- Gesellschaft für Unterstützte Kommunikation e.V., Homepage, 2015 http://www.gesellschaft-uk.de/index.php/unterstuetzte-kommunikation
- Kannegießer-Leitner, C.: Das Angelman-Syndrom besser verstehen – Handbuch für Eltern und andere Fachleute, 2018, Sequenz Medien Produktion
- Piquerez, O.: Questionnaire adultes Angelman – avril 2013, Syndrome Angelman France, übersetzt von Doris Scheiber: Untersuchung - Heranwachsende und Erwachsene mit Angelman-Syndrom, www.syndromeangelman-france.org
- Sheldon, E.: Angelman-Syndrome for Educators, Editor and Layout - Ursula Cranmer, Copyright © 2014 Erin Sheldon, PDF published by The Angelman Network. This is a free resource for families and professionals. http://barnabaslive.s3.amazonaws.com/final-angelman-syndrome-for-educators_1497664316043.pdf
- Sheldon, E.: Educating children with Angelman Syndrome: Moving beyond social inclusion, A project submitted to the Faculty of Education In conformity with the requirements for the degree of Masters of Education Queen's University Kingston, Ontario, Canada (January 2014)

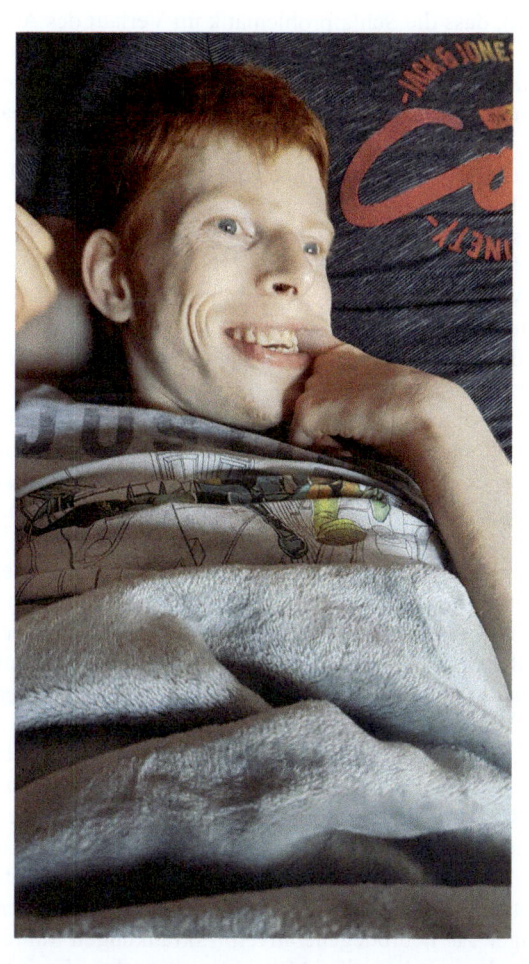

Angelman-Syndrom und Schlaf

Wie auch Anne Château und Odile Piquerez schreiben, ist es ein Irrtum anzunehmen, dass die Schlafproblematik im Verlauf des Älterwerdens auf jeden Fall abnimmt, denn Einschlafprobleme und Durchschlafprobleme kommen nicht nur bei *Kindern* mit Angelman-Syndrom, sondern auch bei *Jugendlichen* und *Erwachsenen* vor. Nach Anne Château und Odile Piquerez betrifft dieses chaotische Schlafmuster auch im Erwachsenenalter noch mehr als 65% (Château, A. und Piquerez, O. 2015). Oft hat jeder Betroffene sein eigenes Muster an Schlafproblematik, wobei dies im Laufe des Lebens auch wechseln kann. Es ist also verständlich, dass nach Abhilfe dieses Problems gesucht wird, wobei der Stein der Weisen hier noch nicht gefunden ist (siehe auch: meinen Artikel über Melatonin bei Angelman-Syndrom siehe Seite 384).

Alle Beteiligten – der vom Angelman-Syndrom Betroffene und die familiäre Umgebung – spüren täglich, wie belastend ein permanentes Schlafdefizit sein kann. Mancher der vom Angelman-Syndrom Betroffenen reagieren sogar mit epileptischen Anfällen auf ein mehrtägiges Schlafdefizit. Wir betroffenen Familien benötigen nicht unbedingt die Erklärung der Wissenschaft, um zu wissen, wie wir uns fühlen.

Trotzdem halte ich es für wichtig, sich damit zu beschäftigen, so dass ich an dieser Stelle nochmals auf die bereits in meinem Angelman-Handbuch (Kannegießer-Leitner, C. 2018) beschriebenen Artikel näher eingehe.

Nedergaard und Goldmann (Nedergaard, M., und Goldmann, S.A. 2018) beschreiben in einem im Januar 2018 veröffentlichten Artikel in „Spektrum der Wissenschaft Spezial", wie das Gehirn mit einem bislang unbekannten Entsorgungssystem, mit dem glymphatischen System, schädliche Abfallstoffe beseitigt – und dies hauptsächlich während des Schlafs. Sie verwiesen auf epidemiologische Studien, in denen nachgewiesen wurde, dass Schlafstörungen im mittleren Lebensalter mit einem erhöhten Risiko einhergehen, 25 Jahre später unter kognitiven Beeinträchtigungen zu leiden. Ihre Experimente sprechen dafür, dass Schlafmangel zu neurodegenerativen Erkrankungen führen kann. Was dies zu bedeuten hat für Menschen mit Angelman-Syndrom, die nachweislich oft sehr schlecht oder sogar chaotisch schlafen, kann man nur ahnen, weiß es im Moment jedoch noch nicht. Die Autoren schreiben, dass künftige Forschungen weitere Erkenntnisse zur grundsätzlichen Funktionsweise des Gehirns selbst und des glymphatischen Systems liefern werden.

„Wozu müssen wir überhaupt schlafen?" wird im Juni 2018 in der Zeitschrift „Gehirn und Geist" gefragt (Elmenhorst, D. und Elmenhorst E.-M.: Risiko Schlafmangel, Gehirn & Geist, 06/2018, Spektrum der

Wissenschaft) und zwar in einem Artikel mit der Überschrift „Risiko Schlafmangel". Folgende Stichwörter bezüglich der Antwort, warum wir schlafen müssen, werden näher erläutert: Energie sparen, Entgiftung, Neuronale Plastizität und Restrukturierung von Gelerntem. Das Fazit der Autoren, D. und E.-M. Elmenhorst, ist: „Müdigkeit macht das Gehirn betrunken". Die Autoren beschreiben zusätzlich in diesem Artikel, dass nicht alle Menschen gleichermaßen von Schlafmangel beeinträchtigt sind, wobei man noch nicht sicher weiß, warum dies so ist. Die Einzelnen reagieren wohl unterschiedlich mit dem Anstieg von Adenosin, einem Neuromodulator, der den Schlaf-Wach-Rhythmus beeinflusst. Beide Artikel sind unbedingt auch für Laien lesenswert!
In einer 2004 durchgeführten Studie (Bruni, O. et al. 2004), bei der die Familienangehörigen Fragebögen ausfüllen mussten, wurde bei AS-Patienten (26 Männer und 23 Frauen), deren Alter zwischen 2,3 - 26,2 Jahren lag, im Vergleich zu den altersgleichen Kontrollpersonen eine signifikant höhere Häufigkeit von Störungen beim Einschlafen und Durchschlafen, eine verlängerte Schlaflatenz (eine verlängerte Wachheit nach dem Einschlafen), eine hohe Anzahl von nächtlichen Aufwachphasen und eine reduzierte Gesamtschlafzeit sowie weitere Probleme den Schlaf betreffend festgestellt. Man verglich auch die Genotypen miteinander und stellte keinen Unterschied fest. Ebenso konnte keine Verbesserung der Situation nach der Pubertät im Vergleich zu der Zeit vor der Pubertät gefunden werden. Siehe jedoch insbesondere zu letzterem Punkt die untenstehenden Elternberichte!
Hinweise auf eine physiologische Erklärung für die beim Angelman-Syndrom so typische Schlafproblematik lieferte 2018 eine Arbeitsgruppe um Ben Philpot und Hanna den Bakker (Hanna den Baker et al. 2018): Die EEGs von Kindern mit AS enthielten weniger Schlafspindeln, und diese Spindeln waren kürzer als bei neurotypischen Kindern.
Ebenfalls 2018 wurde durch die Arbeitsgruppe um Wiebe Braam und Karen Spruyt (Spruyt K, Braam W. 2018) ein Forschungsüberblick gegeben und eine Meta-Analyse etlicher Studien über Schlafproblematik und Angelman-Syndrom vorgestellt. Bei dieser Studienlage muss man also davon ausgehen, dass die Schlafproblematik bei Angelman-Syndrom nicht unbekannt ist. Mit einer zufriedenstellenden Lösung für dieses Problem wird es jedoch schwieriger.
Bevor ich auf diese Möglichkeiten eingehe, möchte ich hier jedoch die Elternberichte einfügen. Auch in diesen Berichten, die von den Eltern geschrieben wurden, zeigt sich, welche Varianten an Schlafproblematik hauptsächlich beim Angelman-Syndrom auftreten, wobei mehrere

Varianten nebeneinander bestehen können und es kein einheitliches Muster gibt. Man unterscheidet:

> - **Einschlafprobleme**: Sowohl die **Einschlafzeit**, *auch* **Schlafenszeit** *genannt (Uhrzeit, wann der Nachtschlaf beginnt)* als auch die **Schlaflatenz** *(Dauer zwischen ins Bettgehen und dem Einschlafen)* können erhöht bzw. nach hinten verschoben sein.
> - ***Durchschlafprobleme***
> - ***Schlafdauer***

Es gibt unter diesen Berichten keine Familien, die beschreiben, dass sie mit ihrem vom Angelman-Syndrom betroffenen erwachsenen Familienmitglied noch nie Schlafprobleme hatten. Allerdings gibt es etliche Familien, die von einer Verbesserung der Situation im Verlauf des Älterwerdens berichten – im Gegensatz zu der oben erwähnten Studie von 2004. Die Mehrheit der betroffenen Familien berichtete jedoch in den mir zurückgesandten Fragebögen über eine gewisse Schlafproblematik. Diese Berichte jeweils von einem Familienmitglied formuliert und von mir passend zu den Stichworten aufgeteilt. Die in derselben Studie erwähnte Tatsache, dass die Schlafproblematik über alle Genotypen hinweg geht, zeigt sich auch in den Elternberichten. Deswegen habe ich bei jedem Bericht das Alter notiert, aber nicht den Genotyp.

- Ü 30
Einschlafzeit: aktuell gut
Schlaflatenz: aktuell gut
Durchschlafen: keine Probleme mehr
Schlafdauer: als Kind kürzer, jetzt verlängert, morgens ausgeschlafen
Belastung für die Familie: früher ja, jetzt nicht mehr
Medikation: in schwierigen Zeiten Melatonin, jetzt nicht mehr

- Ü 30
Einschlafzeit: Schlafenszeit nach hinten verschoben
Durchschlafen: Zurzeit ja, allerdings bringt jede Umstellung eine gewisse Störung in seinem Schlafverhalten mit sich: Sebastian schläft dann sehr schwer ein, schläft sehr kurz, schon nach 3 Stunden ist er wieder wach, oder bleibt gar nicht im Bett. Das Letztere passierte immer, wenn er ohne seine Familie irgendwo schlafen sollte… Bei einem Klinikaufenthalt keine einzige Nacht geschlafen. Ohne Eltern schläft er seitdem nicht mehr.
Medikation: ½ Tablette Pipamperon 45 mg eingesetzt

Hier ein ausführlicher Bericht von seiner Mutter geschrieben:
Als Sebastian etwa 7 Jahre alt war, hatte er einen langen Aufenthalt in der Maulbronner Klinik. Bis zu dem Zeitpunkt schlief er mit seiner Schwester in einem Zimmer. Ich las den beiden vor oder sang ihnen Schlaflieder, streichelte ihnen über den Kopf und nach diesem Ritual schliefen sie ein. Manchmal hörte ich Sebi, wie er, wie ein Mantra, ein Mmhmh wiederholt von sich gab. Ich ging ins Kinderzimmer, streichelte ihn, sagte auch mein Mantra: „sch, sch, sch , alles gut „Nanni Pui" und er schlief meistens weiter...

In der Klinik durfte ich ihn nicht begleiten, nur besuchen. Eine ziemlich brutale Trennung, die er gar nicht verstehen konnte. Alles war komplett fremd um ihn herum: Menschen die ihn dauernd angefasst und gepiekst haben, Kinder, die laut und genauso frustriet waren wie er, noch dazu eine Sprache, die ganz anders klang als er bis dato kannte... Es ging ihm gesundheitlich sehr schlecht und wir, seine Familie, waren nicht dort, besonders in der Nacht. Das Ergebnis war, dass er KEINE EINZIGE NACHT dort geschlafen hat. Sein Tag–Nacht-Rhythmus war durcheinander. Er schlief gerade dann, als wir zu ihm fahren konnten...

Sebi wollte immer weg von dort. Die Zuständigen haben sein Bett auf den Flur gebracht und ihm einen Bettgurt angelegt. Das wurde uns auch für zu Hause empfohlen. Er sollte sich damit sicherer fühlen und auch, damit er nachts nicht durch die Gegend wandert... Wir dachten, das würde etwas bringen... Das Gegenteil ist es gewesen!! Nach 3 Nächten zu Hause war das Bett zerstört, weil Sebastian sich befreien wollte und mit aller Macht an dem Gurt gezogen hat. Er war so laut, dass keiner im Haus mehr schlafen konnte; sogar die Nachbarn haben ihn gehört. Von dem Moment an kam er dann irgendwann in der Nacht zu uns ins Bett.

Das ging so weiter bis wir, als wir im Urlaub waren und sein Bett in unserem Zimmer war, merkten dass er so schneller einschläft und nachts auch nicht mehr sein Bett verlässt, auch wenn er mal zwischendurch wach wurde...

Als wir dann in ein neues Haus gezogen sind, haben wir das Schlafzimmer so machen lassen, dass eine Schlafnische für ihn drin war. Es war gar nicht so schlecht, weil er zwischen 9 und 14 Jahren auch nachts aus dem Schlaf Anfälle bekam und ein Notfallmedikament notwendig war. Manche benutzen dafür ein Babyphon, für uns war das die Lösung... Jahrelang habe ich wie ein Delfin geschlafen.

Vor 7 Jahren war es möglich, dass Sebastian in das Zimmer gegenüber dem unsrigen einziehen konnte. Die ersten 2 Monate waren schwierig, weil er zuerst dort nicht schlafen wollte, dann schlief er schwer ein oder war nachts immer wieder wach. Ich bin bei ihm geblieben, zu ihm

gegangen, habe mal nachts den Fernseher angemacht, weil Vorlesen oder Musik nichts brachten, wir haben die Dosis Pipamperon erhöht und konsequent ihm gezeigt, dass er dort seinen Platz zum Schlafen hat.
Als mein Mann arbeitete, war immer ich diejenige, die „Nachtdienst" hatte... Die Tochter oder der Schwiegervater haben wenig oder gar nichts mitbekommen, weil Sebi nicht laut war.
Seit Sebis Papa nicht mehr arbeitet und wenn Sebi eine schlechte Nacht hat, sind wir beide an seiner Seite. Das passiert nach folgendem Muster: Sebi wird irgendwann (4 - 5 Uhr), warum auch immer, wach. Der Grund kann sein: zu wenig Bewegung, Aufregung wegen bevorstehender Ereignisse, zu lange geschlafen tagsüber, manchmal ist eine Erkältung oder der Tremor der Grund. Er ist dann wach, mag nicht mehr in seinem Bett bleiben und sucht/ruft uns. Weil wir nicht wollen, dass er zu uns ins Bett kommt, (wie vorher jahrelang bis er etwa 12 Jahre alt war), komme ich mit ihm ins Wohnzimmer und wir legen uns auf die Couch. Mein Mann müsste nicht mitmachen, aber aus Solidarität zu mir, kommt er auch dazu. Auch wenn Sebi nicht mehr schläft, bleibt er dann ruhig liegen...
Inzwischen kommt es immer seltener vor, dass er in der Nacht wach wird. Zu Hause ist es jetzt deutlich besser im Vergleich zur Kindheit und sogar zur Teenagerzeit. Was gar nicht funktioniert, ist das Übernachten in einer Einrichtung (z.B. Freizeit mit der Gruppe oder in der Kurzzeitunterbringung in Murmel-Gruppe). Jeder Versuch ist gescheitert, weil er entweder sehr wenig oder gar nicht geschlafen hat. Stattdessen ist er vor dem Fenster gestanden und hat nur „Mama, Mama" gerufen, hat das Essen verweigert, kaum etwas getrunken, wollte vom Fenster nicht weggehen und lief die Treppen herunter. Nach 2 Nächten sind wir angerufen worden, weil die Betreuer seinen Aufenthalt in der Herberge nicht mehr verantworten konnten. Das in der Klinik Erlebte, auch wenn es schon etliche Jahre her ist, hat er noch nicht vergessen. Denn nun ist es so, dass er die Übernachtung ohne Eltern als ein Trauma sieht und wir ratlos sind und nicht weiter wissen.

- Ü 30
Einschlafzeit: spätes Einschlafen
Schlaflatenz: 1 Stunde
Durchschlafen: fast immer Probleme, morgens trotzdem ausgeschlafen
Schlafdauer: 6 - 8 Stunden
Belastung für die Familie: Belastung für die Familie, braucht ruhige Umgebung, braucht Mutters Hand
Medikation: manchmal Melatonin 0,5 mg

- Ü 20
Einschlafzeit und Schlaflatenz: für einen Erwachsenen unauffällig
Durchschlafen: selten Durchschlafprobleme
Veränderung in den letzten Jahren: Die Situation hat sich verbessert.
Belastung für die Familie: aktuell keine Belastung mehr, früher ja
Medikation: Dipiperon

- Ü 30
Einschlafzeit: unauffällige Einschlafzeit
Schlaflatenz: Schlaflatenz normal
Durchschlafen: Lars hatte viele Jahre einen sehr leichten Schlaf und war häufig in der Nacht wach, blieb dann in den letzten Jahren aber meist ruhig in seinem Zimmer.
Schlafdauer: inzwischen weitgehend normal lang
Veränderung in den letzten Jahren: Als Kind hatte Lars ein chaotisches Schlafmuster. Seit dem Jugendalter hat sich sein Schlafverhalten stetig verbessert. In den letzten Jahren hat er ein nahezu normales Schlafverhalten. Er hat inzwischen richtig gute Phasen mit Tiefschlaf, in denen er nicht sofort wach wird, wenn jemand sein Zimmer betritt. Er ist morgens ausgeschlafen. Viele Jahre hat Lars mit dem Segufix-Gurt geschlafen. Dieser Gurt hat ihm offensichtlich Sicherheit gegeben, er hat damit klar besser geschlafen und wir konnten mit ihm unproblematisch reisen und Besuche mit Übernachtung unternehmen. Im Alter von ca. 18 Jahren mochte er den Gurt nicht mehr und zeigte dieses auch deutlich. Er kommt seitdem wunderbar ohne Gurt zurecht, schläft in normalen Betten und stört unsere Nachtruhe nur selten. Wir unternehmen weiterhin mit ihm Reisen.
Belastung für die Familie: In der frühen Kindheit war das Schlafverhalten von Lars für unsere Familie eine extreme Belastung.
Medikation: Medikamente sind nicht erforderlich.

- Ü 20
Einschlafzeit: Schlafenszeit normal
Schlaflatenz: erhöht
Durchschlafen: Einschlafprobleme, weniger Durchschlafprobleme
Veränderung in den letzten Jahren: inzwischen besser als früher
Belastung für die Familie: Oft Belastung für die Familie, schläft gerne lang am Morgen (bis 11 Uhr), Ruhe im Haus, Rituale sind erforderlich.
Medikation: Als Medikation werden Melperon und Melatonin 2 mg eingesetzt.

- U 20
Einschlafzeit: etwas verspätet, aber aufgrund seines Alters normal
Schlaflatenz: nicht mehr erhöht
Durchschlafen: chaotischer Schlaf
Schlafdauer: deutlich weniger als jeder normale Teenager. Chaotisches Schlafmuster, jedoch Besserung nach Pubertät.
Durchschlafprobleme: ja
Morgens ausgeschlafen: nicht immer
Belastung für die Familie: Er lebt in einer Einrichtung, somit nicht mehr – zu Hause ja, alle hatten Schlafstörungen, seine kleine Schwester konnte lange nicht alleine schlafen – er hat alle geweckt, jahrelang.
Medikation: Melatonin 5mg, Circadin
Einschlafmusik, Ruhe, Dunkelheit sind hilfreich für das Einschlafen

- Ü 20
Einschlafzeit: Schlafenszeit nach hinten verschoben
Schlaflatenz: erhöht
Durchschlafen: Gesamtschlafzeit 2 - 4 Stunden bei uns zu Hause, in der Wohngruppe verschieden, dort aber auch schon einmal 6 Stunden – allerdings wissen wir nicht, ob er diese am Stück schläft
Schlafdauer: Tim schläft nicht durch.
Veränderung in den letzten Jahren: Das Schlafmuster hat sich in den letzten Jahren eher nicht verändert. Nur die Toleranz, sich nachts alleine beschäftigen zu müssen, ist höher geworden. Morgens ist er eher nicht ausgeschlafen. Am Wochenende schläft er meistens 2 Std. nach dem Aufstehen ein, in der Werkstatt auch i.d.R. mittags.
Es gibt Nächte, in denen er fast gar nicht schläft und immer wieder aus dem Bett steigt. Aber er beschäftigt sich inzwischen relativ ruhig – als Kleinkind hat er ständig geschrien, weil er nicht im Bett bleiben, sondern beschäftigt werden wollte.
In seiner Wohngruppe zeigt er aktuell ein besseres Schlafverhalten mit ein paar Stunden am Stück. Wohl, weil er dort eher nichts verpasst. Er krabbelt allerdings auch hin und wieder aus seinem Zimmer und besucht die Nachtwache.
Belastung für die Familie: Das Schlafmuster stellt eine Belastung für die gesamte Familie dar. Denn er ist müde und dann schlecht gelaunt und laut, besonders auf Ausflügen. Die Nächte sind sehr herausfordernd – jeder braucht ja (eigentlich) seinen Schlaf und immer wieder nach ihm sehen ist belastend, der eigene Schlaf dadurch nur oberflächlich.
Medikation: Keine

- Ü 20
Einschlafzeit: normale Einschlafzeit
Schlaflatenz: Schlaflatenz verlängert, schaut immer noch einen Film
Durchschlafen: Durchschlafprobleme, morgens ausgeschlafen
Schlafdauer: eher geringer als bei Gleichaltrigen
Belastung für die Familie: keine Belastung für die Familie
Medikation: Medikamente werden nicht eingesetzt, schläft besser ein mit Meditationsmusik

- U 20
Einschlafzeit: nicht verschoben
Schlaflatenz: nicht verschoben
Durchschlafen: chaotischer Schlaf
Schlafdauer: nur 5 h, ist aber dann munter.
Veränderung in den letzten Jahren: Inzwischen Durchschlafprobleme nur noch im Winter, trotzdem stellt dies eine Belastung für die ganze Familie dar. Diesen Winter hatte sie zum allerersten Mal keine!!!! Schlafstörungen. Sie hatte im September Magnesium- Sticks („Magnesium direkt") bei uns entdeckt und diese jeden Abend eingefordert. Und wir hatten tatsächlich nach 17 Jahren Stress zwischen Oktober und Februar einen entspannten Winter.
Medikation: An Medikamenten, wird eingesetzt: Baldrian, Melatonin-Spray, Neurexan, Vit D. Die meisten Mittel helfen nur kurzfristig. Aktuell zusätzlich „Magnesium direkt"

- Ü 50
Einschlafzeit: manchmal nach hinten verschoben
Schlaflatenz: manchmal nach hinten verschoben
Durchschlafen: normales Schlafmuster, eher Einschlafprobleme als Durchschlafprobleme
Veränderung in den letzten Jahren: Das Schlafmuster wurde in den letzten Jahren besser. Profitiert von Ritualen und gleichbleibender Insbettgehzeit.
Medikation: Zum Einschlafen wird Circadin eingesetzt.

- U 20
Einschlafzeit: Mitternacht
Schlaflatenz: Schlaflatenz erhöht
Durchschlafen: er schläft nicht durch, insbesondere bei Vollmond
Schlafdauer: schläft von Mitternacht bis 5 Uhr, bleibt aber in seinem Bett, ist morgens ausgeschlafen

Belastung für die Familie: Der Schlaf ist chaotisch, was eine Belastung für die ganze Familie darstellt.
Medikation: 0,3 mg Melatonin

- Ü 20
Einschlafzeit: gut
Schlaflatenz: unterschiedlich
Durchschlafen: Sarah hat wohl nur selten eine Nacht wirklich durchgeschlafen. Aber sie kommt mit ihren Wachphasen inzwischen sehr gut alleine zurecht.
Schlafdauer: eher weniger Schlaf als bei Gleichaltrigen
Veränderung in den letzten Jahren: Schlafmuster hat sich in den letzten Jahren verbessert. Heute nicht mehr so chaotisch, eher Tendenz zu normalem Schlafmuster. Jedoch war das besonders in den ersten vier Lebensjahren wirklich eine große Belastung. Morgens unterschiedlich ausgeschlafen
Medikation: Höchstens Melatonin 10 mg

- Ü 20
Einschlafzeit: nach hinten verschoben, ist lange munter, dafür morgens sehr müde. Schläft am Wochenende, im Urlaub gerne lange.
Schlaflatenz: ist insbesondere dann erhöht, wenn er alleine schläft.
Durchschlafen: Kaum Probleme, Nick schläft wohl etwas mehr als Gleichaltrige. Ausgeschlafen ist er hauptsächlich am Wochenende.
Medikamente: keine
Andere Maßnahmen: Nimmt immer ein Lieblingsspielzeug/Gegenstand mit ins Bett. Dieser wechselt in großen Abständen (Bausteine, Igelball, Knicklichter, Kaustab).

- Ü 30
Früher schlief sie sehr spät ein und war entsprechend müde, heute nicht mehr. Heute sind *Einschlafzeit, Schlafenszeit* und *Durchschlafen* unauffällig.
Medikamente: keine

- Ü 30
Einschlafzeit: Mitternacht als Einschlafzeit ist jetzt im Erwachsenenalter nicht ungewöhnlich, war aber schon in der Kindheit so.
Schlaflatenz: Früher war Schlaflatenz recht lang (umso besser, je mehr motorisch tagsüber trainiert worden war und je später er ins Bett gebracht wurde), inzwischen je nach Tagespensum auch recht kurz.

Durchschlafen: Kleine Aufwachphasen, er muss höchstens kurz angesprochen werden, schläft dann weiter oder bleibt ruhig im Bett. Nur noch selten richtig fröhliche nächtliche Phasen. Allerdings kann es vorkommen, dass er ruhig im Bett bleibt, Bettwäsche ankaut und nach einer gewissen Zeit wieder einschläft.
Schlafdauer: Diese ist insgesamt nicht zu kurz
Ansonsten ist es weiterhin wichtig, dass Frank tagsüber motorisch gefordert wird und dass er abends ja kein Nickerchen macht. Deswegen macht er einen Mittagsschlaf, damit er abends fit ist und dann gegen Mitternacht müde wird.
Veränderung in den letzten Jahren: Früher waren die Nächte viel chaotischer und stellten insbesondere für mich eine große Belastung dar. Ob er ausgeschlafen ist, richtet sich nicht unbedingt nach der Schlafdauer.
Belastung für die Familie: Bei Schlafdefizit über mehrere Tage Neigung zu Anfällen (NCSE oder Grand-Mal). Dies zu beachten und entsprechend den eigenen Tagesrhythmus darauf einzustellen, stellt eine gewisse Herausforderung und somit Belastung dar.
Medikation: Als Medikation wird höchstens ½ Dormicum (Midazolam), wenn Frank zu lange nach Mitternacht noch wach ist, eingesetzt. Da Midazolam zu den Benzodiazepinen gehört und hier eine deutliche Gefahr der Toleranzentwicklung besteht, wird es nicht als regelmäßige Medikation gegeben, sondern nur im „Notfall".
Eine regelmäßige Melatoningabe ist nicht möglich, da es wohl wegen der gleichzeitigen CBD-Gabe schlechter abgebaut wird, denn zumindest der Nebenabbauweg verläuft bei beiden Substanzen über dieselben Enzyme, siehe Melatonin-Artikel im letzten Kapitel.
Insofern ist das Thema „Schlaf" einigermaßen geregelt, muss aber bei der allgemeinen Tagesplanung berücksichtigt werden.

- Ü 20
Einschlafzeit: normale Einschlafzeit
Schlaflatenz: manchmal erhöht
Durchschlafen: Ab und zu, zum Glück recht selten, wacht Jan in der Nacht auf und schläft nicht wieder ein, beschäftigt sich dann damit, Bettlaken zu zerkauen oder er ruft und lacht laut, dann ist die Nacht zu Ende.
Schlafdauer: Jans Schlafdauer würde ich im Vergleich zu Gleichaltrigen als normal bezeichnen, auch schläft er am Wochenende gerne viel und lange. Somit im Gegensatz zu anderen Angels keine großen Schlafprobleme. In der Regel ist er morgens ausgeschlafen.
Medikation: keine

- Ü 30
Am besten geschlafen hat Jakob mit Frisium, was leider eine schnelle Gewöhnung mit sich bringt. Versuche mit GABA, CBD, und Melatonin. Momentan: Wochenweiser Wechsel von GABA-Spray und 5 mg Melatonin. Er schläft mit Melatonin am besten.

- Ü 30
Einschlafzeit: nach hinten verschoben
Schlaflatenz: von 4 – 5 Stunden
Durchschlafen: NEIN
Schlafdauer: Sie schläft extrem wenig. Manchmal reichen ihr bereits 2 oder 3 Stunden. Meist ist sie mehrmals in der Nacht wach, schläft dann aber immer wieder ein. Insgesamt chaotisches Schlafmuster. Ist morgens ausgeschlafen.
Belastung für die Familie: Diese Situation wird nicht unbedingt als Belastung für die Familie empfunden, da sie zu Hause ihr eigenes Zimmer hat, in dem sie sich ganz nach Lust und Laune bewegen kann, also auch in der Nacht.
Sollte sie zu laut werden bei ihren Aktivitäten, dann bringt einer von uns sie wieder ins Bett, aber sie zum Schlafen zu überreden haben wir aufgegeben.
Früher war ihr Schlafmuster eher ein Problem, da wir sie im Urlaub oder bei anderen Fahrten mit Übernachtung in fremder Umgebung auch dabei hatten. Seit sie im Wohnheim lebt, beschränken wir uns auf Tagesausflüge, so dass sie zum Schlafen immer entweder bei uns in ihrem Zimmer oder auf ihrer Wohngruppe ist.
Medikation: Keine Medikation, Melatonin hat nichts verbessert, sie ist nach einer kurzen Ruhephase dann noch wacher gewesen.

- Ü 20
Einschlafzeit: für eine 20-Jährige vermutlich normal, aber sie ist immer schon erst eingeschlafen, wenn auch ich ins Bett gehe.
Schlaflatenz: erhöht
Durchschlafen: Sie schläft durch und morgens liegt sie gerne bis 9 oder 10 Uhr im Bett
Schlafdauer: Aileen hat oft einen leichten Schlaf, bleibt aber auch bei evtl. Wachphasen im Bett liegen und döst weiter, sie ist morgens ausgeschlafen. Da ihre Schwester (23 Jahre) auch gerne viel und lange schläft, erscheint uns Aileens Schlafzeit angemessen.
Belastung für die Familie: Die Situation stellt keine Belastung für die Familie dar.
Medikation: keine

- *Ü 20*
Einschlafzeit: unauffällig
Schlaflatenz: unauffällig
Durchschlafen: Durchschlafprobleme
Schlafdauer: Schlafdauer 6 - 8 h
Veränderung in den letzten Jahren: Sie schläft inzwischen besser und länger als in jungen Jahren, ist morgens ausgeschlafen,
Belastung für die Familie: nicht mehr
Medikation: 0,2 mg Melatonin

- *Ü 30*
Einschlafzeit: unauffällig
Schlaflatenz: unauffällig
Durchschlafen: aktuell keine Durchschlafprobleme
Schlafdauer: Sie braucht nach schweren epileptischen Anfällen mehr Schlaf.
Veränderung in den letzten Jahren: Bis 18 Jahre chaotisches Schlafmuster, seitdem normal. Früher große Belastung für Familie, ist oft morgens ausgeschlafen, allerdings nicht nach Anfällen.
Medikation: keine

- *Ü 20*
Einschlafzeit: erhöht
Schlaflatenz: erhöht
Durchschlafen: chaotisches Schlafmuster
Schlafdauer: verkürzt
Veränderung in den letzten Jahren: vorübergehende Verbesserung, seit ein paar Jahren wieder schlechter, morgens nicht ausgeschlafen. Ein ruhiger gut durchstrukturierter Nachmittag verbessert den Schlaf.
Belastung für die Familie: ja
Medikation: Melatonin (in Seripnol)

- *Ü 20*
Einschlafzeit: unauffällig
Schlaflatenz: unauffällig
Durchschlafen: Durchschlafprobleme zu Hause mehr als im Wohnheim
Schlafdauer: kürzer als üblich
Belastung für die Familie: Schlafmuster chaotisch, etwas besser geworden, aber weiterhin noch Belastung für die Familie.
Medikation: Medikation in Ausnahmefällen Pipamperon, ein Schlafdefizit fördert Anfallsneigung mit Myoklonien

- *Ü 30*
Einschlafzeit: üblich
Schlaflatenz: 15 Min. bis 2 h
Durchschlafen: manchmal Durchschlafprobleme, morgens ausgeschlafen
Schlafdauer: meist zwischen 8 und 10 Stunden
Belastung für die Familie: Schlafmuster inzwischen relativ normal, bis zur Medikamentengabe mit 16 Jahren chaotisch, inzwischen verbessert und keine Belastung mehr für die Familie.
Er schläft zu Hause im großen selbstgebauten Gitterbett, aus dem er nicht selbständig herauskommt und in der Wohnstätte im Pflegebett mit hochgestellten Gittern. Aus diesem könnte er theoretisch herausklettern, macht es aber nur in Ausnahmefällen. Für die Wohnstätte wurde für den Notfall auch der Segufix-Bettgurt vom Gericht genehmigt.
Medikation: Dipiperon

- *Ü 30*
Einschlafzeit: normal
Schlaflatenz: erhöht
Durchschlafen: Durchschlafprobleme, morgens ausgeschlafen
Belastung für die Familie: Ja, chaotisches Schlafmuster
Medikation: Melatonin wieder abgesetzt

- *Ü 20*
Einschlafzeit: spät
Schlaflatenz: deutlich erhöht
Durchschlafen: vorhanden
Schlafdauer: schläft 5 bis 6 h
Veränderung in den letzten Jahren: Schlafmuster hat sich im Verlauf des Älterwerdens verbessert, für die Mutter war es vorher eine deutliche Belastung
Medikation: Dipiperon-Saft

- *Ü 30*
Einschlafzeit: normal
Schlaflatenz: Unterschiedlich, Myoklonien kommen häufig beim Einschlafen vor. Er zuckt im Abstand von ein paar Sekunden zusammen, was ihn natürlich am Einschlafen hindert.
Durchschlafen: chaotisches Schlafmuster, immer Durchschlafprobleme
Belastung für die Familie: ja
Medikation: Wechselnde

- Ü 30
Einschlafzeit: aktuell normal
Schlaflatenz: in jungen Jahren Einschlafprobleme, als Kind bei Schlafdefizit Gefahr eines Grand-Mal-Anfalls
Durchschlafen: in den letzten 5 Jahren keine Durchschlafprobleme mehr
Schlafdauer: 8 Stunden
Medikation: keine

- Ü 20
Einschlafzeit: Schläft normal ein, keine Latenz, seit 16. Lebensjahr keine Schlafprobleme mehr.
Veränderung in den letzten Jahren: Schlafmuster deutlich verbessert, Rhythmus wichtig
Medikation: Ritalin

- Ü 20
Einschlafzeit: nach hinten erhöht
Schlaflatenz: nach hinten erhöht
Durchschlafen: chaotisches Muster, schlechter Schlaf
Schlafdauer: verkürzt
Veränderung in den letzten Jahren: Vorübergehende Verbesserung, seit ein paar Jahren wieder schlechter
Belastung für die Familie: Vorhanden, ruhiger gut durchstrukturierter Nachmittag verbessert Schlaf, morgens nicht ausgeschlafen
Medikation: keine

- Ü 20
Einschlafzeit: normal
Schlaflatenz: gut
Durchschlafen: Schläft gut ein, hat aber längere Wachzeiten in der Nacht und insgesamt weniger Schlafstunden. In den Wachzeiten hat er Langeweile und baut alles im Zimmer ab was nicht sehr fest verschraubt ist. Martin ist nachts im Zimmer eingeschlossen, sonst kommt er nicht zur Ruhe.
Veränderung in den letzten Jahren: Verbesserung, denn früher gab es zu den Durchschlafproblemen auch noch Einschlafprobleme. Trotzdem morgens auch immer wieder ausgeschlafen.
Belastung für die Familie: die größte Belastung überhaupt.
Medikation: keine

- *Ü 30*
Einschlafzeit: Meist geht sie zwischen 21.00 – 21.30 Uhr zu Bett.
Schlaflatenz: Schläft gleich ein.
Durchschlafen: Seit ca. 1 Jahr schläft Annika fast immer durch, vorher eher chaotisch, mit zwei- bis viermaligem Aufstehen in der Nacht. Zurzeit wohl morgens ausgeschlafen, wobei sie am Wochenende, nach dem Duschen durchaus noch mal eine Stunde im Bett schläft
Veränderung in den letzten Jahren: Verbesserung
Belastung für die Familie: zurzeit nicht mehr, früher ja
Medikation: keine

- *Ü 30*
Einschlafzeit: nach hinten verschoben
Schlaflatenz: Mutter muss daneben liegen, sonst sehr lange Schlaflatenz.
Durchschlafen: Manchmal Durchschlafprobleme, diese sind besser geworden, morgens nicht ausgeschlafen.
Schlafdauer: bei Schlafdefizit manchmal Neigung zu Anfällen
Belastung für die Familie: ja
Medikation: Promethazin

- *Ü 30*
Einschlafzeit: normal
Schlaflatenz: verlängert
Durchschlafen: Meistens Durchschlafprobleme, ist morgens ausgeschlafen
Schlafdauer: kürzer
Belastung für die Familie: für die ganze Familie, bei Schlafdefizit Neigung zu Anfällen
Medikation: 2 mg Melatonin

- *U 20*
Einschlafzeit: nach hinten, für das Alter jedoch eher normal: 22- 23 Uhr
Schlaflatenz: unterschiedlich; wenn Kaya nicht innerhalb von 10 bis 15 Minuten einschläft, fängt sie an zu meckern und steht wieder auf, um dann 15 bis 30 Minuten später wieder ins Bett zu gehen.
Durchschlafen: große Durchschlafprobleme
Belastung für die Familie: ja
Medikation: keine
Und doch gibt es auch diese Situation, z.B. im Urlaub: Kaya ist müde, hier zeigt sich auch ihr ausgeprägter Sinn für Humor. Wir werden gefragt, ob wir wissen, wie spät es schon ist. Sie ist müde und möchte ins Bett. Das hört sich für einen Angelman erstmal sehr ungewöhnlich und toll an,

aber im Urlaub schläft Kaya immer mit mir zusammen in einem Zimmer, das heißt wir sollen alle ins Bett gehen.

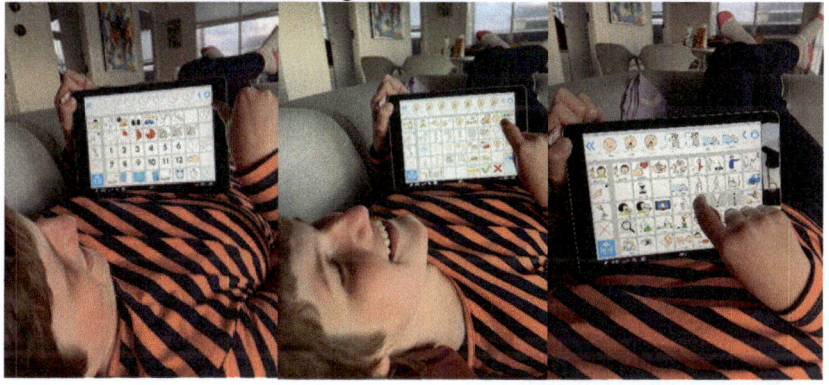

- Ü 20
Morgens nicht ausgeschlafen

- Ü 20
Einschlafzeit: nach hinten verschoben: 22.00-22.30 Uhr
Schlaflatenz: erhöht, ohne Melatonin geht nichts
Durchschlafen: Große Durchschlafprobleme, aber besser geworden.
Veränderung in den letzten Jahren: verbessert
Belastung für die Familie: ja
Medikation: Melatonin 0,125 mg, Magnesium auch zum Einschlafen

- Ü 20
Einschlafzeit: nach hinten verschoben, seit dem 10. Lebensjahr nicht vor 22 Uhr
Schlaflatenz: nicht erhöht
Durchschlafen: Keine Durchschlafprobleme, seit 3 Jahren kann er morgens länger schlafen.
Veränderung in den letzten Jahren: verbessert
Belastung für die Familie: Aktuell keine Belastung mehr, früher ja
Medikation: Begonnen mit 8 mg (!) Circadín, keine Wirkung, dann 6 Monate 0,2 mg Melatonin, jetzt nicht mehr erforderlich

- Ü 20
Einschlafzeit: unterschiedlich
Schlaflatenz: unterschiedlich

Durchschlafen: kaum
Schlafdauer: deutlich verkürzt
Veränderung in den letzten Jahren: verbessert
Belastung für die Familie: Nein, da sie sich selbst beschäftigt und trotz späteren Einschlafens niemanden stört.
Medikamente: Nein, allerdings muss man für viel Beschäftigung und Bewegung tagsüber sorgen, damit sie müde wird.

- Ü 20
Einschlafzeit: eher früh, er zeigt an, wann er ins Bett will.
Schlaflatenz: unterschiedlich
Durchschlafen: kaum, nicht vorhersehbar
Schlafdauer: geringer als üblich
Veränderung in den letzten Jahren: Mit zunehmendem Alter hat sich die Schlafsituation verbessert.
Belastung für die Familie: Früher sehr, heute lebt er im Wohnheim.
Medikamente: Seit kurzem Melatonin 2,0 mg

- Ü 30
Einschlafzeit: für einen erwachsenen Menschen nicht auffallend spät
Schlaflatenz: nicht auffällig
Durchschlafen: Sie schläft oft nicht durch, steht dann auf, geht durchs Wohnheim, neigt zum Stolpern, insbesondere, wenn Ataxien auftreten.
Schlafdauer: nicht verkürzt
Belastung für die Familie: Ja, wobei dies zu Hause besser gehandhabt wird, da sich die Mutter darauf einstellen kann und Julia nachts nicht alleine aufstehen lässt. Im Wohnheim dagegen ist es nicht gesichert, dass Julia nachts alleine aufsteht und stürzt.
Medikation: Kein regelrechtes Schlafmittel erforderlich, lediglich morgens 1 x 1 GABAMax

- Ü 20
Insgesamt extreme Schlafprobleme.
Medikation: Seit ca. einem Jahr bekommt er Slenyto 5 mg um diese einigermaßen in den Griff zu bekommen. Nur leichte Besserung. Da in der Studie von Braam (siehe Melatonin-Artikel im letzten Kapitel) darauf hingewiesen wird, dass man bei AS möglichst kein Retardpräparat geben sollte, wurde jetzt auf Melatonin-Spray gewechselt.

****

Zusammenfassung der Familienberichte und daraus abgeleitete Empfehlungen

- Die Schlafsituation stellt oft für die ganze Familie eine enorme Belastung dar. Dies umso mehr, wenn durch Schlafdefizit des vom Angelman-Syndrom Betroffenen Anfälle ausgelöst werden können.
- Diese Belastung nimmt im Verlauf der Jahre etwas ab, da sich das Schlafmuster häufig bessert.
- Einschlafzeit und Schlafenszeit sind sehr oft nach hinten verschoben.
- Sehr oft kein Durchschlafen
- Man trifft sowohl an, dass die Betroffenen still im Bett bleiben als auch dass sie aufstehen und in der Wohnung bzw. dem Wohnheim herumgehen.
- Morgens ausgeschlafen zu sein, trifft man auch bei denjenigen an, die nachts nicht gut schlafen. Genauso jedoch auch umgekehrt.
- Findet man gar keine Lösung, kann es auch hilfreich sein, die Neurotransmitter im Urin zu bestimmen (siehe Kapitel *Laborwerte beim Angelman-Syndrom*). Denn beim Angelman-Syndrom besteht sehr oft eine sogenannte Neurotransmitter-Dysbalance. Eine Auswirkung dieser Dysbalance kann auch eine gewisse Schlafproblematik sein.

An nicht medikamentöser Hilfe zur Verbesserung des Schlafes werden eingesetzt:
- Einschlafrituale jeweils zur gleichen Uhrzeit
- abends fordern (motorisch oder geistig), so dass der Angel müde *wird*
- späte Insbettgehzeit, damit der Angel müde *ist*
- Schlafdecke bzw. Gewichtsdecke
- Segufix-Gurt (wobei es in Heimen hierfür machmal einen richterlichen Beschluss benötigt)

An Medikamenten werden eingesetzt (siehe auch Kapitel Medikamente bei Angelman-Syndrom):
- GABA sowie GABA-erge natürliche Mittel
- CBD
- Regelrechte Schlafmittel (wie z.B. Midazolam)
- Melatonin, siehe Artikel Seite 384, und zwar isoliert oder in Kombination mit anderen Wirkstoffen wie z.B. in Seripnol, Schlafformel und anderen
- Baldrian
- Neurexan
- Magnesium
- Ritalin
- Pipamperon = Dipiperon und Melperon

Wie man an den Berichten sieht, konnte in den meisten Fällen ein zufriedenstellender Weg gefunden werden, wobei wegen der Gefahr der Toleranzentwicklung bei speziellen Mitteln ein regelmäßiger Wechsel der Medikation vorgezogen wird. Die Verbesserung der Situation im Verlauf des Älterwerdens liegt jedoch oft eher daran, dass die Schlafproblematik an sich abnimmt und weniger daran, dass man eine hervorragende Lösung in der Medikation gefunden hätte.

Manchmal bleibt einem nichts Anderes übrig als auszuprobieren, welches Mittel in welcher Dosierung hilft und welche zusätzlichen Maßnahmen die effektivsten sind. Am erfolgreichsten ist sicherlich die Kombination mehrerer der hier beschriebenen Maßnahmen, wobei dies sehr individuell ist.

Inwieweit die Gabe von Eisen hierbei helfen kann, ist noch nicht eindeutig geklärt. In einer 2020 durchgeführten Studie (Ryan C.S. et al. 2020) kam es zu der Schlussfolgerung, dass die Schlafstörungen beim Angelman-Syndrom zwar multifaktoriell bedingt sind, aber zum Teil auf Eisenmangel zurückzuführen sein können. Die Behandlung mit Eisen verbesserte den Schlaf in dieser Population in bescheidenem Maße. Hier wäre es sicherlich hilfreich, bei bestehender Schlafproblematik, den Ferritinwert (siehe auch Kapitel mit den Erläuterungen der wichtigsten Laborwerte) bestimmen zu lassen und bei Eisenmangel eine Substitution durchzuführen.

Mir liegt viel daran, dass dieses „Ausprobieren" ärztlicherseits begleitet wird. Anhand der von mir beschriebenen Problematik und den Möglichkeiten sollte sich jede betroffene Familie überlegen, was für sie am wichtigsten und am drängendsten ist und mit dieser Überlegung den Hausarzt aufsuchen und mit ihm zusammen nach einer Lösung suchen. Mit diesen einzelnen Beschreibungen ist wohl gut darzulegen, dass die Schlafproblematik der vom Angelman-Syndrom Betroffenen nicht einfach unter Befindlichkeitsstörungen abgetan werden darf, sondern ein gravierendes Problem für den Betroffenen und die gesamte Familie darstellt – und dies oft jahrelang, also Abhilfe dringend nötig ist.

Eine ärztliche Begleitung halte ich auch deswegen für erforderlich, da auch die lediglich „einfachen" GABA-ergen Mittel, die man sogar aus der Fernsehwerbung kennt, mit den bereits gegebenen Medikamenten zu Interaktionen führen können. Hier ist das Wissen der die Familie betreuenden Ärzte und Apotheker gefragt, denn es muss immer die Gesamtmedikation betrachtet werden.

Aus diesem Grund bespreche ich die hier angegebenen Medikamente im speziellen Kapitel „Medikation bei Angelman-Syndrom".

Ist die Schlafproblematik nur bei dem Familienmitglied mit Angelman-Syndrom von Bedeutung?
Für viele Außenstehende ist es oft kaum nachvollziehbar, mit wie wenig Schlaf und welch insgesamt chaotischer Verteilung des Schlafs die Familie eines vom Angelman-Syndrom Betroffenen jahrelang auskommen muss. Auf der einen Seite ist es sicherlich so, dass man sich schleichend an dieses Schlafdefizit gewöhnt. Auf der anderen Seite ist es aber auch möglich, dass man nur meint, man habe sich daran gewöhnt. Mein Rat geht sogar dahin, dass man gar nicht erst warten sollte, bis diese Situation der scheinbaren Gewöhnung eingetreten ist und man in der Realität nach und nach die Kraft für den Alltag verliert. Zu welcher Gruppe man gehört oder auch zuerst zu der einen und dann doch nach vielen Jahren zu der anderen, muss individuell beantwortet werden.

Nehmen jedoch Stressgefühle gar nicht mehr ab bis hin dazu, dass man ständig nicht einschlafen kann, obwohl man mehr als müde ist und man schlafen „dürfte", dann sollte man sich auf jeden Fall nicht mehr nur um die Belange seines Kindes kümmern, sondern unbedingt auch um sich selbst.

Man muss sich auch hier Fragen nach der Ursache stellen. Kommt man zu dem Schluss, dass daran momentan nichts zu ändern ist, kann man dann auf Knopfdruck ein „dickeres Fell" bekommen? Sicherlich nicht.

Insofern hilft auch hier eventuell weiter, bei sich selbst die Neurotransmitter (GABA, Glutamat, Adrenalin, Noradrenalin, Dopamin, Serotonin) zu testen, siehe Kapitel „Labor".

Ist hierbei nämlich die „Stressachse" zu hoch und womöglich noch Serotonin zu niedrig, erklärt dies, warum man zum einen nicht zur „inneren Ruhe" kommen und zum anderen nicht in den Schlaf finden kann (Morin, L. P. 1999, Cardinali D. P. et aliter, Monti, J. M. et al. 2008 und 2009). Denn Serotonin wird als Vorstufe für das Melatonin benötigt. Entsprechende Produkte, die den Nahrungsergänzungsmitteln zugerechnet werden und helfen, diese Dysbalance zu regeln, können die Situation somit deutlich verbessern (Kannegießer-Leitner, C. 2023).

Nicht unbeachtet werden darf, dass es den Betroffenen schon allein dann besser geht, wenn sie schwarz auf weiß lesen, warum sie so schlecht schlafen und die guten Ratschläge der Umgebung, sich doch bitte einfach weniger aufzuregen, eher mit Humor nehmen können. Sind dann die Neurotransmitter wieder in der Balance, kann auch mit dem vorhandenen Stress besser umgegangen werden.

Quellen

- Bruni O, Ferri R, D'Agostino G, Miano S, Roccella M, Elia M. Sleep disturbances in Angelman syndrome: a questionnaire study. Brain Dev. 2004 Jun;26(4):233-40. doi: 10.1016/S0387-7604(03)00160-8. PMID: 15130689.
- Cardinali D. P. et aliter: *Serotonin and Sleep: Molecular, Functional and Clinical Aspects.* Hrsg.: J. M. Monti. Birkhäuser Basel, 2008, ISBN 3-7643-8560-X, Circadian control by serotonin and melatonin receptors: Clinical relevance.
- Château, A. und Piquerez, O.: Le syndrome d'Angelman, parcours de vie des adultes, Verlag L'Harmattan, 2015
- den Bakker, H., Sidorov, M. S., Fan, Z., Lee, D. J., Bird, L. M., Chu, C. J., Philpot, B. D.: Abnormal coherence and sleep composition in children with Angelman syndrome: a retrospective EEG study, MOLECULAR AUTISM (APR 2018)
- Elmenhorst, D. und Elmenhorst E.-M.: Risiko Schlafmangel, Gehirn & Geist, 06/2018, Spektrum der Wissenschaft
- Jouvet, M.: Sleep and serotonin: an unfinished story. In: Neuropsychopharmacology. Band 21, 2 Suppl, August 1999, S. 24S–27S, doi:10.1016/S0893-133X(99)00009-3, PMID 10432485
- Kannegießer-Leitner, C.: Das Angelman-Syndrom besser verstehen – Handbuch für Eltern und andere Fachleute, 2018, Sequenz Medien Produktion
- Kannegießer-Leitner, C.: Erfahrung mit eigenen Patienten, nicht veröffentlicht, 2023
- Monti J. M., Jantos, H..: The roles of dopamine and serotonin, and of their receptors, in regulating sleep and waking. In: Prog. Brain Res. Band 172, 2008, S. 625–646, doi:10.1016/S0079-6123(08)00929-1, PMID 18772053.
- Monti, J. M.: The role of dorsal raphe nucleus serotonergic and non-serotonergic neurons, and of their receptors, in regulating waking and rapid eye movement (REM) sleep. In: Sleep Med Rev. Band 14, Nr. 5, Oktober 2010, S. 319–327, doi:10.1016/j.smrv.2009.10.003, PMID 20153670.
- Morin, L. P.: Serotonin and the regulation of mammalian circadian rhythmicity. In: Ann. Med. Band 31, Nr. 1, Februar 1999, S. 12–33, PMID 10219711.
- Nedergaard, M., und Goldmann, S.A: Drainage – nächtliche Gehirnwäsche, Spektrum Spezial, Biologie, Medizin, Hirnforschung 1.2018, spektrum.de/artikel/1427405
- Ryan CS, Edlund W, Mandrekar J, Wong-Kisiel LC, Gavrilova RH, Kotagal S. Iron Deficiency and Its Role in Sleep Disruption in Patients With Angelman Syndrome. J Child Neurol. 2020 Dec;35(14):963-969. doi: 10.1177/0883073820941755. Epub 2020 Jul 27. PMID: 32713229.
- Spruyt K, Braam W, Curfs LM. Sleep in Angelman syndrome: A review of evidence. Sleep Med Rev. 2018 Feb;37:69-84. doi: 10.1016/j.smrv.2017.01.002. Epub 2017 Jan 25. PMID: 28784434.

Epilepsie bei Erwachsenen mit Angelman-Syndrom

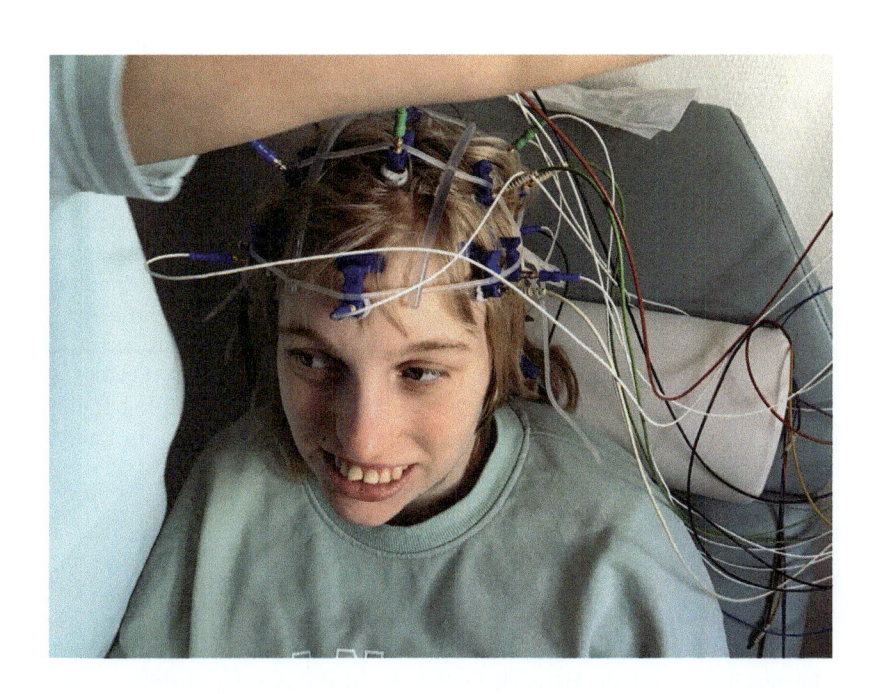

Im ersten Kapitel dieses Buches bin ich auf die Ergebnisse eingegangen, die Odile Piquerez über die von ihr organisierte Fragebogenaktion herausgearbeitet hat. Das aus dieser Untersuchung zusammengetragene Wissen, ergänzt durch weitere Alltagserfahrungen betroffener Familien waren Grundlage für das 2015 erschienen Buch über das *„Angelman-Syndrom bei Erwachsenen"* („Le syndrome d'Angelman, parcours de vie des adultes", Chateau, A. und Piquerez, O. 2015), geschrieben von Anne Château und Odile Piquerez, die damals beide Vorsitzenden des französischen Vereins *Association Syndrome Angelman France* waren. Sie beschreiben in diesem Buch zusätzliche Details, z.B., dass das EEG beim Angelman-Syndrom in 90% der Fälle sehr charakteristisch, wenn auch nicht immer spezifisch, verändert ist. Die Anfälle treten insbesondere bei Fieber oder auch nach schlaflosen Nächten auf. Château und Piquerez gehen davon aus, dass nur 30% der vom Angelman-Syndrom Betroffenen eine Mehrfachtherapie an Antiepileptika benötigen würden und auch davon, dass der Bedarf der antiepileptischen Medikation bis zum Erwachsenenalter theoretischerweise abnehmen müsste, da sich das EEG z.T. normalisiere. Sie sprechen von Übervorsicht, wenn auch im Erwachsenenalter noch etliche vom Angelman-Syndrom Betroffene Antiepileptika nehmen.

Allerdings räumen sie auch ein, dass sich die Anfallsart hin zu atypischen Absencen und Myoklonie-Krisen verschiebt. Insofern beschreiben sie auch, dass man leider nicht davon ausgehen kann, generell beim Angelman-Syndrom im Erwachsenenalter keine Antiepileptika mehr einsetzen zu müssen. Dies sollten jedoch die Eltern als Überlegung nicht aus den Augen verlieren und mit dem behandelnden Neurologen besprechen. Unabhängig davon bestätigen Château und Piquerez, dass die Art der Anfälle bei einem Kind, Jugendlichen und Erwachsenen mit Angelman-Syndrom im Lauf der Zeit auch wechseln kann.

Epilepsie tritt beim Angelman-Syndrom in 80 bis 90 % der Fälle auf (Clayton-Smith, J., & Laan, L. 2003, Dan, B. et al. 2008, Hutchison, T. 2005, Thibert, R.L. et al. 2009, Thibert R.L. 2012, Thibert, R. 2015, Kannegießer-Leitner, C. 2018). Die einzelnen Genotypen sind unterschiedlich hiervon betroffen – sowohl in Bezug auf die Häufigkeit und Intensität der Anfälle als auch in Bezug auf die Art der Anfälle. Auf die Grundlagen dieses Themas möchte ich an dieser Stelle nicht nochmals eingehen, sondern verweise auf mein Buch „Das Angelman-Syndrom besser verstehen – Handbuch für Eltern und andere Fachleute / Band 1". Diese Grundlagen betreffen u.a. die einzelnen Arten der Epilepsie beim Angelman-Syndrom und auch die unterschiedlichen Antiepileptika.

Vieles, was auf Epilepsie im Allgemeinen zutrifft, findet sich auch beim Angelman-Syndrom, bei anderen Details wiederum gibt es Unterschiede. Insofern beziehe ich mich hier zum einen auf die verschiedenen Studien von Ron Thibert und seinem Team aus der Angelman-Syndrom-Klinik in Boston (Thibert, R.L. et al. 2009, Thibert RL et al. 2012, Thibert, R. et al. 2015, Thibert, R.L 2016, Thibert, R.L. 2018).
Ansonsten verweise ich auf die entsprechende Fachliteratur bzw. Elternratgeber, z.B. von Gerd Dannhardt, Werner Hacke (Hrsg), Günter Krämer oder auch Karl C. Mayer. (Dannhardt, G. 2013, Hacke, W. 2016, Krämer, G. 2013, Mayer, K.C.-www.neuro24.de) und auf mein Handbuch über das Angelman-Syndrom, in dem ich die einzelnen Arten der Epilepsie bereits beschrieben habe (Kannegießer-Leitner, C. 2018).

Neurotransmitter und ihre Bedeutung
Allerdings möchte ich trotzdem an dieser Stelle nochmals näher auf die Neurotransmitter eingehen. Denn meiner Meinung nach kann man die Epilepsie (übrigens nicht nur beim Angelman-Syndrom) besser einschätzen, wenn man mit deren Grundlagen vertraut ist. Darum an dieser Stelle einige Wiederholungen:
Das Wissen um die Neurotransmitter und deren Funktion ist nicht erst in den letzten Jahren entstanden. Physiologie-Bücher aus meiner Studienzeit (Keidel, W.D. 1973) genauso wie aus der Zeit der Praxisgründung (Atwood, H.L. et al. 1994) beschreiben bereits etliche Details hierüber, die auch heute noch ihre Gültigkeit haben. Neu hinzugekommene Wissensdetails betreffen oft die speziellen Zusammenhänge um GABA (Gamma-Aminobuttersäure). Braat und Kooy erläutern in einem ihrer Artikel (Braat, S. 2015) die große Bedeutung von GABA und dessen Mangel (dies nicht nur beim Angelman-Syndrom, aber speziell auch bei diesem). Insofern ist es erklärlich, wieviele Medikamente gegen Epilepsie über eine Erhöhung von GABA wirken, also GABA-erg sind.
Auf den folgenden Seiten möchte ich schwerpunktmäßig auf die Konstellation der wichtigsten Neurotransmitter beim Angelman-Syndrom eingehen. Insofern gebe ich über das Thema „Neurotransmitter im Allgemeinen" nur einen kurzgefassten Überblick. Den darüber hinaus Interessierten empfehle ich entsprechende weiterführende Literatur, aus der ich auch die einzelnen Details zitiert habe (Thompson, R. 2016, Hacke, W. 2015, Hick, C. und Hick, A 2017, Beck, H. et al. , Wachtel, U. 2003, Hoffmann, G.F. 2009).
Neurotransmitter sind chemische Substanzen, die als sogenannte Botenstoffe im Zentralnervensystem (ZNS) die Informationen von einer Nervenzelle zur anderen übermitteln. Die Umschaltstelle zwischen zwei

Nerven wird Synapse genannt, der Zwischenraum synaptischer Spalt. Über diesen synaptischen Spalt hinweg wirken die Neurotransmitter. Der Weg geht immer nur in eine Richtung. Bei der klassischen synaptischen Übertragung werden elektrische Impulse in chemische Signale umgewandelt (Hacke, W. 2015).

Unabhängig hiervon ist zusätzlich noch zu berücksichtigen, dass für das Gehirn ein spezielles chemisches Milieu dadurch gesichert wird, dass die sogenannte Blut-Hirn-Schranke nur gewisse Stoffe durchlässt (Atwood, H.L. et al. 1994). Dies ist zur Sicherung dieses Milieus sicherlich hilfreich, erschwert aber z.T. die Medikation mit bestimmten Stoffen, u.a. mit GABA (Gamma-Aminobuttersäure) oder auch Dopamin, die die Blut-Hirn-Schranke nicht gut passieren können.

Die Anzahl der Neurotransmitter ist im Moment noch nicht genau bekannt, da zum einen kontinuierlich weitere als solche entdeckt werden und zum anderen deren Funktion im Einzelnen noch nicht vollständig nachgewiesen werden konnte.

Entscheidend ist auch, dass der Effekt nicht vom Neurotransmitter alleine abhängt, sondern vom jeweiligen Rezeptor der Zielzelle, an den der Neurotransmitter bindet. Dieser „entscheidet" z.B. darüber, ob der Transmitter erregend oder hemmend wirkt (Keidel, W.D. 1973, Beck, H. et al. 2018).

Neurotransmitter müssen entweder aus der Nahrung aufgenommen oder vom Organismus gebildet werden. Genauso müssen sie wieder abgebaut werden. Dieser Kreislauf sorgt dafür, dass immer am richtigen Ort eine genau festgelegte Menge an Neurotransmittern vorhanden ist. Ist dem nicht so, folgen hieraus gewisse Fehlfunktionen.

Chemische Struktur der Neurotransmitter

Die Neurotransmitter haben eine unterschiedliche chemische Struktur. Zu den Katecholaminen gehören Dopamin, Noradrenalin und Adrenalin. Das Serotonin ist ein Monoamin. GABA, Glycin und Glutamat gehören zu den Aminosäuren unter den Neurotransmittern und eine weitere Gruppe sind die Neuropeptide.

Es gibt hemmende und erregende Neurotransmitter, wobei es, wie bereits erwähnt, auch auf den Rezeptor, an den sie binden, ankommt:
Zu den erregenden Neurotransmittern gehören:
    Dopamin, Noradrenalin, Adrenalin, Glutamat
Zu den hemmenden Neurotransmittern gehören:
    Serotonin, Glycin, GABA (Gamma-Aminobuttersäure) und auch z.T. Dopamin

Neurotransmitter-Dysbalance beim Angelman-Syndrom
Bereits in mehreren Studien hat Benjamin Philpot (Philpot, B. et al. 2012, Berrios, J. et al. 2016) darauf hingewiesen, dass es bei sogenannten Angelman-Syndrom-Mäusen zu einer deutlichen Dysbalance zwischen den inhibitorischen (hemmenden) Neurotransmittern und den exzitatorischen (erregenden) Neurotransmittern kommt.
Insbesondere beim Angelman-Syndrom finden wir gestörte Werte der erregenden Neurotransmitter Glutamat, Adrenalin, Noradrenalin, Dopamin und der hemmenden Neurotransmittern GABA, Serotonin und Dopamin (auch z.T. hemmend/ Angelman-Verein Deutschland e.V. sowie aus den Fragebögen). Den Schwerpunkt meiner Ausführungen möchte ich auf GABA beim Angelman-Syndrom legen.

GABA speziell beim Angelman-Syndrom
Das GABA-Defizit spielt beim Angelman-Syndrom eine zentrale Rolle: Wie mehrere Studien ergeben haben, verursacht das beim Angelman-Syndrom gestörte Gen *UBE3A* eine Fehlfunktion des GABA-Transporters GAT1. GABA wird zu schnell aus den Neuronen hinaus befördert, denn der GABA-Transporter GAT1 arbeitet zu schnell. Dieser zu schnelle Abtransport von GABA hat zur Folge, dass GABA den Neuronen zu wenig zur Verfügung steht (Berrios, J. et al. 2016, De Weerdt, S. 2013, Egawa, K. 2012, Kannegießer-Leitner, C. 2015). Die GABA-Konzentration ist dadurch in den Neuronen permanent zu niedrig.
Nicht nur beim Angelman-Syndrom, sondern generell geht man davon aus, dass ein Missverhältnis zwischen GABA und Glutamat das Auftreten von epileptischen Anfällen begünstigt. Dies ist jedoch nur eine der möglichen Auswirkungen eines GABA-Mangels. Motorische Dysfunktionen können ebenfalls auf einen GABA-Mangel zurückzuführen sein (Egawa, K. 2012).
Sogenannte GABA-erge Mittel erhöhen GABA, entweder über eine direkte Erhöhung, über einen verlangsamten Abbau, über eine bessere Arbeit der Rezeptoren u.a..

Wie in Gesprächen und auch durch Fragebogenaktionen herausgearbeitet (Kannegießer-Leitner, C. 2018) bemerkten insbesondere Familien mit älteren AS-Familienangehörigen oft, dass GABA bei ihrem Kind keine Wirkung zeigte. Diese Beobachtung passt dahingehend, dass die GABA-Konzentration normalerweise im embryonalen Gehirn am höchsten ist und nach und auch bis zum Erwachsenenalter physiologischerweise abnimmt. Da somit die erforderliche Menge an GABA niedriger ist, kann es hier wohl weniger zu einem Mangel kommen (Tanaka, M et al. 2012). Bei den kleineren Kindern kam es zu Verbesserungen, oft sogar in Bezug auf die Epilepsie.

Wie kann man sich diese Verbesserungen erklären? Epileptische Anfälle sind Störungen der Gehirnfunktion aufgrund paroxysmaler (anfallsartiger), synchroner Entladungen von kortikalen Nervenzellen bzw. Nervenzellengruppen. Hierbei können sich Bewusstsein, Psyche, Motorik, autonome oder sensorische Wahrnehmung verändern (Keidel, W.D. 1973, Atwood, H.L. et al. 1994).
Der Begriff "Epilepsie" ist eine Sammelbezeichnung für etliche Formen von Epilepsie-Syndromen und epileptischer Anfälle, die durch das Zusammenspiel pathologischer Erregungsbildung und fehlender Erregungsbegrenzung in den Nervenzellverbänden des ZNS entstehen (Dannhardt, G. et al. 2013; Hacke, W. 2016; Krämer, G. 2013; Mayer, K.C. www.neuro24.de).
Die Ursachen hierfür sind ebenfalls sehr zahlreich, wobei auch die Möglichkeit besteht, dass die Ursache für die bestehende Epilepsie nicht geklärt werden kann.
Bis vor einiger Zeit ging man davon aus, dass ein einziger epileptischer Anfall noch nicht zur Diagnose Epilepsie führt. Inzwischen hat sich diese Definition etwas gewandelt: Nun spricht man auch von Epilepsie, wenn nach einem einzigen Anfall aufgrund zusätzlicher Befunde, z.B. auch im EEG, anzunehmen ist, dass das Auftreten weiterer Anfälle hochwahrscheinlich ist (Hacke, W. 2016). Auf dem Jahrestreffen des Angelman-Vereins 2016 wurde diesbezüglich erläutert (Kurlemann, G. 2016), dass, auch wenn 5% der Menschen einmal in ihrem Leben einen epileptischen Anfall erleiden, es letztendlich bei nur 1 % zur Diagnose Epilepsie kommt. Auch diese Zahlen sprechen dafür, dass nicht jeder epileptische Anfall zu der Diagnose Epilepsie führt.

Pathophysiologie eines Anfalls
Bei einem epileptischen Anfall entladen sich einzelne Neurone spontan, woraus Entladungsserien folgen können. Die eingeschränkte Hemmung führt dazu, dass sich diese Entladung weiter, also von Zelle zu Zelle, ausbreiten kann.
Nicht nur beim Angelman-Syndrom, sondern auch bei Anfällen unterschiedlichster Ursache findet man eine Abschwächung der physiologischen GABA-ergen Hemmungsvorgänge zwischen den Zellen und oder oder eine verstärkte Freisetzung von erregenden Transmittersubstanzen wie z.B. Glutamat, so zu lesen in dem Fachbuch „Neurologie" von Hacke (Hacke, W. 2016).

Damit eine Erregung weitergeleitet werden kann, muss sich die Durchlässigkeit der Zellmembran der Neurone für Kalzium, Kalium und Natrium ändern. Ein pathologischer plötzlicher Kalzium- und Natriumeinstrom führt zu einer paroxysmalen Depolarisation der Zelle (zu deren plötzlichen Entladung). Aufgrund der mangelnden Hemmung breitet sich diese Depolarisation weiter aus und führt zu epileptischen Symptomen. Beim Angelman-Syndrom treffen wir insbesondere auch deswegen auf einen GABA-Mangel, da die 3 GABA-Gene GABRB3, GABRG3 und GABRA5 für das Funktionieren des GABA-Rezeptors von großer Bedeutung sind und im Abschnitt der für das Angelman-Syndrom entscheidenden Region auf dem 15. Chromosom (15q11—q13) liegen. Über die Funktion und Bedeutung von GABA beim Angelman-Syndrom und Epilepsie sowie der GABA-Rezeptoren und insgesamt über die Neurotransmitter-Dysbalance hat insbesondere Ben Philpot mehrere Studien am Mausmodell durchgeführt (Philpot, B. et al. 2012, Berrios, J. et al. 2016)

Zwei hierzu passende Meinungen zu GABA und Glutamat von anderer Seite:
„Die Ionenkanäle für Kalzium sind aktiviert, z.T. als Folge der erhöhten extrazellulären Glutamat- und Aspartatkonzentration. Der durch Glutamat aktivierte NMDA-Rezeptor (N-methyl-d-aspartate receptor), der einer der Transporter für Kalzium in das Zellinnere ist, soll stärker exprimiert sein. Glutamat wird verzögert abgebaut. Das GABA-erge inhibitorische System ist weniger aktiv. Das Anfallsende wird durch inhibitorischen Mechanismen eingeleitet." (Hacke, W. 2015).
Glutamat aktiviert den NMDA-Rezeptor (N-methyl-d-aspartate receptor), der wiederum für die Elektrolytverschiebungen der Depolarisation der Zelle zuständig ist. NMDA-Rezeptoren (NMDARs) sind eine Klasse von ionotropen Glutamat-Rezeptoren (iGluRs), sie wirken auf den Ionen- und Elektrolythaushalt und sind entscheidend für die neuronale Entwicklung, Plastizität der Synapsen, Lernen und das Überleben der Zellen (Glasgow, N.G. 2015).
An dieser Stelle nochmals der Hinweis, wie wichtig Glutamat für das Funktionieren des menschlichen Organismus' ist. Letztendlich ist Glutamat der wichtigste exzitatorische (erregende) Neurotransmitter. Lediglich in einer zu großen Menge schädigt Glutamat die Zellen oder führt zu einem epileptischen Anfall.
Auch Magnesium spielt hier eine Rolle: Auf der Homepage der Universitätsklinik Freiburg findet man einen Hinweis bezüglich der Zusammenhänge zwischen NMDA-Rezeptoren und Magnesium: *„Eine Blockade der inhibitorischen, GABA-ergen Synapsen kann zur Auslösung*

epileptischer Aktivität führen (Beispiele: Wirkungen von PTE, Bicucullin, Penicillin, Quinolonen). Paradoxerweise kann aber eine exzessive Aktivierung GABA-erger Synapsen durch Umkehr des Chlorid-Gradienten zu proepileptischer Aktivierung von Neuronen-Verbänden führen. Auch die Aktivierung exzitatorischer Synapsen (z.B. des NMDA-Kanals durch Minderung der Magnesium-Konzentration) kann epileptische Aktivität induzieren." (Schulze-Bonhage. A. www.uniklinik-freiburg.de/epilepsie).

Zum besseren Verständnis will ich nun kurz die wichtigsten Formen der Epilepsie benennen. Beschrieben habe ich sie in meinem Handbuch über das Angelman-Syndrom Band 1. Im vorliegenden Band 2 gehe ich nun davon aus, dass ich Familien mit einem erwachsenen Familienmitglied mit dem Angelman-Syndrom nicht mehr unbedingt beschreiben muss, was ein Grand-Mal-Anfall und was eine Myoklonie ist, sie sind Fortgeschrittene in diesem Bereich. Deswegen nur kurz die Wiederholung der Begriffe:

- **Absencen**
- **BNS**
- **Fokale Anfälle**
- **Grand-Mal**
- **Myoklonien**
- **Tremor**
- **NCSE (Non-Convulsiver Status Epilepticus)**

Diese Anfallsarten treten entsprechend des Genotyps in unterschiedlicher Häufung und Ausprägung auf. Nicht nur aus den hier von den Familien eingestellten Berichten, sondern auch aus der Erfahrung, die man mit den Mitgliedern des Angelman e.V. machen konnte, zeigt sich im Verlauf des Älterwerdens eine Verschiebung hin zu Myoklonien und zum NCSE. Allerdings kann dies nur unter dem Vorbehalt der Tatsache beurteilt werden, dass die meisten Betroffenen mit Angelman-Syndrom ein oder mehrere Antiepileptika bekommen. Wie ihre Anfallssituation ganz ohne Medikation aussehen würde, weiß man nicht.

Welche Bedeutung die Epilepsie und ihre Auswirkung auf den Betroffenen und seine Familie hat, kann man aus dem Satz von Saskias Mutter ersehen (siehe S. 224): *"Nicht die Behinderung ist das Hauptproblem, sondern die Epilepsie."* Viele Familien denken so, berechtigterweise.

Die Zahlen aus den bereits erwähnten Untersuchungen bestätigen, bei wie vielen Familien die Epilepsie ein ganz wichtiges Thema ist, welches man in etlichen Fällen trotz Antiepileptika nicht zufriedenstellend in den Griff bekommt.

Doch Zahlen sind das Eine. Miterleben und auch tatsächlich Mitleiden mit einem Familienmitglied mit therapieresistenter Epilepsie ist etwas ganz Anderes. Dies geht auf die Dauer der Zeit an die Substanz einer ganzen Familie und natürlich erst recht an die Substanz des Betroffenen. Wir wissen heute schon sehr viel über Epilepsie, allerdings noch längst nicht genügend.

Zunächst im Folgenden in Kurzform die Antworten der einzelnen Familien auf die Fragen nach der Epilepsie des vom Angelman-Syndrom betroffenen Familienmitgliedes:

Der besseren Übersicht wegen habe ich folgende Unterschiede in der Schriftform gewählt:
<u>Alter (U 20 bedeutet ein Alter unter 20, Ü 30 eines über 30 Jahre usw.) und Genotyp</u>
Art der Anfälle
Medikation sowie Bemerkungen

<u>- Ü 30, Deletion 1</u>
Myoklonien
Schon immer Valproat
Seit Jahren anfallsfrei, bei Fieber oder Durchfallerkrankungen bis zu 10 Myoklonien pro Minute

<u>- Ü 30, Deletion 2</u>
Sebastian hat u.a. die Diagnose: „Epilepsie mit vermutlich (sekundär) generalisiert tonisch-klonischen und fraglichen protrahierten myoklonischen Anfällen"
Phenobarbital, Carbamazepin und Valproinsäure, bis er 6 ½ Jahre alt war, dann folgte der Umzug von Rumänien nach Deutschland. Hier bekam er weiterhin ein Jahr lang Pheneamal, Orfiril und Tegretal Retard. In der Schule (er ging in die 1. Klasse damals) hatte er einen schweren Grand-Mal-Anfall mit Status epilepticus. In diesem Zustand wurde er als Notfall nach Maulbronn in die Klinik für Kinderneurologie gebracht. Dort wurde nun seine Medikation komplett umgestellt. Zuerst hat man versucht das Phenobarbital aus der Behandlung heraus zu nehmen. Daraufhin hatte Sebastian ganz schwere Entzugserscheinungen über 2 Monate lang. Er war in einem desolaten Zustand!! Dies solange, bis ich deutlich gesagt habe, dass ich von den Ärzten erwarte, dass sie meinem Kind helfen und nicht ihm noch mehr Schaden zufügen würden. Nach etwa 3 Monaten wurde er entlassen mit Maliasin, Sabril und Taxilan als Behandlung. Nach etwa 9 Monaten hat sich gezeigt, dass Sabril

*(Sebastian war Teil einer Studie für das Medikament) nicht die erwünschte Wirkung brachte und dann wurde es problemlos abgesetzt. Mit 14 ½ Jahre bekam er wieder einen Status epilepticus. Damals haben wir den Notarzt gerufen und es wurde intravenös auch Diazepam verabreicht. Somit war die antikonvulsive Medikation mit 15 Jahren Maliasin und Taxilan. Mit 16 Jahren ist es wieder (und zuletzt) passiert. (Da er während des Anfalls eingekotet hat und er wiederholt krampfte, konnte man nicht sicher sein, dass das Medikament aufgenommen wurde.) Jetzt hat die Hausärztin denselben Cocktail gespritzt. Bis zu seinem 26. Lebensjahr (**2012**) erhielt er Maliasin und Taxilan. Diese Medikamente hat er sehr gut vertragen, so dass er seit dem letzten Grand-Mal-Anfall mit 16 ½ (die Maliasin-Dosis wurde dann erhöht) komplett anfallsfrei war. Weil Maliasin vor ein paar Jahren vom Markt genommen worden ist, waren wir **2012** gezwungen, eine Umstellung der Medikation durchzuführen. Eine Aktion, die sich leider ganz schwierig gestaltet hat! Die Umstellung dauerte fast 3 Jahre. Der hiesige Neurologe hat uns begleitet. Es wurden mehrere Medikamente ausprobiert. Die Nebenwirkungen waren manchmal sofort da, oder wenn eine gewisse Dosis überschritten war, war das Medikament gar nicht mehr verträglich. Leider kann ich mich nicht mehr an alle Medikamente erinnern. Zonegran hat ihn sehr unruhig gemacht, er schrie laut ohne Grund und war ständig in Bewegung. Vimpat hat ihn müde und schwindlig gemacht, er krabbelte nur noch, anstatt zu gehen.*
Ein gutes Jahr nachdem der Gruppenleiter aus der FuB uns suggerirt hat, nach Kork in das Epilepsiezentrum zu fahren, hat uns der Neurologe die Überweisung gegeben. Da eine Wartezeit, wegen eines Formfehlers, von 14 Monaten anstand, hat der hiesige Neurologe weitere Medikamente ausprobiert. Und Sebastian war eigentlich schon eingestellt, als wir das erste Mal mit ihm bei Prof. Dr. Martin, in Kork, vorstellig wurden.
*Bei der ersten Anamnese, **2015**, hat der Professor den Verdacht auf Angelman-Syndrom geäußert und, mit unserem Einverständnis, eine Blutprobe ins Humangenetik-Labor geschickt. Das Ergebnis war positiv. Derzeitige antikonvulsive Medikation: Phenobarbital 100 mg 3 x 1 Levetiracetam 750 mg 3 x 1; Apydan Extent 150 mg 1 – 0 - 2; Taxilan 25mg 3 x 1 Rivotril gegen Tremor zum Einschlafen Eustress oder Disstress (übergroße Freude, Aufregungen, Infekte, Schmerzen) führen eher zu Anfällen und insbesondere zu Tremor. Hinzukommen fokale Anfälle, die sehr kurz dauern und fast immer dann auftreten, wenn er zu lange lacht. Der Tremor tritt häufiger auf in solchen Situationen. Diazepam-Rektiolen haben wir nur bei Grand-Mal Anfälle angewendet, oft mit Erfolg. Zurzeit ist Tavor Expidet 1 mg als Notfall Medikament im*

Einsatz. Es ist sehr selten benutzt worden, aber mit Erfolg. Der Tremor ist, wenn er auftritt, sehr belastend. Wir haben die Indikation Rivotril (8 bis 15 Tropfen) zu geben, aber nur, wenn er zu lange andauert oder wenn der ganze Körper betroffen ist. Das haben wir bei Bedarf gemacht. Nach etwa 20-30 min wirkt es, aber dann ist er ziemlich schläfrig und schlapp.
*Im **Sommer 2021** ist Sebastian an Corona erkrankt. Er hatte paar Tage hohes Fieber und war sehr erschöpft und müde in der Zeit. Das Gehen fiel ihm ganz schwer, ohne Unterstützung konnte er nicht mehr aufstehen und gar nicht laufen. Der Tremor (oder Nonkonvulsiver Status?) war täglich geworden. Wir haben uns mit Prof. Dr. Martin in Verbindung gesetzt und, nach seiner Einweisung, Sebastians Medikation geändert.*
Heute bekommt er:
Levetiracetam 1000 mg 1 – 1 - 1; Ospolot 200 mg ½ - 0 - 1; Phenobarbital 100 mg 0 - 0 - 1
Perazin 25 mg 1 - 1 - 1; vor dem Schlafengehen Fycompa 2 mg alle 2 Tage und, seitdem er 17 Jahre alt war, Pipamperon ½ Tablette.

- Ü 30, Imprinting
Grand-Mal 1999
Absencen aktuell
Er bekam Timonil, später Valproat, war insgesamt schnell eingestellt.
Da dann nicht mehr gekrampft und anfallsfrei, ab 2011 Medikamente ausgeschlichen. Auch Stress-Situationen führen nicht zu Anfällen.

- Ü 20, Deletion 2
Absencen
Grand-Mal
Ab einem Alter von einem Jahr epileptische Anfälle, seit dieser Zeit Valproat, schon als Kind zusätzlich Petnidan
Unter Stress ev. Zunahme der Anfälle

- Ü 30, Deletion
Absencen fast täglich
Fokale Anfälle wöchentlich
Grand-Mal selten
Myoklonien fast täglich
NCSE wöchentlich
- Kindheit: Valproat, damit war er von seinem 6. Lebensjahr bis vor ca 1,5 Jahren gut medikamentös eingestellt.
- Seit seinem 30. Lebensjahr Valproat und Levetiracetam
- Derzeitige antikonvulsive Medikation: Valproat und Levetiracetam

- 10 mg Diazepam hilft sofort als Notfallmedikament.
Bis vor Kurzem fast täglich Anfälle, seit 1 Monat keine mehr.
Infekte mit hohem Fieber lösen Anfälle aus. Wir glauben, dass Veränderungssituationen in seiner Wohngruppe, verbunden mit den schwierigen Monaten der Pandemie sein Anfallsleiden negativ beeinflusst haben.
Seit Anfang Dezember 2022 hat Lars kaum noch sichtbare Anfälle (lediglich die Hände zittern manchmal, aus unserer Sicht sind dies Anfälle und keine Nebenwirkung des Valproats). Anfang Dezember wurde die Gabe von Valproat wieder um 150 mg täglich angehoben, seitdem geht es Lars gut.

- Ü 20, Deletion
Absencen, jedoch nicht klinisch, aber auffälliges EEG
NCSE bisher einmal 5 Minuten
Von Kindheit bis jetzt Orfiril long 150 mg 2 – 0 - 2 und
Lamictal 5mg 4 – 0 - 4
Seit Jahren unverändert, ausreichend Schlaf ist wichtig

- Ü 20: Epilepsie – und wie die Anfälle bei uns aussehen

Unter Epilepsie stellen sich die meisten Menschen Stürze, Bewusstlosigkeit und Schaum vor dem Mund vor.
Auch ich hatte diese Vorstellung bis zu dem Zeitpunkt, als ich erkennen musste, dass mein eigenes Kind an Epi-Anfällen leidet und diese von mir und allen Menschen um uns herum nicht als solche definiert werden konnten.
Und doch gibt es so viele Facetten davon. Einige musste ich durch meinen nun fast 26- jährigen Sohn Leon (er leidet am Angelman-Syndrom) unfreiwillig kennenlernen. Und mittlerweile habe ich den Umgang mit ihnen gelernt. „Gelernt" heißt, sich nicht daran gewöhnt. An so eine Anfall-Situation deines Kindes, die oftmals lebensbedrohlich ist, kann man sich niemals gewöhnen.
Jedes Mal ein Schockzustand – du weißt nicht wann, wo, wie und in welchem Ausmaß der nächste Anfall zuschlägt und stehst als Mutter

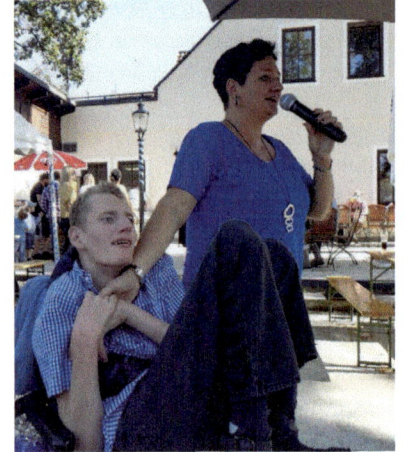

ziemlich rat- und hilflos da, obwohl du doch stets alles versuchst, um das Wohlbefinden deines Kindes unter Kontrolle zu haben.
Nicht in diesem Fall – ich weiß zwar ganz genau, wann sich ein Anfall ankündigt und anschleicht, indem Leon beginnt, mit seinen Lippen zu zittern. Anfangs nur leicht und nur bei bestimmten Bewegungen. Doch schnell kann ich beobachten, wie das Zittern immer stärker wird und anhält.
Es folgen Schweißperlen auf Leons Stirn, aber auch voller Panik und Angst auf meiner – ich laufe um das Notfallmedikament, das ihm rektal verabreicht wird. Dann bangen und hoffen, dass es schnell wirkt........manchmal wirkt es gleich, dann folgt aber meist ein paar Stunden danach noch ein 2. heftigerer Anfall....oft wirkt es jedoch auch nicht - und auch die Gabe eines 2. Notfallmittels nicht – dann heißt es schnell die Notrufnummer wählen, da Leon auch schon mal zu atmen aufhörte.
Bei uns ist das für das Rettungsteam schon Routine (wir wohnen in einem Dorf und kennen bereits viele der Rettungsfrauen und Männer, sowie ÄrztInnen). Leon bekommt dann meist ein Mittel über die Vene gespritzt, bis es wirkt. Oft muss er dann auch gar nicht mitgenommen werden, da er viel ruhiger zu Hause in seinem Bett schlafen kann.
Es gab Entwicklungsphasen in der Pubertät von Leon, wo wir dreimal die Woche den Notruf wählen mussten.
Auch konnte ich beobachten, dass gewisse Lebens- oder Stress-Situationen solche Phasen begünstigen, z.B. der Verlust von Leons Service-Hund.
Da Leon keine Tränen weint, hat er den Tod seines geliebten Freundes, der ihn 12 Jahre seines Lebens begleitete, auf seine Weise verarbeitet und das löste bei ihm eine Reihe von Anfällen aus.
Unser 2. Service-Hund Rico half ihm dann wieder über die Trauer und die Anfälle hinweg. Doch nun ist Rico mit nur 7 Jahren an Knochenkrebs erkrankt und wir stehen leider wieder vor dem Verlust von Leons bestem Freund. Es sind in der Zwischenzeit fast 9 Jahre vergangen - aber weder damals noch heute wird Leon verstehen, warum ihm wieder sein einziger Freund genommen wird. Der Freund, der ihn bedingungslos liebt und zu ihm steht – der, dem er vertrauen kann und der, der ihn so nimmt, wie er ist. Aber so spielt eben das Leben - leider.

Petra Hameseder

- *Ü 20, Deletion 1*
Grand-Mal - myoklonisch-astatisch / atonisch
Valproat ab Kindheit
Im Alter von ca. 18 Jahren Reduzierung auf Orfiril long 300 mg: 1 – 0 - 1
Im Alter von 24 Jahren bis jetzt Umstellung auf Lamotrigin 100: 0,5 -0 - 1
Tim ist nun seit 1997 anfallsfrei.

Eisen kann nicht gespeichert werden und somit ist viermal pro Jahr eine intravenöse Eisensubstitution erforderlich.
Da Orfiril ein „Eisenräuber" sein kann, haben wir die Medikamentenumstellung auf Lamotrigin forciert.
Diese hatte leider keinen Effekt auf das Eisenproblem, aber seine immer schlimmer werdende Aggressivität ist damit wenige Tage nach der Umstellung verschwunden. Er hatte sich selbst verletzt, täglich seine Kleidung zerbissen und zerrissen, viel geschrien.

<u>- Ü 20, Genotyp nicht bekannt</u>
Ab 5 Jahren:
Absencen
BNS
Petnidit 250 mg 1 – 0 - 1
Aktuell keine Anfälle und auch keine Absencen mehr

<u>- Ü 50, Genotyp nicht bekannt, AS mit 33 Jahren diagnostiziert</u>
Heftige Absencen
Grand-Mal
Tremor
Liskantin/Primidon
Valproat
Mit einem Jahr Beginn der Epilepsie, seit Jahren unverändert, keine Grand-Mal-Anfälle mehr seit 40 Jahren, aber Absencen und Zittern sind im Alltag belastend. Nach 30 Jahren derselben Medikation wurde vor 1 Jahr Orfiril auf 650 – 0 – 100 mg höher dosiert und Liskantin beibehalten, dadurch sind die Absencen und der Schlaf besser geworden

<u>- U 20, Genotyp nicht bekannt</u>
Keine Epilepsie, anfallsfrei

<u>- U 20, UPD</u>
Absencen früher
Bezüglich der Absencen hat Nico nie Medikamente bekommen, nur jeden Morgen Esprico und Curcumin. Irgendwann waren die Absencen weg und sind nie wieder gekommen, jetzt anfallsfrei.

<u>- Ü 20, Mutation im UBE3A-Gen</u>
Ab 5. Monat Beginn der Epilepsie
Zunächst Fokale Anfälle
Später Grand-Mal-Anfälle

Zunächst Luminaletten, später über einige Jahre erfolgreich Orfiril, bis die Nebenwirkungen zu stark wurden. Keppra (rief Petit Mal-Anfälle hervor) und Petnidan (allergische Reaktion) hat sie nicht vertragen, GABA hatte kaum Wirkung.
Ab 15 Jahren Frisium
Am Anfang mehrmals am Tag Anfälle, nach medikamentöser Einstellung mehrere Jahre anfallsfrei.
Dann im Januar 2022 unerwartet sozusagen aus dem Nichts heraus ein schwerer Status. Mit dem Reset nach Thibert konnte wieder Anfallsfreiheit erreicht werden, die auch nach der akuten Phase weiter anhielt. Allerdings fielen die letzten beiden EEGs ziemlich schlecht aus. Auch der Gesamteindruck war auffällig. Sie wirkte schon vor beiden EEGs unruhig, das Gangbild hatte sich verschlechtert und die Sicherheit in ihren Bewegungen war eingeschränkt. Man sah immer wieder Zuckungen und Aufmerksamkeitsstörungen, die man auch als Petit Mal interpretieren hätte können. Die EEGs haben diesen Eindruck in gewisser Weise bestätigt.
Nach dem zweiten EEG innerhalb eines halben Jahres, haben wir dann zusammen mit der Neurologin entschieden, zum Frisium relativ niedrig dosiertes Orfiril (das sie in ihrer Kinder - und Jugendzeit schon erfolgreich nahm, es aber nach Jahren wegen auftretender und immer stärker werdenden Nebenwirkungen absetzen musste) einzuschleichen. Dies ist der aktuelle Stand. Das letzte (dritte) EEG zeigte mit Frisium und der zusätzlichen Orfiril-Gabe eine Verbesserung. Und auch augenscheinlich geht es Sarah wieder besser und sie ist bisher anfallsfrei. Die Nebenwirkungen des Orfirils halten sich bisher in engen Grenzen.
Zwischendurch gab es noch einen Versuch mit Lamotrigin, allerdings hat Sarah hier mit einem heftigen Hautausschlag reagiert.
Als nächste Option wäre geplant, zusammen mit der Neurologin CBD einzusetzen, sollte Orfiril nicht wie gewünscht wirken oder es wegen der Nebenwirkungen doch wieder rausgenommen werden.

<u>*- Ü 20, Deletion*</u>
Ab 2,5 Jahre Beginn der Epilepsie
Grand-Mal-Anfälle
Anfangs häufiger (1-mal wöchentlich), nach Einstellung mit Orfiril immer seltener (2-mal jährlich bis 1-mal jährlich). Immer im Zusammenhang mit Fieber, aber nicht nur mit Infekten.
Bis 12 Jahre häufig spontanes hohes Fieber, allerdings nicht immer mit Anfällen.

Letzter Anfall mit ca. 10 Jahren, mit 12 Jahren konnten die Antiepileptika ausgeschlichen werden.

- Ü 30, AS-Like, genetisch noch nicht ausdiagnostiziert
Hier ein Bericht, der zeigt, wie hartnäckig man bei manchen Menschen mit Epilepsie bleiben muss. Zu betonen ist, dass die unten genannten Medikamente jeweils sehr lange eingesetzt wurden, bevor man sie wegen Wirkungslosigkeit durch andere ersetzt hat. Lediglich, wenn die Nebenwirkungen zu heftig wurden, erfolgte ein schnellerer Wechsel:
Ab dem 5. Lebensmonat kam es bei Saskia abends zu Serien kurzer tonischer oder klonischen Anfälle. *Grand-Mal ab 14 Jahren* (Pubertät) **NCSE: Wurden nicht als solche erkannt, vermutlich bereits ab Kindheit.**
Etliche Antiepileptika, diese sowohl als Monotherapie, als auch in Kombinationen, darunter auch Valproat, welches wegen der Nebenwirkungen auf die Motorik und die Schilddrüse ausgeschlichen werden soll, dies aber noch nicht abschließend bzw. erfolgreich durchgeführt werden konnte. Einstellung nicht abgeschlossen.
Im Folgenden die Auflistung der bisher eingesetzten Medikamente:
1992 durch Rivotril leichte Besserung
Frisium
Durch ACTH 6 Wochen anfallsfrei
Frisium plus Suxinuthinsaft
Frisium plus Valproat
Valproat in Monotherapie
1993 – 1994 1 ½ Jahre anfallsfrei
Nach 1994 bis 2006 *Valproat unter Hinzunahme der folgenden Antiepileptika:*
Petnidan
Liskantin
Frisium
Sabril
Ospolot
Lamotrigin
Timolnil
Topamax – starke Gewichtsabnahme
Keppra
Ketogene Diät (blieb wirkungslos)
2006 – Beginn Grand-Mal-Anfälle (Pubertät)
Zonegran: Verbesserung, aber migräneartige Kopfschmerzen, starke Gewichtsabnahme durch Appetitlosigkeit

Ab 2010 keine Wirkung von Zonegran mehr, Steigerung wegen zu geringem Körpergewicht nicht möglich.
*Daher weiter Valproat 1850 mg bis 2012 und Vimpat Inovelon Luminal Rivotril ab **Mitte 2012** mit 2500 mg Valproat*
Brom
VNS (Vagus-Nerv-Stimulation) – keine oder nur geringe Wirkung, hat sie bis heute
2016 Erster Versuch mit Orfiril und CBD-Vollextrakt
CBD-Vollextrakt 160 mg mit 2500 mg Orfiril, um Orfiril zu reduzieren, wobei Orfiril wohl zu schnell reduziert wurde, so dass die Anfallshäufigkeit wieder zunahm.
Bis 2018 Orfiril 1000 – 0 – 1500 mg Monotherapie.
Seit Sept. 2017: *Rückgang der Grand-Mal-Anfälle auf einen Anfall alle 3 Tage,*
NCSE morgens nach dem Aufstehen und kurze tonische Anfälle, letztere täglich
Ab Oktober 2019 *Reduzierung Orfiril von 1000 – 0 – 1500 mg in 50-mg-Schritten alle 2 Wochen auf 450 – 0 – 1200 mg ohne CBD*
Ab Juli 2020 *Einschleichen von CBD*
Natürliches CBD-Isolat, wegen Lieferprobleme mit CBD-Vollextrakt, nicht nochmals mit Vollextrakt begonnen
Bei CBD 3 – 0 – 3 Tropfen und 450 – 0 – 1200 mg Orfiril Vergrößerung der Abstände zwischen den Grand-Mal-Anfällen auf 9 Tage, weitere Reduzierung von Orfiril und Steigerung von CBD auf 20 – 0 – 20 Tropfen
Ende März 2021 *um weitere Verbesserung zu erreichen*
Petit-Mal-Status bei 20 – 0 – 20 Tropfen CBD und 300 – 0 – 300 mg Orfiril
Erhöhung Orfiril auf 450 – 0 – 600 mg
Reduzierung CBD auf 0 – 0 – 8 Tropfen
Ende Oktober 2021 *Erhöhung Orfiril auf 750 – 0 – 750 mg wegen vermehrter Anfälle, Grand Mal, tonische und NCSE.*
Hinzunahme von Cenobamat (Ontozry) ***ab Ende 2021***
Bei 750 – 0 – 750 mg Orfiril und 100 mg Ontozry sowie 8 Tropfen CBD
*Grand-Mal-Serie **März 2022***
*Signifikante Verbesserung der Anfälle bei 150 mg Ontozry. Im **August 2022** Erhöhung Ontozry auf 250 mg, um Anfallsfreiheit zu erlangen, daraufhin starke Nebenwirkungen, Schwindel, Gangunsicherheit, Stürze, Reduzierung Ontozry auf 200 mg.*
CBD wird ausgeschlichen. ***Seit September 2022*** *kaum noch Grand-Mal-Anfälle, allerdings kurze tonische Serien.*
Seit Ende Januar 2023 *Erhöhung Ontozry auf 225 mg Orfiril 500 – 0 – 1000 mg.*

Besserung der Anfälle. *Angestrebt wird aktuell ein 2. Versuch auf 250 mg Ontozry zu erhöhen, da sie dann evtl. anfallsfrei werden könnte.*
Vor der monatlichen Regelblutung nehmen Anfälle zu, deswegen Magnesium empfohlen.
Im **Juli 2021** wurde ein nächtliches Überwachungsgerät für die Kontrolle der Grand-Mal-Anfälle angeschafft.
Hinweise zu dem therapeutischen Verlauf: *Da Saskia anfänglich sehr gut auf CBD angesprochen hat, dann phasenweise wechselnd gut, entstand im Therapieverlauf die Frage, ob es sich tatsächlich um eine Gewöhnung handelte oder aber ob womöglich zu viel an CBD gegeben worden war.*
Hinzu kam noch: Man musste aus gesetzlichen Gründen von Vollextrakt auf isoliertes gereinigtes CBD ausweichen. Dies wirkte zunächst recht gut, dann plötzlich weniger. Da es bei CBD die sogenannte Glockenkurve gibt, kann es auch sein, dass zu viel CBD gegeben wurde. Denn Valproat und CBD haben denselben Enzymabbau, so dass sie sich gegenseitig erhöhen können. Glockenkurve bedeutet (siehe Seite 403), dass zunächst die Wirkung bei steigender Dosierung zunimmt, dann bei weiter steigender Dosierung, ab einer gewissen Dosis abnimmt. Wo genau dieser Scheitelpunkt liegt, weiß man noch nicht so genau. Um die Situation besser beurteilen zu können, wurde bei Saskia u.a. ein Cannabis-DNA-Test durchgeführt (siehe Seite 332). Dieser ergab, dass sie das CBD in der üblichen Weise abbaut, also weder verzögert noch beschleunigt. Für die Dosierung heißt dies, dass keine erhöhte Dosierung erforderlich ist, sondern die übliche Dosis die richtige ist. Aus diesem Grund ging man dann daran, die CBD-Dosierung zu senken. Als nächstes startete der Versuch, das CBD auszuschleichen, damit man erkennen konnte, ob es nun noch wirkt oder nicht. Das Wichtigste bei solchen Änderungen in der Medikation ist, dass man die Reduzierung der Mittel langsam (sehr langsam!!) durchführt und dies nicht mit zwei Mitteln auf einmal, sondern immer nur mit einem. Denn ändert man zwei Medikamente auf einmal, weiß man nicht, auf welches der beiden die dann eintretenden Veränderungen zurückzuführen sind.
Inzwischen erhält Saskia:
*Seit dem **26.09.2022** ist CBD komplett ausgeschlichen.*
Unter 250 mg Ontozry/Cenobamat war sie anfallsfrei, allerdings schwerwiegende Nebenwirkungen, Schwindel, Gangunsicherheit, Stürze. Leider wiegt sie nur 38 kg und war vermutlich überdosiert. Wir sind daher wieder runter auf 200 mg, sie hat keine Grand-Mal-Anfälle mehr, allerdings mehrmals im Monat tonische Serien, bei denen sie auch mal stürzt. Solange sie nicht ca. 45 kg wiegt, belassen wie es bei der Dosierung und hoffen später wieder unter 250 mg Ontozry anfallsfrei zu werden.

*Seit **Ende März 2023** nochmaliger Versuch mit 250 mg Ontozry, um anfallsfrei zu werden, CBD ist ausgeschlichen. Eine weitere Reduzierung des Valproats ist, so Ontozry wirkt, wünschenswert. Eventuell muss man, um dies erreichen zu können, erneut mit CBD beginnen, dann aber in einer geringeren Dosierung als damals von der Klinik empfohlen. Leider ist es schwer zu sagen, wieviel CBD hier benötigt wird.*
Als auf 250 mg Ontozry beim 1. Versuch erhöht wurde, bekam Saskia noch CBD. Es kam zu einem bedenklichen niedrigen Puls und Blutdruck, evtl. durch die Kombination Ontozry mit CBD oder mit allen 3 Antiepileptika, also Ontozry, CBD und Orfiril, wobei dies nur eine Vermutung ist. Ohne CBD hat sie die Erhöhung auf 225 mg und jetzt auf 250 mg gut weggesteckt. Daher würde ich wohl keinen weiteren Versuch mit CBD machen, zumindest nicht gleichzeitig mit Orfiril.

- Ü 30, Deletion 1
Grand-Mal-Anfälle: *Frank hatte mit* **11 Monaten einen Fieberanfall** *(Grand-Mal), eine Medikation war anschließend nicht erforderlich.*
Mit 4 Jahren kam es zu Absencen (20 – 30 x pro Tag). *Damals setzte ich bei ihm viele Male am Tag für jeweils 1 Minute die sogenannte Atemmaske nach Doman ein. Diese ist zu vergleichen mit einem Totraumvergrößerer und erhöht für kurze Zeit das CO_2 im Blut und führt dadurch zu einer Weitstellung der Gefäße. Diese Vorgehensweise wurde von unserem Neurologen akzeptiert, das ein Jahr später durchgeführte EEG ergab, dass tatsächlich keine spezielle Medikation mehr erforderlich war.*
Mit **16 Jahren erlitt er den ersten Grand-Mal** *(ohne Fieber), woraufhin weitere in sehr weiten Abständen folgten. Die Abstände wurden nach und nach kürzer und letztendlich kam es zu 3 Grand-Mal pro Woche. Eine homöopathische Medikation über die Clinica Santa Croce im Tessin brachte tatsächlich eine Anfallsfreiheit derart, dass die Abstände zwischen den Anfällen immerhin wieder mehrere Monate betrugen. Unabhängig davon, was man von Homöopathie hält, muss man dies einfach feststellen.*
2015 *wurden die Anfälle wieder häufiger, nun begann ich mit CBD-Vollextrakt (Cannabidiol) und erreichte sofort eine Anfallsfreiheit. Dies für 8 Monate und danach auch mit weiten Abständen zwischen den Anfällen.*
*Zunächst setzte ich CBD-Vollextrakt aus der Schweiz ein. Dieser half sehr gut. Leider machten jedoch gesetzliche Vorgaben eine weitere Medikation hiermit unmöglich. Deswegen wechselte ich ab **2019** auf ein gereinigtes, natürliches CBD-Isolat, ebenfalls aus der Schweiz. Die Dosis musste bis jetzt nicht erhöht werden, so dass man nicht von einer Toleranzentwicklung ausgehen muss.*

Aktuell Gefahr des **Grand-Mal bei Stress** *(übergroße Freude, Aufregungen, Infekte, Schmerzen), so dass wir bei drohendem Stress, wie z.B. Reisen, Familienfeiern oder langen Läufen, ihm für ein paar Tage zusätzlich Magnesium geben, welches auch als Glutamat-Blocker dient (siehe „Das Angelman-Syndrom besser verstehen...."/ Band 1). Denn offensichtlich treten bei ihm die Anfälle auf, wenn es zu einem GABA-Mangel und gleichzeitigem Glutamat-Überschuss kommt und das Glutamat nicht schnell genug wieder abgebaut wird, also eine Neurotransmitter-Dysbalance besteht.*
Bei Frank kommt es sehr **oft vor dem Grand-Mal zu einem NCSE*.** *Dieser dauert unterschiedlich lang: zwischen 30 Minuten bis maximal* **(Sommer 2017)** *26 Stunden am Stück. Auch mehrere Tage hintereinander mit immer wiederkehrendem NCSE sind schon aufgetreten.*
Myoklonien *beim Aufwachen. Myoklonien hat Frank nur, wenn er zu langsam aus der Schlafphase in die Wachphase kommt bzw. zu wenig geschlafen hat.* **Seit April 2022** *besucht er dreimal pro Woche den FuB der Lebenshilfe Rastatt. Vorher konnte er einfach morgens nochmals weiterschlafen und hatte dann beim Wecken eine Stunde später keine Myoklonien mehr. Nun muss er aufstehen, ob er munter ist oder nicht. Inwieweit dies Zufall war oder tatsächlich für ihn eine gute Möglichkeit darstellt, Aufwach-Myoklonien zu vermeiden, weiß ich noch nicht. Auf jeden Fall hat er keinerlei Myoklonien mehr gehabt, nachdem er (seit 7 Wochen) gleich nach dem Aufwachen HEG-Neurofeedback (siehe Seite 407) macht, sich also konzentriert, den Präfrontalen Kortex (PFC) aktiviert und auf diese Weise schneller von der Schlafphase in die Wachphase gelangt. Ich halte diese Beobachtung sogar für recht logisch und bleibe dran. Allerdings gehe ich davon aus, dass, sosehr ich die HEG als ergänzende Therapie schätze, dies auch mit einem ganz normalen Film, auf den er sich konzentriert und so die Aktivität des PFC hochfährt, erreicht werden könnte.*
Tremor manchmal in passiven Phasen, *bei aktivem Einsatz der Hände verschwindet der Tremor sofort.*
Der Medikationsverlauf in den letzten Jahren ist wie folgt:
Seit 7 Jahren *CBD als Monotherapie, anfangs als Vollextrakt. Wegen Schwierigkeiten, dieses CBD über die Schweizer Grenze zu bekommen (siehe oben), aktuell natürliches gereinigtes CBD-Isolat, jeweils 1,3 mg/kg Körpergewicht.*
Wir haben bei ihm bereits bei häufig wiederkehrenden Anfällen oder einem NCSE* mit Erfolg ein **Reset* nach Thibert** *(siehe Seite 396) eingesetzt. Allerdings kamen, nach Beendigung des Resets oft die Anfälle zurück Deswegen zusätzlich Magnesium als Glutamatblocker, mit Erfolg. Eine andere Medikation war nicht erforderlich, außer einem Multivitamin-*

Präparat insbesondere wegen der manchmal schwierigen Ernährungsvorlieben plus Vitamin D3 mit Vitamin K2.
2019 *zunächst letzter Grand-Mal und NCSE,* ***Sommer 2021*** *CBD ausgeschlichen, da es ihm so gut ging. Dann* ***2021 im Dezember*** *nach 4 stressbelasteten Tagen Grand-Mal plus NCSE, ab Mitte Dezember erneut CBD gegeben und wieder Anfallsfreiheit erreicht.* ***März 2022*** *ebenfalls NCSE. Beide Phasen des NCSE nach extremer Aufregung mit Disstress. Jetzt aktuell wieder über CBD anfallsfrei, dies seit* ***März 2022****, was NCSE und Grand-Mal anbelangt.*
Frank gehört also zu denjenigen, bei denen die Umstellung von CBD-Vollextrakt auf natürliches gereinigtes CBD-Isolat problemlos funktioniert hat. Schon immer war der November/Dezember die Zeit, in der er für Grand-Mal oder NCSE am gefährdetsten war.
Bei Stress oder sehr anstrengendem, schweißtreibenden Lauftraining für vier Tage zusätzlich Magnesium. Zunächst bei großer Aufregung neben Magnesium als Glutamatsenker GABAMax und TheaNAC. Da ihm diese zusätzliche Medikation sehr gutgetan hat, diese zurzeit als Dauer-Medikation.
Während ich diese Zeilen schreibe, sind wir immerhin schon ***Mitte Juli 2023*** *angekommen und ich kann nur berichten, dass mein Optimismus von 2022 berechtigt war, denn Frank hat den* ***Advent, Weihnachten, Silvester plus die ganzen Geburtstage in dieser Zeit zum Jahreswechsel 2022/2023 sowie die Osterfeiertage und auch Pfingsten*** *mit der aktuellen Einstellung an Medikamenten (CBD, Magnesium, GABAMax und TheaNAC) gut, fröhlich und anfallsfrei überstanden.*
Inwieweit es sinnvoll ist, im Verlauf des Frühjahrs und Sommers, Magnesium, GABAMax und TheaNAC wie ursprünglich geplant nur bei Bedarf, z.B. vor aufregenden Ereignissen, zu geben oder doch lieber wie momentan weiterhin neben dem CBD als Dauermedikation, wird sich zeigen. Im Moment neige ich eher dazu, nichts zu verändern

- Ü 20, Microdeletion
Erste EEG-Auffälligkeiten im Babyalter
Absencen
Fokale Anfälle
Grand-Mal
Myoklonien
- Als Kind: Petnidan, Valproat
- Mit 15 Jahren: Valproat, Lamotrigin
- Ab 20 Jahren: Valproat, Lamotrigin, Levetiracetam
- Derzeitige antikonvulsive Medikation: Valproat, Petnidan, Frisium

Häufigkeit: Unterschiedlich, manchmal wochen- und monatelang anfallsfrei dann wieder einige nacheinander, bei Infekten und Fieber anfälliger für Anfälle.
Aussagen der Mutter: *Zufrieden bin ich mit der Therapie nicht, da Jan im Alltag starke Aktionsmyoklonien zeigt und dadurch in seinen Tätigkeiten, wie Trinkbecher nehmen, aufstehen, hinsetzen etc. sehr eingeschränkt ist. Er zeigt auch einen starken Tremor, hauptsächlich sind die Hände betroffen, laut Aussage des Neurologen eine Nebenwirkung der Medikamente.*
Wir haben schon einige Medikamente probiert und umgestellt. Auch Levetiracetam wurde probiert. Unter dieser Therapie hat Jan eine starke Aggressivität gezeigt, die ihn auch selbst zu belasten schien. Wurde dann wieder ausgeschlichen.

- Ü 30, Deletion 2
Hier ein Bericht von mir – nach den Aufzeichnungen der Mutter – über einen 30-jährigen jungen Mann. *Immer wieder hat mich Jakob durch seine Kämpfernatur, sein offenes, freundliches Wesen und auch seine Fähigkeiten z.B. in der Kommunikation (siehe Seite 51 und Seite 178) beeindruckt. Erschwert wurde für ihn alles durch die schlecht oder phasenweise so gut wie gar nicht einzustellende Epilepsie.*

      Vorneweg die Diagnosen Jakobs:
- **Angelman-Syndrom Deletion Typ 2**
- **HPU 2009 diagnostiziert durch KEAC Niederlande (**
- **„MTHFR-Gendefekt" diagnostiziert durch MTHFR Genetics UK**

Bis zur Pubertät hatte Jakob klonisch/tonische Anfälle mit Fechterstellung, vom Verlauf her wie folgt:
- ***Mit einem Jahr*** *Beginn mit Absencen und Myoklonien an den Händen*
- ***Bis zum Alter von 3 Jahren*** *homöopathische Behandlung mit Hochpotenzen*
- ***Mit 3 Jahren*** *epileptischer Status (Myoklonie-Status), nun Einstellung mit Valproinsäure und 1 Tropfen Rivotril*
- *Rivotril wurde nach und nach ausgeschlichen und durch Frisium ersetzt, wodurch ein besserer Schlaf erreicht wurde.*
- ***Bis zum Alter von ca. 14 Jahren*** *(Pubertät) Medikamentenanpassung ans Gewicht und nahezu anfallsfrei*
- *Nebenwirkungen vor allem in der folgenden Wachstumsphase mit Verschlechterung des Gangbildes, Sehnenverkürzung und Beeinträchtigung des Schlafes*
- *Lange Zeit als Notfallversorgung Diazepam*

- *Ab der Pubertät* bis zum Erwachsenenalter immer dichter und länger werdende myoklonische Anfälle ohne Bewusstseins-Verlust, aber über Stunden
- **2009 wurde eine HPU diagnostiziert** und zwar durch das Labor KEAC Niederlande (Dies Labor führt die unterschiedlichsten Gesundheitsuntersuchungen, auch speziell auf HPU oder Allergien durch, KEAC Parkstad / www.keac.nl / siehe auch Seite 333.
- *Ab 2014 (22 Jahren) immer stärkere Nebenwirkungen der Valproinsäure: Jakob wirkte antriebslos, ging schlecht, speichelte viel*
- *2015 Ausschleichen des Valproats durch Einschleichen von CBD-Vollextrakt, zunächst mit großem Erfolg: Verbesserung des Gangbilds, geistige Präsenz, Verbesserung Schlaf*
- *2016 wieder Verschlechterung, womöglich durch zu schnelles Ausschleichen des Valproats*
- *In dieser Zeit Versuche mit γ-Amino-Buttersäure (GABA) parallel zu CBD (Vollextrakt), dies gelang anfänglich gut.*
- *Einbruch mit dem Wegfall des CBD-Vollextrakts und große Krise. CBD-Vollextrakt war aus speziellen Auslegungen der gesetzlichen Bestimmungen durch den Zoll ab diesem Zeitpunkt nicht mehr in der erforderlichen Qualität und Konzentration aus der Schweiz zu importieren.*
- *Vermehrt starke und lange Anfälle, oft kaum zu unterbrechen*
- **2019:** *Monatelanger Aufenthalt in der Klinik Kork mit der Einstellung auf 6 (!!) Antiepileptika nebeneinander und der Versuch, die Benzodiazepine auszuschleichen war vollkommen vergeblich*
- **Ende 2019, Anfang 2020:** *Der* **Nutrigenomische Test** *sowie der* **MTHFR-Gentest** *haben Einblicke in die verschiedenen Kreisläufe der Verstoffwechslung von körpereigenen Stoffen als auch Nahrungsmitteln und in die Arbeit der Neurotransmitter und der Wechselwirkung der Systeme untereinander gebracht. Dieser Test brachte somit Einblicke in Verstoffwechselungsprozesse und Dispositionen in Bezug auf Histamin/Gluten und langfristig eine sinnvolle Substituierung von NEMs (von NahrungsErgänzungsMitteln). Dadurch konnte eine Nahrungsanpassung und auch die Gabe von wechselnden Neurotransmittern angegangen werden. Das Ganze wechselt jährlich und setzt Blutkontrollen voraus.*

MTHFR Genetics UK (https:// mthfr-genetics.co.uk).
Siehe Seiten 328 und 331
- **Seit 2020** *wieder Gaben von Valproat und Benzodiazepine in der Kombination mit CBD (nun natürliches Isolat): Anfälle alle 5 - 10 Tage, schlechter Gang, Speichelfluss wechselt, Schlaf ebenso. Die Gedankenabläufe waren und sind klar.*

- 2021: Der DNA-Cannabis-Test ergab, dass Jakob von CBD profitiert. Also nichts Neues!
- 2022: Plan für die Zukunft ist das CBD (3 - 3 - 3 Tropfen) auszuschleichen und zu pausieren, die Valproinsäure loszuwerden. Das geeignete Medikament hierfür ist noch nicht gefunden, wobei nach einer gewissen Pause auch wieder der Einsatz von CBD denkbar wäre, dann aber in geringerer Dosierung als von der Klinik verordnet und vielleicht sogar wieder als Vollextrakt, je nach dann aktueller Gesetzeslage.

- Ü 30, Deletion 1
Myoklonische - atonische Anfälle
NCSE
Laut EEG bereits mit einem halben Jahr, sichtbar erst mit 8 Jahren, wobei bis zum Alter von 25 Jahren die damaligen Ärzte diese nicht als epileptische Anfälle erkannt hatten.
- Medikation als Kind: Frisium 10
- Ab einem Alter von 25 Jahren Valproat
- Aktuell Valproat
Derzeit sind es ca. 3 - 5 Anfälle pro Jahr. Der NCSE dauert nur wenige Minuten, da auf Midazolam gute Reaktion
Die Anfälle waren bis zu diesem Winter zwar nicht häufiger, oft aber deutlich heftiger. Leider kämpfen wir zurzeit mit dem Problem, dass Kerstin seit November gehäuft Anfälle hat, oft auch 2 - 3 Tage hintereinander. Wie das Problem gelöst werden kann wissen wir noch nicht. Der Neurologe ist noch am Überprüfen, da Versuche mit Lamotrigin und noch einem anderen Medikament erhebliche Nebenwirkungen hatte.

- Ü 20, Deletion
Fokale Anfälle
Myoklonien
- Medikation als Kind: keine
- Ab 15 Jahren bis aktuell Levetiracetam
Bis zu einem Alter von ca. 9 Jahren im Abstand von ein paar Monaten unregelmäßig fokale Anfälle, danach nur noch Myoklonien. Diese aber in den letzten Jahren regelmäßig über einen längeren Zeitraum (im Abstand von 7 Wochen für ca. 2 - 3 Wochen) als Absence-Status.
Bezüglich der Myoklonien wurde aktuell Frisium in der Akutphase dazu genommen. Das hilft Aileen sehr, ist allerdings nicht als Dauermedikation geeignet, da es dann die Wirkung verliert. Wir wissen, dass es etwas knifflig sein wird, den richtigen Zeitpunkt zum Ausdosieren abzupassen. Doch

Diazepam wirkt nicht oder nur für einige Stunden, ist also auch nicht geeignet. Magnesium ist auch keine Hilfe.

- Ü 20, Deletion 2
Grand-Mal
- *Medikation als Kind: Orfiril long/Valproat 150 mg*
- *Mit 15 Jahren: Orfiril long*
- *Seit 2017 ohne Medikamente und anfallsfrei*

Erster Anfall 2005, danach Kinderklinik mit Einstellung auf Orfiril long / Valproat, zweiter Anfall 2010. Dieser 2. Anfall mit hohem Fieber und Erbrechen, war kein Grand-Mall, sondern es waren nur Absencen. Sie erbrach alle Medikamente, auch das Orfiril, bestätigt vom Kinderarzt, Notarzt und der Kinderklinik wo sie in der Nacht nochmals einen Anfall hatte. Seitdem kam es nicht mehr zu einem epileptischen Anfall.

- Ü 30, Deletion 2
Absencen
Fokale Anfälle
Grand-Mal
Myoklonien
NCSE
- *Derzeit Rivotril am Abend*
- *Fast alle Medikamente ausprobiert, kein Erfolg*
- *3 bis 4 Grand-Mal pro Woche, therapierefraktär. Das „Reset" wird immer mal wieder eingesetzt, mit unterschiedlichem Erfolg....*

- Ü 20, Punktmutation im UBE3A-Gen
Ab einem Alter von 7 Jahren Myoklonien
- *Schon immer Lamotrigin*
- *Großer Abstand, manchmal Jahre dazwischen, Stress erhöhte die Anfallsneigung.*

- Ü 20, Imprinting
Grand-Mal mit 8 Jahren 1x
Myoklonien ab dem Alter von 17 Jahren
Als Kind Keppra, Valproat
Änderung mit 20 Jahren: Valproat, Briviact, Epidiolex
Bei Stress sowie bei Schlafdefizit erhöhte Anfallsneigung, anfallsfreie Wochen, aber auch manchmal täglich Anfälle

- Ü 30, Deletion
Keine Epilepsie, anfallsfrei.
Kurz nach dem 36. Geburtstag kam es zum ersten epileptischen Anfall und zwar zu einem atypischen Krampfanfall. Er wird jetzt medikamentös auf Lamotrigin eingestellt. Zur Verträglichkeit und Wirksamkeit kann noch keine Aussage getroffen werden.

- Ü 40, kein Genotyp bekannt
Absencen
- Von Anfang bis aktuell Valproat
- Anfälle im Alter von 8 bis 10 Jahre
- Jetzt anfallsfrei

- Ü 20, Imprinting
Absencen ab Alter von 18 Jahren
- Als Kind keine Antiepileptika, jetzt Magnesium
- Stress im Alltag oder Infekte rufen Anfallsneigung hervor.
- Hiergegen erhielt er Magnesium und kam recht gut damit zurecht. Nun kam es aktuell zu einem bakteriellen Infekt mit erforderlicher Antibiotika-Gabe. Es folgten vermehrt Absencen im Sinne eines NCSE. Er bekam 4 Tropfen Diazepam (also 2 mg/Tag), am nächsten Tag morgens 4 und abends 5 Tropfen (4,5 mg / Tag). Dies dann nach Rücksprache mit mir.
Da es ihm besser zu gehen schien, aber er noch nicht ganz frei von Absencen war, wurde dies für weitere 3 Tage so durchgeführt und dann nach und nach reduziert. Also kam man mit einem Reset von deutlich geringerer Dosis aus. Hätte dies nicht ausgereicht, hätte man die Dosis noch erhöhen können. Anschließend geht es ihm weiterhin gut. Er bekommt inzwischen 10%-iges CBD-Öl. CKL

- Ü 30, Deletion 1
Grand-Mal mit 2 ½, 6 und 11 Jahren und Sturzanfälle mit ca 20 Jahren, als wir von Valproat auf Keppra umstellen wollten.
Myoklonien vor dem Einschlafen
Valpro Beta 1050 mg pro Tag
Daniel nimmt schon seit vielen Jahren Valproat und verträgt es sehr gut. Er ist mit dieser Medikation völlig anfallsfrei, lediglich Myoklonien, die aber nur vor dem Einschlafen auftreten. Die Epilepsie ist somit mit Valproat unter Kontrolle. Nachdem ich immer wieder von Warnungen vor Valproat gelesen habe, stellten wir auf Keppra um, was eine totale Katastrophe war. Daniel entwickelte Sturzanfälle und extreme Autoagressionen. Wir sind

dann wieder auf Valproat umgestiegen, seitdem hat Daniel keine Anfälle mehr und er ist so gut drauf wie auch vorher schon.

Es gab auch immer wieder Phasen, in denen wir eine Zeitlang ohne Medikamente auskamen, wir haben mehrmals probiert, ob es auch ohne geht, allerdings endete das immer in Grand-Mal-Anfällen bzw. auch in Sturzanfällen. Er braucht neben Valproat kein Zusatzmedikament.

- Ü 40, Genotyp nicht bekannt
Absencen
Petnidan, Valproat, L-Thyroxin
Als Kind wurden Absencen durch z.B. übergroße Freude und auch Schlafdefizit ausgelöst, jetzt nicht mehr. Absencen werden von den Eltern erkannt, von den Betreuern im Wohnheim nicht.

- Ü 20, Deletion
Ab einem Alter von 2 Jahren traten auf und zwar zwischen 3. und 8. Lebensjahr einmal jährlich im Herbst:
Absencen
Fokale Anfälle
Grand-Mal
Myoklonien
NCSE
- Valproat ab dem 2. Lebensjahr
- Ab 8. Lebensjahr Levetirazetam
- Seit dem 8. Lebensjahr anfallsfrei
- NCSE war von 2 bis 3 Wochen Dauer, auch Vollnarkose ohne Erfolg, bei hohem Fieber Gefahr höher. Die Behandlungsdauer mit ACTH beim NCSE lag dann bei ca. 6 – 12 Wochen (inkl. Ausschleichen).
Es wurden alle Behandlungsansätze ausprobiert (inkl. Diazepam, Kurznarkose, längere Vollnarkose - ca. 48 Stunden). Bei Max hat nur ACTH den Anfall durchbrochen

- Ü 20, Punktmutation im UBE3A-Gen
Ab einem Alter von 2 Jahren:
Absencen
Schon immer Lamotrigin, großer Abstand, manchmal Jahre dazwischen, in denen er anfallsfrei ist. Stress erhöhte die Anfallsneigung

- Ü 30, Deletion 2
Heftigster Fieberkrampf mit 2 Jahren, danach Absencen
Als Kind Petnidan, welches nach und nach geringer dosiert werden konnte. Ab 26 Jahren abends Frisium, dies bis heute. Zu Anfang traten die Absencen mehrfach am Tag auf.

- Ü 20, Deletion 1
Ab 2. Lebensjahr Anfälle:
Absencen
Fokale Anfälle
Myoklonien
NCSE 1 x 3 Tage mit Krankenhausaufenthalt
Valproat
Briviact in wechselnder Dosierung
Viele Umstellungen, erst seit letzter Zeit geht es besser, aktuell anfallsfrei. Vereinzelt gibt es Tage an den eine innere Unruhe, verbunden mit starkem Schwitzen und sichtlicher Angst in den Augen, zu beobachten ist. Seine Mutter kann keine eindeutige Zuordnung an Ursache hierfür finden meint jedoch, dass auch sehr wohl Medikamentennebenwirkungen eine Rolle spielen könnten, wobei dies noch nicht geklärt werden konnte.

- Ü 30, Genotyp unbekannt
Keine Epilepsie, lediglich ab und zu Tremor in den Händen
Nur Magnesium

- Ü 30, Mutation
Im 1. Lebensjahr Beginn mit:
Absencen
Fokale Anfälle
Myoklonien
NCSE
- *Schon immer Valproat*
- *In unregelmäßigen Abständen treten Anfälle auf: Stress führt zu Anfällen, auch Zähneputzen.*
- *Epilepsie hat sich in den letzten Jahren verstärkt, Myoklonien im Gesicht, krampfartige Bewegungen der Arme. Es sind weitere Termine in Kliniken geplant, damit auf die Dauer die Epilepsie besser eingestellt werden kann.*

- Ü 30, Imprinting
Ab dem 10. Lebensjahr epileptische Anfälle:
Fokale Anfälle

Myoklonien
- ***Bis zum 10. Lebensjahr** keine Medikamente*
  - *11. **Lebensjahr**: Ospolot, Timonil ret.*
  - *12. **Lebensjahr**: Frisium, Lamictal*
  - *13. **Lebensjahr**: Keppra, Petnidan*
  - *14. **Lebensjahr**: Tavor*
  - *15. **Lebensjahr:** Picacetan*
  - ***Mit 17 Jahren**: Vimpat*
  - ***Mit 18 Jahren**: Timox, Rivotril*
  - ***Mit 19 Jahren**: Orfiril*
  - ***Mit 23 Jahren**: Apydan,*
  - ***Mit 25 Jahren**: Zonegran*
  - *Seit ca. 25. **Lebensjahr** die aktuelle Medikation:*
  - ***2016** CBD 30 mg bis zur Wirkstoffänderung für ca. 2 Jahre*
  - ***März 2021** wieder mit CBD angefangen*

- Derzeitige antikonvulsive Medikation:
- Taloxa 1/1/1 täglich jeweils 600 mg,
- Valproat chrono CT 1/0/1 jeweils 500 mg
- Levetiracetam 100 mg/ml früh 8 ml
- Frisium 1/0/1 jeweils 5 mg
- CBD 250 mg / ml früh 4 abends 6 Tropfen (entspricht 80 mg/Tag)
- Häufigkeit der Anfälle 2x wöchentlich. Die Anfallssituation ist für uns unbefriedigend, da die Häufigkeit sich über die letzten Jahre nicht verbessert hat.
- Früher erhielt er bei Anfällen Diazepam-Zäpfchen, Rivotril Tropfen. Bei dieser Medikation war die Anfallssituation eine andere, da die Anfälle gehäuft aufgetreten waren. In dieser Situation war ein Erfolg messbar. Jetzt treten die Anfälle seltener auf und diese Häufigkeit ist letztendlich nicht zu beeinflussen, somit ist die Einstellung der Epilepsie noch nicht zufriedenstellend.

<u>- Ü 20, Deletion 2</u>
Ab einem Alter von 2 Jahren kam es zu Anfällen:
Fokale Anfälle
Grand-Mal
- Als Kind Petnidan, danach zusätzlich Ospolot und Clobazam
- Derzeit Ospolot; Clobazam; Levetiracetam
- Fokale Anfälle im Moment ein- bis zweimal im Monat; der letzte Grand-Mal vor 9 Jahren, Disstress und Eustress können Anfallsneigung verstärken.
- Es wird gerade versucht, mit Levetiracetam die fokalen Anfälle und den Tremor wieder zu reduzieren. Bei Erfolg wird im Gegenzug versucht, die

anderen Medikamente auszuschleichen, um dann wieder zu einer Monotherapie zu gelangen.
Nachtrag: Das Levetirazetam wurde nach einigen Wochen wieder ausgeschlichen, da es nicht den erhofften Erfolg brachte.
Stattdessen wird nun zusätzlich zum Ospolot und Clobazam noch Fycompa eingesetzt. Dies wirkt sehr gut, wobei sich als Nebeneffekt noch das Schlafverhalten verbessert hat. Leider ist dadurch ein dauerhaftes Hungergefühl entstanden mit entsprechender Gewichtszunahme. Dies kann bedeuten, dass auch Fycompa wieder ausgeschlichen werden muss. Man muss es beobachten und dann entscheiden.

<u>- Ü 20, Imprinting</u>
Keine Epilepsie, anfallsfrei

<u>- Ü 20, Genotyp nicht bekannt</u>
Epilepsie erst mit 10 Jahren begonnen:
Myoklonien, 20 - 30 x täglich (früher 4 – 5 x)
Tremor
- *Medikamente nur Nebenwirkungen mit Tremor, schlechtem Gangbild, seit 2 Jahren Anfallsserien bei Erregung, die nur mit Notfallmedikament unterbrochen werden können. Diese Anfallsserien treten zu 95 % bei der Selbststimulation auf.*
- *Durch Valproat Verschlechterung des Tremors und des Gangbildes, im zeitlichen Verlauf sieht die Entwicklung so aus:*
- *2012 für 2 Monate: Inovelon 200 mg (Verbesserung der Anfälle, ist beim Laufen weggeknickt)*
- *2012 bis heute: Ergenyl Chrono 300 mg (jeweils kurzzeitige Verbesserung, mit jeder Erhöhung wurde der Tremor mehr und das Gangbild verschlechterte sich weiter)*
- *2012 – 2020: Frisium 10 mg*
- *2012 Petnidan: Erik hat die Kapseln mit Essen bekommen und draufgebissen. Geschmack war so eklig, dass er das Essen verweigert hat, somit nicht möglich, ihm diese zu geben.*
- *2013 – 2015 Lamotrigin: Nach Eindosierung und jeweiliger Höherdosierung immer nur kurze positive Wirkung.*
- *2015 für 2 Monate Levetiracetam. Unbefriedigende Wirkung*
- *Februar 2015 Ospolot (3,7 mg / kg KG / d): Anfälle nahmen zu.*
- *2015 CBD-Vollextrakt. Hierunter ging es ihm von Seiten der Anfälle deutlich besser. In einem Arztbrief aus einer Jugendklinik wird erwähnt, dass darüber hinaus das EEG sich ebenfalls sichtbar verbessert hat und in mehreren Bereichen sehr schöne Fortschritte eingetreten sind: Er traute*

sich wieder zu, alleine zu laufen. Er wurde wieder wacher, offener, fröhlicher konzentrierter und reaktionsschneller. Diese positiven Veränderungen wurden von den Ärzten ursächlich der CBD-Medikation zugeschrieben. Die Myoklonien und der Tremor besserten sich.
- Es wurde Valproat reduziert und CBD erhöht, was gut vertragen wurde. Auch hier musste aus gesetzlichen Gründen eine Umstellung von CBD-Vollextrakt weg erfolgen und zwar auf Dronabinol, woraufhin sich die Situation wieder verschlechterte. Von 10 Myoklonien wechselte die Situation auf 50 – 60 Myoklonien. Seit 2017 kein CBD mehr.
- **Ab 2020** bis heute Levetiracetam, die Anfälle nahmen zu. Somit ist die Situation der Epilepsie nicht absolut zufriedenstellend.
- **2023:** Durch die Gabe von verschiedenen Vitaminen wie Vitamin D + Vitamin K2, Magnesium, Zink, Kupfer, Mangan und Vitamin B-Komplex haben sich über einen langen Zeitraum seine Anfälle, gerade in Bezug auf die Selbststimulation, wesentlich verbessert.
Leider haben wir akut das Problem, dass er morgens nach dem Wachwerden unfähig ist, sich hinzustellen. Er benötigt momentan ca. 20 Minuten, bis dies ihm möglich ist und leider hatten wir es an zwei aufeinander folgenden Tagen derart, dass er Anfallsserien bekam, die nur mit einem Notfallmedikament unterbrochen werden konnten. Der Arzt hat das Levetiracetam rausgenommen und zusätzlich zu Valproat und Frisium bekommt er jetzt seit 2 Tagen Vimpat. Damit haben wir noch keinerlei Veränderung bemerkt. Kurzfristig ist ein Blutbild geplant und auch weitere EEG-Kontrollen.

- Ü 30, UPD
Keine Epilepsie
Lediglich Ataxien, die zu Stürzen führen können, dies insbesondere nachts Medikation: morgens eine Kapsel GABAMax

- Ü 20, Deletion 2
Früher Absencen und NCSE
- *Als Medikation Orfiril, seit Pubertät kein NCSE mehr, zurzeit anfallsfrei*

- Ü 20, Deletion am Locus D15S10 im UBE3A-Gen
Als Kind: Absencen und Myoklonien sowie zweimal mehrere Wochen andauernder Status, später Grand-Mal sowie Tremor
- *Als Medikation zunächst Petnidan, dann Suxilep und Valproat, vorübergehend mit Carnitin, seit dem Alter von 15 Jahren anfallsfrei*

- Ü 20, Punktmutation im UBE§A-Gen
Myoklinische, tonische sowie absenceartige Anfälle

Bereits eingesetzte Antiepileptika, die letztendlich keinen durchschlagenden Erfolg brachten: Levetiracetam, Zonisamid, Sultiam, Topiramat, Phenobarbital, Ethosuximid, Clobazam, Stiripentol und Valproat. Auch über Briviact gab es keine Verbesserung. CBD wurde ebenfalls eingesetzt z.T. Verbesserung, aber auch nicht zufriedenstellend. Das Hauptproblem stellten und stellen immer wieder die Myoklonien dar, die beim Gehen bereits zu Stürzen geführt haben.

Gerade zurzeit erfolgt die Medikamenteneinstellung, zunächst stationär in einer Klinik, jetzt weiter ambulant. Wobei ich es in der Klinikphase für ungemein wichtig hielt, dass der Vater mit aufgenommen wurde und beide gemeinsam ein Zimmer hatten und auch zusammen nach draußen durften. Denn nur so kann ein Angelman-Patient Vertrauen in die Umgebung fassen und nachts schlafen, sodass die Medikamentenumstellung ein einigermaßen richtiges Bild wiedergibt. Letztendlich zeigte sich eine gute Ansprache auf Frisium, was jedoch wegen des Gewöhnungseffektes nicht als Dauermedikation gegen Epilepsie gegeben werden kann. Zusätzlich macht Frisium ihn auch seht müde. Fycompa brachte keine Verbesserung, sondern bewirkte ein aggressives Verhalten. Aktuell wird Ontozry eingeschlichen. Frisium soll, wenn die Situation weiter stabil bleibt, wieder in der Klinik ausgeschlichen werden. Dann wird man erkennen können, ob und wie Ontorzry wirkt.

****

Besonders interessieren beim Lesen oder als anschließendes Resümee folgende speziellen Fragen, die auch heute noch nicht zu beantworten sind:

- Führt beim Angelman-Syndrom eine schwer einstellbare Epilepsie zu vielen (z.T. bis zu fünf verschiedene) Medikamenten nebeneinander?
- Oder führen diese Antiepileptika mit ihren Nebenwirkungen und Interaktionen zu der therapierefraktären Epilepsie?
- Deswegen die ganz wichtige Frage: Inwieweit werden die eingesetzten Medikamente von denselben CYP-Enzymen abgebaut, so dass es hierdurch womöglich eine Interaktion gibt, die z.B. dazu führen kann, dass sich die Wirkung gegenseitig erhöht oder aber als Gegenteil gegenseitig reduziert (siehe Kapitel „Medikamente").
- Welche Zusatzinformationen (Neurotransmitterstatus, Mikronährstoffe, Vitamine, DNA-Tests verschiedener Art – siehe „Kapitel Labor" etc.) sind eventuell nötig, um eine richtige und effektive antikonvulsive Medikamenteneinstellung zu erreichen.

- Gibt es spezielle Situationen, in denen aktuell trotz medikamentöser antiepileptischer Einstellung ein Anfall eintritt? Wie sind diese zu vermeiden?
Leider sind diese Fragen noch nicht eindeutig zu beantworten, sollten aber im Umgang mit Menschen, die zu Epilepsie neigen, nie vergessen werden.

Solange diese Fragen noch nicht zu beantworten sind, lassen sich folgende Details als Zusammenfassung der oben zusammengetragenen Verlaufsberichte herausarbeiten:
- Erwachsene mit Angelman-Syndrom die keine Epilepsie haben und somit keine Medikamente benötigen, dürfen sich glücklich schätzen.
- In vielen Standardwerken über Epilepsie (siehe Einführung zu diesem Kapitel) wird darauf hingewiesen, dass man eben nicht bei Nichtwirksamkeit eines Antiepileptikums einfach ein weiteres Medikament dazu nehmen sozusagen addieren sollte. Sondern es wird empfohlen, bei der Hinzunahme eines weiteren Medikaments das nichtwirksame Medikament auszuschleichen.
Höchstens Zweierkombinationen sind zu empfehlen, aber nicht eine Kombination von mehreren Antiepileptika nebeneinander. Leider sieht das im Alltag (wie den obigen Berichten zu entnehmen) oft ganz anders aus.
- Deswegen sollte umso mehr überlegt werden, wie auf Dauer die eingesetzten Medikamente sich gegenseitig beeinflussen könnten. Da kann nur das Stichwort „CYP-Enzyme" ins Spiel kommen, denn Apotheker und Ärzte können nachschlagen, über welche CYP-Enzyme welches Medikament abgebaut wird und somit herausfinden, wie sich die Medikamente gegenseitig beeinflussen.
- Ebenso sollten in gewissen Abständen Serum-Kontrollen der eingesetzten Medikamente und bei Bedarf Kontrolle der Leber-, Nierenwerte oder auch Schilddrüsenwerte durchgeführt werden, um möglichst früh zu erkennen, wenn doch womöglich Nebenwirkungen auftreten sollten.
- Wie Sie oben gelesen haben, ist ausgerechnet Valproat das am meisten bei Angelman-Syndrom eingesetzte Antiepileptikum. Und Valproat wird von Thibert (Thibert, R. L. 2009 und 2016) bei Angelman-Syndrom zwar als wirksam, aber doch als zu nebenwirkungsreich angesehen. Es sind mehrere Betroffene dabei, bei denen Valproat bereits zu drastischen Nebenwirkungen geführt hat und man versucht, es auszuschleichen.
- Bei anderen wiederum ist es bis jetzt – trotz langjähriger Einnahme – nicht zu Nebenwirkungen gekommen. In beiden Fällen sollte unbedingt entsprechende Laborwerte abgenommen werden. Denn Valproat führt u.a. zu einer Störung des zellulären Energiestoffwechsels in den Mitochondrien der Leber, dadurch möglicherweise zu einer Ammoniak-Erhöhung mit

hieraus resultierender Schädigung des Organismus' sowie zu einer Schilddrüsenunterfunktion und/oder zu motorischen Verschlechterungen. Entgegenwirken kann man dieser mitochondrial bedingten Schädigung der Leber (Hepatotoxizität) und der motorischen Verschlechterung mithilfe von L-Carnitin (Gröber, U. 2011, 2018, 2022) und entsprechenden Maßnahmen als Reaktion auf die anderen Laborwerte (siehe Seite. L-Carnitin wird auch als Mikronährstoff bezeichnet (siehe Kapitel „Medikamente bei AS").

Sollte also Valproat unbedingt weitergegeben werden, muss auf jeden Fall unter anderem der Carnitin-Wert kontrolliert und bei Bedarf L-Carnitin gegeben werden.

- Spezielle Vorgaben in diesem Buch bzw. von meiner Seite aus, ohne jeweils die Betroffenen persönlich zu kennen, sind hier nicht sehr hilfreich, denn der behandelnde Arzt kann sich sehr viel besser ein Bild von der Situation machen und hat die Erfahrung, welches Mittel bei welcher Art von Epilepsie wohl am besten hilft. Dass dies individuell sehr unterschiedlich ist, ist eine ganz andere Sache und erfordert Flexibilität.

- Man kann nicht vorhersagen, ob ein Antiepileptikum bei dieser oder jener Art von Anfällen auch tatsächlich wirkt, es gibt nur Wahrscheinlichkeiten und man muss es unter Berücksichtigung dieser Wahrscheinlichkeiten ausprobieren. Auch auf diese beim Angelman-Syndrom typische antikonvulsive Medikation bin ich in Band 1 „Das Angelman-Syndrom besser verstehen ..." bereits eingegangen. Folgende Punkte sind mir jedoch insbesondere bei dem Thema Erwachsene mit AS und Epilepsie sehr wichtig, so dass ich sie auf den folgenden Seiten vertiefen möchte:

- NCSE und Angelman-Syndrom
- Reset nach Thibert beim Angelman-Syndrom
- Erfahrungen mit im Jahr 2023 als neu geltende Antiepileptika bei Angelman-Syndrom

NCSE (Non-Convulsiver-Status-Epilepticus / Nicht-konvulsiver Status epileptikus) und Angelman-Syndrom

Der NCSE (nicht-konvulsive Status epilepticus) ist eine Sonderform der Epilepsie und ist in der Praxis noch wenig bekannt. Die Abkürzung NCSE kommt aus dem Englischen „Non-Convulsive Status Epilepticus". Aus diesem Grund wird er auch oft nonkonvulsiver Status genannt. Ein NCSE ist ein länger andauernder epileptischer Anfall, der sich in erster Linie durch Veränderung des Bewusstseins oder des Verhaltens äußert. Zu motorischen Krämpfen wie z.B. bei einem Grand-Mal-Anfall kommt es hierbei nicht. Die differentialdiagnostische Abgrenzung gegenüber Bewusstseinsstörungen anderer Genese kann schwierig sein (Chang et al. 2011).

Es gibt mehrere Formen von NCSE, die sich jeweils in ihrem Erscheinungsbild, ihrer Ursache und ihrem erwarteten Ausgang unterscheiden. 2015 wurde eine Klassifikation des Status epilepticus (SE) eingeführt, wozu auch die Definition des NCSE als Unterform des SE gehört (Trinka et al. 2018). Die beim Angelman-Syndrom anzutreffende Form des NCSE gehört zu der Form „ohne prominente motorische Symptome und ohne Koma". Sie wird als generalisiert beschrieben. Entscheidende Kriterien sind die Motorik (tonisch-klonische Anfälle bzw. die Tatsache, dass diese beim NCSE fehlen) und die Dauer. Man spricht inzwischen von einem NCSE nach 5 Minuten Dauer.

In der Fachliteratur geht man davon aus, dass ein nicht-konvulsiver Status epilepticus schwierig zu diagnostizieren ist. Die Inzidenz ist unklar, da eine hohe Dunkelziffer nicht erkannter Anfälle vermutet wird.

„Bei allen Patienten, die eine unerklärte Bewusstseins- oder Verhaltensstörung aufweisen, sollte an einen NCSE gedacht werden und dringend eine weitere Diagnostik durchgeführt werden." (Rosenov et al. 2012). Diese allgemeingültige Forderung sollte man unbedingt auch beim Angelman-Syndrom beherzigen.

Minussymptome stehen im Vordergrund, sagte Professor Christian Elger von der Klinik für Epileptologie Bonn bei einer Tagung in Leipzig: So sei das Bewusstsein der Patienten eingeschränkt, wobei das Spektrum von einer Konzentrationsstörung bis zu einem antriebsarmen, verlangsamten Zustand reichen kann. Die Patienten sind durchaus zu leichten Handlungen in der Lage. Ein nicht-konvulsiver Status kann mehrere Stunden anhalten, ohne dass Lebensgefahr bestehe. (Ärzte-Zeitung 2009).

Da dieses Thema für viele Familien so wichtig ist und die Diagnose oft viel zu spät gestellt wird, erlaube ich mir, Details, die ich bereits in Band 1 von „Das Angelman-Syndrom besser verstehen" aufgeführt habe, hier erneut zu erwähnen.

Beim Angelman-Syndrom gibt es sogar etliche Personen, bei denen dieser NCSE noch länger andauert, denn hier sind z.T. mehrere Tage beschrieben bis hin in seltenen Fällen 2 bis 3 Monate.

Insbesondere beim NCSE gilt wohl dieser Satz: *„Nicht alles, was zuckt, ist ein epileptischer Anfall, und Epilepsie muss nicht zucken!"* (Gerd Krämer (Krämer, G. 2013)

Dazu passt, dass vom Angelman-Syndrom Betroffene in einem NCSE auf die Umgebung oft einfach nur schlecht gelaunt wirken. Sie haben keinen klaren Blick mehr, schauen in die Ferne, können wohl noch automatisierte Dinge tun (wie gehen, sitzen, kauen, schlucken trinken), sind aber durch nichts mehr zu erheitern. Dies kann mehrere Tage andauern, dann in einem Grand-Mal enden und danach ist die alte Fröhlichkeit wieder zurück. Der

NCSE beim Angelman-Syndrom kann aber auch mehrere Tage andauern und ohne Grand-Mal wieder zurückgehen, dann wieder kommen und dies mehrmals hintereinander. Der nicht-konvulsive Status wird in der Literatur über Epilepsie im Allgemeinen als nicht lebensbedrohlich beschrieben (als Absencenstatus, Myokloniestatus /Ärztezeitung 2009). Dies wird auch beim Angelman-Syndrom so beobachtet, auch wenn er wegen der zeitlichen Dauer oft als beängstigend erlebt wird.

Wie bereits beschrieben, ist der NCSE nicht ausschließlich beim Angelman-Syndrom, sondern auch bei anderen Patienten anzutreffen. Allerdings kommt es speziell beim Angelman-Syndrom recht häufig zu einem solchen nonkonvulsiven Status, nach Thibert in 50 % der Fälle (Thibert, R.L 2015 und 2018). Beim Angelman-Syndrom führen hauptsächlich Myoklonien oder atypische Absencen zum nonkonvulsiven Status. Eine Beschreibung dieses nicht-konvulsiven Status' ist schwierig, da er sehr viele unterschiedliche Formen annehmen kann, siehe oben. Vermutlich ist dies der Grund, warum er weniger bekannt ist als die anderen Formen der Epilepsie.

In einer Studie über vom Angelman-Syndrom Betroffene, die sich in einem nicht-konvulsiven Status befunden haben, kam man zu dem Schluss, dass nach einem längerdauernden Status eine intensive Therapie gerechtfertigt ist, auch wenn nicht unbedingt von einem dauerhaften Verlust an Fertigkeiten, seien diese kognitiver oder motorischer Art, ausgegangen werden kann. In der Beurteilung der Schwere der Symptomatik wurden zwar die einzelnen Genotypen unterschieden, aber keine Unterscheidung zwischen Deletionsklasse 1 und Deletionsklasse 2 getroffen (Ohtsuka , Y. et al. 2005).

Meiner Erfahrung nach ist es am schwierigsten, einen nicht-konvulsiven Status als solchen zu erkennen bzw. die Umgebung so zu sensibilisieren, dass diese ihn erkennt. Immer wieder berichten Eltern, dass selbst Familienangehörige und enge Freunde einen solchen nicht-konvulsiven Status nicht richtig einordnen können. Gleiches ist auch bereits in Klinken passiert. Es wird in einer solchen Situation angenommen, der Betroffene sei gelangweilt, habe schlechte Laune oder schlecht geschlafen (Erfahrungsberichte Angelman e.V. Deutschland):

Angelman-Familien haben berichtet, dass über mehrere Tage hinweg ihr Kind einfach vollkommen anders war: Blick stumpf in die Ferne gerichtet (oder nach „innen"), durch nichts zu erfreuen. Automatisierte Handlungen wie das Essen, Trinken oder auch das Gehen waren möglich, aber ansonsten nur abgestumpfte Reaktionen auf alles. Zwischendurch besserte sich die Situation für ein bis zwei Stunden, dann ging es wieder mit dieser „dumpfen Phase" weiter. Diazepam half dahingehend, dass das Kind einschlief. Jedoch kurz nach dem Aufwachen zeigte sich wieder die Situation wie vorher. Gleiches gilt für die Kinder, die auf Diazepam mit Munterkeit reagieren: Anschließend war die Situation wieder so schlecht wie vorher.

Der gesamte Verlauf war z.T. unterschiedlich, dies auch bei ein und demselben Angel: Mal war der „Spuk" nach ein paar Tagen vorbei, die alte Fröhlichkeit kam zurück. Es konnte jedoch auch passieren, dass ein kurzer, aber heftiger Reiz wie das Anknipsen des Lichtes ausreichte, um einen Grand-Mal-Anfall auszulösen. Nach diesem Grand-Mal-Anfall war auch der nicht-konvulsive Status beendet. Selten kam es aus dieser Situation heraus zu zwei Grand-Mal-Anfällen hintereinander. In einem solchen nicht-konvulsiven Status sind gerade noch die automatisierten Funktionen wie das alternierende Setzen der Beine beim geführten Gehen oder das Öffnen des Mundes beim Anblick eines Glases aufrechterhalten. Blickkontakt oder überhaupt Kontaktaufnahme ist nicht möglich. Anschließend zeigen viele vom Angelman-Syndrom Betroffenen das gleiche Muster: Das Lächeln und der Blickkontakt sind wieder so, als sei nichts gewesen.

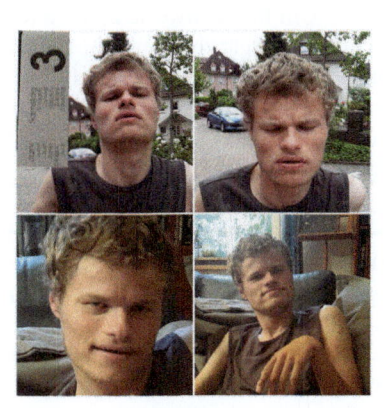

Beide Fotos links oben: Hier mitten im NCSE
Links unten: 10 Minuten nach Ende des NCSE

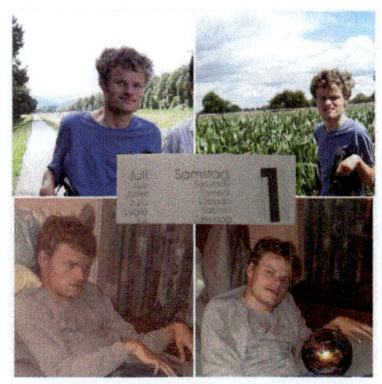

Rechts: Auf dem linken oberen Foto geht es Frank noch gut. Auf dem rechten kann man schon erkennen, dass die Situation umkippt, vermutlich wegen der Hitze, des Schwitzens und dadurch bedingt durch den Magnesium-Verlust.
Auf dem linken unteren Foto im NCSE, rechts 10 Minuten später.

Zwar können Fotos es nicht so gut zeigen wie ein Film dies könnte. Trotzdem diese Fotos, um den Unterschied zwischen nicht-konvulsivem Status und der Situation danach zu demonstrieren. Keine noch so schöne Plastiktüte könnte Frank in dieser Situation zu einem Lachen bringen. Keine noch so leckere Torte würde bei ihm ein Strahlen hervorrufen. Auch Personen, die er sehr gerne mag und bei deren Anblick er sich üblicherweise ungemein freut, könnten keine Änderung seines Blickes hervorrufen. Dieser Blick und dieses Verhalten ist eindeutig Folge eines NCSE. Die Fotos nach Beendigung des NCSE sprechen für sich!

Ist es berechtigt, in gewissen Situationen beim Angelman-Syndrom von „Durchgangssyndrom" zu sprechen?

Anders gefragt: Ist die Situation, wenn Stress (Eustress oder Disstress, somit übergroße Freude, Aufregungen, Infekte, Schmerzen) zu epileptischen Anfällen – z.B. NCSE und/oder Grand-Mal führen, mit dem Begriff „Durchgangssyndrom" zu vergleichen? Denn auch beim Durchgangssyndrom kommt es zu einer Verschiebung der Neurotransmitter, somit zu einer Neurotransmitter-Dysbalance. Um hier Hinweise zu erhalten, ob man mit der Gabe von sogenannten Nahrungsergänzungsmitteln (NEM) die Neurotransmitter wieder in eine Balance bringen kann, empfiehlt sich ein sogenannter Neurotransmitter-Test (siehe Kapitel „Labor"). Die wichtigsten Neurotransmitter, die hier interessieren, sind: Adrenalin, Noradrenalin, Dopamin, Serotonin, GABA, Glutamat.

Reset nach Thibert beim Angelman-Syndrom

Die von Prof. Thibert entwickelte Vorgehensweise, Reset genannt (Thibert et al. 2018), beschreibt die Möglichkeit, oral Diazepam zu geben, wenn es beim Angelman-Syndrom zu einem nicht-konvulsiven epileptischen Status (NCSE) gekommen ist. Dies gilt unabhängig davon, ob der nicht-konvulsive Status ein Myoklonie- oder ein Absence-Status ist. Es gilt übrigens ebenso bei wiederkehrenden Grand-Mal-Anfällen, dies meistens nach einem Infekt oder starkem Stress. Die Anfangsdosis an Diazepam behält man für 2 Tage und reduziert dann immer nach 2 Tagen die Dosis um die Hälfte. Hierdurch kann eine stationäre Behandlung mit einer intravenösen Gabe von Diazepam oder anderen Benzodiazepinen vermieden werden. Siehe Seite 396, hier findet sich ein Artikel, den ich genau über dieses Thema für den *Verein zur Erforschung des Angelman-Syndroms Österreich* geschrieben habe (Kannegießer-Leitner, C. 2023).

Erfahrungen mit mehreren im Jahr 2023 als neu geltenden Antiepileptika beim Angelman-Syndrom

Zu den antikonvulsiven Medikamenten der älteren Generation gehören nach Thibert (und anderen wie z.B. Kurlemann, G. 2016 *Valproat und Clonazepam.*

Zu den Antikonvulsiva der neueren Generation rechnet er Levetirazetam, Lamotrigin und Clobazam.

Die von Thibert jeweils 2009 und 2016 veröffentlichten Studien (Thibert, R.L. et al. 2009 und 2013, Kannegießer-Leitner 2018) hatten die Beschreibung der Wirkungen/Nebenwirkungen neuerer Antiepileptika im Vergleich zu den „alten" Antiepileptika bei vom Angelman-Syndrom Betroffenen zum Ziel und wurde in der Angelman Syndrome Clinic des Massachusetts General Hospitals in Boston durchgeführt.

Thibert kam zu dem Schluss, dass die Medikamente neuerer Generation genauso effektiv sind wie die älteren Medikamente bei gleichzeitig geringerem Nebenwirkungsprofil.

Zusätzlich wurde bei mehreren Personen aus dieser Studie die Auswirkungen der *Low-Glycaemic-Index-Therapie (LGIT)* untersucht. Die *LGIT* zeigte ebenfalls ihre Wirkung und provozierte keine oder höchstens minimale Nebenwirkungen (siehe auch Seite 259).

Die meisten Personen dieser Studie blieben bei einer Kombination von *Levetirazetam, Brivaracetam (Briviact), Lamotrigin* und *Clobazam,* wobei dies wohl auch in Deutschland neben *Valproat* die beim Angelman-Syndrom am meisten eingesetzten Antiepileptika sind. Hinzukommt in Deutschland noch recht häufig der Einsatz von *Ethosuximid* und in letzter Zeit noch sozusagen *„ganz neue Medikamente".* Denn die Nebenwirkungen bei den einen Mitteln und der Gewöhnungseffekt bei den anderen Mitteln sind nicht von der Hand zu weisen. Weitere Details hierüber im Kapitel „Medikamente bei Angelman-Syndrom"

Noch nicht alle dieser *„ganz neuen" Antiepileptika* sind bis jetzt bei Menschen mit Angelman-Syndrom zum Einsatz gekommen. Z.T. ist die Zulassung in Deutschland auch noch recht jung, so dass noch nicht viele Erfahrungen hiermit existieren können. Da der Ansatzpunkt jedoch auch bei diesen Mitteln die Neurotransmitter-Dysbalance von GABA und Glutamat sowie die Beeinflussung der Ionenkanäle ist, kann man sich vorstellen, dass sie auch beim Angelman-Syndrom helfen.

Ältere Medikamente haben den unbedingten Vorteil, dass ihr Wirkungs-Nebenwirkungs-Profil gut bekannt ist. Deswegen ziehe ich diese oft den neuen Medikamenten vor. Allerdings ist eine therapierefraktäre Epilepsie eine solch belastende Extremsituation, dass man irgendwann bereit ist, auch Neues zu wagen, wie z.b. der Bericht über Saskia mit dem aktuellen Einsatz eines neuen Mittels zeigt, siehe Seite 224. Weiteres hierüber siehe im Kapitel „Medikamente bei Angelman-Syndrom"

Magnesium bei Epilepsie und Angelman-Syndrom
Speziell über die *Bedeutung von Magnesium bei Epilepsie* habe ich in *„Das Angelman-Syndrom besser verstehen / Band 1"* ausführlich berichtet, siehe auch in dem vorliegenden Buch das Kapitel „Medikamente bei AS". Mir war und ist wichtig zu betonen, dass diese Möglichkeit der Medikation mit Magnesium beim Angelman-Syndrom tatsächlichen Gegebenheiten entspricht und nicht als schönes Wunschdenken abgetan wird.
Aus diesem Grund hier die Autoren, aus deren Studien und Artikeln ich die Aussagen über Magnesium bei Epilepsie zusammengetragen habe: Osborn, K.E. et al. 2015/ Chen, B.B. 2016/ Yuen, A.W. 2012/ Capron, G. et al. 1849/ Di Nicolantonio, J.J. 2018/ Dean, C. 2016/ Hack, H. Homepage. Genauer jeweiliger Titel siehe unten in den Quellenangaben.
An dieser Stelle möchte ich nochmals darauf hinweisen, dass es bereits etliche Familien gibt, die zwar bei eingetretenem NCSE diesem mit dem Reset nach Thibert begegnen und dies erfolgreich. Den Abstand zwischen dem Auftreten der NCSE-Phasen konnte jedoch alleine schon durch die regelmäßige Gabe von Magnesium deutlich gesenkt werden. Insofern gehört Magnesium, welches schon seit mehr als 150 Jahren als Mittel gegen Epilepsie bekannt ist (Capron, G. 1849), immer noch zu den eher neuen Mitteln, da seine Wirkung auf die Epilepsie aus unerklärlichen Gründen nicht von allen akzeptiert wird. Siehe auch Seite 358.

Cannabidiol (CBD)
Auch CBD (Cannabidiol) scheint für viele noch recht neu in der Behandlung der Epilepsie zu sein, während andere Familien es bereits seit mehreren Jahren erfolgreich einsetzen. In etlichen Artikeln habe ich bereits dargelegt, wie CBD bei Epilepsie und Angelman-Syndrom helfen kann. Diese und weitere Erläuterungen sind in meinem Buch - Kannegießer-Leitner, C.: Das Angelman-Syndrom besser verstehen von 2018 zu lesen.
Weitere Erfahrungen sind in den letzten Jahren hinzugekommen. Diese betreffen den erfolgreichen Einsatz von CBD bei Epilepsie und Angelman-Syndrom sowohl als Monotherapie als auch als Medikation neben anderen Antiepileptika, so dass deren Dosis reduziert werden konnte. Allerdings gibt es auch Beispiele, in denen CBD zunächst half, dann jedoch nicht mehr. Inwieweit hier die klassische Gewöhnung eine Rolle spielt oder eher die

Dosis des CBDs zu hoch gewählt worden war, ist noch nicht sicher zu beurteilen. Somit gibt es bei allem Optimismus doch noch recht viele zu klärende Fragen. In den einzelnen Berichten der Familien auf den vorigen Seiten ist der Verlauf jeweils erwähnt.

Auf den Seiten 403 bis 406 finden Sie einen Artikel, der sich auf meinem am 7. Internationalen ASA-Kongress in Wien gehaltenen Vortrag bezieht.
Cannabidiol als antikonvulsive Medikation beim Angelman-Syndrom – Hype oder realistische Hoffnung? Erfahrungen aus den letzten Jahren

Zusammenfassende Empfehlungen
- DAS einzige und bei allen Epilepsieformen und Angelman-Syndrom erfolgreiche Antiepileptikum gibt es (noch) nicht.
- Die Antiepileptika, die zur Verfügung stehen, werden nach dem bisher bekannten Wissen ausgewählt. Helfen sie nach gewisser Zeit nicht, ist es sinnvoll, ein anderes Mittel auszuprobieren und möglichst nicht die Anzahl der Mittel immer weiter zu steigern.
- Die möglichen Nebenwirkungen sollten dabei immer im Blickfeld behalten werden, damit man sie rechtzeitig erkennt.
- Nebenwirkungsarme Vorgehensweisen wie z.B. die Gabe von Magnesium (bei Bedarf regelmäßig oder lediglich bei Stress) wird noch viel zu selten eingesetzt.
- Genauso ist es mit der Medikation von CBD. Hierfür wäre allerdings erforderlich, dass man sich damit auseinandersetzt, welches CBD zu wählen ist und in welcher Dosierung. Denn nur unter dieser Voraussetzung kann man auf eine effektive Wirkung von CBD hoffen. Es wäre schon hilfreich, wenn hierdurch andere nebenwirkungsreicheren Mittel in geringerer Dosis eingesetzt werden könnten. Hiervon könnten dann hoffentlich auch diejenigen profitieren, die auf CBD-Vollextrakt gut angesprochen haben und auf die isolierte Form weniger gut.
- Bei einer medikamentösen Einstellung müssen die Umstände stimmen, denn nur, wenn der Betroffene mit AS sich in der Umgebung wohlfühlt, kann die antikonvulsive Einstellung erfolgreich werden.

- Im Umgang mit Epilepsie allgemein, speziell jedoch beim Angelman-Syndrom, sollte man demütiger denken und handeln sowie sich darüber im Klaren sein, dass man noch längst nicht alles weiß.
Vielleicht wird man offener für neue Gedanken, wenn man sich eingesteht

„Ich weiß, dass ich nichts weiß!"
(„Scio nescio!" von Sokrates)

Quellen:
- Ärzte Zeitung. Nicht-konvulsiver Status epilepticus ist kein Notfall. https://www.aerztezeitung.de/Medizin/Nicht-konvulsiver-Status-epilepticus-ist-kein-Notfall-63604.html?utm_campaign=SocialMediaShare&utm_source=Story&utm_medium=Email, 20.02.2009
- Angelman-Verein Deutschland e.V., Erfahrungen mit Angelman-Patienten, Forschungsgruppe des AS-Vereins Deutschland, zusammengetragen 2015-2018, noch nicht veröffentlicht
- Atwood, H.L. und William, A.M.: Neurophysiologie, Schattauer-Verlag Stuttgart, 1994
- Beck, H. et al.: Faszinierendes Gehirn, eine bebilderte Reise in die Welt der Nervenzellen, Springer-Verlag Deutschland GmbH 2016, 2018
- Berrios, J. et al.: Loss of UBE3A from TH-expressing neurons suppresses GABA co-release and enhances VTA-NAc optical self-stimulation. Nat. Commun. 7:10702 doi: 10.1038/ncomms10702 (2016)
- Braat, S. und Kooy, R. F.: The GABAA Receptor as a Therapeutic Target for Neurodevelopmental Disorders, Neuron-Perspective 86, 2015
- Capron, G.; Slack, D.B. eds.: New England Popular Medicine: A Work in which the Principles and Practice of Medicine are Familiarly Explained, Druck Curtis, G.A., 1849, Boston
- Château, A. und Piquerez, O.: Le syndrome d'Angelman, parcours de vie des adultes, Verlag L'Harmattan, 2015
- Chen, B.B.; Prasad, C.; Kobrzynski, M.; Campbell, C.; Guido Filler, G.: Seizures Related to Hypomagnesemia. A Case Series and Review of the Literature, Published online 2016 Oct 27. doi: 10.1177/2329048X16674834
- Clayton-Smith, J., & Laan, L. (2003). Angelman syndrome: A review of the clinical and genetic aspects. Journ. of Medical Genetics, 40, 87-95.
- Dan, B. et al.: Epilepsy in Angelman syndrome, Seizure (2008) 17, 211—217, ELSEVIER
- Dannhardt, G.; Seddigh, S.; Vogt, T.: Epilepsie, Grundlagen und Therapie (Optimierte Arzeimitteltherapie), Springer-Verlag, 2013
- Dean, C.: Magnesium: Das Wundermineral als Schlüssel für Ihre Gesundheit, Kopp Verlag; 1. Auflage 2016
- De Weerdt, S.: Study fingers cause of motor problems in Angelman syndrome, SFARI, 28.1.2013
- DiNicolantonio, J.J.; O'Keefe, J.O.; Wilson, W.: Subclinical magnesium deficiency: a principal driver of cardiovascular disease and a public health crisis, Open Heart. 2018; 5(1): e000668. Published online 2018 Jan 13. doi: 10.1136/openhrt-2017-000668PMCID: PMC5786912, PMID: 29387426
- Egawa, K.: Decreased tonic inhibition in cerebellar granule cells causes motor dysfunction in a mouse model of angelman syndrome, Science Translational Medicine 5.22.2012, Vol. 4, Issue 163
- Glasgow, N.G., Siegler Retchless, B. and. Johnson, J.W., Department of Neuroscience and Center for Neuroscience, University of Pittsburgh, Pittsburgh, PA

15260, USA: Molecular bases of NMDA receptor subtype-dependent properties. The Journal of Physiology Neuroscience, J Physiol 593.1 (2015) pp 83–95 83
- Gröber, U.: L-Carnitin und die mitochondriale Toxizität der Valproinsäure, DAZ 2011, Nr. 37, S. 55, deutsche-apotheker-zeitung.de
- Gröber, U.: Arzneimittel und Mikronährstoffe - Medikationsorientierte Supplementierung. 4. Auflage 2018, Wissenschaftliche Verlagsgesellschaft
- Gröber, U. und Kisters, K.: Arzneimittel als Mikronährstoff-Räuber: Was Ihr Arzt und Apotheker Ihnen sagen sollten, neueste und erweiterte Ausgabe August 2022, Wissenschaftliche Verlagsgesellschaft
- Hack, H.: Magnesium bei Epilepsie | Das sollten Sie beachten
https://www.magnesium-ratgeber.de/tipps/magnesium-bei-epilepsie-das-sollten-siebeachten/
- Hacke, W. (Herausgeber): Neurologie, 14. Auflage 2016, Springer-Verlag
- Hick, C. und Hick, A (beide Herausgeber).: Kurzlehrbuch Physiologie, Urban & Fischer Verlag/Elsevier GmbH, 8. Auflage, 2017
- Hoffmann, G.F.; /Grau, A.: Stoffwechselerkrankungen in der Neurologie, Georg Thieme Verlag KG, 2004
- Hutchison, T.: Vortrag auf dem Jahrestreffen des AS-Vereins Deutschland mit dem Thema „Epilepsie beim Angelman-Syndrom" vom 21.05.05, geschrieben als Protokoll auf der Homepage des AS-Vereins Deutschland e.V.
- Kannegießer-Leitner, C.: Der GABA-Stoffwechsel als Schlüsselfunktion in der medikamentösen Therapie bei entwicklungsneurolog. Störungen, insbesondere beim AS, Newsletter 2/2015 des Angelman-Vereins
- Kannegießer-Leitner, C.: Das Angelman-Syndrom besser verstehen – Handbuch für Eltern und andere Fachleute, 2018, Sequ. Medien Produktion
- Keidel, W.D. (Herausgeber): Kurzgefasstes Lehrbuch der Physiologie, Georg Thieme Verlag, 3. überarbeitete Auflage, 1973
- Krämer, G.: Epilepsie: Die Krankheit erkennen, verstehen und gut damit leben, TRIAS, 4. Auflage, 2013
- Kurlemann, G.; Fiedler, F.: Antiepileptische Therapie bei Kindern und Jugendlichen, Idiopathisch fokale Epilepsien – 4. Teil, Epikurier, Ausgabe 3-2015
- Kurlemann, G.: Epilepsie bei Angelman-Syndrom "Altes" und "Neues", Vortrag auf dem Jahrestreffen des Angelman-Vereins Deutschland am 16.04.2016
- Mayer, K.C.: Medikamente- Antiepileptika eine kurze Übersicht, http:www.neuro24.de/epilepsie_medikamente.htm,
Praxis: Bergheimerstraße 56a, 69115 Heidelberg
- Osborn, K.E.; Shytle, R.D.; Frontera, A.T.; Soble, J.R.; Schoenberg, M.R.: Addressing potential role of magnesium dyshomeostasis to improve treatment efficacy for epilepsy: A reexamination of the literature. J Clin Pharmacol. 2016 Mar;56(3):260-5. doi: 10.1002/jcph.626. Epub 2015 Oct 26.
- Ohtsuka, Y.; Kobayashi, K.; Yoshinaga, H.; Ogino, T.; Ohmori, I.; Ogawa, K.; Oka, E.: Relationship between severity of epilepsy and developmental outcome in Angelman syndrome, Department of Child Neurology, Okayama University Graduate School of Medicine and Dentistry, 2-5-1, Shikatacho, Okayama, 700-8558, Japan, Brain & Development 27 (2005) 95–100

- Philpot, B.; Weinberg, R.; Burette, A.; Wallace, M.: Maternal loss of Ube3a produces an excitatory/inhibitory imbalance through neuron type-specific synaptic defects, Neuron. 2012, Jun 7; 74 (5): 793-800, doi: 10.1016/j.neuron.2012.03.036
- Schulze-Bonhage. A.: Homepage des Epilepsiezentrums der Unviersitätsklinik Freiburg, https://www.uniklinik-freiburg.de/epilepsie/ueber-epilepsie.htm
- Tanaka, M; DeLorey, T. M.; Delgado-Escueta, A.; and Olsen, R. W.: GABRB3, Epilepsy, and Neurodevelopment, Online PUB med, 15.12.2012/// Jasper's Basic Mechanisms of the Epilepsies [Internet]. 4th edition. Bethesda (MD): National Center for Biotechnology Information (US); 2012
- Thibert, R.L.; Conant, K.D.; Braun; E.K.; Bruno, P.; Said, R.R.; Nespeca, M.P.; Thil, E.A.: Epilepsy in Angelman syndrome: A questionnaire-based assessment of the natural history and current treatment options, Epilepsia, 50(11):2369–2376, 2009, doi: 10.1111/j.1528-1167.2009.02108.x
- Thibert RL, Pfeifer HH, Larson AM, Rabby AR, Reynolds AA, Morgan AK, et al. Low glycemic index treatment for seizures in Angelman syndrome. Epilepsia 2012; 53(9):1498–502.
- Thibert, R.: Angelman syndrome and 15q Duplication syndrome, MsPH Angelman Syndrome Clinic and Dup15q Center Massachusetts General Hospital Harvard Medical School, 2015/PDf-Internet
- Thibert, R.L; Shaaya, E.A.; Grocott, O.R; Laing, O.;.: Seizure treatment in Angelman syndrome: A case series from the Angelman Syndrome Clinic, Department of Neurology, Massachusetts General Hospital, Boston, MA, United States, Epilepsy & Behavior 60 (2016) 138–141, Elsevier
- Thibert, R.; Worden, L; Grocott, O; Tourjee, A.; Fonda Chan, F.: Diazepam for outpatient treatment of nonconvulsive status epilepticus in pediatric patients with Angelman syndrome, Epilepsy & Behavior 82 (2018) 74–80, Elsevier
- Thompson, R.: Das Gehirn: Von der Nervenzelle zur Verhaltenssteuerung Springer; Auflage: 3, 2016
- Wachtel, U.: Phenylketonurie: Ein Modellfall für die Entwicklung der Kinderheilkunde, Schattauer-Verlag, 2003
- Yuen, A.W.; Sander, J.W.: Can magnesium supplementation reduce seizures in people with epilepsy? A hypothesis. Epilepsy Res. 2012 Jun;100(1-2):152-6. doi: 10.1016/j.eplepsyres.2012.02.004. Epub 2012 Mar 8.

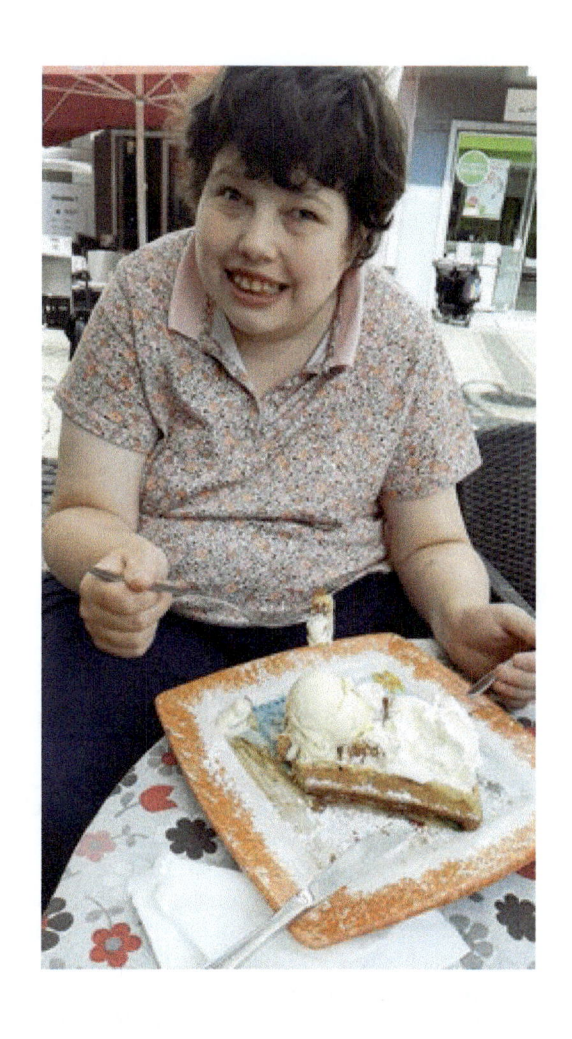

Ernährung beim Angelman-Syndrom

Auch bei der Ernährung von Erwachsenen mit Angelman-Syndrom zeigen sich viele Ähnlichkeiten, jedoch trotzdem deutliche Unterschiede. Wenn man ihre Vorlieben und Abneigungen liest, kann man nicht unbedingt gravierende Unterschiede zum Rest der erwachsenen Bevölkerung feststellen, außer vielleicht, dass überdurchschnittlich häufig süße Lebensmittel bevorzugt werden.

Lesen Sie selbst:
- Bevorzugt knusprige Lebensmittel, gerne auch Kartoffeln und Gemüse, ungern Suppe.

- Er würde sehr gerne viel Süßes essen. Deswegen wird das portioniert und die Süßigkeiten außer Reichweite verwahrt. Kartoffelpüree, Spaghetti, Pasta-Gerichte, Pizza, Mais-Brei, Creme-Suppe, Wiener Schnitzel, Gegrilltes, Salate, Gemüse, Obst…Sebastian isst gerne und viel. Wir entfernen das Essen vom Tisch, wenn er kein Ende findet.

- Würstchen, Salat, Cola-Light, Süßes, Nudeln

- Lars isst inzwischen fast alles. Ich würde sagen, er hat ein normales Essverhalten. Er liebt Würstchen, dafür lässt er alles liegen. Außerdem liebt er Schokolade und findet diese auch in den letzten Ecken, ggf. auch in den Zimmern seiner Mitbewohner…..

- Vorlieben sind Pommes, Bratkartoffeln, Chips, Reibekuchen, Lakritz.

- Tim ist kein guter Esser. Zudem isst und trinkt er personen- und ortsbezogen unterschiedlich. Er bevorzugt süße Speisen. Nutella-Toast, Fruchtjoghurt, Vanillepudding, Schokolade. In der Wohngruppe nimmt er auch Herzhaftes, nach wie vor püriert oder zerdrückt. Medikamente nimmt er ausschließlich im Joghurt. Getränke: Er bevorzugt Milch und Kakao, inzwischen aber auch Säfte, aber ortsbezogen. Bei seinem Vater nimmt er Saft und keinen Kakao, bei uns Kakao und keinen Saft, in der Wohngruppe beides, in der Werkstatt überwiegend Kakao und keinen Saft. Sein herzhaftes Essen möchte er in zerkleinerter, pürierter Form. Schokolade wird hingegen gierig gekaut.
Zusätzlich erhält er täglich hochkalorische Trinknahrung.

- Alles Süße, Bananen, Nüsse

- Süßes, Kuchen, Mehlspeisen. Die Nahrung muss weich sein.

- Bis auf Suppe isst Nico alles.

- Inzwischen keine speziellen Vorlieben mehr – wobei Gummibärchen gehen immer ;-)

- Möglichst glutenarme Ernährung, wenig Zucker, viel Obst, Gemüse und Nüsse

- Sie liebt Fett – Käse z.B., Sahne. Ketogene Diät wurde im Alter von 11 Jahren ausprobiert, leider keine Wirkung bzgl. der Epilepsie.

- Süßes bevorzugt, insbesondere gerne Quark, Obst, Müsli, viel frisch gequetschte Haferflocken und andere Vollkornprodukte, aber auch sehr gerne Kuchen und Torte. Ein Geschmackstraining mit mehreren verschiedenen Geschmäckern am Tag wird eingesetzt. Immerhin inzwischen auch Käsebrot, manchmal Lyoner oder Pizza, dies aber leider nicht kontinuierlich. Angestrebt ist Vollwertkost mit möglichst wenig Fabrikzucker, aber Kompromissbereitschaft im Alltag ist wichtig.

- Gerne gutes Essen, Süßigkeiten weniger

- Vor allem Süßspeisen

- Alles Süße und Gemüse, Salat, Milchprodukte, Garnelen

- Pommes und Süßspeisen (Pfannkuchen, Nutella, Marmeladenbrot), Chips

- Obst, Süßigkeiten, Bier in allen Varianten

- Spaghetti, Schokolade, Bouletten

- Obst, Gemüse, Süßigkeiten, Kuchen, Joghurt

- Er isst für sein Leben gerne und freut sich riesig, wenn es Pizza gibt, Nudeln, Reis, Klöße, Salate jeder Art. Er mag auch alle Milchspeisen, auch Bananen gehören zu seinem Lieblingsobst, ebenso Kuchen, Torten. Er liebt es, wenn wir in eine Gaststätte gehen. Es gibt kaum etwas, was er nicht essen mag.

- Käse

- Michael isst allein mit der Gabel oder mit dem Löffel. Er kaut aber nicht gründlich und verschluckt sich schnell, wenn die Nahrung nicht genug zerkleinert ist, dabei besteht Erstickungsgefahr.

- Heißhunger auf Süßes, Schokolade, Cola

- Er liebt Süßes, Nudeln, keine Wurst, Salat und Gemüse liebt er

- Gemüse, alles Asiatische, Nudeln in jeder Form, Knabberzeug, Käse, manchmal auch Kuchen, aber bitte mit Sahne!

- Isst alles, starkes Übergewicht, im Wohnheim wird zu wenig darauf geachtet.

- Gemüse, Kuchen, Joghurt, inzwischen auch Fleisch und gewürzte Speisen

- Spaghetti, Schokolade, Würstchen

- Süßigkeiten, Kuchen, Eis, ansonsten isst Moritz alle Speisen, sehr gerne auch Salat und Gemüse. Er ernährt sich fast vegetarisch.

- Gern herzhaftes Essen mit Brat-/Grillwurst. Wenn es nach ihr geht, natürlich gerne viel mehr Süßes. Keine spezielle Ernährungsform, wobei ich schon auf die Ernährung achte.

- Christian isst seit einigen Jahren alles, auch Fleisch und Wurst, am liebsten jedoch Süßes.

- Vorliebe für Süßes, Gemüse, Salat, Kartoffeln, Reis, Nudeln, Fleisch in sehr geringen Mengen

- Kuchen, Eis, Nudeln, Pizza

- Sehr gerne Haferflocken; Milchreis; Nudeln; Karotten; Erbsen; Mais und natürlich Süßigkeiten

- Niklas isst alles, bevorzugt Süßes.

- Würstchen jeglicher Art, Süßigkeiten, Schokoladenpudding, Kakao, Bananen, keine spezielle Ernährungsform

- Keine Vorlieben, es gibt nichts was sie verweigert.

An speziellen Ernährungsformen wurden schon mehrere versuchsweise eingesetzt, zunächst mit dem Ziel, das nicht zu erklärende Erbrechen zu stoppen.
- Basische Ernährung von Januar 2017 für 1,5 Monate ohne Erfolg.
- Low Carb 01.2019-08.2019, auch ohne Erfolg.
- 08.2019- 05.2020 sollte ich mit Sophie wegen Hashimoto die Paleo Ernährung durchführen (Senkung der Antikörper TPO 159. TaK 304 TSH bei 0,01 (Ohne SD-Einnahme) Diese Ernährung hat funktioniert. Musste ich leider durch Corona beenden.
- Ab Juni 2020 begann ich mit glutenfreier, laktosefreier, caseinfreier und histaminarmer Kost, dies bis heute. Im Abstand von 2 Wochen gehen wir essen, aber ohne Glutamatverstärker usw.

- Äpfel, Käse, alles Süße, wenn sie könnte. Keine spezielle Ernährungsform

****

Bis hierher die Familienberichte

Bei mehreren Erwachsenen mit AS wird berichtet, dass sie kein oder erst sehr spät ein Sättigungsgefühl haben. Allerdings tritt dieses Phänomen in der Gruppe der Erwachsenen mit AS zwar auf, scheint aber doch nicht typisch für das Syndrom zu sein. Den gegenteiligen Fall gibt es auch und zwar Neigung zu Untergewicht bzw. zu extremem Untergewicht, welches spezielle Maßnahmen erfordert. Ab einem Alter von 15 Jahren an aufwärts scheint die Gefahr des Übergewichtes zuzunehmen (Piquerez 2013). Auch hier ist jedoch die Frage noch nicht geklärt, inwieweit dies typisch für das AS ist oder vielleicht doch eher auf den in diesem Alter zunehmenden Bewegungsmangel zurückzuführen sein könnte – oder auf die doch oft anzutreffende eher suboptimale Ernährung in Schulen oder Wohnheimen.

Bei Neigung zu Untergewicht muss man auf der einen Seite berücksichtigen, dass der BMI nicht wie üblich eingesetzt werden kann, da durch einen oft geringeren Muskelanteil dieser Wert verfälscht wird. Hinzu kommt, dass insbesondere die sehr schlanken Menschen mit Angelman-Syndrom sehr oft diejenigen sind, die auch intensiver und häufiger sich motorisch betätigen. Insofern kommt wieder die Frage auf, ob das eher geringe Körpergewicht bei diesen Menschen tatsächlich syndrombedingt ist, eher auf eine allgemeine (womöglich sogar familiäre) Veranlagung zurückzuführen ist oder vom Sport bzw. intensiver Bewegung herrührt. Denn auch bei diesen Menschen kann man beobachten, dass bei Reduzierung der Bewegung und gleichbleibender Kalorienzufuhr das Körpergewicht ansteigt.

Unterschiedliche Ernährungsformen beim Angelman-Syndrom

Über die richtige Ernährung ihrer Kinder machen sich viele Eltern Gedanken, wobei diese Gedanken von ihren Kindern mit Angelman-Syndrom nicht unbedingt geschätzt werden. Wie in den Berichten zu lesen, sind die Vorlieben und Abneigungen recht unterschiedlich. An dieser Stelle möchte ich passend hierzu aus einem Artikel („Futter fürs Hirn" von Bret Stetka), der aus einem hochinteressanten Heft „Gehirn und Geist/ Januar 2017" stammt, zitieren.

In diesem Artikel und dem Interview geht es um neue Erkenntnisse über antioxidative und antientzündliche Ernährung, mit der man die Gehirnfunktion positiv beeinflussen und auch z.B. Depressionen verbessern helfen kann. Er bezieht sich auf Quellen aus BMC, Medicine, Alzheimer's & Dementia sowie Lancet Psychiatry, jeweils von 2015, sowie weitere. Das anschließende Interview wird mit Dr. Flöel, einer Oberärztin der Berliner Universitätsklinik Charité geführt.

Die Erkenntnis ist, dass die klassisch westliche Ernährung dem Gehirn eher schadet, die Küchen des Mittelmeers, Skandinaviens und Japans eher das seelische Wohlbefinden und die kognitiven Fähigkeiten fördern. Diese geografischen Bezeichnungen bezeichnen zwar jeweils eine bestimmte Ernährungsweise, diese wird jedoch in der genannten Region nicht unbedingt flächendeckend so umgesetzt wird.

Wie in diesem Artikel beschrieben stehen somit auf der ungesunden Seite industriell verarbeitete Lebensmittel in großen Mengen, fetthaltige und zuckerhaltige Lebensmittel.

Auf der gesunden zu empfehlenden Seite stehen Olivenöl, Fisch, Früchte und Gemüse, Vollkornprodukte, Hülsenfrüchte, mäßige Mengen mageres Fleisch und Rotwein, wenig Zucker und industriell verarbeitete Lebensmittel, Kartoffeln, Nüsse, Meeresfrüchte, mäßig Milchprodukte und Rapsöl.

Wie man den Beispielen entnehmen kann, ist es nicht unbedingt erforderlich, auf Kohlenhydrate komplett zu verzichten. Eher ist es hilfreich, „gesunde" Kohlenhydrate zu essen wie z.B. Vollkornprodukte, Getreidekeime und keine „leeren" Kohlenhydrate (wie z.B. Weißmehl und Fabrikzucker). Auch wird darauf hingewiesen, dass die Nahrung möglichst wenig verarbeitet sein soll. Mir kam beim Lesen dieser Zeilen in den Sinn, dass die Skandinavische Küche und die Mittelmeerküche in etwa dem entsprechen, was hierzulande „Vollwertkost" oder „gesunde Mischkost" genannt wird. Diese mag noch nicht unbedingt in allen Mensen, Firmenkantinen, Kindergarten- oder Schulküchen angekommen sein (es wird aber immer besser), jedoch schon bei sehr vielen Familien, die sich über gesunde Ernährung Gedanken machen.

Dieser Artikel „Futter fürs Hirn" und das anschließende Interview haben mich darin bestätigt, dass man sich sehr wohl in diesem Sinne – gesund, vollwertig, antioxidativ - ernähren kann, aber dann trotzdem in der Adventszeit und Weihnachtszeit oder an anderen speziellen Tagen ganz normale Plätzchen, Kuchen und Süßigkeiten essen darf, ohne dass ein zu großer Schaden angerichtet werden könnte. Denn erstens ist ein seelisches Wohlbefinden auch sehr wichtig. Und zweitens sagte schon Paracelsus (1493 – 1541) „Alle Dinge sind Gift, und nichts ist ohne Gift; allein die Dosis machts, dass ein Ding kein Gift sei." Dies bedeutet, dass es bei der „Vollwertkost" oder „gesunden Mischkost" zwar gewisse Regeln gibt, diese aber nicht zu 100% eingehalten werden müssen.

Ketogene Diät
Eine spezielle Diätform beim Angelman-Syndrom stellt die Ketogene Diät oder Low-Carb-Diät als Möglichkeit zur Behandlung der Epilepsie dar. Diese spezielle Art der Therapie findet nicht nur in der allgemeinen Therapie der Epilepsie, insbesondere bei ansonsten therapierefraktären Formen, ihren Einzug (Kröll, J. et al. 2014), sondern auch beim AS.
In der Studie von Stein wird beschrieben, welch dramatisch positive Wirkung mit der Ketogenen Diät bei einer Patientin mit Angelman-Syndrom und therapierefraktärer Epilepsie erreicht werden konnte, so dass empfohlen wird, die Ketogene Diät frühzeitig in die Behandlung von Patienten mit Angelman-Syndrom einzubeziehen (Stein, D. et al. 2010)
Thibert und sein Team beschreiben positive Auswirkungen der Low-Glycaemic-Index-Therapie (LGIT) auf Patienten mit Angelman-Syndrom und Epilepsie und berichten, dass hierdurch keine oder höchstens minimale Nebenwirkungen. provoziert werden (Grocott, OR. 2017, Thibert, R. 2016).
Im Band 1 „Das Angelman-Syndrom besser verstehen – Handbuch für Eltern und andere Fachleute" habe ich die derzeit vermuteten Wirkungsweise der Ketogenen Diät aus verschiedenen Artikeln zusammengetragen und erläutert.
Wie den mir zugesandten Elternberichten zu entnehmen ist, wurde diese Therapieform nur bei drei der Betroffenen eingesetzt, allerdings ohne die erhofften positiven Auswirkungen auf die Epilepsie. Bei den Jüngeren kommt heutzutage diese Therapieform häufiger zum Einsatz. Sicherlich gelingt es aktuell auch deswegen etwas leichter, die LGIT durchzuführen, da spezielle Präparate helfen können, die Ketose im Organismus zu erreichen. Auch dies kann mit Schulungen durch den Angelman e.V. begleitet werden (Kontakt über https://angelman.de).
Familien mit einem erwachsenen vom Angelman-Syndrom betroffenen Familienmitglied können sich z.T. die Durchführung dieser Therapie bei

ihrem erwachsenen Kind kaum vorstellen. In einem mir berichteten Fall wurde zwar versucht, eine Ketogene Diät durchzuführen. Der junge Mann war davon jedoch überhaupt nicht angetan, stand bei den Mahlzeiten regelmäßig auf und holte sich das Essen von den Tellern seiner Mitbewohner. Ende der Ketogenen Diät.

Ähnlich würde es vermutlich aussehen, wenn unsere Erwachsenen mit AS an Familienfesten, Festen im Freundeskreis, Volksfesten oder ähnlichen Freizeitaktivitäten teilnehmen und nicht das Essen wie die anderen Mitfeiernden bekämen. In dem Moment, in dem Menschen mit Angelman-Syndrom einen eigenen Willen und erst recht, wenn sie eine gewisse Selbständigkeit erreicht haben, wird es äußerst schwierig, als Eltern eine bestimmte Ernährung durchsetzen zu wollen. Dies ganz unabhängig davon, ob diese Ernährungsform ihre unbedingte Berechtigung hat, wie es nun bei der Ketogenen Diät in einigen Fällen tatsächlich der Fall ist, oder nicht.

Familienangehörige von Erwachsenen mit AS müssen Realisten sein. Zwischen den Wunschvorstellungen, was die Ernährung betrifft und dem Alltag in Schule, Tagesförderstätte und Wohnheim klaffen oft Welten. Hier aufzuklären ist wichtig. Aber es ist auch wichtig, sich nicht von diesem Thema „auffressen" zu lassen, sondern kompromissbereit zu sein.

Quellen

- Grocott OR, Herrington KS, Pfeifer HH, Thiele EA, Thibert RL. Low glycemic index treatment for seizure control in Angelman syndrome: A case series from the Center for Dietary Therapy of Epilepsy at the Massachusetts General Hospital. Epilepsy Behav. 2017 Mar;68:45-50. doi: 10.1016/j.yebeh.2016.12.018. Epub 2017 Jan 19. PMID: 28109989.
- Kannegießer-Leitner, C.: Das Angelman-Syndrom besser verstehen – Handbuch für Eltern und andere Fachleute, 2018, Sequenz Medien Produktion
. Kröll, J.; Otten, K.; Kurthen, M.: Ketogene Diät in der Therapie pharmakoresistenter Epilepsien Indikationen und Wirksamkeit, Schweizerisches Epilepsie-Zentrum Zürich, Nervenheilkunde 2014; 33: 362–367
- Piquerez, O.: Questionnaire adultes Angelman – avril 2013, Syndrome Angelman France, übersetzt von Doris Scheiber und Christel Kannegießer-Leitner: Untersuchung - Heranwachsende und Erwachsene mit Angelman-Syndrom, www.syndromeangelman-france.org
- Stein D, Chetty M, Rho JM. A "happy" toddler presenting with sudden, life-threatening seizures. Semin Pediatr Neurol. 2010 Mar;17(1):35-8. doi: 10.1016/j.spen.2010.02.002. PMID: 20434691.
- Stetka, B.: Futter fürs Hirn, Gehirn und Geist/ Januar 2017, Spektrum-Verlag
- Thibert, R.L; Shaaya, E.A.; Grocott, O.R; Laing, O.: Seizure treatment in Angelman syndrome: A case series from the Angelman Syndrome Clinic, Department of Neurology, Massachusetts General Hospital, Boston, MA, United States, Epilepsy & Behavior 60 (2016) 138–141, Elsevier

Verhalten von Erwachsenen mit Angelman-Syndrom und ihr Lebensumfeld

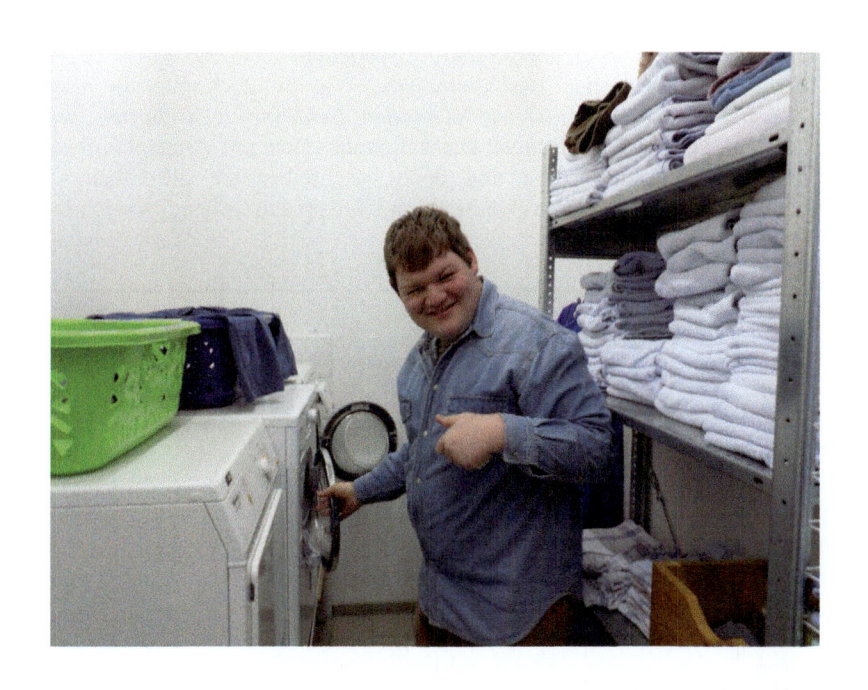

Gleich zu Beginn dieses Kapitels die Frage: „Gibt es ein typisches Verhaltensmuster bim Angelman-Syndrom?"
Lesen Sie selbst!

Dies Kapitel ist folgendermaßen aufgeteilt:
- Als Einführeng wiederum einige Schlüsseleigenschaften
- Zunächst die Berichte über Erwachsene mit Angelman-Syndrom, die noch zu Hause leben
- Darufhin die Berichte über Erwachsene, die im Wohnheim leben
- *Ergebnisse der Lebensqualitäts-Studie* von Patrick Pfarrer, Raphael von Hagen und PD Dr. Cornelia von Hagen
- Als Abschluss des Kapitels *Soforthilfemöglichkeiten bei Herausforderndem Verhalten* von Lisa Kenner

Hier nun die einzelnen Auszüge aus den Fragebögen, so dass Sie einen Eindruck gewinnen können, wie unterschiedlich und doch ähnlich sich Menschen mit Angelman-Syndrom verhalten können. Vorneweg noch einige stichwortartige Beschreibungen. Wie im 2. Kapitel *in blau die besonders schönen und erfrischenden Schlüsseleigenschaften* **und in violett die problematischen.** Diese Erwachsenen mit Angelman-Syndrom sind zufällig ausgewählt und doch beschreiben sie die Situation der Menschen mit Angelman-Syndrom kurz, knapp und treffend, wie ich meine:

Wilma
U 20, exakter Genotyp nicht bekannt
Schlüsseleigenschaften:
- sehr sonniges Gemüt, freundlich, anderen Menschen gegenüber Liebe pur
- Abhängigkeit von wohlwollendem Umfeld

Anna-Lena
Ü 20, Deletion 2
Schlüsseleigenschaften:
- fröhlich, interessiert und gechillt
- stur

Jan
Ü 20, Mikrodeletion
Schlüsseleigenschaften:
- freundlich zugewandt, kontaktfreudig, gesellig pur
- Wenn er sprechen könnte, würde er sie mir vielleicht erzählen ☺.

Martin
Ü 20, Deletion 2
Schlüsseleigenschaften:
- starker Wille, emotional, nicht nachtragend, kontaktfreudig
- Herausforderndes Verhalten durch Unverständnis der Umgebung

Im Folgenden zunächst die Berichte über die Erwachsenen mit Angelman-Syndrom, die noch bei ihren Familien leben:

Alter (U 20 bedeutet ein Alter unter 20, Ü 30 eines über 30 Jahre usw.)

- Ü 30, Deletion 2

Er besucht den Förder- und Betreuungsbereich der Lebenshilfe Bruchsal, hier ein ausführlicher Bericht seiner Mutter über diese letzten 16 Jahre: Momentan funktioniert das Pendeln zwischen FuB und zu Hause ziemlich gut. Die Betreuer sind zufrieden mit seinem Verhalten, sie melden selten, dass er auffällig ist. Das funktioniert aber auch, weil in der Gruppe nur 5 Behinderte und 3 Betreuer sind. Der Raum ist groß, es gibt genug Platz, um weit genug auseinander am Tisch sitzen zu können, eine Schlafecke wo jeder sich hinlegen kann, ein Kugel Bad, eine große Terrasse...Sie gehen oft spazieren, Basteln, Spielen mit Bausteinen oder Spiele die die Fein- und Grobmotorik anregen. Es wird auch UK geübt, Physiotherapie und Musik und Gymnastik-Kreis finden auch wöchentlich statt. Und wenn er einmal kein Interesse zeigt an all dem, so ist das auch in Ordnung und er darf seine Zeitschriften anschauen oder sein Tagebuch. Bis dahin war es ein langer Weg. In Kurzfassung: Nach der Schule wurde er in der Lebenshilfe Bruchsal nicht aufgenommen. Sein Verhalten sei zu laut, unruhig, störend, gar aggressiv wurde es genannt – so die Begründung... Für 9 Monate hatte ich dann einen Platz für ihn in Ettlingen, in der FuB ausfindig gemacht. So glücklich waren wir nicht. Es war ein „Offener Bereich", zu viele Reize, Geräusche, er wollte dort gar nichts essen und hat auch kaum etwas getrunken. Zur Toilette wollte er nur mit einer gewissen Person gehen. Wenn diese nicht dort war, wurden die Windeln nicht gewechselt... Die Monate waren rum und wir ohne eine Tagesstruktur für ihn... Meine nächste Idee war, ihn so oft wie möglich in die Murmel Gruppe der ISB Karlsruhe zu schicken. 3 Tage die Woche, 2 x 3 und 1 x 4 Stunden. Das war sein Glück! Er wurde einem Studenten zugeteilt, der seinen Abschluss als Heilerzieher machte. Dieser junge Mann hat sich sehr intensiv mit Sebastian beschäftig. Er hat die Tafel mit Sebastians eigenen Gebärden mit neuen ergänzt, die er dem Sebi beigebracht hatte und hat auch versucht mit dem Go Talk zu arbeiten. Er war jemand, der sich die Mühe gemacht hat,

Sebastian zu verstehen und mit ihm zu kommunizieren, zu fördern. Es hat sich gezeigt, dass eine „eins zu eins" Betreuung die beste Lösung ist. Das ging über fast ein Jahr so weiter. Natürlich haben wir immer wieder die Lebenshilfe Bruchsal gefragt ob es immer noch kein Platz für Sebastian dort gibt. Ab den 25.10.2005 durfte Sebi dann in die Lebenshilfe. Zuerst in einer Doppelgruppe mit 8 Behinderten und 2 Betreuern, in einem relativ kleinen Raum für so viele Leute, heterogen, ziemlich lebhaftes Treiben...Und trotzdem sagte der Betreuer (er kannte Sebastian aus dem Praktikum währen der Schulzeit), dass Sebi sich ruhig verhält, dass er sich in den 2 Jahren gut entwickelt hat und so wurde er dann auch definitiv aufgenommen. 5 Jahre ging alles relativ gut, dann kam es zu einem schlimmen Zwischenfall: Sebastian wurde der rechten Oberarm gebrochen! Beide Knochen gebrochen, torsioniert und gesplittert. Sein Arm wurde operiert, eine nicht einfache Operation. 2 Titan-Platten wurden verschraubt...Wochenlang hatte Sebi eine „Fallhand"... Das Ganze hat ein erfahrener Betreuer verursacht, der alleine mit 8 behinderten Gruppenmitglieder die Mittagsruhe halten sollte. Sebi war zu laut, wollte etwas anders machen und der Mann hat gemeint er müsse den „Polizeigriff" anwenden damit er endlich mal ruhig ist. Sebastian hat sich gewehrt, wollte sich befreien und der Mann hat dann gespürt wie Sebis Knochen in seiner Hand brechen...Sebi hat eine gute Knochenstruktur, keine Osteoporose!! Wir haben diesen Betreuer nicht verklagt, aber verlangt, dass er nicht mehr in Sebis Nähe kommt. Weitere 2 Jahre vergingen, bis der Gruppenleiter krank wurde, und längere Zeit ausfiel. Für die LH Bruchsal war die Lösung, dass Sebi die Gruppe wechseln solle. Das hat gar nicht funktioniert. Die Betreuerin, in deren Gruppe er kam, war schon mit ihren zu Betreuenden überfordert und Sebi verstand gar nicht, warum er dort sein musste. Sie hat nie gewusst was er „sagen" möchte, sie konnte mit Sebastian nicht kommunizieren und somit auch nicht arbeiten. Er fiel in seine alten Verhaltensmuster zurück: mit laut werden, sich wehren, sie zur Seite schieben, wollte den Gruppenraum verlassen. Nach einem Monat wurde er freigestellt, bis eine bessere Lösung da war.
Dann kamen die Fallmanagerin vom Landratsamt, die Leiterin des Sozialdienstes der LH Bruchsal und die Gruppenleiterin zu uns nach Hause. Ich hatte Sebastians Logopädin gebeten, mir zur Seite zu stehen und so saßen wir zu fünft und redeten über den „aggressiven" Sebastian, der mit am Tisch saß - friedlich, lächelnd. Und der, nachdem er mit der Logopädin eine Probe der „guten Mitarbeit und Kommunikation" geliefert hatte, lauschend an unserem Gespräch im Stuhl eingeschlafen ist... Nach fast 3 Monaten kam auch die Lösung: Das Landratsamt hatte eine halbe Stelle zusätzlich genehmigt. Ein Betreuer wechselte von Bretten nach Bruchsal, ein Raum

war auf einmal da, und Sebastian wurde wieder eingegliedert. Zuerst eins zu eins und progressiv, bis er Vollzeit dort war. Nach etwa 2 Monaten kam ein neuer behinderter Junge dazu und irgendwann war auch der dritte da und auch noch eine Betreuerin. So entstand eine „intensiv betreute Gruppe" in der FuB. Jetzt besteht diese Gruppe aus 5 Behinderten und 3 Betreuern und ich hoffe, dass es auch so bleibt, sonst wird es wieder zu viel. Um 8.10 Uhr wird er abgeholt und um 14.45 Uhr gebracht. Er hat Einzelfahrt mit Begleitperson. Problematisch wird es, wenn die Begleiter neu und unerfahren sind, weil Sebi immer wieder seine Machtspiele mit ihnen treibt. Sie dürfen nicht neben ihm sitzen oder er ist laut während der Fahrt, klopft ans Fenster...Er provoziert sooo gerne! Die Einzelfahrt hat er, weil der Busfahrer nicht alleine mit 7 behinderten Menschen zurechtkam. Wir sind froh und dankbar, dass Sebastian weiterhin in die FuB. gehen kann! Er fühlt sich wohl in seiner Gruppe, die Betreuer mögen ihn, es läuft gut zurzeit. In den Stunden die er dort ist, haben wir die Zeit unsere Termine wahrzunehmen, die Hausarbeit zu machen oder mal was zu unternehmen wo rauf wir Lust haben. Sein Essensverhalten ist nicht leicht zu kontrollieren/korrigieren: er steckt zu viel in den Mund, kaut nicht richtig, und bevor er geschluckt hat, stopft er schon den nächsten Bissen in den Mund. Es ist passiert, dass er sich dabei schlimm verschluckt hat und trotzdem macht er es weiter. Wenn wir zusammen am Tisch sitzen oder Gäste da sind, glaubt er, dass er nicht genug bekommt und will immer Nachschub haben. Wir handeln dann so: einer ist immer dabei. Die Menge, die er bekommen soll, wird in mehrere Portionen geteilt, und im Teller verteilt. Die Lebensmittel werden in mundgerechte Stücke, ziemlich klein geschnitten. Oft, wenn er mehr haben will, nehmen wir seinen Teller und tun eine kleine Menge, aber mit dem leeren Servierlöffel, so tun, als ob was auf den Teller kommt. Wenn er doch noch weiter verlangt, sagen wir „Jetzt ist genug, du bekommst Bauchweh, außerdem morgen ist auch ein Tag!" Sollte er dann von unseren Tellern haben wollen, wird er geschimpft „es ist aber genug! Du musst weg vom Tisch!" im schlimmsten Fall kippe ich seinen Stuhl so dass er aufsteht. Das Letztere war ein Tipp von einer Klassenlehrerin. Abstand halten, Leute nicht anzufassen versuchen wir unter Kontrolle zu halten indem wir sagen bestimmt „einen Schritt zurück und Hände auf dem Rücken!" Gleichzeitig bitte ich die Person dasselbe zu sagen und Blickkontakt zu ihm zu halten. Es

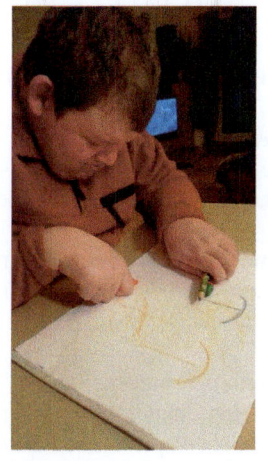

funktioniert meistens gut. „Hände auf den Rücken", wenn er steht oder „Hände in den Schoss", wenn er sitzt, sind auch zwei gute Vorschläge, die seine Klassenlehrerin uns gemacht hat. Es kommt oft vor, dass er sich reinsteigert in gewisse Situationen/Aktivitäten und dabei nervöser, wie getrieben, wirkt: Zeitungen zerreißen, Sachen auspacken (wenn es nicht schnell genug geht, werden die Taschen einfach auf den Kopf gedreht, egal ob Sachen dabei kaputt gehen oder nicht) oder beim Wäsche Abhängen, weil er die Wäscheklammern nicht mit 2 Fingern öffnen kann, dreht er sie immer nervöser von der Leine weg. Hier hilft Ablenkung oder die Sachen zu entfernen.
Er provoziert auch gerne. Er bekommt schnell heraus, was einem nicht gefällt, und wenn er Langeweile hat oder seine Grenzen zu testen versucht (mit neuem Betreuer oder Begleiter im Bus), dann tut er genau das und lacht schelmisch dabei. Hier hilft am besten ignorieren, so lange es geht, sich nicht aus der Ruhe bringen zu lassen. Wenn seine Aktionen nicht fruchten, sind sie irgendwann auch nicht mehr interessant. Auch Ablenkung ist gut.
Wenn es zu Hause passiert, entweder sagen wir „Ich will sehen, wie lieb du bist" und umarmen ihn, oder „ist gut jetzt, Stopp das ist genug". Dafür müssen wir uns auch bei der damaligen Klassenlehrerin bedanken.

- Ü 30, Imprinting
Seit der Corona-Pandemie und den fehlenden Kontakten sehr träge geworden, lustlos, nicht mehr so fröhlich.
Manfred lebt zu Hause, besucht regelmäßig die WfbM (Werkstatt für behinderte Menschen), braucht feste Struktur und freundliche Mitmenschen.
Hat nur dann Herausforderndes Verhalten, wenn er nicht verstanden wird und die Umgebung nicht richtig auf ihn eingeht
Durch das iPad kann er sich besser selbst beschäftigen und er kommuniziert auch hiermit.

Hier noch der Bericht der Mutter über zwei spezielle Erlebnisse:
Am Sonntag wollte ich Rouladen zubereiten, diese habe ich sicher seit 3 - 4 Jahren nicht mehr gemacht, meine Mutter macht sie immer für alle Kinder....
Ich lege die Fleischscheiben auf die Unterlage, musste dann aber noch in den Keller flitzen...als ich wieder in die Küche kam, hatte Manfred schon Senf und je 2 Stück Gürkchen auf jede zukünftige Roulade verteilt... (alles im richtigen Verhältnis!)
Und gestern beim Zähne putzen erwähnte ich: „Manfred, erinner' mich noch dran, dass ich mal im Schwimmbad anrufe." Prompt nahm er sich ein Kleenex und „frimelte" rum, ich habe es erst gar nicht kapiert, aber dann

doch noch „geschnallt". Er wollte einen Knoten ins Taschentuch machen, damit ich mich heute Morgen noch dran erinnere...
Dies sind so Erlebnisse, bei denen man denkt: Das traut ja kein Mensch unseren Angels zu und... das Schlimme: Es versteht ja auch auf die Schnelle keiner... (Da nutzt auch in diesen Momenten kein Talker).

- Ü 50, Genotyp nicht bekannt
Lebt zu Hause, besucht die Tagesförderstätte.
Keine Probleme, braucht Rituale und ruhige Umgebung.
Herausforderndes Verhalten: Ausdauerndes Beißen auf den Daumen plus Speicheln

- Ü 20, Genotyp nicht bekannt
In letzter Zeit unzufriedener, aber insgesamt ruhiger geworden. Wenn die Umgebung nicht will wie sie, dann Herausforderndes Verhalten, sie schlägt sich dann auf die Nase. Sie wohnt zu Hause und besucht viermal pro Woche die Tagesförderstätte. Sie ist sehr aufmerksam geworden, und kann sich auch über längere Zeit gut konzentrieren. Diesbezüglich bekommen wir auch sehr gute Rückmeldungen von der Tagesstätte.

- U 20, Genotyp nicht bekannt
Hyperaktivität hat nachgelassen, z.T. etwas distanzlos, Liebe für alle Menschen. Tritt Herausforderndes Verhalten auf, wurde dies jeweils durch Umgebung verursacht.
Wilma lebt zu Hause und besucht die Schule. Der Alltag läuft gut, aber die Belastung ist sehr hoch, insbesondere in Phasen, in denen Wilma kaum schläft. Entlastung durch regelmäßigen Schulalltag und durch Betreuer am Wochenende.

- U 20, UPD
Herausforderndes Verhalten sehr oft, wenn er sich nicht verstanden fühlt oder auch Aussagen anderer falsch interpretiert.
Lebt zu Hause und besucht die Schule. Dort kommt es hauptsächlich dann zu Schwierigkeiten, wenn Lehrer inkompetent reagieren und kein Verständnis für Nico haben, siehe Bericht der Schwester.

- Ü 20, Deletion
Tagesförderstätte und Familie. Bei uns gibt es kaum feste Abläufe, abgesehen von den Mahlzeiten und der Nachtruhe.
In der Woche kommt er um 15 Uhr aus der Tagesförderung, hat meistens großen Hunger und nach dem Essen ruht er erstmal. Gegen Abend wird er

aber dann mobil und dann gehen wir auch oftmals eine große Runde Spazieren (ca. 2 - 3 km) oder fahren mit dem Reha-Tandem. Gegen 21 Uhr geht er ins Bett.
Am Wochenende schläft er bis um 8 oder 9 Uhr, ist dann aber trotzdem bis zum Mittag noch sehr ruhig, lehnt auch jegliches Essen (Frühstück) ab. Nach dem Mittagessen unternehmen wir meistens etwas. Auch lange Ausflüge sind kein Problem.
Herausforderndes Verhalten ist bei uns gar kein Problem. Nick zeigt zwar seinen Unmut, wenn er etwas nicht möchte oder wenn er etwas unbedingt möchte und nicht bekommt. Er wird dabei aber ganz selten aggressiv. Er lässt sich auch sehr gut durch ‚gut zureden' überzeugen und lässt sich auch auf Alternativen ein. Trotzdem ist es hier immer sehr wichtig, mit Bestimmtheit und konsequent aufzutreten (Nein, das geht jetzt wirklich nicht, komm wir machen stattdessen …).
Aggressiv reagiert er nur in Situationen, mit denen er überfordert ist oder die er nicht nachvollziehen kann. Zum Beispiel waren wir mal im Kino und nachdem wir Platz genommen hatten (es war ein ziemliches Gedränge), fiel uns ein, dass wir nochmal zur Toilette gehen sollten. Nick hatte sich aber anscheinend so auf die Vorstellung gefreut und nun gedacht, wir wollen wieder gehen. Da hat er total wütend um sich geschlagen und war kaum zu beruhigen.

- Ü 30, Deletion 1
Im Allgemeinen gibt es keine Probleme, denn Frank ist offen, freundlich, fröhlich, aber eher nachtaktiv. Herausforderndes Verhalten manchmal dann, wenn er ins Bett gehen soll und noch aufbleiben möchte.
Frage des Blickwinkels: Z.B. neigte Frank dazu, wenn ich ihn in den NF-Walker stellen wollte, mir die Brille abzuziehen und mit dieser dann zu wedeln und sie wegzuschmeißen. Da er dabei jedoch so fröhlich schaute, musste ich annehmen, dass er vermutlich die größte Freude an meinem entsetzten Ausruf hatte. Was tun? Brille suchen auf dem Gehweg ohne Brille auf der Nase ist mehr als schwierig! Mein großer Tag kam: Ich hatte mir Kontaktlinsen anfertigen lassen und nun fand Frank auf einmal auf meiner Nase keine Brille. Diesen erstaunten Blick werde ich nicht vergessen. Das Thema verlor seinen Reiz, so dass ich inzwischen beim Lauftraining schon längst wieder eine Brille tragen könnte, ohne dass sie Frank interessieren würde, mich aber beim Lauftraining an die Kontaktlinsen gewöhnt habe. Ein flüchtiger Betrachter hätte vermutlich bei Frank aggressives oder Herausforderndes Verhalten diagnostiziert. Es war aber nur reine Spielerei, einfach Gaudi und Freude daran, dass die Mama so schöne Geräusche von sich gibt, wenn man ihr die Brille klaut.

Mit ihm zu kommunizieren, geht über Erahnen seiner Wünsche und inzwischen im Ansatz über den Talker, wobei er regelrechte Wünsche in Bezug auf Beschäftigung noch nicht äußern kann.

Frank lebt zu Hause. Seit April 2022 ist er für 3 Vormittage in der FuB. Im Wohnheim ist er nur während Kurzzeitbetreuungen für 3 bis 4 Tage. Früher war er in einem anderen Wohnheim, welches ihm vertrauter war, da aus familiären Gründen oft private Besuche und Teilnahme an Festen stattgefunden hatten. Auch das jetzige Wohnheim hat sehr engagiertes und bemühtes Personal, aber Frank fühlt sich noch fremd. Anbahnen des Vertrautseins mit Teestunden und Besuchen dort. Beim letzten Aufenthalt war er dann viel gelassener und rutschte anschließend nicht in einen NCSE. Diese nun bessere Situation hatte sicherlich auch damit zu tun, dass er ein Handy dabeihatte, mit dem ich per Video-Nachrichten mit ihm chatten konnte.

Wir haben uns bewusst dafür entschieden, dass Frank noch zu Hause leben und auch nur reduziert in die FuB gehen soll. Denn bei seiner starken Beeinträchtigung kann man davon ausgehen, dass er, auch wenn das Personal noch so engagiert ist, in einem Wohnheim wesentlich weniger Förderung als zu Hause erhielte. Zusätzlich wären auch seine Aktivitäten nicht in dem jetzigen Maße möglich, denn dass andere Personen mit ihm mehrere Kilometer laufen oder gar an Läufen teilnehmen, ist eher unwahrscheinlich. Also hat er diese Freude nur über die Familie. Betrachtet man das Ganze arbeitsrechtlich, benötigt man für die Aktivitäten, die wir beide zusammen machen, jeweils zwei Personen als Personal – alleine schon wegen seiner Körpergröße (über 1,80 m) und Gewicht (65 kg). Insofern halten wir es für das Beste, über Kurzzeitunterbringungen oder auch einfache Besuche zu Kaffee und Kuchen Kontakt zur Lebenshilfe und dem Wohnheim zu halten. Oder auch über Freizeiten, z.B. eine Woche Fano mit mir als Betreuungsperson. So wird der Umgang mit Personen aus der Lebenshilfe Rastatt Frank zunehmend vertrauter. Er kann aber trotzdem noch zu Hause wohnen, damit er trotz seiner starken Beeinträchtigung möglichst oft in der Gesellschaft mittendrin sein kann. Dazu gehören Ausflüge, Läufe kleinere Treffen im Familien- und Freundeskreis und auch große Familienfeste.

Was andere Familien beschreiben, erlebten auch wir bei Frank: Als kleiner Junge konnte er feiern ohne Ende und genoss dies sehr. Je älter er wurde, desto mehr nimmt er wohl wahr und umso empfindlicher wurde er. Seine Freude an Feiern ist nach wie vor groß, aber es darf nicht zu viel werden. So kann es nun heute wichtig sein, darauf zu achten, ob bzw. wann seine Stimmung umzukippen droht. Zur Not bedeutet dies, dass er das Fest früher verlässt als andere. Darauf haben wir z. B. an der Hochzeit seiner jüngsten

Schwester sehr geachtet. Um alles ohne Hektik und in Ruhe mit ihm zusammen zu erleben, sind wir schon am Donnerstag eingetroffen. Für Frank waren das somit dreieinhalb Tage Feiern hintereinander.

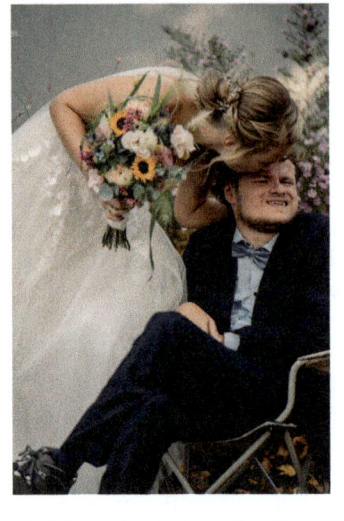

So ergab es sich, dass wir ihn an dem großen Fest nach der kirchlichen Trauung „schon" kurz nach 1.00 Uhr ins Bett brachten, obwohl natürlich die Feier fröhlich weiter ging. Bis dahin war er mittendrin dabei und hatte es genossen, wobei man seinem Gesichtsausdruck schon immer wieder ansah, dass alles für ihn sehr aufregend war.

Am nächsten Tag konnte er ausschlafen, so dass diese Tage für ihn nicht nur wunderbar waren, sondern auch ohne jegliche Komplikationen wie stressbedingte epileptische Anfälle vorübergingen. Also alles richtig gemacht.

Viele andere Angelman-Familien haben mir ähnliche Situationen beschrieben – wie wichtig es ist, bei großen Familienfesten mit Spaß und Freude dabei zu sein, aber dann auch den richtigen Zeitpunkt zu erfassen, wann man mit dem Angel das Fest verlassen sollte. Sich so umsichtig zu verhalten, ist nicht immer leicht. Auch wir haben schon bei Festen (zum Glück sehr selten) den richtigen Zeitpunkt verpasst und es wurde etwas schwierig mit Frank. Macht man sich diesbezüglich jedoch einen Handlungsplan, verhilft dies dazu, dass man an vielen Festivitäten teilnehmen kann und zwar mit Freude für den Angel und für die ganze Familie. Denn im Grunde sind viele Angels regelrechte „Volksfesttypen", um es einmal so zu benennen.

In die eigene Planung mit einbeziehen kann man natürlich nicht die Musik, die auf dem jeweiligen Fest gespielt wird. Frank hasst moderne Musik. Er feiert gerne, aber die Lautstärke der Musik darf nicht überhandnehmen.

So stelle ich immer wieder fest, dass Frank doch so nervenstark ist, den Trubel, der zu Beginn eines Laufereignisses herrscht, zu verkraften. Wird dann aber am Start gleichzeitig zu dem ganzen Trubel vor dem Start Zumbamusik gespielt, wird es zu viel des „Guten". Das Gleiche gilt für sonstige Feste mit moderner Musik. Da regt er sich schon bei einer sehr viel kleineren Menschenmenge auf, als wenn Walzermusik o.ä. erklingt.

Besonders gut geht es ihm jedes Jahr aufs Neue in unserem Nordseeurlaub: Am Strand mittendrin in der Großfamilie und unseren Freunden schaut Frank allen bei deren Treiben zu und genießt das Leben.

- Ü 20, Deletion
Aileen lebt zu Hause, und besucht die Tagesförderstätte, sie ist sehr ausgeglichene und zeigt keinerlei Herausforderndes Verhalten. Sie drückt ihre Wünsche mit Gesten aus.

- Ü 20, Deletion 2
Anna-Lena ist nach dem Ausschleichen von Valproat und der Delphintherapie viel entspannter, aufmerksamer und konzentrierter geworden. Ihr Schlafverhalten ist jetzt besser, um nicht zu sagen gut.
Zu Herausforderndem Verhalten kommt es bei ihr nicht. Sie kann mit dem GoTalkNow kommunizieren und macht gerade, während sie zu Hause lebt, eine Ausbildung im BBB der Heggbacher Einrichtung Sie ist jetzt in der Förder- und Betreuungsgruppe des Heggbacher Werkstattverbundes und fühlt sich dort sehr wohl und übernimmt verschiedene Aufgaben in der Gruppe (Vesperdosen spülen, Getränkeflaschen aufräumen…) und auch Aufgaben aus der Werkstatt (abzählen mit Hilfsmittel und dann eintüten) Auch bekommt sie jetzt wieder 2 x Woche Ergotherapie und 1 x Woche Logopädie. Beide Therapeuten nehmen den Talker in die Therapie mit auf.

- Ü 30, Deletion 2
Sie ist liebevoll, zugewandt, fröhlich und zeigt kein Herausforderndes Verhalten, auch wenn sie nicht mit Worten kommunizieren kann.
In Phasen ohne Grand-Mal profitiert sie sehr von der Tagesförderstätte.

- Ü 20, Imprinting
Antonio ist aufmerksamer geworden, kann sich länger auf etwas konzentrieren.
Wir haben meistens keine Probleme mit dem Verhalten. Nur haben wir bemerkt, dass er viele Leute im engen Raum nicht mag (wie an Weihnachten, da war er sehr aggressiv). Wenn Hektik, Lärm, Streit um ihn herum ist, reagiert er mit Kratzen, Haareziehen und Beißen. Er braucht dann eine Auszeit, die haben wir ihm immer gegeben.
Antonio ist seit 3 Jahren Onkel und er versteht sich sehr gut mit unserem Filippo. Er beschützt ihn und er kommt auch mal zu mir, um mir mitzuteilen, dass Filippo etwas anstellt. Da versteht Antonio auch mal die Gefahr, das ist echt spannend!
Er hat ein iPad, kann aber doch in diesen für ihn schwierigen Situationen nicht immer sicher seine Wünsche äußern. Er will gerne im Mittelpunkt stehen. Wir sind als Familie sehr familienbezogen und gut organisiert. Antonio lebt noch zu Hause und besucht die Tagesförderstätte. Dort im FuB-Bereich läuft alles gut, auch wenn es viele Veränderungen wegen

Corona gab. Da hat er sich gut einbinden lassen, dies ganz ohne Probleme. „Da habe ich mir als Mutter wohl mehr Probleme mit gemacht!"

- Ü 20, Punktmutation im UBE3A-Gen

Tagesablauf muss durchorganisiert sein. Beide jungen Frauen leben zu Hause und besuchen den FuB (Förder- und Betreuungsbereich).
Ihr Verhalten hat sich in letzter Zeit verschlechtert.
Die Interessen sind verschieden. Viviane liebt Eisenbahnen, schaut Bücher und Filme, spielte früher täglich mit der Holz- oder Legoeisenbahn. Eisenbahn und Achterbahn fahren mögen sie beide. Denise ist lieber draußen und rennt herum oder geht baden.
Denise ist sehr kontaktfreudig, erforscht ihre Umgebung und war daher schon oft weg, Viviane hält sich lieber in meiner Nähe auf und ihr sind fremde Leute oft zu viel und sie geht auf Abstand.
Zum Beißen, Kneifen, Haareziehen, Schlagen, Gegenständewerfen kommt es immer in Situationen, in denen sie unzufrieden sind oder keine Lust oder Schmerzen haben. Diese Situation ist oft für die Umgebung belastend.
Ansonsten gibt es wirklich sehr viele Sachen, in denen sie sich sehr ähnlich, fast gleich sind! Das Verhalten ist bei beiden unberechenbar und wechselhaft. Ebenso der Schlaf.
Wir waren im Oktober 2022 ambulant in einer Klinik, dort wurde Pipamperon empfohlen. Beide haben bei einer geringen Einstiegsdosis sofort mit EPS (Extrapyramidales Syndrom, welches sich durch verschiedene feinmotorische und grobmotorische Bewegungsstörungen äußert) reagiert...

- Ü 20, Imprinting

Martin lebt seit 19 Jahren in einem Wohnheim in Baden-Württemberg. Er hat hier intensiv die Gebärdensprache „Schau doch meine Hände an" gelernt. Nach der Schulzeit lebt er jetzt im Erwachsenenbereich in einer Sechser-Gruppe und besucht wochentags die Förderstätte, an 2 Tagen auch die Werkstatt.
Probleme gibt es, wenn Martin negative Stimmungen in der Gruppe aufnimmt und dies bei ihm zu Verunsicherung und Aggression führt. Herausforderndes Verhalten wird durch Überforderung, zu schnelles und intensives Einwirken auf Martin ausgelöst.
Er profitiert am meisten von strukturgebenden Abläufen, vorausschauendem Handeln, immer Plan B haben, ruhige klare Sprache, freundliche Konsequenz, Beziehung aufbauen.
Martin ist in den letzten Jahren ruhiger und verständiger geworden.

Es gibt einzelne Verhaltensweisen, z. B., wenn er ärgerlich ist und einen Mitbewohner schubst, dann ist dies natürlich jetzt, da Martin erwachsen ist und sehr viel Kraft hat, schlimmer als früher. Dass es eine latente negative Entwicklung gibt, kann man nicht sagen.
In seiner Einrichtung wird intensiv an der Ausgestaltung der Umsetzung des Bundesteilhabegesetzes gearbeitet und wir erhoffen uns noch Verbesserungen in Bezug auf Teilhabe. Außerdem hat er einen regelmäßigen und bevorzugten Interaktionspartner (Peerkontakt).

- Ü 20, Deletion 1
Möchte nicht übersehen werden, fordert Beachtung ein.
Kommunikation mit Gesten. Wenn er verstanden wird, zeigt er ein gutes Verhalten. Braucht strukturierten Tagesablauf. Vor allem nach der letzten Medikamentenumstellung ist er offener, glücklicher, ausgeglichener, neugieriger geworden. Er lebt zu Hause und besucht die Tagesförderstätte.
Neu ist, dass Nedzib manchmal sehr fordernd ist und durch sein lautes ausdauerndes Lautieren erreicht er in der Regel unsere ständige, volle Aufmerksamkeit.
Er zeigt in verschiedenen Situationen Übermut wie z.B. an der Sprossenwand sich loszulassen und mit ausgestreckten Armen nach vorne selbst fortzubewegen.
Man könnte es auch als positiv sehen, wenn wir uns nicht so viel Sorgen wegen seines Rückens machen würden. Er soll in keinem Fall aus dem Stand hinfallen.
Die Tafö besucht er gerne und nimmt Teil an sozialen Kontakten, beobachtet das Geschehen aus dem Rollstuhl heraus. Leider finden nach wie vor keine Therapien oder andere Angebote statt. Das Personal ist wie überall knapp und das so nötige Bewegungsangebot findet ausschließlich angelehnt an der Pflegeliege statt oder auf dem Knautschsack liegend.
Er ist allgemein nicht mehr so aktiv wie früher. Je älter er wird, umso gemütlicher wird er.
Vor allem ist er nicht mehr so vom Wasser und Schwimmen begeistert. Eigentlich sehr schade, weil er sich gerade im Wasser frei und toll bewegen konnte.
Wir versuchen zu Hause, vorausgesetzt er ist kooperativ, ihm genügend Bewegung anzubieten, indem wir mit ihm laufen oder er nutzt sein Laufgäret und auch das Motomed/Fahrrad .
Nedzib genießt Entspannungsphasen in seiner geliebten Hängematte, liebt lange Spaziergänge, Musizieren und bei jeder Gelegenheit Pizza oder Eis essen.

Alle Angebote und Handlungen verbindet er mit bestimmten Personen, wie z.B. Musizieren, Spazierengehen. Die tägliche Nahrungsaufnahme ist Papas Aufgabe. Eine Tour, egal wohin, Pizzeria, Eisdiele ect. gehören zum Bereich der Lieblingstante und alle Pflichtaufgaben gehören der Mama. Nicht immer von Vorteil, aber wir arrangieren uns miteinander.

- Ü 20, Genotyp unbekannt
Braucht strukturierte Abläufe. Er lebt zu Hause und besucht die Werkstatt. An Wochenenden ist er unzufriedener als in der Woche mit Werkstatt. Zu Herausforderndes Verhalten kommt es nicht. Höchstens reagiert er mal bockig.
In solchen Situationen wurde begonnen, ihm den Reiz eines Kühlakkus zu vermitteln und spontan war er wieder kooperativ. Mit der Zeit reichte es auch bereits aus, das Wort „Kühlakku" auszusprechen. Eine regelrechte Kommunikation mit ihm ist nur wenig möglich.

- Ü 20, Mutation
Kaum Kommunikation, sie ist sehr ungeduldig, dadurch Probleme im Alltag. Sie lernt immer mehr, wie sie sich durchsetzen kann.
Von zu Hause aus besucht sie regelmäßig die Werkstatt, wo es immer wieder, bedingt durch ihr Verhalten, Probleme gibt.

- Ü 20, Imprinting
Von Regelmäßigkeit wiederkehrender Abläufe profitiert er. Tut sich sehr schwer in ungewohnten Situationen. Insgesamt ist er ruhiger geworden und setzt sich auch mal 5 Minuten einfach nur „hin".
Das iPad (nur zum Filmeschauen) ist zum wichtigsten Unterhaltungsgerät geworden. Kann sich damit über Stunden selbst beschäftigen. Kaum Kommunikation. Das Sprachverständnis hat sich erweitert.
Die „Dickköpfigkeit" hat zugenommen sowie die Abhängigkeit von wenigen Bezugspersonen. Er lebt zu Hause und besucht die Tagesförderstätte. Als Familie kommen wir augenblicklich gefühlt damit zurecht. Schwierigkeiten treten auf bei Erkrankung der Eltern.

- Ü 20, Imprinting
Niklas ist ein sehr aufgeschlossener und fröhlicher junger Mann. Nur, wenn er nicht verstanden wird, wird es schwierig. Insbesondere eine Umgebung, die denkt, er könne sie nicht verstehen und entsprechend reagiert, macht ihn wütend. Er reagiert dann schon einmal mit dem Zeigen eines Stinkefingers. Kommunikation ist vorhanden, er profitiert von Regeln, Ritualen und geregeltem Tagesablauf. Niklas lebt zu Hause und besucht die Werkstatt.

- U 20, UPD
Hier folgt nun ein Bericht, der auszugsweise bereits im Infobrief des Angelman e.V. erschienen ist, der wegen der beschriebenen Zeitspanne – kurz vor dem Erwachsenenalter und dann darin – sehr interessant und berührend ist:
Bald 18 ... unser „Timi" wird erwachsen!
Nächstes Jahr muss er die Schule verlassen. Ein Lebensabschnitt neigt sich dem Ende zu.

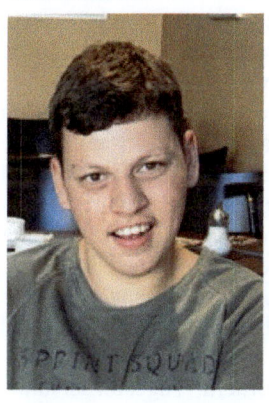

Und was dann? Tim besucht derzeit die Berufsorientierungsstufe (BOS) einer Förderschule mit Schwerpunkt geistige Behinderung. Diese Stufe umfasst die letzten vier Schuljahre, in der der Förderplan vorsieht die Schüler auf das Leben "danach" vorzubereiten. Werkstatt oder Tagesförderstätte, lautet hier die spannende Frage. In verschiedenen Einrichtungen in unserer Nähe sollten deshalb zweiwöchige Praktika stattfinden, um herauszufinden, wo seine "berufliche" bzw. betreute und geförderte Zukunft liegt. Das erste Praktikum in der BOS 1 scheiterte an den zu hohen Anforderungen. Er sollte in einer Gruppe, bestehend aus acht Personen und einem Gruppenleiter, mitarbeiten und Sortieraufgaben erledigen. Tim war mit der Gruppengröße und den Arbeiten überfordert und weigerte sich schon am zweiten Tag erneut hinzugehen.

Im nächsten Jahr, also in der BOS 2, scheiterte das nächste Praktikum leider auch an einigen Missverständnissen mit dem Klassenlehrer.

Es gab auch immer wieder fragwürdige Situationen, so dass wir Tim immer mal wieder wegen aggressiven Verhaltens aus der Schule abholen mussten. Die Frage nach dem „Warum" blieb dabei sehr oft unbeantwortet. Er kam bspw. auch öfters mit zerbissenen Klamotten nach Hause. Auch darüber bekamen wir trotz Nachfrage in der Regel keine näheren Informationen.

Im dritten Schuljahr der BOS war ein weiteres Praktikum geplant. Diesmal sollte Tim für zwei Wochen die Tagesförderstätte (Tafö) der Diakonie besuchen. Das Thema Werkstatt war somit vom Tisch.

Der Termin des bevorstehenden Praktikums wurde uns zwar rechtzeitig mitgeteilt, aber den Hinweis, dass Tim nicht ohne eine Begleitperson die Tafö besuchen kann, bekamen wir erst zwei Wochen vor Beginn des Praktikums mitgeteilt. In der Kürze jemand Geeignetes zu finden, war aber laut Schule schier unmöglich. Dies hat uns geärgert, denn in der Praktikumszeit findet in den BOS-Stufen kein Unterricht statt. Tim hätte

also zu Hause bleiben müssen. Kurzum sind wir selbst auf die Suche gegangen, sind glücklicherweise fündig geworden und haben die Betreuungsperson beim zuständigen Amt bewilligt bekommen.
Es konnte also am geplanten Termin losgehen. Leider war auch dieses Praktikum bereits am ersten Tag, d.h. konkret nach drei Stunden zu Ende. Als der Anruf aus der Einrichtung kam, dass Tim wieder randaliert habe und abgeholt werden müsse, verstanden wir die Welt nicht mehr. Warum flippt er regelrecht aus, wenn man Anforderungen an ihn stellt? Die Sozialarbeiterin der Einrichtung hat uns dann zum Gespräch gebeten. Sie fand Tim von Anfang an sympathisch und konnte nach kurzer Zeit feststellen, dass Tim in der Gruppe völlig fehl am Platz war. In der vermeintlich geeigneteren Gruppe war jetzt aber kein Platz mehr frei. In dieser Einrichtung kann ein Praktikum also erst 2018 erneut stattfinden, falls Tim sich mit dieser negativen Erfahrung überhaupt noch einmal drauf einlässt. Einerseits sind wir sehr froh, dass Tim in der Lage ist, seine Wünsche und Bedürfnisse zu äußern, wenngleich die Mittel, die er nutzt nicht immer adäquat sind. Andererseits ist es sehr schwierig, ihn in bestimmten Situationen zu integrieren und ihn zu motivieren, auch mal länger an einer Sache dranzubleiben. Keine leichte Aufgabe und dass kennen wir ja auch von zu Hause.
Werkstatt-Arbeit scheint unsere Kinder zu überfordern, Tagesförderstätten werden ihnen in der Regel gerechter. Bei Letzteren sind jedoch nur selten die Angebote so vielfältig, dass der Tag auch ausgefüllt ist und keine Langeweile aufkommt. Die entsprechende Tafö zu finden, die den Bedürfnissen unserer Kinder gerecht wird, gestaltet sich mehr als schwierig. Hinzukommt sicherlich auch das pubertäre Verhalten, das bei Tim derzeit besonders ausgeprägt ist und die Sache nicht einfacher macht!
Im letzten Schuljahr hatten wir großes Glück mit einem motivierten Lehrer-Team und haben eine Heilpädagogische Fachkraft als Einzelbetreuung genehmigt bekommen. Wir sind so erleichtert, dass Tim sich schon am 2. Schultag vorbildlich verhalten hat und sich sichtlich wohl fühlt. Das ganze letzte Schuljahr war Tim sehr zufrieden und alles lief gut.
Ein gemeinsames Praktikum in einer Tafö hat dann auch prima geklappt, dort war allerdings keine zeitnahe Aufnahme möglich.
Da wir keine Chance auf ein weiteres Schuljahr hatten, musste nun eine Lösung her.
Durch Zufall kamen wir ins Gespräch mit dem Sozialdienst einer Werkstatt. Der Betreuungsschlüssel in den Werkstätten ist 1:12…realistisch auch mal 1:15. In der Tafö ist es 1:7…hört sich besser an, allerdings steht bei denen die Tim besucht hat, die Pflege im Vordergrund und es gibt wenige Angebote, um Tim zu beschäftigen.

In den Werkstätten ist eine Einzelbetreuung nicht üblich, wäre aber laut Bedarfsplan (PIT) notwendig. Tim im Berufsbildungsbereich der Werkstatt mit einem Teilhabe-Assistenten zu beschäftigen, sah für uns nach einer guten Lösung aus, auch die Werkstatt war uns wohl gesonnen. Leider war es wieder ein Kraftakt und kostete viel Zeit und Energie, die Behörden zu überzeugen. Der Teilhabe-Assistent wurde dann endlich über das Persönliche Budget bewilligt.

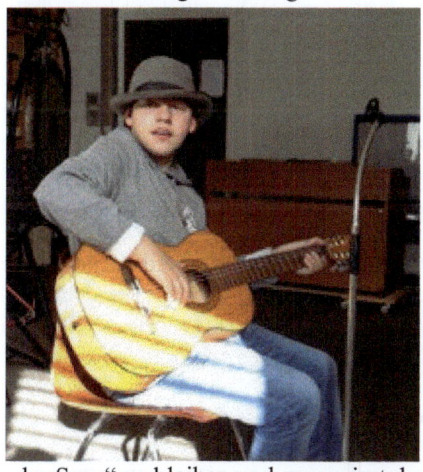

Also starteten wir das Experiment und es lief von Anfang an sehr gut. Für die Werkstatt auch ein Pilot-Projekt. Tims Betreuer konnte ihn gut unterstützen, in der kleinen Gruppe gut steuern und auch motivieren Aufgaben zu erledigen.

In dieser Zeit war er meistens ausgeglichen, hatte Erfolgserlebnisse, konnte sich in eine Gruppe (Mittagessen) benehmen und hatte quasi seinen Dolmetscher immer dabei. Ohne Betreuung fällt es im schwer in „der Spur" zu bleiben und er reagiert dann unangemessen, auch körperlich.

Die Maßnahme im Berufsbildungsbereich ist zeitlich auf 27 Monate begrenzt, ebenfalls die Einzelbetreuung und damit standen wir abermals vor dem Problem - was passiert dann? Auf demselben Gelände befindet sich eine Tagesförderstätte und die bekannten Gesichter um ihn herum blieben erhalten und die Umstellung wäre nicht so groß, was uns zunächst freute. Allerdings waren wir von den Beschäftigungsangeboten und den eher kleinen Räumlichkeiten nicht so überzeugt, dass Tim dort gut zu händeln ist. Die Leitung der Tafö aber war sich sicher, das klappt schon, obwohl sie ihn nicht wirklich kannten. Wir waren zwar skeptisch, hofften aber, dass es funktioniert.

Dann kam Corona, so dass nach vierwöchiger Schließung der gesamten Einrichtung, die Betreuung in der TaFö nur an drei Tagen/3 Std. die Woche stattgefunden hat.

Leider hat es mit der Betreuung von Anfang an nicht funktioniert. Tim wollte zurück in seinen „altbekannten Werkstatt-Bereich", hielt die Betreuer auf Trapp und reagierte mit Aggressionen. Er langweilte sich in dieser Tagstruktur, obwohl es nur 3 Stunden täglich waren. Letztendlich bekamen

wir nach sechs Monaten, von heute auf morgen, die Kündigung zum 31.12.2021.
Seitdem ist er zu Hause und wird 5 Std. täglich über einen Dienst (Eingliederungshilfe) betreut. Eineinhalb Jahre später haben wir endlich Aussicht auf einen Platz in einer neugebauten Tafö, im Mai soll es losgehen. Wir hoffen, dass es diesmal klappt und Tim sich wieder auf die tägliche Fahrt mit dem Bus freut.

- U 20, Deletion 2
Wichtig sind für Kaya:
- Kein Zeitdruck, dies erzeugt bei ihr sonst sofort Gegendruck.
- In Entscheidungen, soweit es möglich ist, mit einbezogen zu werden. (Schuhe aussuchen; Platz im Auto auswählen; die Richtung beim Spazieren gehen bestimmen, …).
- Aufforderungen nicht ständig wiederholen, sondern ihr genug Zeit geben, um diese zu verarbeiten. Beim Abwarten vermeide ich auch den direkten Blickkontakt und strecke ihr nur die Hand hin; das Glas…(worin gerade die Aufforderung besteht) entgegen, damit sie die entsprechende Aufforderung dann aus eigenem Antrieb befolgen kann.
- Ernst genommen zu werden und bei Unterhaltungen nicht übergangen zu werden.

Der Wechsel in die Tafö hat Kaya sehr gutgetan. Ein tolles Team mit schnellen Lösungsansätzen.
Kaya wird seht laut und haut, um Stress abzubauen. Es ist eine Übersprungshandlung. Sie ist dann mit einer Situation/Anforderung überfordert bzw. sie meint, dass sie nicht genügend Aufmerksamkeit erlangt. Durch Kayas starke Persönlichkeit mit ganz eigenen Interessen und Vorstellungen sind entspannte Besuche bei Freunden mit Kaya zusammen leider kaum noch möglich.

Nun folgen die Berichte der Erwachsenen mit Angelman-Syndrom, die bereits im Wohnheim leben:

- Ü 30, Deletion 2
Annika geht in die Tafö. Ihr Umzug in die Wohngemeinschaft letztes Jahr, war schon ein gewaltiger emotionaler und körperlicher Kraftakt. Sie hat es bisher grandios gemeistert, meine Abnabelung wird mit jedem Monat ein bisschen mehr - abhängig von den Menschen, die vor Ort nun Annikas Leben gestalten.

Bisher war es immer so, dass Annika einen Grund hatte, wenn sie in bestimmten Situationen heftiger reagiert. Da sie ein ganz gutes Sprachverständnis hat und ich ihre nonverbale Kommunikation auch gut verstehe, kann ich sie meistens schnell beschwichtigen bzw. verstehe, warum sie sich so verhält. Hilfreich bei meinen Erklärungen sind auf jedem Fall die vielen UK-Materialien, die ich dann gezielt einsetzen kann.

- Ü 20, Deletion
Mit gutem wiederkehrendem Tagesablauf sind alle glücklich.
Klopft gerne oder pustet, um im Mittelpunkt zu stehen.
Etwas Kommunikation möglich, derzeit ohne Talker.
Johanna besucht die Tagesförderstätte, sie ist mittlerweile in einer Wohnstätte untergebracht, in der sie von montags abends bis freitags morgens wohnt. An den Wochenenden, von freitags mittags bis montags morgens oder bei Krankheit und Urlaub ist sie zu Hause. Das ist so ein guter Anfang.

- Ü 20, Deletion 1,
Hat sich gut im Wohnheim eingelebt, an Wochenenden ist er regelmäßig zu Hause. Lautes Lachen, kein aggressives Verhalten, gelegentlich unruhig, keine Kommunikation

- Ü 20, Deletion 2
Niclas lebt seit 2016 in einer WG in Form des *Betreuten Wohnens* mit sechs anderen jungen Männern und Frauen mit unterschiedlichsten Handicaps. Er hat von allen den höchsten Hilfe- und Unterstützungsbedarf. Niclas hat sich sehr gut in diese Gemeinschaft eingefügt und hat diese als SEIN Zuhause angenommen. Es hat natürlich eine ganze Weile gedauert, anfangs zeigte er noch großen Unmut und war richtig sauer, wenn man ihn nach einem Wochenend-Aufenthalt wieder zurückbrachte. Inzwischen freut er sich, wenn er dort wieder von seinen Mitbewohnern und dem Betreuerteam begrüßt wird, was manche von ihnen auch regelrecht „zelebrieren". Dann vergisst er sogar, sich von uns zu verabschieden.
Leider hat es seit Beginn der Corona-Pandemie immer wieder Probleme gegeben. Der erste Lockdown betraf ja uns alle. Wir durften unsere Kinder nicht sehen, Besuchs- und Kontaktverbot. Nach ca. 6 Monaten war man so weit, dass wir sie sehen konnten, allerdings NUR draußen und unter strengsten Auflagen (Maskenpflicht, die erste Zeit sogar noch zusätzlich mit Schutzkittel).
Niclas' Geburtstag mussten wir mit ihm in dem an die WG angrenzenden Park verbringen und ein Jahr später (2021) hatte sich immer noch nichts

geändert. Wir durften seinen Geburtstag mit ihm im „Keller" verbringen (dort ist ein Raum als Spiel- und Hobbyraum eingerichtet, kein Tageslicht, kalt und ungemütlich, da es gleichzeitig als Lager für Bastelmaterialien etc. dient). Wir durften noch nicht einmal ein Stück Kuchen mit ihm essen. Und so wirklich viel hat sich bis heute nicht geändert. Zwar dürfen wir unsere Kinder nach Hause holen, müssen aber vorher ein Verpflichtungserklärung unterschreiben. Abholen und zurück bringen erfolgt im Hausflur an der Tür. Selbst wichtige Dinge, die es zu besprechen gibt, werden zwischen Tür und Angel besprochen, da wir nach wie vor keinen Fuß in die WG setzen dürfen. Ich könnte noch viel weiter ins Detail gehen, möchte es aber Euch und mir ersparen.

Im Übrigen werden die Werkstätten erst wieder seit Februar dieses Jahres (2022) besucht. Von März 2020 bis Januar 2022 waren unsere Kinder komplett zu Hause und ohne strukturierten Tagesablauf. Und selbst nachdem seitens der Regierung alles wieder gelockert war (Restaurantbesuch / Kino oder ähnliches) blieben unsere weiterhin in ihren vier Wänden. Das Einzige, was man mit ihnen machte, waren Spaziergänge über die ehemalige Bahntrasse, mal ein Picknick im Grünen oder Besuche auf dem Spielplatz (man beachte, dass wir hier von jungen Erwachsenen zwischen 25 und 30 Jahren sprechen). Und eine zweiwöchige Freizeit in Holland haben sie 2021 verbracht. Wir mussten Niclas allerdings nach einer Woche abholen, da man nicht bereit war, mit ihm zwei Wochen Urlaub zu verbringen, womit ich schon beim nächsten Punkt angelangt wäre. Diese ewig lange Isolation, die fehlenden sozialen Kontakte zu Eltern, Familie und Freunden hatte natürlich zur Folge, dass sich Niclas' Verhalten veränderte. Er wurde zunehmend unzufriedener, was er durch körperlich Übergriffe zeigte. Hinzu kommt, dass er sich nicht verständigen kann, und man in der WG nicht bereit ist, mit mir gemeinsam etwas zu finden, was ihm helfen könnte. Mein Online-Seminar für UK mit dem iPad lehnte man ab, auch sämtliche Seminare über Herausforderndes Verhalten, von denen ich dem Team immer eine ausführliche Zusammenfassung zukommen ließ, blieben unbeachtet. Folglich hatte das Team mit zunehmendem Herausforderndem Verhalten bei Niclas zu kämpfen, womit sie nach kurzer Zeit überfordert waren. Niclas' Verhalten wurde nur noch als aggressiv und fremdaggressiv gewertet. Man forderte mich auf (seitens der Leitung) Lösungsvorschläge zu machen. Als ich erwiderte, dass dies nicht meine Aufgabe ist, sondern die der Leitung und des Teams, hat man dies schlichtweg abgewehrt und gemeint, da hätte das Team keine Zeit für. Man beharrte auf dem Standpunkt, Niclas ist aggressiv, dies habe nicht mit der Corona-Isolation zu tun, und daher konnte man es dem Rest der Gruppe und dem Team nicht „zumuten" zwei Wochen Urlaub mit ihm zu verbringen. Ihr könnt Euch vorstellen, dass es nun heftige Auseinandersetzungen mit der Leitung gab. Ich habe mir den Mund fusselig geredet, um ihnen klarzumachen, dass Niclas' Verhalten ein typisches AS-Verhalten ist, und bat sie, sich einmal gründlich mit dem AS auseinanderzusetzen, sich eventuell dem Verein anzuschließen, um an nötige Informationen zu kommen. Diese Bitte, dass sich das Team über soziale Netzwerke mit anderen Therapeuten und Pädagogen zusammenschließt, die über langjährige Erfahrungen in der Betreuung von AS-Patienten verfügen, wurde abgelehnt. Ich war und bin mit meinem Latein und meinen Nerven am Ende. Schließlich kam es soweit, dass wir am 02.02.2022 ein offizielles Schreiben der Leitung erhielten mit der Bitte, uns für Niclas nach einer anderen Wohnform bzw. Einrichtung umzusehen. Es zerreißt mir das Herz, ihn aus der Gemeinschaft herauszunehmen, in welche er sich so gut eingefunden hat. Und seltsamerweise hat mir die Leitung vor ca. drei Wochen in einem persönlichen Gespräch bestätigt, wie sehr sich Niclas doch zum Positiven verändert hat, seitdem sein Leben wieder strukturiert abläuft (Werkstatt / Elternbesuche). Und hat er mal einen Ansatz von Herausforderndem Verhalten, lässt er sich schnell regulieren oder schafft es sogar alleine. Wenn er übergriffig wird, entschuldigt er sich. Trotzdem will man ihn „loswerden", so drücke ich es mal aus.

Ich möchte zum Schluss noch ausdrücklich erwähnen, dass das Mitarbeiterteam in Niclas' Wohnheim geniale und wertvolle Arbeit leistet. Hier liegt es definitiv an der Leitung, welche meiner Meinung nach „ausgetauscht" werden müsste. Aber ich muss mich jetzt konsequent auf die Suche begeben, und hoffe nichts mehr, als für meinen Angel einen adäquaten Platz zu finden, wo er sich auch wieder gut einfinden kann und wo auch ich endlich mal „zur Ruhe" kommen kann.

- *Ü 30, Deletion*

Lars lebt nur 300 m von uns entfernt. Er besucht uns regelmäßig am Wochenende für ein paar Stunden, wir fahren 1x im Jahr mit ihm in Urlaub. Er ist in seiner Wohngruppe erwachsen geworden und hat in den vergangenen 10 Jahren dort sehr große Fortschritte gemacht. Wie im normalen Leben ist dort der Alltag auch von Höhen und Tiefen geprägt. Das zu akzeptieren war für uns Eltern ein schwieriger Lernprozess. Heute sind mein Mann und ich sehr dankbar, dass wir unseren Sohn ein großes Stück loslassen können und auch wieder unser eigenes Leben leben dürfen.

Wir Eltern waren 2010 zunehmend überfordert, obwohl Lars tagsüber in der Förderschule war und wir in der übrigen Zeit umfangreich die Hilfe des Familienentlastenden Dienstes in Anspruch genommen haben. Im Rückblick sind wir uns ziemlich sicher, dass wir als Eltern auch Lars allmählich zu viel wurden (welcher junge erwachsene Mensch möchte noch viel Zeit mit den eigenen Eltern verbringen?).

Ja, er haut Mitarbeiter und Mitbewohner, wenn ihm etwas nicht passt. Seine zeitweise Unruhe und hohe Mobilität sind immer wieder eine Herausforderung im Alltag der Wohngruppe. Derzeit hat Lars dort quasi eine Einzelbetreuung durch einen jungen Mann, der mit ihm in der Freizeit unterwegs ist. Lars ist in der Hilfebedarfsgruppe 5 eingestuft, diese finanziellen Mittel reichen aber nicht aus, um seinen tatsächlichen Betreuungsbedarf zu finanzieren, deshalb arbeiten wir gemeinsam mit der Einrichtungsleitung daran, einen Antrag beim LK zu stellen, um die darüber hinaus notwendigen Betreuungsstunden zu finanzieren.

Wir haben festgestellt, dass das Herausfordernde Verhalten von Lars praktisch immer mit der Wohngruppe oder Tafö verbunden ist. Bisher haben wir die Situationen immer zum Guten klären und ändern können...

Etwas Kommunikation ist möglich, ohne Talker.

Hier noch zusätzliche Anmerkungen der Mutter:
Dieser Weg sollte möglichst frühzeitig begonnen werden, idealerweise bereits im Kinder-, Jugendalter. Wir Eltern von Angels müssen uns den Realitäten stellen, dass es nicht einfach ist, einen geeigneten Wohnplatz für unsere Angels zu finden. Unsere Angels sind freundlich, fröhlich und sehr liebenswert. Sehr viele Menschen mit Angelman-Syndrom haben aber auch einen sehr hohen Betreuungsbedarf, der das Leben in der Wohngruppe schnell sprengen kann. Erst vor einigen Wochen habe ich in einem medizinischen Zentrum in Hamburg Alsterdorf eine Mutter getroffen, die seit mehr als 3 Jahren für ihre erwachsene Tochter mit Angelman-Syndrom erfolglos einen Wohnplatz sucht – und das in Hamburg, wo die Versorgungslage für Menschen mit Beeinträchtigungen ziemlich gut ist. Deshalb ist es so wichtig, frühzeitig Kontakt zu zahlreichen Einrichtungen aufzunehmen, Probewohnen im Rahmen einer Urlaubspflege auszuprobieren etc.......

Über den Angelman-Verein haben wir von dem Buch „Das Alter der Gefühle" erfahren. Das Buch hat uns sehr geholfen. Inzwischen liegt auch ein Gutachten vor, dass bestätigt, dass Lars sich emotional und kognitiv auf dem Stand eines etwa 1,5 Jahre alten Kindes befindet. Das alles hat uns und vor allem auch den Mitarbeitern in der Wohngruppe und in der Tafö sehr geholfen, Lars' Bedürfnisse besser zu erkennen. Es wurden für Lars' Veränderungen im Alltag eingebaut, die ihm offensichtlich sehr guttun. Im Moment ist er ein rundherum zufriedener junger Mann. Hoffen wir, dass es lange so weiter geht.........!

- Ü 20, Deletion1,
Tim ist grundsätzlich verhaltensauffällig, z.B. wenn ihm etwas nicht passt, schreit/weint er oder reißt sich die Ohren blutig, gleiches gilt für Schmerzen, Überforderung oder Unwohlsein.
Kein Sprachverständnis, keine Kommunikation mit Worten. Tim hat einen sehr guten Orientierungssinn, weiß z.B., wohin es geht, wenn wir ihn abholen und auf die Autobahn fahren und auch, wenn wir wieder von der AB abfahren: links ab geht es zu uns nach Hause - das wird freudig mit wildem Armflattern und Lachen bekundet; rechts entlang geht es zu Opa – das wird nur kurz fröhlich bewertet bis ihm einfällt, dass es dort nicht so spannend ist. Die Straße seines Hausarztes findet er „doof", sobald wir dort parken, nörgelt er.
Schön ist, dass Tim sich stundenlang in der Badewanne und im Planschbecken alleine beschäftigen kann. Er bekommt den Gartenschlauch mit fließend warmem Wasser. Wir nehmen ihn auch mit in den Pool. Hier kann er die Beine entspannen, laufen ohne „umzufallen"; er vertraut auf seine Schwimmflügel – und uns. Im Pool erwartet er allerdings Bespaßen durch uns.
Da Tim nicht selbstständig laufen kann, benötigt er für alles Unterstützung. Das Ins-Bett-Steigen geht nur mit viel Unterstützung, ins Auto und in den Rollstuhl müssen wir ihn heben, die Treppen hinuntertragen, aus der Badewanne heben usw. Hilfreich ist zwar, dass Tim bei einer Größe von 1,50 m nur 37 Kilo wiegt, jedoch ist es dennoch sehr anstrengend und kraftraubend, da aufgrund seiner Spastik in den Beinen und eingeschränkten und/oder mangelnden Mithilfe jede Aktion eine körperliche Herausforderung bleibt und sich diese zu zweit besser bewerkstelligen lässt.
Ausflüge und Einkaufen gehen werden oft von ihm mit lautem Protest untermalt. Wir wissen also nie, ob ein Spaziergang mit ihm angenehm wird, oder wir abbrechen müssen.
Restaurantbesuche sind nach wie vor gar nicht möglich, obwohl er diese wenigstens nicht mehr mir absichtlichem Würgen bis hin zum Brechen ablehnt. Das macht er seit der Reflux-OP nicht mehr. Früher hat er damit gearbeitet, dies also als Druck- und Ausdrucksmittel verwendet. Allerdings bekundet er die Situationen mit lautem Meckern. Er lebt im Wohnheim, geht von dort aus in die Tagesförderstätte, besucht uns aber regelmäßig.

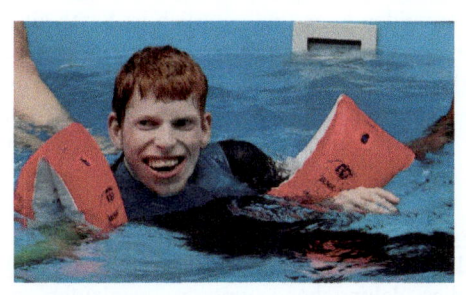

- *Ü 20, Mutation im UBE3A-Gen*
Verhalten: Keine außergewöhnlichen Probleme – läuft gut.
Routinen und klare Ansagen, Tagespläne und Vorbereitungszeit helfen Sarah sehr gut, den Tag zu meistern. Manchmal benötigen notwendige kurzfristige Planänderungen eine Erklärung und sind ohne Zeitdruck besser vermittelbar. Sarah kann die Änderung gut annehmen, braucht aber immer etwas Zeit sich darauf einzustellen.
Die Pubertät habe ich persönlich als ultimative Herausforderung erlebt. Tatsächlich stieß ich hier mehr als einmal an meine Grenzen. Wegen der fehlenden Lautsprache konnte sie nicht mit Worten protestieren und konnte dies nur durch Schreien und Blockadehaltung ausdrücken. Dies hat letztlich allen Beteiligten die Wichtigkeit einer erfolgreichen Kommunikation vermittelt. Aber auch diese Zeit ging vorbei. Heute ist das Herausfordernde Verhalten kein so großes Thema mehr. Zum einen habe ich mich schlau gemacht (Bücher und Weiterbildungen) und gelernt, wie ich mit diesen Situationen umgehen bzw. sie vermeiden kann und natürlich ist Sarah älter und auch verständiger geworden. Sie kann über einen Talker und andere Hilfsmittel kommunizieren und Wünsche äußern.
Sarah lebt seit fünf Jahren im Wohnheim, von dort aus besucht sie die Tagesförderstätte - jedes zweite Wochenende ist Sarah abwechselnd bei mir oder ihrem Papa.

- *Ü 30, Angelman-Like, genetisch noch nicht ausdiagnostiziert*
Vom Verhalten gibt es keine Probleme, außer dass sie so unternehmungslustig ist und dies dahingehend umsetzt, weglaufen zu können. Bis jetzt wurde sie zum Glück jeweils recht schnell wieder vom Personal gefunden.
Wenn sie müde ist, Hunger hat oder zu lange warten muss, kann es sein, dass sie mir eine Ohrfeige gibt. Ebenfalls wenn man auf dem Weg zum Auto nochmal umkehren muss, weil man etwas vergessen hat. Sie verträgt keine Hektik.
Kommunikation möglich, momentan noch ohne Talker, wobei hier nun doch endlich eine Einarbeitung in Zusammenarbeit mit dem Wohnheim geplant ist.
Im Abstand von drei Wochen ist sie vier Tage zu Hause. Im Wohnheim werden gerade etliche Strukturen geändert. Keine speziellen Probleme, allerdings ist doch alles recht neu für Saskia und für uns.

- *Ü 20, Microdeletion*
Zurzeit zeigt Jan ein hohes Aggressionspotential, darunter leiden wir als Eltern und Betreuer sehr. Er braucht Ruhephasen.

Unsere Vermutung ist, dass er sehr eifersüchtig ist bzw. die Aufmerksamkeit nicht gerne teilt. Als Beispiel folgendes: Ich, die Mama, bin mit ihm auf der Couch. Er kuschelt sich an mich, und genießt die Zweisamkeit mit mir. Alles ist gut. Dann kommt der Papa und möchte sich zu uns setzen. Plötzlich reagiert er sehr aggressiv, versucht mich zu greifen, kratzen, beißen, mich, die gerade mit ihm gekuschelt hat, nicht Papa. Er steigert sich dann so in die Situation hinein, dass Papa den Raum wieder verlässt. Nach einiger Zeit beruhigt er sich wieder. Tut er es nicht, entferne ich mich von ihm, setzte mich weg, um ihm die Chance zu geben, sich wieder zu entspannen. Während dieser Zeit hält er die ganze Zeit immer wieder Blickkontakt zu mir. Da Jan uns nicht sagen kann, was der Auslöser ist, ist es sehr schwierig für uns, mit dieser Situation umzugehen, denn er verletzt mich dabei auch (starke Kratzspuren, blaue Flecke…).

Im Wohnheim gibt es auch diese Situationen. Wir haben in einer Fallkonferenz darüber gesprochen und uns ausgetauscht. Ob es in solchen Situationen spezielle Therapien gibt, weiß ich nicht, da sich dieses Verhalten erst seit einigen Monaten verstärkt zeigt. Heißt also, dass wir noch auf Ursachensuche sind.

In heftigen Situationen setzen wir sogenannte Patientenhandschuhe ein. Diese werden dann für max. 10 Minuten angezogen. Sobald er sich wieder beruhigt hat, werden sie wieder ausgezogen. Das klappt ganz gut. Ansonsten arbeite ich auch mit einem Timeout (ich lasse ihn alleine im Raum). Somit hat Jan die Gelegenheit, in die Entspannung zu kommen.

In der Tagesförderstätte bekommt Jan nun in der Mittagspause ebenfalls eine längere Ruhephase, kann auf der Matte liegen oder im Snoezelenraum im Liegen beschäftigt werden.

Der Gedanke dabei ist, dass er entweder überfordert oder sogar unterfordert ist. Er verbringt seinen Tag hauptsächlich im Rollstuhl, in dem er sich aktiv trippelnd fortbewegt, sowie im Easywalker, mit dem er die Gruppen eigenständig besuchen kann. Jan spielt nicht, lässt gerne spielen, und ist ein wirklicher Angel, wenn er nicht gerade diese Phasen hat. Jan kommuniziert hauptsächlich über Gestik und Mimik

Ansonsten hat es bei uns nichts Negatives gegeben, was sich zum Positiven verändern müsste (außer medikamentös). Wir sind froh, dass es Jan, trotz der schwerwiegenden Einschränkungen des Angelman-Syndroms, so gut geht und dass er sich im Rahmen seiner Möglichkeiten doch so entwickelt hat. Wir hoffen, dass er auch in den nächsten Jahren von Folge- und Begleiterkrankungen verschont bleibt und wir, die Familie, ihn noch lange begleiten dürfen und uns aneinander freuen. Er hat eine schöne Einrichtung, mit lieben Bewohnern und Betreuer*innen, und er wohnt nur 7 km von Mama und Papa entfernt, also ganz in der Nähe.

Da Jan schon früh, mit 13 Jahren, in eine Einrichtung umgezogen ist, ist das für unsere Familie kein Problem. Auch Jan fühlt sich wohl. Er freut sich, wenn wir ihn nach Hause abholen. Auch wenn er zurück geht, zeigt er keine Traurigkeit.
Wir freuen uns immer sehr, wenn Jan nach Hause kommt und unternehmen viel mit ihm. Jan genießt den Aufenthalt zu Hause, da er dann viel Ruhe hat (Mama und Papa nur für sich alleine), denn im Wohnheim ist ja immer viel los.
P.S. Dass wir mit unseren Angels immer wieder Probleme haben werden, können wir nicht verhindern, wohl aber steuern, wie wir damit umgehen. Wir lieben unseren Angel. Und auch gesunde und erwachsene Kinder haben Probleme, wir sehen keinen Unterschied und helfen gerne, wo es nötig ist.

- Ü 30, Deletion 1
Sie lebt seit 10 Jahren im Wohnheim, geht in die Tafö, kommt allerdings alle 14 Tage von Freitag bis Sonntag und drei- bis viermal pro Jahr für eine Woche nach Hause. Sprachverständnis besteht kaum, Kommunikation ausschließlich über Gesten.
Sie hat durch die Förderstätte und die Wohngruppe Kontakt zu anderen und lernt dort Dinge, die wir zu Hause nicht erreicht haben.
Sie nimmt viele Gegenstände in den Mund und zerbeißt diese, besonders Kunststoffe und Textilien. Das ist zum Teil gefährlich (z.B. Kabel) und zum anderen problematisch, da auch fremde Gegenstände manchmal dran glauben müssen.
Ein Problem ist, dass sie ihre Bettwäsche und Schlafanzüge zerbeißt.
Wir haben zu Hause erreicht, dass sie Gegenstände bekommt, bei denen es nicht viel ausmacht, wenn sie nach einiger Zeit erneuert werden müssen. Das Problem Bettwäsche, Zudecke, Schlafanzüge besteht in der Wohngruppe leider immer noch.

- Ü 30, kein Genotyp bekannt
Kommunikation: „Mama", „Papa", „Oma", „Oupa" (Essen), Nein (über Kopfschütteln). Ansonsten kein Talker
Grundsätzlich kein Herausforderndes Verhalten. Wenn es doch einmal vorkommt, liegt es i.d.R. mit am Verhalten der anderen Mitbewohner, die an unterschiedlichsten Behinderungen "leiden"; Denise ist die Einzige, die das Angelman-Syndrom hat.
Keine Probleme, wenn geregelte Abläufe eingehalten werden können.
Denise lebt im Wohnheim, besucht die Tafö und ist regelmäßig zu Hause.

- Ü 20, Imprinting
Selbständiger geworden, kein Herausforderndes Verhalten. Kommunikation über Talker und andere Materialien. Im Wohnheim und in der Tafö gibt es keine Probleme, profitiert von den Abläufen im Wohnheim.

- Ü 30, Deletion
Michael ist seit seinen frühen Kinderjahren verhaltensauffällig. Früher holte er sich mit an den Haaren ziehen, beißen, schlagen und spucken Aufmerksamkeit. Das war auch in der Familie mit seinen 3 Geschwistern ein Problem (Michael ist der Zweitgeborene) und hat uns vor besondere Herausforderungen gestellt.

War es anfangs die enorme Aufsichtspflicht, die uns Eltern oblag, um ihn einerseits zu integrieren, aber andererseits seinen Brüdern gerecht zu werden und dabei die Verantwortung, dass keiner zu Schaden kommt, vor allem die jüngeren Brüder, aber auch keiner zu kurz kommt. So war es später der Wunsch nach einem gemeinsamen Familienleben, ohne dass Michael seine Brüder beim Spielen ständig stört oder sie attackiert. Während der Rehamaßnahmen bekam ich psychologische Unterstützung, ansonsten stand man doch ziemlich allein da.

Auch in der Schule ist man mit pädagogischen Mitteln nicht wirklich weiter gekommen. Erst im letzten Schuljahr wurde uns ein Einzelfallhelfer bewilligt, so dass er auch während des Schulbesuchs mehr Aufmerksamkeit und Unterstützung bekam. Die mangelnde Gruppenfähigkeit stand immer im Mittelpunkt.

In der Werkstatt bzw. im Förderbereich gibt es auch phasenweise größere Probleme. Heute äußern sie sich im Schreien, mit dem Fuß stampfen, mit der Hand auf den Tisch schlagen, Stühle o.ä. umwerfen, provozierendes Spucken. Er schlägt nicht mehr so wahllos und auch nicht so häufig nach anderen Personen, aber er tut es noch bzw. beißt er manchmal auch.

Somit schon als Kind schwieriges Verhalten. Mit 16 Jahren erhielt er Risperdal. Wegen der zu starken Nebenwirkungen wurde es 5 Jahre später auf Dipiperon umgestellt.

Michael kommt jedes Wochenende nach Hause. Es tut uns gut, dass er nicht mehr ständig zu Hause ist, weil die körperliche und psychische Belastung sonst zu groß ist.

Michael war aber z.B. wegen Corona in 2020 für 3 Monate und in 2021 fast 6 Monate zu Hause, da wir uns nicht damit arrangieren konnten und wollten, ihn nicht mehr regelmäßig nach Hause holen zu können. Auch jetzt im Januar 2022 ist er wieder zu Hause, weil es in seiner Wohnstätte einen Corona-Ausbruch gab und wir ihn schützen wollen. Abgesehen davon gab es während der Corona-Zeit zu wenige Aktivitäten im Wohnheim.

Diese Dauerbelastung hat uns Eltern aber so ziemlich an unsere körperlichen und psychischen Grenzen gebracht. Man ist halt keine 20 oder 30 mehr. Michael ist ein großer und schwerer Mann und mit seinem Verhaltensmuster nicht mehr so leicht händelbar. Da es in seiner Wohnstätte für ihn aber fast gar keine Freizeitangebote gibt und er sich somit auch nicht bewegt, ist es für uns eine Herzensangelegenheit, ihn noch möglichst lange regelmäßig nach Hause zu holen, um ihm auch Erlebnisse, Aktivitäten und Bewegung zu verschaffen. Das halten wir für so einen jungen Mann für sehr wichtig, auch damit er gesund und zufrieden ist.

- Ü 30, Deletion 1
Daniels Weg ins Erwachsenenleben – oder: Ein Mensch wie du und ich, denn wir sind alle verschieden.
Wer erwachsen wird, zieht aus dem Elternhaus aus. Jeder junge Mensch zieht irgendwann von zu Hause aus, manche früher, manche später. Wer studiert, zieht evtl. in eine WG, wie meine Tochter, die zum Studieren nach Heidelberg zog. Unsere behinderten Kinder gehen nicht studieren, sie machen auch keinen Führerschein und gehen nicht in die Tanzstunde. Wenn wir Eltern an dem Punkt angekommen sind, wo auch unser behindertes Kind von zu Hause auszieht, ist dem viel Herzschmerz vorangegangen. Der entscheidende Unterschied zum nicht-behinderten Geschwisterkind ist natürlich auch, dass unser behindertes Kind nicht aktiv diesen Gedanken fasst. Es ist eine Entscheidung, die wir Eltern für unser Kind treffen müssen. Eine Entscheidung, die den Rest des Lebens unseres Schutzbefohlenen bestimmt. Der Gedanke, dass sich nun fremde Menschen um seine täglichen Belange kümmern müssen, lässt uns zögern, denn bekanntlich liebt niemand das Kind so sehr, wie die Eltern. Der Begriff „Rabeneltern" macht uns zu schaffen, man hört es doch immer mal und das schlechte Gewissen, überhaupt in Erwägung zu ziehen unser doch so hilfloses Kind aus dem Nest zu stoßen, lässt uns wieder zögern. So geht die Zeit ins Land, wir Eltern werden älter und unsere Kinder auch. Dabei übersehen wir vielleicht, dass es ja nicht nur ein Nachteil sein muss, nicht mehr vollständig bei den Eltern zu wohnen. So wie unsere nicht-behinderten Kinder hinaus ins Leben gehen, eigene Erfahrungen sammeln, lernen, mit anderen Menschen zurecht zu kommen, so trifft dies tatsächlich auch auf unsere behinderten Kinder zu.
Aus eigener Erfahrung können wir sagen, dass Daniel – der noch vor der Pubertät in ein Schulwohnheim zog – in der Lage war, andere Menschen in sein Leben zu lassen, sozial zu lernen und zu begreifen, dass er Teil einer Gruppe ist und nicht der einzige Mensch im häuslichen Umfeld, um den sich der ganze Alltag dreht. Stattdessen lernte Daniel, dass er abwarten muss (das klappt natürlich nicht zu Hause!), dass alle drankommen. Er lernte auch,

dass Aktivitäten sowohl alleine als auch in der Gruppe stattfinden und auch daran teilzunehmen. Außerdem lernte er, dass nicht alle Menschen gleich sind, dass jeder anders ist, dass die Mitbewohner seiner Wohngruppe alle ein Handicap haben. Daniel und auch seine Mitbewohner sind tolerant anderen gegenüber, denn alle haben mit unterschiedlichen Schwierigkeiten zu kämpfen.

Es ist immer wieder eine schöne Erfahrung, zu erleben, wie er von (mir) fremden Menschen so freundlich begrüßt wird, und er sich darüber freut, von anderen wertgeschätzt zu werden. Dies zeigt doch immer wieder, dass er angekommen ist in einem Umfeld, wo er zuhause ist, obwohl wir ihn bis heute regelmäßig nach Hause abholen.

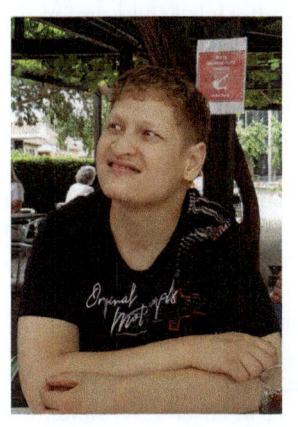

Ein weiterer Aspekt der uns zu diesem Schritt bewogen hat, war, dass Daniel in der unmittelbaren Nachbarschaft keine Spielkameraden hatte. Nina rannte durch die Gärten mit den anderen Kindern während Daniel auf der Treppe vor dem Haus saß und ihnen traurig hinterher schaute. Daniel wurde sich bewusst, dass er anders war. Es war der Moment, wo uns klar wurde, dass auch Daniel Freunde brauchte – nicht Nachbarskinder, die sich aus Mitleid ein paarmal mit ihm abgaben, denn es ist eine Tatsache, dass er eben nicht mithalten konnte. Die Kinder wollten Rollschuhlaufen, Fahrrad fahren und herumrennen. Das alles konnte Daniel nicht. Von daher war klar, dass die Zeit, die die Kinder mit ihm verbrachten, geborgte Zeit war. Und es war klar, dass Daniels Selbstbewusstsein darunter leiden würde, wenn er immer und überall das Schlusslicht war, der, der nicht sprechen, rennen, etc. konnte. Darüber wurde er definiert.

Dies alles änderte sich in dem Moment, wo er Mitglied seiner Wohngruppe wurde, wo er nicht tagtäglich den Spiegel vorgehalten bekam, dass er der Behinderte ist, derjenige, der alles nicht konnte. Daniel blühte auf, er wurde wertgeschätzt für das, was er konnte: Die Anderen nahmen ihn als Menschen wahr, der andere gerne zum Lachen brachte, der mit seinen Augen sprach, der Kontakt aufnahm und der deutlich machte, dass er sein Gegenüber mochte und auch gerne Quatsch machte. Dieses Umfeld von „Gleichgesinnten" tat ihm ungemein gut. Er fand sich im Alltag wieder in einer Gruppe Menschen, die so sind wie er und als Solcher sah er sich selbst: Ein Mensch wie du und ich, denn wir sind alle verschieden.

Von daher haben wir diesen Schritt, Daniel doch schon recht jung in ein Wohnheim gegeben zu haben, nicht bereut. Wäre Daniel heute unser Kind, wäre vielleicht. Manches anders verlaufen, wir hätten ihn womöglich länger zu Hause betreuen können, denn ein großer Aspekt, der in uns die Entscheidung reifen ließ, war die Tatsache, dass Daniel immer ein sehr schlechter Schläfer war. Damals gab es keine Hilfe von Seiten der Kinderärzte, denen dieses Problem nicht bewusst war. Ein Kind, das nicht schläft, muss müde geturnt werden. Das war der einzige Rat, den wir bekamen. Es gab weder Hilfsmittel noch Unterstützung noch Medikamente. Wir waren völlig auf uns gestellt, das Thema Angelman war noch ganz neu. Es gab kaum Vernetzung der Eltern untereinander. Was uns damals sehr geholfen hat, war eine Elterngruppe der Lebenshilfe, wir Mütter trafen uns regelmäßig mit unseren behinderten Kindern um gemeinsam Kaffee zu trinken, während unsere Kinder von uns allen beaufsichtigt wurden, wir durften die Räumlichkeiten eines integrativen Kindergartens nutzen. Eines Tages erzählte eine Mutter über ihren 10-jährigen Jungen, der in ein anthroposophisches Wohnheim umgezogen war. Meine Gedanken behielt ich für mich, ich konnte mir das so gar nicht vorstellen, mein Kind "wegzugeben". Einige Monate später trafen wir uns mit unseren Kindern zu einem Ausflug und ich war erstaunt zu sehen, wie gut sich der Junge entwickelt hatte, welch aufgeweckten und fröhlichen Eindruck er machte. Das passte so gar nicht zu meiner Vorstellung eines „armen, weggegebenen" Kindes. Ich konnte auf einmal den Gedanken zulassen, dass dies auch für uns eine Option sein könnte. Denn es kam, wie schon erwähnt, der Zeitpunkt, wo sich Daniel bewusst wurde, dass er in unserem Wohnumfeld keinerlei Freunde hatte, er anders war und die Jahre der permanenten Schlaflosigkeit auch an uns Eltern nicht spurlos vorübergegangen waren. Ich begann, mir Wohnheime anzuschauen. Ca. ein Jahr später war es dann soweit, Daniel zog aus und wir litten fürchterlich, aber er gewöhnte sich gut ein.
Seit dem Auszug von zu Hause ist Daniel von einem Schulwohnheim in das Wohnheim der Diakonie umgezogen. Dort ist er nun endgültig angekommen. Aus mehreren Kindergruppen wurde eine Jugendwohngruppe gegründet, in der er noch heute lebt, und diese Jugendlichen sind erwachsen geworden. Es gab Aufs und Abs, es gab auch mal kritische Zeiten und Phasen, wo Daniel sich nicht wohlgefühlt hat, denn liebgewordene Betreuer gingen weg, es kamen andere. Auch dies ist ein Lernen, das wir unseren Kindern nicht ersparen können, der Verlust lieb gewordener Menschen. Aber er lernte, sich doch immer wieder auf neue Menschen einlassen zu können. Dies sind Qualitäten, die wir alle zum Überleben brauchen und auch unsere Kinder können an solchen Erfahrungen wachsen. Wir Eltern

sind trotz allem immer da, und können zur Not auch eingreifen, wenn etwas nicht rund läuft. Dies ist mehrfach geschehen, und wir sind froh und dankbar, noch in einem Alter gewesen zu sein, wo wir noch im Vollbesitz unserer körperlichen und geistigen Kräfte waren. Nun wissen wir, dass es Daniel rundherum gut geht und wir können etwas besser entspannen, allerdings ist der gute Kontakt zu den Betreuern und der Wohnheimleitung unerlässlich, um eine gute Kommunikation zu gewährleisten und Probleme anzugehen, bevor sie Überhand nehmen. Vor einigen Jahren ging es Daniel gar nicht gut, sein Schlaf war extrem schlecht und er hatte offensichtlich Schmerzen. Dies wurde mir von einem Mitarbeiter mitgeteilt, sodass ich aktiv Maßnahmen ergreifen konnte. In dieser Zeit veranlasste ich eine Magen-Darmspiegelung, er hatte einen entzündeten Magenausgang und wir bekamen auch erstmal das Schlafproblem in den Griff. Wir hätten an den Wochenenden, wo Daniel zu Hause ist, nur eine Momentaufnahme mitbekommen. Durch die gute Kommunikation mit den Mitarbeitern wurde das Problem erkannt und Daniel konnte geholfen werden. Unsere Kinder können sich nicht verbal mitteilen und wenn es ihnen nicht gut geht, ist unsere größte Angst, dass sie dies nicht adäquat mitteilen können. Auch das ist vielleicht oft ein Grund, den Gedanken an einen Auszug in ein Wohnheim zu verwerfen oder aufzuschieben. Aber unsere Kinder haben eine Art und Weise, sich anderen Menschen öffnen zu können, die andere vielleicht nicht haben. Man sieht unseren Kindern an, wenn es ihnen gut geht – oder eben auch nicht. Verhaltensauffälligkeiten haben immer eine Ursache, sodass es oft ein Team braucht, um den Ursachen auf den Grund zu gehen. Und sie haben einen Charme, der ihnen alle Herzen öffnet. Wir können und dürfen also auch unseren Kindern vertrauen, dass sie in der Lage sind, fremde Menschen zu Freunden zu machen, denn auch unsere Kinder haben ein Recht auf ein eigenes Leben – in ihrem geschützten Rahmen in dem sie sich so frei es geht, bewegen können.

- Ü 40, kein exakter Genotyp bekannt
Silke lebt im Wohnheim und besucht von dort aus die Tagesförderstätte. Am Wochenende kommt sie nach Hause Oft ist sie stur und zeigt eine gewisse Verweigerungshaltung, z.B. beim Spazierengehen, also beim Laufen. Zuerst wird sich gefreut und dann sofort hingesetzt, egal, ob in der Wohnung oder auf der Straße. Silke hat bereits einmal einen Verkehrsstau verursacht. Die Leute, die im Auto saßen, mussten sie von der Straße heben.

- Ü 20, Deletion
Während der Woche im Wohnheim, tagsüber in der Werkstatt, am Wochenende zu Hause, insgesamt keine Verhaltensprobleme

- Ü 30, UPD
Julia ist gut zu motivieren, wenn sie sich wohlfühlt. Sie braucht Beschäftigungen, die sie interessieren. September 2020 kam Julia ins Wohnheim, welches aktuell neu erbaut worden war. Ursprünglich war geplant, dass in diesem Wohnheim hauptsächlich junge Leute wohnen werden. Wegen der Corona-Pandemie haben jedoch viele Eltern von jungen Betroffenen den Eintritt ihrer „Kinder" in ein Wohnheim verschoben, so dass mehrheitlich nun Ältere dort wohnen. Deswegen ist ab 18 Uhr Ruhe, da die Älteren ins Bett gebracht werden möchten. Darüber ist Julia nicht glücklich – sie möchte gerne noch etwas erleben. Von zu Hause ist Julia gewohnt, dass gerade abends die gemütliche Zeit mit Spielen, Vorlesen, Musik und auch mit ihrem Tablet beginnt. Insofern ist dies für Julia sehr unbefriedigend und für ihre Mutter sehr anstrengend. Hinzukommt, dass Julia nachts in ihrem Zimmer aufsteht und zur Toilette geht. Da Julia eine starke Ataxie hat und diese besonders bei Aufregung, Überforderung und ihrer monatlichen Beschwerden auftritt, macht sich ihre Mutter hinsichtlich der Sturzgefahr große Sorgen.

Gespräche mit der Wohnheimleitung und dem Landschaftsverband laufen gerade und wie mir Julias Mutter in einem gerade geführten Telefonat mitteilte, ist sie nun wieder sehr optimistisch, dass doch weitere Jüngere aufgenommen werden und auch nachts mehr Begleitung möglich sein wird.

CKL

- Ü 20, Deletion 2
Seite August 2021 lebt Tessa in einem Wohnheim. Sie besucht von dort aus die Tagesförderstätte. Die Eingewöhnungszeit verlief gut.

Sie ist in der Wohngruppe die Jüngste und wird von allen Bewohnern sehr beschützt. Natürlich gibt es auch hin und wieder Probleme mit Herausforderndem Verhalten, doch haben wir wohl sehr viel Glück mit dem Personal der Einrichtung. Es wird nicht als aggressiv gewertet, sondern als absolute Ablehnung einer Aktion oder Aufforderung, die Tessa absolut nicht möchte. Die Betreuer beobachten Tessas Verhalten sehr genau und können sie bereits nach einem Jahr so gut lesen wie wir.

- U 20, Genotyp nicht bekannt
Seit Juni 2019 lebt Lotti in einer kleinen Wohngruppe in Blumenthal ca. 20 km von uns entfernt. Es hat lange gedauert bis sie sich dort eingelebt hat und das Wegbringen war am Anfang herzzerreißend. Trotzdem war es für uns der richtige Schritt. Lotti ist sehr fit und mobil und erfordert hier zu Hause unsere volle Aufmerksamkeit. Sie ist sehr stur und nicht leicht zu steuern. Trotz ihrer vielen Fähigkeiten lässt sie sich bei uns zu Hause sehr bedienen

und sträubt sich mit Händen und Füßen, wenn sie mit Dingen nicht einverstanden ist. Das bringt uns oft an unsere Grenzen. Dadurch, dass wir sie jetzt nur alle 14 Tage für ein Wochenende betreuen, freuen wir uns wieder auf sie und ihre fröhliche Art. Sie liebt es, auf dem Sofa zu sitzen und mit uns Filme zu gucken. Gern tüdelt sie auch am Handy rum und ruft alle Kontakte per Facetime an. Außerdem kontrolliert sie den Kühlschrank und andere Schränke, ob dort ansprechende Nahrung zu finden ist.

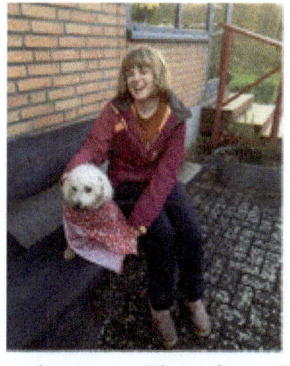

Sehr gerne besucht sie den Nachbarshund Watson und leiht ihn sich auch gerne für eine Sofasession aus. Das Spazierengehen mit ihm findet sie nicht mehr so spannend. Sie liebt es, baden zu gehen oder auch in den Tierpark. Trotzdem ist es häufig schwer, sie zum Aufbruch zu bewegen. Ein weiteres Highlight ist Theater und ganz besonders Puppentheater, aber auch da möchte sie gerne über Anfang und Ende bestimmen, was es zum Teil schwierig macht, ihr das Angebot zu ermöglichen. Ihren Bruder Bengt (13 Jahre) liebt sie ganz besonders. Sie kommen meistens gut miteinander aus.

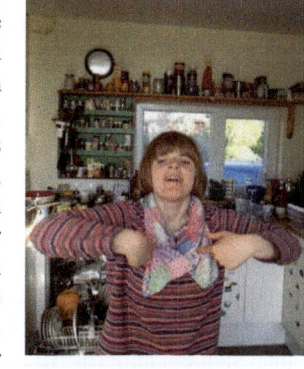

Unser nächstes Projekt ist eine Anschlussbetreuung zu finden. Lotti wird im nächsten Sommer mit der Schule fertig und muss dann auch aus ihrer Wohngruppe ausziehen. Leider sind Fördertagesstätten- und Wohnplätze hier in Kiel rar gesät. Am schönsten wäre es, wenn Lotti weiterhin ländlich mit großem Garten wohnen könnte.

- Ü 20, Deletion am Locus D15S10 im UBE3A-Gen

Seit Damian 19 Jahre alt ist, lebt er im Wohnheim und besucht von dort aus den Förder- und Betreuungsbereich (FuB). Jedes 2. Wochenende wird er nach Hause geholt. So ist es für uns o.k., auch wenn selbst diese einzelnen Tage, die er bei uns ist, sehr anstrengend sein können. Am besten ist es für Damian, wenn wir im Sommer draußen etwas unternehmen. Er geht sehr gerne in Cafés, Restaurants, Biergärten oder Open-Air-Konzerte. Schwierig wird es, wenn er seinen Willen nicht bekommt. Er versteht meist nicht, warum etwas gerade nicht geht. Z.B. wollten wir letztens in unser

Stammlokal essen gehen, waren gerade drinnen, als man uns wieder hinaus wies – wegen einer geschlossenen Gesellschaft. Das konnte Damian überhaupt nicht verstehen. Er weigerte sich, wieder ins Auto einzusteigen, riss an den Haaren, trat, schmiss sich auf den Boden, so dass mein Mann und ich fast verzweifelten und es uns eine Menge Nerven und Kraft gekostet hatte, bis wir ihn wieder im Auto hatten.

Zurzeit gestaltet sich mit ihm der Umgang im Wohnheim auch sehr schwierig. All die Jahre ging es mehr oder weniger gut, es gab immer einige Mitarbeiter, die sehr gut mit Damian umgehen konnten. Im Moment ist dies leider nicht so gegeben, es ist ständig Mitarbeiterwechsel, permanent Krankenstände, geschuldet durch Corona, Grippen usw., wodurch die Wohngruppe immer unterbesetzt ist. Dies hat in den letzten Monaten zu starken Verhaltensänderungen bei Damian geführt, der die Mitarbeiter häufig an den Haaren zieht, tritt, kneift und bockig ist. Besondere Spezialität, den Notalarm im Haus auslösen, mehrmals täglich, was die Mitarbeiter im ganzen Haus in Bewegung hält. Dies hatte nun leider zur Folge, dass Psychopharmaka/Sedierung verlangt wurden, welche auch bereitwillig vom Neurologen verordnet wurden (Melperon 4 x 1 Tablette zu 100mg täglich). Leider haben sie bisher nicht den gewünschten Erfolg, so dass ich hoffe, dass sie auch wieder abgesetzt werden. Diesbezüglich ist es so wichtig, dass sich die Mitarbeiter und behandelnden Ärzte durch Artikel oder Bücher informieren können. Denn der gute Wille, es richtig zu machen, ist ja da. Es fehlt aber oft die Kenntnis über das Angelman-Syndrom, damit man sich ein anderes Bild von dem Betroffenen machen kann. Vor 3 Jahren war es schon einmal schwierig. Damals holte man sich eine psychotherapeutische Beratung (Institution Kompass) ins Haus, die vieles verbessert hatte. Nur sind leider die Mitarbeiter von damals komplett ausgetauscht. Dazu kommt, dass Damian manche Mitarbeiter heiß und innig liebt und andere eben nicht. Im Moment ist leider kein heiß begehrter Mitarbeiter dabei und neue Mitarbeiter werden erst einmal ausgetestet. Insofern hoffen wir, dass die derzeitigen Mitarbeiter doch noch nach und nach die Gunst von Damian erringen können.

Nachtrag vom März 2023:
Inzwischen hat sich die Situation im Wohnheim wieder etwas verbessert.
Der Personalschlüssel wurde erhöht, wodurch Damian wieder intensiver begleitet werden kann und sich sein Verhalten wieder entspannt hat.
Zwischenzeitlich wurden ihm noch zwei andere Psychopharmaka (u.a. Aripiprazol) verabreicht, welche aber zu einem unhaltbaren Zustand Damians (Teilnahmslosigkeit, Müdigkeit, Appetitlosigkeit) führten. Das eigentliche Verhalten, welches dem Wohnheim Schwierigkeiten bereitete, wurde dadurch nicht verbessert! Dieser Zustand wurde dann auch vom

Wohnheim nicht mehr für gut befunden. Erst durch unsere Intervention mit dem Neurologen, wurden die Psychopharmaka sofort abgesetzt. Weiterhin bekommt er noch Melperon, wodurch er ein bisschen ruhiger, aber auch aufmerksamer ist. Insgesamt macht Damian jetzt wieder einen glücklicheren und zufriedenen Eindruck.

****

Bis hierher die einzelnen Berichte
Ich weiß nicht, wie es Ihnen beim Lesen ergangen ist. Ich konnte jedoch so gut wie nie das sogenannte Herausfordernde Verhalten ohne eigentliche Verursachung erkennen. Insofern müsste doch die Reaktion darauf sein, jeweils die Ursache hierfür zu finden und dann gegenzusteuern und nicht, wie leider sehr oft erlebt, dem Menschen mit Angelman-Syndrom dies Verhalten vorwerfen, mit Konsequenzen bis hin zu Psychopharmaka oder gar mit dem Ausschluss aus der Einrichtung zu drohen. Wenn dies passiert, läuft etwas gewaltig schief, um es einmal so formulieren zu dürfen. Aus diesem Grund dürfen wir nicht darin nachlassen, immer wieder die Eigenheiten unserer Angels zu erklären. Ganz vorne steht hier die Sprachlosigkeit, die somit beim Gegenüber eine Empathie mit viel Einfühlungsvermögen voraussetzt. Wenn dies gegeben ist, ist häufig bereits ein Großteil des Problems gelöst.
Der Begriff „Herausforderndes Verhalten" konnte sich in den letzten Jahren immer mehr durchsetzen, wenn auch noch nicht als vollkommen anerkannter Begriff. Es gibt zunehmend mehr Literatur darüber, wie man in solchen Situationen mit den Betroffenen umgeht. Z.B. beschreibt Bo Hejlskov Elvén in seinem Buch „Herausforderndes Verhalten vermeiden" etliche Situationen und gibt hier eine sehr gute Hilfestellung, die alltagstauglich ist.
Beim Lesen etlicher Elternberichte, sei es hier im Buch oder an anderen Stellen, frage ich mich oft, ob dieser Begriff wirklich richtig angewendet wird. Zeigt tatsächlich der Behinderte in diesem Moment ein Herausforderndes Verhalten? Oder ist es nicht vielmehr so, dass die Umgebung, da sie den Behinderten nicht versteht oder sich auch zu wenig Mühe gibt, ihn zu verstehen, diesen zu seinem auffälligen Verhalten herausfordert? Dann wäre es eher ein „herausgefordertes Verhalten".
Alle Eltern, die mit flügge werdenden oder flüggen gewordenen Jugendlichen zusammengelebt haben oder zusammenleben, haben sicherlich etliche Mal die Diskussionsfreude ihrer Kinder erlebt, wenn die Erwachsenenwelt mal wieder auf die Jugendwelt prallt. Ob man dies und jenes dürfe, ob man dies oder jenes essen soll oder auch ob man zu so früher

Stunde wie um Mitternacht tatsächlich schon ins Bett muss, um nur einige Beispiele zu nennen. Diskussionsfreude hier – und was können unsere nichtsprechenden Kinder mit Angelman-Syndrom dagegensetzen? Muss man da nicht in vielen Situationen zu der Meinung kommen, dass bockige Reaktionen oder auch Kneifen oder Schlagen mit dem Kopf nur ganz normale Reaktionen sind? Um zu diesem Schluss zu kommen, muss man sich jedoch wohl sehr intensiv in das Leben von Erwachsenen mit Angelman-Syndrom hineinversetzen können. Dieses Hineinversten gilt insbesondere auch für die Gefühlswelt dieser Menschen. Überlegungen hierzu und Tipps, die ein besseres Verständnis schaffen, sind z.B. in dem Buch zu finden „Das Alter der Gefühle" von T. Sappok und S. Zepperitz.

Also bleibt den in Werkstätten, Wohnheimen und anderen Einrichtungen Arbeitenden doch gar nichts anderes übrig, als sich mit diesem Thema auseinanderzusetzen – und den Folgeschluss zu ziehen, dass zum einen Ursachenforschung und zum anderen eine gute Kommunikation zwischen Einrichtung und Elternhaus wichtig sind.

Einen Nachtrag etwas privaterer Natur möchte ich hier noch einfügen:
Durch meine kleine Schwester, die Trisomie 21 hatte, bin ich seit mehr als 40 Jahren mit dem Thema Wohnheim vertraut und habe auf diese Weise mehrere Wohnheime kennengelernt. Dies ebenfalls über meinen Sohn Frank-Udo, hier allerdings nur im Rahmen der Kurzzeitbetreuung. Diese beiden behinderten Menschen, die mir sehr am Herzen liegen und viel bedeuten, haben jeweils eine wunderbare Wohnumgebung gefunden, wenn auch meine Schwester nicht gleich von Anfang an. Denn die ersten beiden Wohnheime, in denen sie gelebt hat, waren sicherlich in ihrer Art gut, passten jedoch nicht so gut zu ihr. Das letzte Wohnheim war dann genau richtig. Die ersten 20 Jahre vergingen mit regelmäßigen Besuchen bei unserer Mutter oder auch bei mir oder von uns bei ihr. Die letzten Jahre nach dem Tod unserer Mutter war ich als ihre Betreuerin für ihr Wohlergehen zuständig und konnte miterleben und spüren, wie herzlich und liebevoll man mit ihr umging und sie in alle Unternehmungen, die möglich waren, integrierte. Dies war für mich eine große Beruhigung, da ich diese Treffen aus zeitlichen Gründen nicht so intensiv gestalten konnte wie unsere Mutter dies tat. Meiner Schwester fehlte jedoch nichts, denn sie hatte im Wohnheim ihr Zuhause. Ich wählte deswegen dies Heim für mehrmalige nur wenige Tage dauernden Kurzzeitunterbringungen für Frank aus. Auch diese verliefen dank des Engagements der Mitarbeiter sehr gut. Die Beiden freuten sich aneinander. Nach und nach wurde meine Schwester jedoch schwächer und schwächer und war dann letztendlich ohne Bewusstsein. In

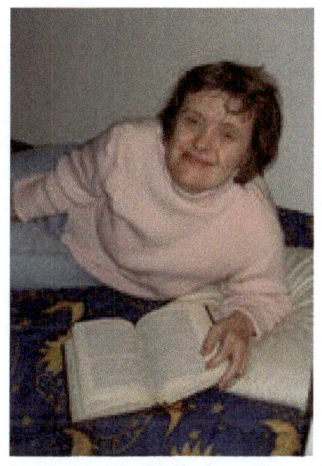

dieser Zeit erlebte ich besonders intensiv, wie gut sie dort umsorgt und versorgt wurde. Das hätte ich ihr bei meinem familiären und beruflichen Arbeitspensum niemals in dieser Art bieten können. Allerdings wählte ich dann aber doch nach ihrem Tode im vergangenen Jahr für weitere Kurzzeitunterbringungen ein Wohnheim der Lebenshilfe ganz in unserer Nähe aus. Wiederum traf ich auf wunderbare Mitarbeiter. Jedoch war die Umgebung für Frank längst nicht so vertraut wie vorher das Heim meiner Schwester, so dass es anschließend stressbedingte Komplikationen gab. Deswegen versuchte ich vor dem letzten Aufenthalt ein Vertrauen, ein intensiveres Kennenlernen herzustellen, indem ich mit ihm dort Besuche mit gemütlichem Beisammensein machte, um dieses Heim herum sein Lauftraining gestaltete und siehe da: Der Anfang war gemacht, denn beim darauffolgenden Aufenthalt blieb er wesentlich gelassener und konnte sich an der nun vertrauteren Umgebung erfreuen.

Jeder Mensch ist anders, also auch jeder Mensch mit Angelman-Syndrom. Die einen brauchen ein solches „Sichnähern", die anderen nicht. Die einen können kommunizieren und ihre Wünsche und Nöte zeigen, die anderen reagieren nur aufgeregt und die Umgebung versteht nicht, was gemeint ist. Die einen bleiben sitzen, die anderen streifen durchs Haus und stellen dabei vielleicht etwas an.

Hier ist das Einfühlungsvermögen des Personals gepaart mit Wissen um die Besonderheiten des Angelman-Syndroms gefragt. Und bei den Eltern ist der Optimismus, dass das Personal sich einbringen möchte und bemühen wird, gefragt – und natürlich auch Geduld, wenn es nicht gleich von Vorneherein so klappen sollte, wie sie es sich vorgestellt haben.

Hinzukommt, dass es für uns Eltern selbstverständlich geworden ist, auf das Phänomen der fehlenden aktiven Sprache einzugehen. Dies gilt erst recht für die

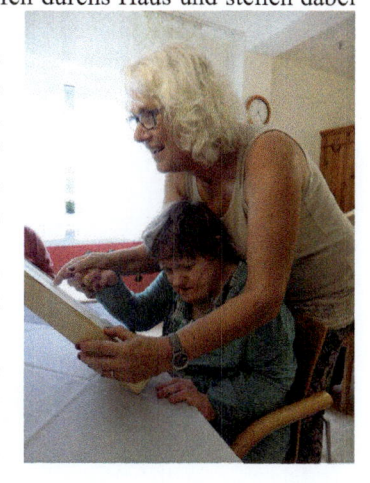

Eltern, deren Kind kein Sprachverständnis hat. Wir sind hineingewachsen in bestimmte Verhaltensweisen, die wir uns nach und nach aneignen mussten, um mit dieser Problematik der fehlenden passiven und/oder aktiven Sprache bei unserem Kind zurechtzukommen. Jede Familie hat einen speziellen Weg der Kommunikation gefunden. Wir dürfen nicht müde werden, immer wieder zu betonen, welche Belastung dies im Alltag darstellen und wie man damit umgehen kann. Diese Eigenheit von Menschen mit AS wird noch viel zu wenig berücksichtigt.

CKL

****

An dieser Stelle noch eine zusätzliche Information:

Vom Angelman-Verein e. V. gibt es unter der Leitung von Marijke Hundertmark seit 2022 einen Online-Elternstammtisch zum Bereich „Wohnen". Diese Abende dienen der Information und dem Erfahrungsaustausch.

Es gibt zwei Gruppen. Eine Gruppe ist für die Familien gedacht, deren Kind noch nicht im Wohnheim lebt. Die andere Gruppe beschäftigt sich mit Themen, die Familien interessieren, deren Kind bereits im Wohnheim lebt.

Marijke Hundertmark ist selbst betroffene Mutter. Ihr Sohn mit Angelman-Syndrom ist 8 Jahre alt und von Beruf ist sie Heilerziehungspflegerin. Von 2003 bis 2020 war sie im Bereich Erwachsenen-Wohnen angestellt. Seit 2020 ist sie Gruppenleiterin einer Gruppe von Kindern mit Behinderung in einer Heilpädagogischen Tagesstätte.

Dr. Cornelia von Hagen aus dem Angelman-Zentrum München und ihr Team startete eine Studie mit dem Ziel, die vielfältigen psychosozialen familiären Belastungen, die durch ein Kind mit Angelman-Syndrom entstehen, und die daraus resultierende Lebensqualität, näher zu untersuchen und zu erfassen. Organisiert wurde diese Befragung der Eltern durch Birgit Hahn-Fedunik, die bis 2022 dem Medizinischen Bereich des Angelman e.V. angehörte.

Da das Angelman-Syndrom sehr selten ist, ist im deutschsprachigen Raum noch nicht untersucht worden, wie unterschiedlich die Belastungen empfunden wurden zwischen
- Müttern und Vätern
- Familien mit einem jüngeren oder einem älteren vom Angelman-Syndrom betroffenen Kind
- von Deletion Betroffenen oder von anderen Genotypen Betroffenen
- wie sich die Hyperaktivität im Verlauf des Älterwerdens entwickelt

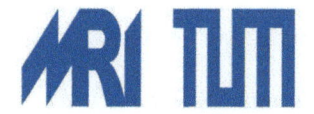

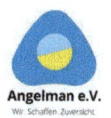

Stresserleben und Lebensqualität von Eltern von Personen mit Angelman-Syndrom

Patrick Pfarrer, Raphael von Hagen, Christine Makowski, Lena Manssen & Cornelia von Hagen

Einführung

Eltern von Menschen mit Angelman-Syndrom waren bisher Gegenstand erstaunlich weniger Forschungsstudien. Die meiste Familienforschung in diesem Bereich konzentrierte sich auf Eltern von Kindern mit häufigeren Erkrankungen, die mit geistiger Behinderung einhergehen, wie Autismus oder Down-Syndrom. Die charakteristischen Verhaltensmerkmale des Angelman-Syndroms, einschließlich schwerer geistiger Behinderung, Schlafstörungen und Verhaltensproblemen, wurden bisher mit erhöhtem elterlichem Stress und psychologischen Problemen in Verbindung gebracht. Ziel der vorliegenden Studie war es, den Zusammenhang zwischen typischen Angelman-Symptomen und elterlicher Lebensqualität zu untersuchen.

Zielsetzungen
Hauptziel:
Untersuchung der psychologischen Auswirkungen und der Lebensqualität von Müttern und Vätern von Personen mit Angelman-Syndrom.
Zusätzliche Zielsetzungen:
- Untersuchung des Einflusses von Merkmalen von Personen mit Angelman-Syndrom auf elterlichen Stress und Lebensqualität.
- Untersuchung des Einflusses des Alters von Personen mit Angelman-Syndrom auf bestimmte Symptomausprägungen.

Methoden
Fragebögen und deren jeweiliger Anwendungsbereich
- *Familien-Belastungs-Fragebogen (FaBel-Fragebogen; Ravens-Sieberer et al., 2001),*
(Fragebogen zur Bewertung der familiären Krankheitslast bei Kindern und Jugendlichen)
- *Ulmer Lebensqualitäts-Inventar für Eltern chronisch kranker Kinder (ULQUIE, Goldbeck & Storck, 2002)*
(Fragebogen zur Bewertung der Lebensqualität von Eltern chronisch kranker Kinder)
- *Modul „Auswirkungen auf die Familie" des Pediatric Quality of Life Inventory (Varni et al., 2004)*
(Fragebogen zur Messung der gesundheitsbezogenen Lebensqualität bei Kindern und Jugendlichen)
- *Abberant Behavior Checklist (Aman et al. 1985) - deutsche Ausgabe: Checkliste abweichendes Verhalten"*
(Fragebogen zur Bewertung von Behandlungsergebnissen bei schwer geistig behinderten Personen)

Teilnehmende
- 23 Väter und 32 Mütter
- Alter der Personen mit Angelman-Syndrom zwischen 2 und 35 Jahren, Mittelwert 18,13
- Geschlecht der Personen mit Angelman-Syndrom: 26 männlich, 29 weiblich
- Genotypen: 31 Deletionen, 24 andere

Statistische Auswertungen
Zur Auswertung der Fragebögen wurden die Teilnehmer nach Geschlecht der Eltern, Geschlecht der Personen mit Angelman-Syndrom, molekularen Subtypen und Alter der betroffenen Personen gruppiert. Zur Ermittlung der Unterschiede zwischen den Gruppen wurden t-Tests für unabhängige Stichproben und einfaktorielle Varianzanalysen durchgeführt. Lineare Regressionsanalysen wurden auch verwendet, um den Einfluss des Alters der Personen mit Angelman-Syndrom auf spezifische Symptomausprägungen und die Lebensqualität der Eltern zu untersuchen.

Ergebnisse

Unterschiede zwischen Vätern und Müttern
Selbstverwirklichung (*Ulmer Lebensqualitäts-Inventar*)::
Mütter wiesen im Vergleich zu Vätern signifikant niedrigere Werte in der Subskala Selbstverwirklichung auf.
Problemwahrnehmung (Pediatric Quality of Life Inventory)**:**
Väter zeigten signifikant niedrigere Werte in der Teilskala Problemwahrnehmung im Vergleich zu Müttern.

Unterschiede zwischen verschiedenen molekularen Subtypen (Deletion vs. Nicht-Deletion) (*Abberant Behavior Checklist*)*:*
Die Gruppe der Eltern von Betroffenen mit dem Genotyp Deletion zeigte signifikant höhere Werte in der Subskala sozialer Rückzug.

Einfluss des Alters von Personen mit Angelman-Syndrom auf die Hyperaktivität - lineare Regressionsanalyse
Eine durchgeführte lineare Regressionsanalyse ergab einen signifikanten Einfluss des Alters auf die Ausprägung der Hyperaktivität. Mit zunehmendem Alter kommt es zu einer Abnahme der Hyperaktivitätssymptome.

Einfluss des Alters der Personen mit Angelman-Syndrom und ihrer Eltern - Gruppenvergleiche - gruppiert nach Alter.
Angegeben sind signifikante Gruppenunterschiede zwischen den Gruppen: ≤18 Jahre vs. >18 Jahre

Hyperaktivität (*Abberant Behavior Checklist*):
Eltern von Kindern und Jugendlichen mit Angelman-Syndrom berichten häufiger von Hyperaktivität als Eltern von bereits Erwachsenen mit Angelman-Syndrom.

Körperliche Probleme (*Pediatric Quality of Life Inventory*):
Auch die körperlochen Probleme werden im Umgang mit Kindern und Jugendlichen mit Angelman-Syndrom häufiger beschrieben als bei Erwachsenen.

Sorgen (*Pediatric Quality of Life Inventory*):
Gleiches gilt für die Sorgen um das vom Angelman-Syndrom betroffene Familienmitglied.

Problemwahrnehmung (*Pediatric Quality of Life Inventory*):
Eltern von Erwachsenen mit Angelman-Syndrom halten die Probleme für geringer als Eltern von Kindern und Jugendlichen mit Angelman-Syndrom.

Leistung (*Ulmer Lebensqualitäts-Inventar*):
Eltern von Kindern und Jugendlichen mit Angelman-Syndrom sehen hier deutlichere Leistungseinbußen als Eltern von Erwachsenen mit Angelman-Syndrom .

Selbstverwirklichung (*Ulmer Lebensqualitäts-Inventar*):
Diese wird von Eltern von Kindern und Jugendlichen mit Angelman-Syndrom für niedriger angesehen als von Eltern Erwachsener mit Angelman-Syndrom.

- Pfarrer, P.; von Hagen, R.; von Hagen, C. / Angelman-Zentrum München: Stress experience and quality of life of parents of persons with Angelman syndrome

Stress experience and quality of life of parents of persons with Angelman syndrome

Patrick Pfarrer, Raphael von Hagen, Christine Makowski,
Lena Manssen & Cornelia von Hagen

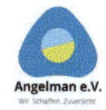

Introduction

Parents of people with Angelman syndrome have been the subject of surprisingly few research studies. Most family research in this area has focused on parents of children with more common conditions associated with intellectual disability, such as autism or Down syndrome. The characteristic behavioral features of Angelman syndrome, including severe intellectual disability, sleep disturbances, and behavioral problems, have previously been associated with increased parental stress and psychological problems. The purpose of the present study was to investigate associations between typical Angelman symptoms and parental quality of life.

Objectives

Main Objective:
- To examine the psychological impact and quality of life of mothers and fathers of individuals with Angelman syndrome.

Additional Objetives:
- To examine the influence of characteristics of individuals with Angelman syndrome on parental stress and quality of life.
- To examine the influence of the age of individuals with Angelman syndrome on specific symptom expressions.

Methods

Questionnaires	Application Area	Participants	Statistical Analyses
Family Impact Questionnaire (Ravens-Sieberer et al., 2001)	Questionnaire to assess the family burden of disease in children and adolescents	• 23 fathers, and 32 mothers • Age of the Persons with Angelman Syndrome between 2 and 35 years, mean 18.13 • Gender of the persons with Angelman Syndrome: 26 male, 29 female • Genotypes: 31 deletions, 24 others	To analyze the results of the questionnaires, participants were grouped by gender of parents, gender of individuals with Angelman syndrome, molecular subtypes, and age of affected individuals. Independent-samples t-test and one-factor analysis of variance were used to determine differences between the groups. Linear regression analyses were also used to examine the influence of age of individuals with Angelman syndrome on specific symptom expressions and parental quality of life.
Ulmer Quality of Life Inventory for Parents of Children with Chronical diseases (Goldbeck & Storck, 2002)	Questionnaire to assess the quality of life of parents of chronically ill children		
Pediatric Quality of Life Inventory (Varni et al., 2004), module "Family Impact"	Questionnaire to measure health-related quality of life in children and adolescents		
Abberant Behavior Checklist (Aman et al., 1985)	Questionnaire to assess treatment effects in severely mentally impaired persons		

Results

Differences between fathers and mothers

Mothers showed significantly lower scores in the self-realization subscale compared to fathers.

Fathers showed significantly lower scores in the problem perception subscale compared to mothers.

Differences between different molecular subtypes (deletion vs. non-deletion)

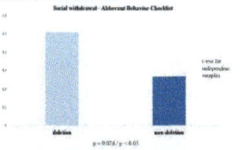

The group of parents of individuals with deletion showed significantly higher score in the subscale social withdrawal.

Influence of age of individuals with Angelman syndrome and their parents - Group comparisons - grouped by age

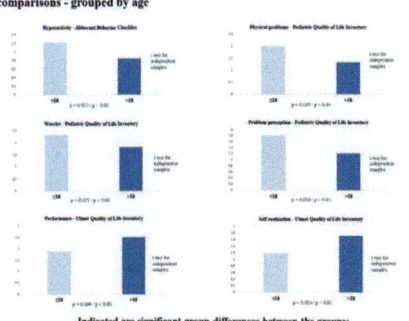

Indicated are significant group differences between the groups: ≤18 years vs. >18 years

Influence of age of individuals with Angelman syndrome on hyperactivity - linear regression analysis

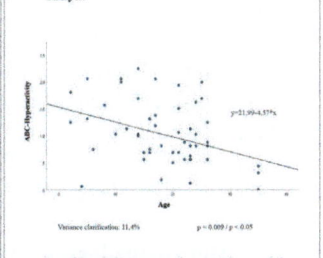

A performed linear regression analysis revealed a significant influence of age on the expression of hyperactivity. With increasing age there is a reduction of hyperactivity symptoms.

****

Soforthilfemöglichkeiten bei Herausforderndem Verhalten
Lisa Kenner

1. Einleitung

04. Juli 2021
Mein Bruder strahlt mit mir um die Wette. Es ist sein 18. Geburtstag. Die ersten Gäste kommen. Nico freut sich, rennt auf sie zu und nimmt sie in den Arm. Er rennt durch die Gegend, rennt zu den Tischen, rennt um die Tische. Klatsch. Ein Glas geht zu Boden und zersplittert in Hunderte Teile. Klatsch. Das zweite Glas fliegt. Ich sehe meinen Vater kurz vor dem Explodieren. Verzweifelte und traurige Blicke meiner Eltern. Was ist sein Problem? Was hat er denn jetzt schon wieder? Sie haben ein Gefühl zu scheitern. Meine Eltern sind am Ende, sie haben seinen Geburtstag Ewigkeiten geplant, haben stundenlang alles vorbereitet, alles ist perfekt und aus ihrer Sicht nach Nicos Ausraster trotzdem nicht gut genug. Sie beziehen das Scheitern auf sich selbst. Ich gehe auf ihn zu. Er ist durchgeschwitzt. Sein T-Shirt ist klatschnass. Ich nehme ihn in den Arm. Er weint. ...

Wir kennen alle diese Situationen. Alle sind im Stress und dann fehlt nur noch dieser eine Tropfen auf den heißen Stein. Im Folgenden werden Soforthilfemöglichkeiten in Form von Stressbewältigungsübungen sowie einer Grundhaltung aufgeführt. Um das einzuleiten, wird Herausforderndes Verhalten definiert, danach wird die Emotionsregulation und Einflussfaktoren auf diese betrachtet. Hier werden besonders die Aspekte im Säuglings-, Kleinkind- und Vorschulalter fokussiert, da unsere Vorgehensweise bei meinem 19-jährigen Bruder Nico auch daran orientiert ist. Eltern und Bezugspersonen haben einen starken Einfluss auf die Emotionsregulation, da Emotionsregulationsstrategien durch die Darbietung und Ko-Regulation von den Eltern übernommen werden können. Das bedeutet, dass Eltern Strategien benötigen, um ihre Emotionen zu regulieren und ihren Stress abzubauen, weshalb in einem weiteren Schritt Soforthilfemöglichkeiten dafür aufgeführt werden. Da eine generelle Grundhaltung von Seiten der Bezugspersonen wichtig für die Beziehung und den Umgang mit Herausfordernden Verhaltensweisen ist, wird die Grundhaltung der personenzentrierten Theorie von Rogers beschrieben.

2. Herausforderndes Verhalten

- Eine anerkannte Definition von Herausforderndem Verhalten wurde von Emerson veröffentlicht und beinhaltet die Aspekte, dass das Verhalten über einen längeren Zeitraum auftreten muss und eine Gefährdung für die Person selbst und dessen

Umfeld darstellt. Dadurch entsteht eine Einschränkung in ihren Handlungsmöglichkeiten in der Öffentlichkeit, wodurch die Teilhabe eingeschränkt wird (2001, S. 3).
- Bo Heljskov Elvén definiert „Herausforderndes Verhalten als ein Verhalten, welches den Menschen um die betreffende Person Probleme bereitet" (Elvén, 2017, S. 17). Das Verhalten führt bei den Betreuungspersonen zu einem Gefühl der Machtlosigkeit, da sie nicht wissen, wie sie damit umgehen sollen und Angst haben, die Kontrolle über die Situation zu verlieren (Elvén, 2017, S. 17).

Er unterscheidet zwischen gefährlichen Verhaltensweisen wie beispielsweise Schlagen, Treten, Beißen sowie Selbst- oder Fremdverletzung und den weniger gefährlichen Verhaltensweisen, wie Verweigerung, Beleidigung und leichte Selbstverletzung. Die Kinder verwenden das nicht gefährliche selbstverletzende Verhalten, wie sich selbst in die Hand zu beißen, oft, um die Kontrolle über die Situation zu erhalten. Den Betreuern muss bewusst sein, dass sich dieses bei dem Versuch der Hinderung zu gefährlichem selbstverletzendem Verhalten entwickeln kann, deshalb muss den Kindern immer eine Möglichkeit der Situationsbewältigung geboten werden. Die Aufgabe der Bezugspersonen ist es also, an den Ursachen zu arbeiten und nicht nur kurzfristige Verhaltensänderungen herbeizuführen. Deshalb sollte immer der Kontext, aus dem das herausfordernde Verhalten folgt, überprüft werden, um diagnostizieren zu können, wie das Verhalten beseitigt oder vorgebeugt werden kann (Elvén, 2017, S. 13–23).

3. Emotionsregulationsstrategien

Eine einheitliche Definition für die Emotionsregulation liegt bisher nicht vor. Zusammengefasst beschreibt der Begriff Emotionsregulation alle Prozesse, „die der mentalen Verarbeitung emotionaler Zustände dienen" (In-Albon, 2013, S. 19). Emotionsregulation schließt mit ein, dass Ziele verfolgt werden, auch wenn negative Gefühle zu erwarten sind, dass eigene Impulse kontrolliert werden können und dass bestimmte Emotionsregulationsstrategien eingesetzt werden, die der Situation angemessen sind. Es gibt verschiedene Emotionsregulationsstrategien, die alters- und entwicklungsabhängig sowie situativ sind. Beispielsweise schreit ein Kind, wenn es Hunger hat, würde eine erwachsene Person dieses Verhalten zeigen, wäre dieses nicht akzeptabel (In-Albon, 2013, S. 19 f.).
Emotionsregulationsstrategien müssen im Säuglings-, Kleinkind- und Vorschulalter dargeboten werden, so dass Kinder diese kennenlernen und ausprobieren können. Bevor die Regulationsstrategien selbstständig

durchgeführt werden können, benötigen die Kinder die Unterstützung ihrer Eltern (Petermann & Wiedebusch, 2016, S. 76). Im Säuglings- und Kleinkindalter findet die Regulation durch eine sogenannte Ko-Regulation durch die Eltern statt. Das heißt, dass in einer Eltern-Kind-Interaktion eine gemeinsame Regulation der Gefühle stattfindet (Petermann & Wiedebusch, 2016, S. 79). Eltern haben einen enormen Einfluss auf die Entwicklung der Emotionsregulationsstrategien ihrer Kinder, da sie modellhaft bei dem Umgang mit ihren eigenen Emotionen verschiedene Regulationsstrategien zeigen, die von dem Kind übernommen werden können. In einer Studie von Stansbury & Sigman aus dem Jahr 2000 zeigt sich, dass die Kinder überwiegend die gleichen Regulationsstrategien wie ihre Eltern nutzen (Petermann & Wiedebusch, 2016, S. 106).
Die Entwicklung der Emotionsregulation ist auch vom kindlichen Entwicklungsstand abhängig (Petermann & Wiedebusch, 2016, S. 79). Ebenso ist die Entwicklung der kommunikativen Kompetenzen und der Sprache eine der wichtigsten Entwicklungen für Emotionsregulationsstrategien (Petermann & Wiedebusch, 2016, S. 82). Das bedeutet, dass das Nutzen von Unterstützer Kommunikation ein wertvoller Begleiter sein kann (Fröhlich et al., 2019).
Die Unterstützung der Kinder in ihrer Emotionsregulation ist also wichtig, denn „Kinder, die überwiegend positive Gefühle ausdrücken und über angemessene Emotionsregulationsstrategien verfügen, sind sozial kompetent und entwickeln seltener Verhaltensstörungen" (Petermann & Wiedebusch, 2016, S. 97).
Eltern und andere Bezugspersonen haben also durch ihre eigene Regulationsstrategien sowie die Ko-Regulation einen Einfluss auf die Entwicklung der Emotionsregulation ihrer Kinder. Deshalb werden nun verschiedene Stressbewältigungsstrategien für eine Erleichterung mit den eigenen Gefühlen und dem Stress im Alltag erläutert.

4. Stressbewältigungs-Übungen
Im Folgenden werden einige Übungen dargestellt, die in meiner Familie in letzter Zeit durchgeführt wurden und die sich bewährt haben. Dabei wollte ich mich auf drei wesentliche beschränken, die Erste wird hauptsächlich von uns als Bezugspersonen zum Stressabbau verwendet, während die anderen im direkten Umgang mit Nico angewendet werden.

Das Schnäuzen
Claudia Croos-Müller hat das Buch „Nur Mut! Das kleine Überlebensbuch" verfasst. Hier bietet sie 12 ½ Soforthilfe-Übungen für Gelassenheit und Mut an. Diese verhelfen zu mehr Ruhe in den Gedanken und Gefühlen (2012, S.

2f.). Eine davon hat es mir und meiner Familie besonders angetan, deshalb möchte ich diese in diesem Rahmen teilen. Die vierte Übung, das Schnäuzen. Das klingt absurd, ist aber wahnsinnig effektiv.

Wenn der Stress kommt, nimm ein Taschentuch und schnäuze deine Nase so fest und wenn möglich, so laut, wie du kannst.
Du kannst dir dabei vorstellen, dass du deine ganzen Sorgen, deinen Ärger und deinen Frust aus Dir heraus schnäuzst in das Taschentuch hinein.
Das Taschentuch kannst du dann mit dessen Inhalt zusammenknüllen und wegwerfen.
Diese Übung ist deshalb so praktisch, weil sie unauffällig ist sowie schnell und jederzeit ohne Planung durchgeführt werden kann (Croos-Müller, 2012, S. 18).

Die „Ho Ho Ha Ha Ha"-Übung
Diese Übung nutzt Nico aktiv und er hat dabei sehr viel Freude. Wir praktizieren diese seit ungefähr einem Jahr und oft fordert Nico uns auf, diese mit ihm zu machen. Aufgrund des Lachens erachte ich diese als besonders wertvoll. Hier steht ein gemeinsames Lachen im Vordergrund, es müssen nicht alle Schritte so durchgeführt werden können, wie folgend aufgeführt. Deshalb sind keine Voraussetzungen nötig.
Stelle oder setze dich bequem hin.
Fasse mit beiden Händen an den Bauch und sprich die Silben „Ho Ho Ha Ha Ha".
Wiederhole diese mehrmals.
Um die Übung zu verstärken, kannst du nun mit deinen Händen die Silben klatschen. Die Finger können dabei gespreizt sein und unter Spannung gehalten werden. Diese Übung 5-7-mal wiederholen.
Auswirkungen:
- *erhöht sofort unser Energieniveau*
- *bringt umgehend Entspannung*
- *lädt zur Fröhlichkeit ein*

Diese Übung kann als Schlachtruf gegen den Stress eingesetzt werden. Ein weiterer Vorteil hier ist, dass die Übung allein, mit einem Partner oder in der Gruppe durchgeführt werden kann. (vgl. Emmelmann, 2019)

Das Atmen
Als letzte Übung möchte ich noch das Atmen auflisten. Auch Elvén empfiehlt Atemübungen (2017, S. 69). Bewusst die Aufmerksamkeit auf die Atmung zu lenken und dabei tiefe Atemzüge zu nehmen.

Wenn ich bei Nico merke, dass sein Erregungsniveau steigt, so sage ich ihm seit einigen Monaten, dass er die eine Hand auf die Brust und die andere auf den Bauch legen und so tief einatmen soll, dass er die Bewegung des Bauches mit beiden Händen spürt. In dieser Position muss Nico mehrere Atemzüge nehmen. Manchmal hält er sich dabei auch die Augen zu.
Diese Übung finde ich wertvoll, da hier sowohl die Regulation durch andere erfolgen kann, beispielsweise wenn begleitende Personen die Handführung übernehmen und die Hände gemeinsam auf die Brust und den Bauch legen und lediglich das Atmen allein durchgeführt werden muss. Die Übung kann jedoch auch durch ein Führen der Hände zur richtigen Stelle und ein darauffolgendes Zuschauen beim Atmen erfolgen, hier merkt die entsprechende Person, dass auch eine selbstständigere Regulierung erfolgen kann. Die Übung ist also durch verschiedene Varianten geprägt.

5. Haltung

Im Rahmen meiner letzten mündlichen Prüfung habe ich mich mit der Schüler:innen-Lehrer:innen-Beziehung beschäftigt. Dabei zeigte sich die Wichtigkeit der Lehrerpersönlichkeit und auch die Haltung dieser. In der Metastudie von Hattie wird die personenzentrierte Haltung als wertvoll erachtet. In Klassen, in welchen Lehrer:innen personenzentriert arbeiteten, zeigten die Schüler:innen mehr Engagement, brachten sich selbst und anderen mehr Respekt entgegen und es gibt weniger widerständiges Verhalten von Schüler:innen (Dollase, 2013, S. 90). Rogers selbst stellt weiterhin heraus, dass der personenzentrierte Ansatz, welcher eine Grundhaltung darstellt, überall dort genutzt werden kann, wo zwischenmenschliche Beziehungen eingegangen werden, also auch in Partnerschaften oder Familie (Edinger, 2010, S. 12). Diese Grundsätze habe ich daraufhin meinen Eltern an die Hand gegeben, mit der Hoffnung, dass diese auch ihre Beziehung zu Nico bessern würde und die Verhaltensauffälligkeiten minimieren oder zumindest einen anderen Blickwinkel darauf geben können. Im Folgenden werde ich deshalb die 3 Grundhaltungen, die Carl Rogers personenzentrierte Theorie beinhaltet, darstellen.

- bedingungslose Wertschätzung
- Verstehen
- Echtheit/Kongruenz

Die **bedingungslose Wertschätzung** meint, dass die Wertschätzung nicht mit Bedingungen verknüpft werden und davon abhängig gemacht werden. Das heißt, dass Eltern ihr Kind schätzen, auch wenn sie nicht all seine Verhaltensweisen für gut befinden. Denn wenn ein Kind spürt, dass seine Eltern es bedingungslos annehmen, kann es seine Entwicklungs-

möglichkeiten entfalten und so neue Erfahrungen machen (Altenthan, 2014, S. 382).
Das *Verstehen* meint, sich in eine andere Person hineinzuversetzen, also empathisch zu sein. Dazu gehört zum einen, sich in die innere Welt des Anderen einzufühlen, das bedeutet sich über die Gefühle des anderen bewusst zu werden und das Eindenken in die subjektive Welt des Anderen, damit ist gemeint, was beispielsweise der mögliche subjektive Sinn einer bestimmten Verhaltensweise ist (Altenthan, 2014, S. 382).
Echtheit meint, dass die Eltern aufrichtig zu ihren Kindern sind und dass die Handlungen der Eltern mit ihren Einstellungen übereinstimmen (Altenthan, 2014, S. 382).
Beispielsweise wird auf die Bedürfnisse des Kindes so weit wie möglich eingegangen, wenn notwendig werden jedoch klare und überschaubare Grenzen gesetzt sowie Anweisungen gegeben, die immer begründet werden können (Altenthan, 2014, S. 383).
Weiter wird in der personenzentrierten Theorie eine klare **Trennung von Person und Sache** vollzogen. Das bedeutet, dass die Erziehung an der Sache orientiert werden muss. Also sollen erzieherische Maßnahmen wie Lob, Belohnung, Strafe nicht auf das Kind selbst sondern dessen Verhalten gerichtet werden. Die Verhaltensweisen sollten nicht auf sich selbst bezogen werden, da sonst eine Reaktion auf Beziehungsebene erfolgt (Altenthan, 2014, S. 383). Diese Grundsätze der bedingungslosen Wertschätzung, des Verstehens und der Echtheit sind gut und wichtig für eine positive Beziehung. Die Beziehung ist wiederum Grundlage für Erziehung und ein Gespür für das Verhältnis von sich und anderen.

6. Schluss

Zusammenfassend kann nun gesagt werden, dass das Umfeld, also die Bezugspersonen, Einfluss auf das Verhalten haben. Beispielsweise durch die Unterstützung beim Ausbilden der Emotionsregulation. Die Emotionen von sich selbst zu regulieren und so mit gutem Vorbild voranzugehen. Das heißt, die Arbeit beginnt bei uns selbst. Bei unserem Emotionsausdruck, der Reflexion, also ob genügend über Emotionen gesprochen wird und wie diese bewältigt werden. Wir müssen uns bewusst sein, dass wir mit gutem Vorbild vorangehen, da unser Verhalten möglicherweise übernommen wird. Das heißt, es ist auch wichtig für uns, bestimmte Strategien zu kennen, die uns helfen, unseren Stress und die Emotionen zu regulieren und auch die Kinder, Jugendliche und Erwachsene in ihrer Regulation zu unterstützen.
... Ich weiß, dass sein Verhalten subjektiv sinnvoll sein muss. Ich versuche mir auszumalen, was er womöglich gedacht haben könnte. Ich stelle mir vor, wie es sein muss, dass man seit Monaten keine anderen Menschen mehr

getroffen hat und nun sehr viele Menschen auf einmal um sich hat, alle wollen etwas von einem und ich denke, dass Nico glücklich ist, ich denke, dass er so viele Sinneseindrücke hat und dass er sich so freut, dass sein Erregungszustand immer weiter steigt, was dazu führt, dass er seine Emotionen vielleicht nicht mehr selbst regulieren kann und genau dafür die Hilfe von außen braucht.

Literatur
- Altenthan, Sophia et al. (2014). Die personenzentrierte Theorie. In Hobmaier, Hermann (Hrsg.) Pädagogik/Psychologie für das berufliche Gymnasium Baden-Württemberg. Band 2. Bildungsverlag EINS.
- Croos-Müller (2012). *Nur Mut! Das kleine Überlebensbuch.* Soforthilfe bei Herzklopfen, Angst, Panik & Co. Kösel.
- Dolasse, Rainer (2013). *Lehrer-Schüler Beziehungen und die Lehrerpersönlichkeit - wie stark ist ihr empirischer Einfluss auf Leistung und Sozialverhalten?* In Krautz, Jochen; Schieren, Jost (Hrsg.), Persönlichkeit und Beziehung als Grundlage der Pädagogik, (S. 85- 94). Beltz Juventa.
Edinger, Ina (2010). *Erzieherische Grundhaltungen im Personenzentrierten Ansatz.* Inwiefern nimmt die Personenzentrierte Erziehung Einzug in das österreichische Regelschulsystem?. Universität Wien.
- Elvén, B. H. (2017). *Herausforderndes Verhalten vermeiden. Menschen mit Autismus und psychischen oder geistigen Einschränkungen positives Verhalten ermöglichen* (2. durchgesehene Auflage). Tübingen: dgvt Verlag.
- Emerson, E. (2001). *Challenging Behaviour: Analysis and intervention in people with severe intellectual disabilities* (2. Auflage). University of Camebridge: Camebridge University Press.
- Emmelmann, Christoph (2019). *Das kleine Lachyoga-Buch.* Mit Lach-Übungen zu Glück und Entspannung. dtv Verlagsgesellschaft mbH & Co. KG.
- Fröhlich, N., Castañeda, C., & Waigand, M. (2019). *(K)eine Alternative haben zu herausforderndem Verhalten?!: ein Praxisbuch mit Begleitposter für Eltern, ein Buch mit Begleitposter für Eltern, pädagogische Fachkräfte, Therapeuten und Interessierte.* Monika Waigand.
- In-Albon, Tina (2013). Theoretischer Hintergrund zur Emotionsregulation.
- In In-Albon, T. (Hrsg.) Emotionsregulation und psychische Störungen im Kindes- und Jugendalter. Grundlagen, Forschung und Behandlungsansätze. Kohlhammer.
- Petermann, Franz & Wiedebusch, Silvia (2016). Emotionale Kompetenz bei Kindern (3. Überarb. Aufl.). Hogrefe.

Quellen für den Hauptteil dieses Kapitels:
- Hejlskov Elvén, B.: Herausforderndes Verhalten vermeiden: Menschen mit Autismus und psychischen oder geistigen Einschränkungen positives Verhalten ermöglichen
- Kannegießer-Leitner, C.: Das Angelman-Syndrom besser verstehen – Handbuch für Eltern und andere Fachleute, Sequenz Medien Produktion, 2018

■■

Weitere zu empfehlende Literatur, die bereits in einem der obigen Familienberichte erwähnt ist, stellt das Buch von Tanja Sappok und Sabine Zepperitz dar:
Das Alter der Gefühle: Über die Bedeutung der emotionalen Entwicklung bei geistiger Behinderung,
Hogrefe AG; 2., überarb. Aufl. 2019 Edition (26. August 2019)

In diesem Buch erläutern die Autorinnen, welche Gefühle im Verlauf der kindlichen Entwicklung bis hin zum Erwachsenen durchlaufen werden und verweisen darauf, wie diese Gefühle bei einer z.B. durch ein genetisches Syndrom beeinträchtigten Entwicklung bestehen bleiben können.
Diese Beurteilung des Gegenübers ist von großer Bedeutung, da man nur so die richtige Gefühlsebene im Umgang mit unseren erwachsenen Kindern mit AS treffen kann.
Dies Problem, wie man einen jungen Menschen mit AS am besten behandeln soll, ist in meinem vorliegenden Buch schon des Öfteren angesprochen worden. Die einen Erwachsenen mit AS haben sich trotz aller Beeinträchtigungen soweit entwickelt, dass sie wie Erwachsene behandelt werden möchten. Die anderen sind jedoch kindlich geblieben und müssen deswegen auch kindlicher angesprochen werden.
Diese Möglichkeiten im Umgang mit kognitiv beeinträchtigten Menschen in Bezug auf die einzelnen Gefühle und psychischen Ebenen übertragen, wird in dem Buch von Sappok und Zepperitz sehr gut erklärt, so dass es eine ausgesprochen gute Hilfestellung für den Alltag im Umgang mit Erwachsenen mit AS geben kann.

CKL

Im Folgenden Gedanken einer Mutter, was aus der speziellen Situation unserer Kinder mit Angelman-Syndrom an Bedürfnissen resultiert

Von Leons Mutter:

Das Leben mit einem Angelman- Kind!
So sieht uns die Öffentlichkeit:
Nette, bemühte Familie mit krankem, aber fröhlichem behinderten Kind, das nun mittlerweile schon erwachsen geworden scheint und einer starken Mutter, die viel für ihr Kind opfert und nicht zu beneiden ist.
Was das Leben mit solchen Kindern wirklich bedeutet:
24 Stunden Tag für Tag in Bereitschaft zu sein, in Angst lebend, dass das Kind von einem Anfall geplagt wird, stürzt, weil es zu wenig Gleichgewicht hat, schlaflose Nächte, viele Medikamente tagtäglich seinem Kind schmackhaft zu machen, unzählige Krankenhausaufenthalte, ewiges Rätseln, wo denn die Schmerzen liegen könnten, wenn es welche hat, weil das Kind es selbst nicht sagen kann und auch fast nicht spürt, Narkosen bei den einfachsten Untersuchungen, Angst vor dem Ersticken, da sie alles verschlucken könnten, ohne mit der Wimper zu zucken, den Ärzten vertrauen, dass sie richtig handeln, obwohl wir Eltern die besseren Ärzte sind... Und vieles mehr...
Ich wünschte, man würde uns Eltern viel mehr Glauben schenken, dann könnten viele Situationen manchmal sogar Leben retten.... Wir haben es vor ein paar Tagen leider wieder hautnah erleben müssen!
Wir können unsere Kinder auch nicht guten Gewissens in fremde Hände übergeben, um einfach mal durchzuschnaufen, ohne dabei vor Angst, dass etwas passieren würde, halb zu sterben, weil Angelman Kinder NIEMALS und KEINE Sekunde ohne Aufsicht sein können - egal welchen Alters.
Es werden so viele Summen für unnötige Dinge ausgegeben. Ich finde es sehr schade, dass in der heutigen Zeit, es zu wenig Betreuungsmöglichkeiten mit geschultem Personal sowie Wohnheime und vor allem Kurzzeitpflegen- auch für "aktive" behinderte Menschen, wie unseren Kindern gibt.
Wir Angelman Eltern sind immer und mit Herz für unsere Kinder da. Jeden Tag, jede Sekunde. Doch was wird sein, wenn wir als Eltern mal die Kraft verlieren, durch Krankheit länger ausfallen oder es körperlich nicht mehr schaffen unsere Kinder zu versorgen? Jeder von uns möchte doch, solange es geht, für seine Kinder selbst sorgen, aber das geht nur, wenn es in Zukunft durch das Land mehr Unterstützung geben würde...

Petra Hameseder

Angelman-Verein Österreich

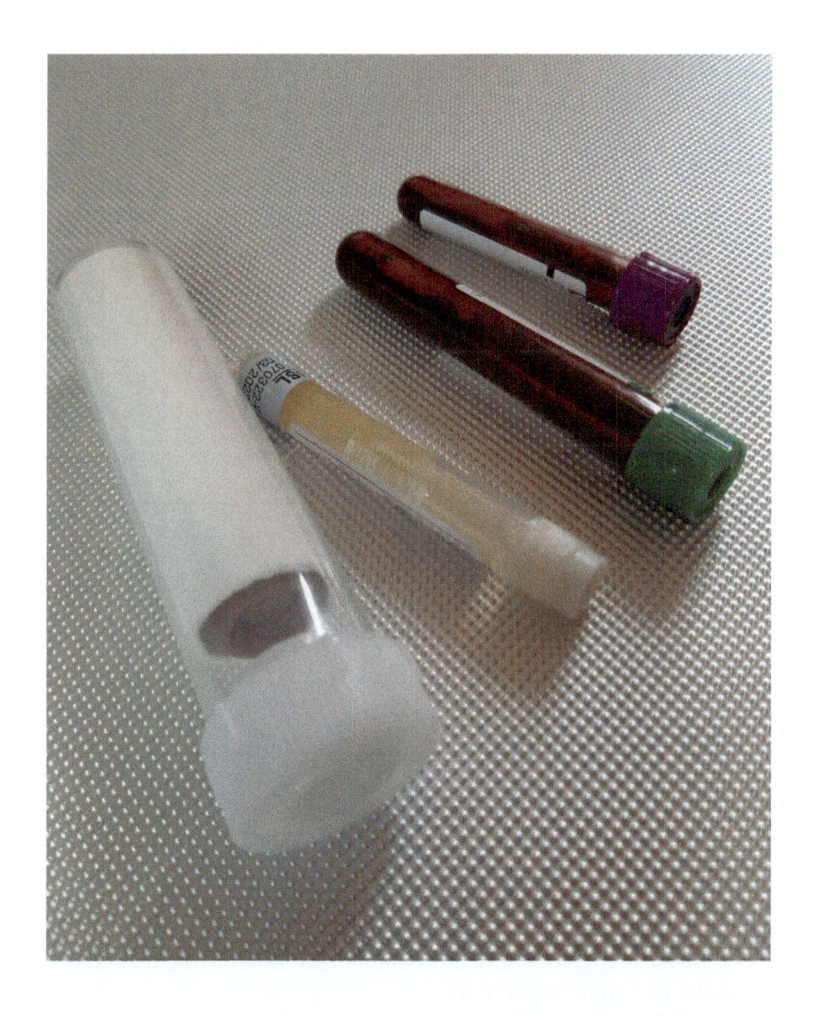

Labordiagnostik beim Angelman-Syndrom

In diesem Kapitel alle Details und Zusammenhänge über die üblicherweise durchgeführten Laborwerte zu beschreiben, würde den Rahmen des vorliegenden Buches sprengen. Aus diesem Grund verweise ich auf andere Literatur, in denen die gängigsten Laborwerte sehr gut und verständlich erklärt werden:

> *Laborwerte einfach erklärt: Entschlüsseln Sie Ihren Laborbericht zu Blutwerten, Mikro- und Makronährstoffen, Bakterien, Viren und Hormonen*
> *Von Atilla Duyar und Nico Laur, 18. Mai 2021, Riva-Verlag*

> *Laborwerte verstehen. Kompakt-Ratgeber: Blut-, Urin- und Stuhlanalysen - Normalwerte im Überblick - Fachbegriffe und wichtige Abkürzungen, 7. Auflage*
> *Von Maria Lohmann, 3. Mai 2019, Mankau-Verlag*

> *Meine Laborwerte – den Laborbericht verstehen, 5. aktualisierte Auflage*
> *Von Matthias Bastigkeit und Prof. Dr. Peter B. Luppe, 2020, Stiftung Warentest, Berlin*

Etliche Details habe ich im folgenden Kapitel hieraus übernommen, denn diese Werke (oder auch ähnliche) bieten sehr gut die Grundlagen der Labordiagnostik an. Aus diesem Grund beschränke ich mich jeweils auf eine sehr verkürzte Beschreibung.

Insbesondere gehe ich auf diejenigen Laborwerte ausführlicher ein, die speziell beim Angelman-Syndrom oder bei den Medikamenten, die oft beim Angelman-Syndrom gegeben werden, besonders wichtig sind. Diese Zeilen sind in „kursiv" geschrieben.

Laboruntersuchungen werden mehrheitlich aus Körperflüssigkeiten bestimmt. Es kommen in Frage:
- ➢ **Blut**
- ➢ **Urin**
- ➢ **Stuhl**
- ➢ **Speichel**
- ➢ Sputum
- ➢ Sperma
- ➢ **Liquor**
- ➢ Knochenmark
- ➢ Zusätzlich noch die Möglichkeit der **Haaranalyse**

Speziell werde ich im Folgenden auf die Laborparameter von *Blut, Urin, Stuhl, Speichel* und *Liquor* eingehen, da diese Parameter beim Angelman-Syndrom am häufigsten durchgeführt werden. Für die weiteren Laborwerte verweise ich auf z.B. obenstehende Literatur.
Üblicherweise ist auf dem jeweiligen Laborbefund nicht nur der aktuelle Wert des Patienten, sondern auch der Normbereich notiert. Dieser kann je nach Geschlecht, Alter und auch Labor variieren.

Beginnen möchte ich mit den Laborwerten unter spezieller Berücksichtigung der einzelnen Organe, wobei ich das Blut der Einfachheit halber auch den Organen zurechne:

ORGANE und die entsprechenden LABORWERTE

Hinweis von meiner Seite aus: Da unterschiedliche Labore z.T. sehr unterschiedliche Normalwerte haben, verzichte ich auf die Nennung solcher Werte, um Verunsicherung beim Lesen zu vermeiden.

BLUT
Das Blutbild
Es gibt das *Kleine Blutbild*, das *Große Blutbild* und das *Differentialblutbild*. Als *Differentialblutbild* wird die Aufteilung und genaue Beschreibung der weißen Blutkörperchen beschrieben, so dass sich das *Große Blutbild* aus dem *Kleinen Blutbild* plus dem *Differentialblutbild* zusammensetzt.

Kleines Blutbild
Das kleine Blutbild gehört oft zur Routinediagnostik dazu.

Das kleine Blutbild umfasst folgende Bestandteile:
- Erythrozyten (Erythrozytenzahl pro Volumeneinheit)
- Hämoglobinkonzentration
- Hämatokrit (Verhältnis der festen Blutbestandteile zu den flüssigen)
- Erythrozyten-Merkmale
    - MCH (mittlere korpuskuläre Hämoglobinmenge eines Erythrozyten)
    - MCHC (mittlere korpuskuläre Hämoglobinkonzentration)
    - MCV (mittleres korpuskuläres Volumen)
- Erythrozytenverteilungsbreite
- Leukozyten (Leukozytenzahl pro Volumeneinheit)
- Thrombozyten (Thrombozytenzahl pro Volumeneinheit)

Spezielle Fragestellungen für das kleine Blutbild können sein:
- Das Hämoglobin ist ein wichtiger Bestandteil der roten Blutkörperchen. Es entspricht dem roten Blutfarbstoff. Bei Verdacht auf Blutarmut/Anämie ist der **Hämoglobinwert** interessant. *Menschen mit Angelman-Syndrom können recht schnell einen niedrigen Hämoglobinwert haben, da bei ihnen oft ein Eisenmangel festgestellt wird und der Organismus zur Herstellung des Hämoglobins Eisen benötigt. Hämoglobin bindet Sauerstoff und Kohlendioxid und sorgt so für deren Transport.*
- Die **Zahl der Erythrozyten, der roten Blutkörperchen,** (und anderer Zellen, die sich recht schnell teilen) wird reduziert, wenn zu wenig Folsäure im Magen aufgenommen wird. Dies ist dann der Fall, wenn man z.B. durch Säureblocker (Omeprazol und Pantoprazol) die Magensäure reduziert – was bei Menschen mit AS relativ häufig der Fall ist, und das Magenmilieu für die Aufnahme von Folsäure zu wenig sauer ist. Die Aufgabe der Erythrozyten ist, über das in ihnen vorhandene Hämoglobin, Sauerstoff zu transportieren.
- Der **Hämatokritwert** beschreibt den Anteil der festen Blutbestandteile. Er kann zumindest näherungsweise Aufschluss darüber geben, ob viel zu wenig Flüssigkeit aufgenommen wurde.
- Die **Leukozyten (weiße Blutkörperchen)** sind wichtig bei einem Infektgeschehen, sie dienen der Abwehr der Infektion.
- Die **Thrombozyten** (Blutplättchen) spielen bei der Gerinnung eine wichtige Rolle.
Etliche Medikamente beeinflussen einzelne Parameter des Kleinen Blutbildes.

<u>Großes Blutbild:</u>
Dies entspricht dem Kleinen Blutbild plus dem Differentialblutbild. Das Differentialblutbild beschreibt die unterschiedlichen Arten der Leukozyten (weiße Blutkörperchen). *Zu den Leukozyten gehören die Granulozyten, die Monozyten und die Lymphozyten*. Das große Blutbild wird vor allem bei Verdacht auf eine akute oder chronische Infektionskrankheit oder bei Verdacht auf die unterschiedlichen Formen der Leukämie bzw. deren Ausschluss angefertigt.
- **Neutrophile Granulozyten** sind spezialisierte Immunzellen, die Bakterien, Viren und Pilze bekämpfen.
- **Eosinophile Granulozyten** dienen in der Immunabwehr als Fresszellen. Sie wehren Parasiten ab. Der Name geht auf die Färbung zurück.
- **Basophile Granulozyten** wehren ebenfalls Parasiten ab. Sie weisen in der Färbung basophile Lücken auf, daher der Name.

- Die **Monozyten** dienen in der Abwehr als sogenannte Fresszellen, was bedeutet, dass durch sie Krankheitserreger vernichtet werden.
- **Lymphozyten** dienen ebenfalls der Abwehrfunktion des Körpers und sind in ihren Aufgaben spezialisiert. Sie dienen der Antikörperproduktion und der Erkennung und Beseitigung von Krankheitserregern.

SCHILDDRÜSE

Die Schilddrüse arbeitet in einer Art Regelkreis. Sie benötigt zur Herstellung der Schilddrüsenhormone Jod aus der Nahrung. In Gegenden mit wenig Jod in Luft und Nahrung, also fernab des Meeres wie z.b. im Schwarzwald, findet man recht häufig eine sogenannte Jodmangelstruma (Kropfbildung aufgrund Jodmangels). Allerdings wird heutzutage über die Bestimmung der Schilddrüsenhormone und gegebenenfalls Substitution von Jod erfolgreich dagegen gesteuert.

Es gibt folgende Schilddrüsenhormone:
- ➢ T3- Trijodthyronin
- ➢ T4- Tetrajodthyronin oder auch Thyroxin genannt
- ➢ fT3- freies Trijodthyronin
- ➢ fT4 – freies Thyroxin
- ➢ TSH- Thyroidea stimulierendes Hormon

Der größte Teil der Schilddrüsenhormone, T3 und T4, ist an Proteine gebunden. Der nicht gebundene Anteil (oder auch „freier Anteil" genannt), fT3 und fT4, ist der biologisch wirksame Anteil.
Sinken T3 und T4 springt die Hirnanhangsdrüse an und produziert TSH. Steigen T3 und T4, fällt TSH wieder ab. Man nennt dies auch negative Rückkoppelung.
Oft wird leider nur der TSH-Wert bestimmt, um eine Schilddrüsenunterfunktion oder Schilddrüsenüberfunktion zu diagnostizieren. Da es jedoch auch hilfreich sein kann zu wissen, ob fT3 oder fT4 erniedrigt ist, macht es Sinn, auch diese Schilddrüsenwerte zu bestimmen.
Da diese jedoch einer großen Tagesschwankung unterliegen, sollte man sie nicht isoliert, sondern immer neben fT3 und fT4 auch noch TSH bestimmen.
Bei bestimmter Fragestellung, z.B. nach einer Hashimoto-Thyreoiditis, ist auch ein sogenannter TPO-Antikörpertest sinnvoll.
Wie bereits geschrieben ist eine Schilddrüsendiagnostik im Schwarzwald sicherlich häufiger sinnvoll als an der Nordseeküste. Jedoch auch bei der

Gabe bestimmter Medikamente sollte man regelmäßig diese Werte (also fT3, fT4 und TSH) bestimmen. Dies ist z.B. bei Valproat der Fall, denn Valproat kann als Langzeitwirkung zu einer Schilddrüsenunterfunktion führen.

Für alle, die sich intensiver über die Schilddrüse, ihre Aufgaben und Diagnostik informieren möchten, hier der Link zu einer ausgezeichneten Website, verbunden mit der Möglichkeit zu einem persönlichen Telefonat mit deren Spezialisten: www.forum-schilddruese.de

Laborwerte die LEBERFUNKTION betreffend

Zum einen ist die Leber ein Organ, welches Giftstoffe abbaut und den Organismus davon befreit. Auf der anderen Seite speichert sie wichtige Stoffe.

Die wichtigsten Laborparameter sind:
- GOT (Glutamat-Oxalazetat-Transaminase)
- GPT (Glutamat-Pyruvat-Transaminase)
- Gamma-GT (Gamma-Glutamyl-Transferase)
- AP (alkalische Phosphatase)
- Bilirubin
- Cholinesterase (CHE)
- LDH (Laktatdehydrogenase)
- Ammoniak im Blut

- Mithilfe der **GOT** kann bereits in einem frühen Stadium die Schädigung der Leber oder auch der Gallenwege erkannt werden.

- **GPT** kommt hauptsächlich in der Leber vor, so dass ein Anstieg von GPT auf eine Leberschädigung hinweist. Allerdings sollten, um eindeutige Hinweise zu erhalten, GOT *UND* GPT erhöht sein, da bei isolierter Erhöhung von GOT der Verdacht auf einen Herzinfarkt geäußert werden müsste.

- **Gamma-GT**: Je höher dieser Wert, desto stärker die Leberschädigung.

- Die **Alkalische Phosphatase** kommt nicht nur spezifisch in der Leber vor, so dass man bei einer Erhöhung nach der Unterklasse, die noch genauere Hinweise geben kann, die Situation beurteilen muss.

- **Bilirubin** ist ein Farbstoff der Galle, der beim Abbau der roten Blutkörperchen entsteht. Es gibt das sogenannte Gesamt-Bilirubin, das direkte und das indirekte Bilirubin. Wird z.B. der Galleabfluss gestört (verhindert), reichert sich das Bilirubin im Blut an und färbt hierüber die Haut gelb – bis hin zu gelber Bindehaut des Auges, somit zu einer Gelbsucht.

- Mit der Bestimmung der **Cholinesterase** kann man die Leistungsfähigkeit der Leber messen.
- Die **LDH** ist sowohl bei einer Hepatitis und/oder einem Herzinfarkt erhöht.
- **Ammoniak** entsteht beim Abbau von Proteinen in allen Organen des Körpers. Normalerweise wird Ammoniak in der Leber in Harnstoff umgewandelt, der dann über die Nieren mit dem Urin aus dem Körper ausgeschieden wird. Stark erhöhte Ammoniakwerte wirken neurotoxisch (Hacke, W. /Herausg. 2016), schädigen somit das Gehirn.

Die Bestimmung von Ammoniak ist etwas aufwendig (Ostendorf, N. et al. 2020), da bestimmte Voraussetzungen gegeben sein müssen (Bestimmung aus Vollblut oder Plasma, gekühltes Röhrchen, Transport im Eiswasserbad u.a.)

Ammoniak wird meist im Rahmen einer Untersuchung der Leberleistung bestimmt, bei Patienten mit Angelman-Syndrom hauptsächlich unter Valproat-Medikation.

Allerdings können auch andere Medikamente leberschädigend sein, insbesondere bei langandauernder Gabe, hierunter Medikamente, die häufig von Menschen mit Angelman-Syndrom eingenommen werden. Insofern ist insbesondere bei Antiepileptika eine regelmäßige Kontrolle der Leberwerte wichtig, siehe Kapitel „Medikamente".

MAGEN

Eine Magenschleimhaut-Entzündung oder ein Magengeschwür führt weniger zu speziellen Laborbefunden. Die Diagnostik erfolgt eher mit einer Magenspiegelung. Allerdings wird die Diagnose auf die Ursache der Magenschleimhautentzündung oder eines Magengeschwürs mit einem sogenannten Atemtest durchgeführt, mit dem man (13C-Harnstoff-Atemtest) Heliobacter pylori nachweisen kann. Denn die Ursache eines Magengeschwürs ist nicht wie lange Zeit angenommen, zu hoher Stress mit Übersäuerung des Magens, sondern eine bakterielle Infektion mit Heliobacter pylori.

Bei Menschen mit Angelman-Syndrom kommt die Neigung zu GERD **Gastroösophagealer Reflux** *hinzu (siehe „Das Angelman-Syndrom besser verstehen – Band 1"). Gerade bei denjenigen, die hierzu neigen, kann man nicht jedes Mal eine eingreifende Magenspiegelung durchführen. Man muss sich in dieser Situation eher auf andere Zeichen – empirischer Art – stützen: So z.B., wenn in einer aufregenden Situation oder nach aufregenden Tagen nicht nur Luft aufgestoßen wird, sondern dies auch noch eher „feucht" klingt. Dies wäre für mich ein* *diagnostisches Zeichen (wenn auch kein objektiv durch ein Labor gesichertes Zeichen), medikamentös, z.B. mit Gaviscon, einzuschreiten, denn dieses Mittel legt sich als Schaum oben auf den Mageninhalt und schützt so den unteren Teil der Speiseröhre vor dem sauren Magenmilieu.*

HERZ
- Myoglobin
- Kreatinkinase
- GOT-Werte
- Cardiales Troponin T und Troponin I
- Laktatdehydrogenase (LDH)
- Brain Natriuretic Peptide (BNP)

- Myoglobin
Durch das Myoglobin wird die Muskulatur rot gefärbt. Wird der Muskel geschädigt, tritt das Myoglobin bereits nach kurzer Zeit aus, was man z.B. für die Diagnose eines Herzinfarktes verwenden kann.

- Kreatinkinase
Da die Kreatinkinase nicht nur bei einem Herzinfarkt erhöht ist, sondern auch bei anderen Muskelverletzungen, gibt es verschiedene Untergruppen, deren unterschiedliches Verteilungsmuster in seiner Gesamtheit jeweils zu berücksichtigen ist.

- GOT-Werte
Die GOT steigt ca. 4 Stunden nach einem Herzinfarkt an und ist bis zu 16 Stunden erhöht. Ist isoliert die GOT betroffen, spricht dies für einen Herzinfarkt. Wenn jedoch zusätzlich zur GOT die GPT erhöht ist, spricht es eher für eine Lebererkrankung.

- Cardiales Troponin T und Troponin I
Die Troponine werden sowohl für die Diagnostik eines frischen Herzinfarktes als auch für die Abschätzung eines drohenden Herzinfarktes herangezogen. Es gibt für den Notfall einen sogenannten Troponin-Schnelltest.

- Laktatdehydrogenase
Mit der LDH wird ein Herzinfarkt in seiner Spätphase diagnostiziert. Die LDH ist jedoch nicht spezifisch für einen Herzinfarkt, sondern ist auch erhöht, wenn andere Körperzellen absterben.

- Brain Natriuretic Peptide
Dieses Hormon wird nur in den Herzkammern gebildet. Es ist wichtig für den Wasser- und Salzhaushalt. Es dient als Indikator für eine Herzschwäche.

BAUCHSPEICHELDRÜSE
- Amylase (AMY)
- Lipase (LIP)

- Die **Amylase** ist ein Verdauungsenzym, welches insbesondere in der Bauchspeicheldrüse gebildet wird. Sie spaltet die mit der Nahrung aufgenommenen Zuckermoleküle, damit diese vom Organismus besser weiter verarbeitet werden können. Eine Erhöhung dieses Enzyms – sowohl im Blut als auch im Urin nachweisbar – weist auf eine Entzündung der Bauchspeicheldrüse hin.

- Die **Lipase** ist ein Verdauungsenzym, welches hauptsächlich für die Fettverdauung zuständig ist, indem sie die Nahrungsfette in einfacher zu verarbeitende Grundbausteine zerlegt. Entscheidend für eine Entzündung der Bauchspeicheldrüse sind die Werte der Pankreaslipase.

LUNGE
Die Labordiagnostik der Lunge wird über die Blutgasanalyse durchgeführt.

Folgende Parameter gibt es bei der Lungendiagnostik:
- pO_2-Wert: Sauerstoffpartialdruck
- pCO_2-Druck: Kohlendioxidpartialdruck
- pH-Wert
- HCO_3-Wert (Bicarbonat)

Die Lunge sorgt für die Aufnahme von Sauerstoff (Sauerstoffpartialdruck steigt) und Abgabe von Kohlendioxid (der vorher gestiegene Kohlendioxidpartialdruck fällt wieder). Hierdurch wird erreicht, dass das Blut weder zu sauer noch zu basisch ist. Die Diagnostik geschieht über den pH-Wert und den Bicarbonat-Wert.

NIERE
- Cystatin C
- Kreatinin
- Kreatinin-Clearance
- Harnstoff

Die Aufgabe der Niere ist es, Giftstoffe aus dem Körper auszuscheiden. Dies geschieht über den Urin. Sie reguliert den Blutdruck und ist für die Bildung lebenswichtiger Hormone zuständig.
- **Cystatin C** ist ein Eiweiß und zeigt die Leistungsfähigkeit der Nieren an bzw. ihre Funktionseinschränkung.
- **Kreatinin** ist ein Stoffwechselendprodukt, welches aus Kreatin bei Muskelkontraktionen entsteht. Es wird über die Nieren im Urin ausgeschieden. Bei Schädigung der Nieren reichert es sich im Blut an. Das Kreatinin ist jedoch erst bei einer deutlichen Nierenschädigung erhöht.
- **Kreatinin-Clearance** beschreibt die Tatsache, dass für den Organismus unnütze Stoffe über die Niere im Urin ausgeschieden und für den Organismus wichtige Stoffe dem Körper wieder zurückgeführt werden.
- Wenn Eiweiß abgebaut wird, entsteht als Hauptabbauprodukt **Ammoniak**, der wiederum zu **Harnstoff** abgebaut wird und dieser dann über die Nieren im Urin ausgeschieden wird.

BLUTGERINNUNG

Die Blutgerinnung dient dazu, bei einer Verletzung die Blutung zu stoppen, auch wenn die Wunde noch nicht geschlossen ist.
Über ein sehr kompliziertes System und 13 Gerinnungsfaktoren, auch Gerinnungskaskade genannt, da die eine Reaktion die nächste auslöst, wird die Blutgerinnung gesteuert. Diese Gerinnungsfaktoren zu bestimmen, ist jedoch im Allgemeinen, z.B. vor einer Operation, nicht wichtig. Man beschränkt sich auf folgende beiden Werte:
- Thromboplastinzeit
- Quick-Wert

- Die **Thromboplastinzeit** ist eine Zeit, in der im Labor nach Zugabe von Thromboplastin das Blut gerinnt. Diese Zeit wird mit der Zeit einer normalen Reaktion verglichen.
- Der **Quick-Wert** ist ein Gerinnungswert, der durch seinen Aufbau gezielt 5 der 13 Gerinnungsfaktoren überprüft. Insbesondere hier ist es wichtig den erreichten Wert mit den speziell von diesem Labor angegebenen Normwerten zu vergleichen, da der Wert von Labor zu Labor schwanken kann, aber trotzdem aussagekräftig ist.
Bei der Einnahme von Valproat sollte der Quickwert häufiger als üblich kontrolliert werden.

MAKRONÄHRSTOFFE und MIKRONÄHRSTOFFE
Makronährstoffe sind (siehe z.T. unter Stoffwechselerkrankungen):
- Kohlenhydrate
- Fette
- Proteine

Mikronährstoffe sind:
- Vitamine
- Mineralstoffe
- Spurenelemente
- Aminosäuren
- Fettsäuren (werden noch nicht im Organismus getestet, lediglich in Lebensmitteln)

Die Mikronährstoffe sind nur in vergleichsweise geringen Mengen in der Nahrung und im Körper vorhanden, haben aber wie die Makronährstoffe spezielle Aufgaben.

Nahezu alle Stoffwechselvorgänge im Körper und viele physiologische Funktionen sind von der Verfügbarkeit der **Mikronährstoffe** abhängig.

Jeder dieser Mikronährstoffe hat seine speziellen Aufgaben, die auch nicht unbedingt von anderen Stoffen übernommen werden können, so dass ein Mangel sofort zum Tragen kommt, wenn auch womöglich eher schleichend bemerkt wird.

Mikronährstoffe werden benötigt für:
- die allermeisten Enzymfunktionen
- die Nervenimpulsübertragung
- die Bildung und Verwertung der Zellenergie
- die Aktivität des Immunsystems
- die Entgiftungsleistung der Leber
- den Aufbau von Geweben und Zellen
- den Hormonhaushalt
- das Erscheinungsbild der Haut
- die Funktion der Sinnesorgane
- und vieles, vieles mehr

Vitamine
- Vitamin A
- Vitamin B1 (Thiamin)
- Vitamin B2 (Riboflavin)
- Vitamin B6 (aktivierter Metabolit ist Pyridoxalphosphat)
- Vitamin B9 (Folsäure)
- Vitamin B12 (Cobalamin)
- Vitamin C (Ascorbinsäure)
- Vitamin D (Cholecalciferol = Vitamin D3)
- Vitamin E

Diese hier genannten Vitamine haben beim Angelman-Syndrom eine spezielle Bedeutung, sei es, da ihre Aufnahme durch Medikamente wie z.B. Protonenpumpenhemmer oder auch Antiepileptika gehemmt wird. Hinzu kommt ihre Bedeutung für den Energie-Stoffwechsel oder auch geistige Leistungsfähigkeit.

Mineralstoffe und Spurenelemente
Zu den wichtigsten Mineralstoffen/ Spurenelementen gehören:
Calcium, Ferritin, Jod, Kalium, Kupfer, Magnesium, Mangan, Natrium, Selen, Zink
Wie man der folgenden Kurzbeschreibung schon ansieht, ist der Elektrolythaushalt beim Angelman-Syndrom ein sehr wichtiger Bestandteil der Diagnostik, denn insbesondere beim Angelman-Syndrom gibt es etliche Situationen, in denen dieser gestört sein kann.

Calcium ist wichtig für den Knochenaufbau und die Reizleitung der Nerven zum Muskel.
Calcium wiederum wird dann womöglich zu niedrig sein, wenn durch spezielle Medikamente wie z.B. Omeprazol zu wenig Vitamin D im Magen aufgenommen wird (Gröber, U. 2022). Osteoporose kann die Folge sein (siehe Band 1/Das Angelman-Syndrom besser verstehen).

Ferritin beschreibt den Vorrat an Eisen. Eisen ist im Hämoglobin eingebaut, also für die Sauerstoffversorgung durch das Blut erforderlich.
Beim Angelman-Syndrom findet man recht häufig einen Eisenmangel, wobei Eisenmangel negative Auswirkungen auf verschiedene Neurotransmitter haben kann (z.B. auf Dopamin, Serotonin, GABA und Glutamat) (Kim, J. 2014).

Jod ist das wichtigste Element für die Schilddrüse, die es in die Schilddrüsenhormone einbaut.

Beim Angelman-Syndrom ist Jod als Elektrolyt genauso wichtig wie bei anderen. Allerdings können Menschen mit Angelman-Syndrom nicht so gut wie andere beschreiben, wenn sie sich schwach oder schlapp fühlen, so dass auf jeden Fall auch ohne geäußerte Beschwerden eine Schilddrüsendiagnostik durchgeführt werden sollte.

Kalium ist wichtig für die Erregungsausbreitung an Nerven und Muskeln, insbesondere auch an der Herzmuskulatur.

Calcium, Natrium und Kalium sind ebenfalls wichtige Elektrolyte, wenn es um die Erregungsausbreitung von Reizen geht, also sind diese Elektrolyte bei Epilepsie ebenfalls zu beurteilen.

Kupfer ist Bestandteil vieler Enzyme und dient zusätzlich noch dem antioxidativen Schutz.

Magnesium wirkt auf die Erregungsübertragung vom Nerven zum Muskel ein.

Große Bedeutung hat beim Angelman-Syndrom die Frage, inwieweit ein Magnesiummangel vorliegt und so die Situation der Epilepsie verschlechtern kann. Hierbei ist es wichtig herauszufinden, ob generell ein Magnesiummangel vorliegt oder nur in speziellen Situationen wie z.B. Stress jeglicher Form, z.B. auch große Hitze mit Schwitzen und Magnesiumverlust durch den Schweiß (siehe Kapitel „Epilepsie" und „Medikamente").

Mangan: Die Mitochondrien sind die sogenannten Energiekraftwerke der Zellen und benötigen für ihre Arbeit **Mangan**.

Es gibt mehrere Publikationen, in denen beschrieben wird, dass beim Angelman-Syndrom die Mitochondrien schnell beeinträchtigt sind, so dass im Verlauf des Älterwerdens Probleme auftreten könnten. Insofern ist auch Mangan besonders wichtig beim Angelman-Syndrom.

Natrium reguliert den Wasserhaushalt und ist, siehe oben, für die Erregungsausbreitung im Nervensystem erforderlich, ist *somit speziell auch wichtig für die korrekte Erregungsausbreitung beim Angelman-Syndrom.*

Selen kommt in unterschiedlichen Gegenden in sehr unterschiedlicher Menge im Boden vor und somit auch in dem dort wachsenden Obst und Gemüse, woraus sich eventuell ein Mangel für den Körper ergibt.

Zink ist wichtig für die Immunabwehr und das Immunsystem.

Etliche Menschen mit Angelman-Syndrom neigen unter einer gewissen Infektanfälligkeit, so dass hier der Zinkhaushalt wichtig zu beurteilen ist.

Mineralstoffprofil im Vollblut oder Serum
Diese Diskussion scheint eine unendliche zu sein. Letztendlich ist es wohl so, dass im Vollblut gemessene Werte die Situation nicht nur im Serum, sondern auch in den Zellen (z.B. Erythrozyten) selbst berücksichtigen. Allerdings muss man auch akzeptieren, dass alle Vergleichswerte der Literatur sich auf die Werte im Serum beziehen, so dass auch die Messung im Serum ihre Berechtigung hat (Strunz, U. 2019).

Inwieweit es Sinn macht, diese Mikronährstoffe in Gänze bzw. in ihrer Gesamtheit zu testen oder ob es sinnvoller sein kann, einzelne hier auszuwählen, muss mit dem behandelnden Arzt besprochen werden.
Zu den möglicherweise auszutestenden Aminosäuren gehören z.B.:
Alanin, Arginin, Asparagin, Asparaginsäure, Citrullin, Cystein, Glutamin, Glutaminsäure, Glycin, Histidin, Isoleucin, Leucin, Lysin, Methionin, Ornithin, Phenylalanin, Prolin, Serin, Taurin, Threonin, Tryptophan, Tyrosin, Valin

Insbesondere, wenn bei Menschen mit Angelman-Syndrom nicht zu klärende gesundheitliche Probleme wie z.B. eine therapierefraktäre Epilepsie, ausgeprägte Müdigkeit, Schlappheit oder ähnliche schwer zu definierende Symptome auftreten, empfiehlt sich eine solche aufwendige **Mikronährstoffanalyse auch in Bezug auf diese genannten Aminosäuren hin durchzuführen.** *Ebenso kann diese hilfreich sein, wenn mehrere Medikamente nebeneinander eingenommen werden und die möglichen Interaktionen Auswirkungen auf die Aufnahme von Medikamenten befürchten lassen.*
Eine solche Mikronährstoffanalyse könnte enthalten:
Vitamine, Mineralstoffe, Spurenelemente und Aminosäuren
Ein mögliches Labor hierfür ist das DCMS-Mikronährstoff-Profile - Mikronährstoffanalysen
www.diagnostisches-centrum.de

ENTZÜNDUNGEN
Die **BSG (Blutsenkungsgeschwindigkeit)** ist eine bereits recht alte Labordiagnostik, aber trotzdem auch heute noch aussagekräftig. Es wird die Zeit gemessen, in der das Blut, welches in ein senkrecht stehendes Röhrchen gefüllt wurde, benötigt um abzusinken.

Bei Entzündungen im Körper ist diese Zeit erhöht, wobei sie jedoch auch durch manche Medikamente beeinflusst wird, also heute nicht mehr isoliert betrachtet wird.

C-reaktives Protein (CRP)
Dies ist seit etlichen Jahren eine weitere Diagnostik, um Entzündungen im Körper abzuklären. Bei Bakterien-Infektionen steigt der Wert schnell an, bei Virus-Infektionen eher langsam.

ALLERGIEN / ÜBEREMPFINDLICHKEITSSYNDROME
Künstliche Farbstoffe
Sicherlich gehen hier die Meinungen nach wie vor weit auseinander. Denn man sieht immer noch knallbunte Süßigkeiten und Torten. Jedoch kann man schon in den letzten Jahren beobachten, dass immer mehr Süßigkeiten nicht mehr mit künstlichen, sondern mit natürlichen Farbstoffen gefärbt werden. Diese sehen z.T. sogar bereits schon richtig knallig aus.
Ich selbst konnte diese Entwicklung persönlich miterleben: Als meine Kinder klein waren, war man z.B. in Schweden schon auf natürlich gefärbte Süßigkeiten umgewechselt. In Deutschland war vieles Süße noch knallrot, knallgrün usw. Und diejenigen wie ich, die dies nicht mochten, waren leichte Außenseiter. Inzwischen gibt es fast alles mit natürlichen Farbstoffen.
Wenn man sonst nicht zu einer Lösung kommt, macht es Sinn, bei Verdacht auf eine solche Überempfindlichkeit bzw. Allergie entsprechende Labortests durchzuführen. Es gibt spezielle Tests auf der Haut/Schleimhaut.
Dann gibt es noch Tests, mit denen man Antikörper, die nach einer allergischen Reaktion gebildet werden, nachweisen kann.
Dies sind der Gesamt-IgE und der spezifische IgE (auch RAST-Test genannt). Der RAST-Test wird eingesetzt, wenn der gesamt-IgE erhöht ist. Manchmal kann jedoch eine vorherige genaue Beobachtung dazu beitragen, dass sehr viel schneller die Diagnosen gestellt werden können.

Laktose-Intoleranz
> **Wasserstoff-Atemtest**
> **Laktose-Toleranztest**
> **Gentest**
> **Dünndarmbiopsie**
> **Laktoseintoleranz-Selbsttest**

Zusätzlich zu einem positiven Test wird üblicherweise gefordert, dass man auch Beschwerden nach der Einnahme von Milchprodukten hat. Für weitere Informationen. Manchmal kann es enorm schwierig bzw. langwierig sein, auf einem Lebensmitteletikett zu finden, ob Laktose enthalten ist. Man kann sich dann damit behelfen, dass z.B. bei Käse der Kohlehydratanteil unter 0,1 % liegen sollte. Denn dann kann so gut wie keine Laktose enthalten sein. Auch wenn man sich nicht unbedingt vegan ernähren möchte, kann man bei veganen Produkten ebenfalls sicher sein, dass sie keine Laktose enthalten.

Histaminintoleranz (HIT)
Die HIT ist in ihrer Ausprägung als genetisch bedingte Erkrankung und als erworbene Erkrankung möglich. Ist diese genetisch bedingt, gibt es eine homozygote* und eine heterozygote Histaminintoleranz. Bei der homozygoten* Form ist die Ausprägung stärker als bei der heterozygoten Form. Es gibt tatsächlich keinen echten messbaren Labornachweis zum Histamingehalt. Findet sich im Stuhl Histamin, liegt der Verdacht auf DAO-Mangel (DAO: Diaminoxidase im Darm) nah. Dann kann der Körper das Histamin nicht ausreichend genug abbauen. Dies wiederum deutet auf eine Darmschleimhautproblematik hin.
Wenn offensichtlich mit der Verdauung Probleme bestehen, jedoch bisher keine Diagnose gestellt werden konnte, sollte an HIT gedacht werden. In diesem Fall sollten sowohl Lebensmittel als Histaminlieferanten als auch Medikamente in die Überlegung mit einbezogen werden.
Man sollte sich in dieser Situation auch überlegen, einen Gentest einzusetzen, um eine genetisch bedingte Histaminintoleranz nachzuweisen (siehe Seiten 230/231).
Dies z.B. über https:// mthfr-genetics.co.uk

STOFFWECHSELERKRANKUNGEN
- **Diabetes mellitus**
- **Fettstoffwechsel**
- **Eiweißstoffwechsel**

Mit dem Begriff **Diabetes mellitus** wird eine Störung des **Blutzuckerspiegels** bezeichnet. Zum Abbau der in der Nahrung enthaltenen Kohlehydrate wird Insulin, welches in der Bauchspeicheldrüse gebildet wird, benötigt. Die Kohlehydrate werden so zu Glucose umgewandelt. Der Glucosespiegel ist nach dem Essen

naturgemäß höher als vor dem Essen. Dies ist normal. Es gibt jedoch spezielle Grenzwerte, die nicht überschritten werden sollten.
Eine Testung kann im Blut oder im Urin durchgeführt werden. In letzter Zeit gibt es Blutzucker-Oberarm-Messgeräte, damit man über den Tag hinweg über den Blutzuckerspiegel informiert ist und das Essen sowie die Insulingabe darauf einstellen kann. Inwieweit eine solche Art der Messung angelmantauglich ist, muss sich erst noch herausstellen, wird vermutlich auch individuell unterschiedlich sein.
Mit dem **HBA1C-Test** kann man den durchschnittlichen Blutzucker der letzten 3 bis 4 Monate messen.

Fettstoffwechsel
Als Blutfette kennt man **Cholesterin** und **Triglyceride**.
- **Cholesterin** ist lebensnotwendig. Der größere Teil wird vom Organismus selbst hergestellt, der kleinere Teil durch die Nahrung zugeführt. Das Cholesterin wird unterteilt in **LDL (Low-Density-Lipoprotein)**, **HDL (High-Density-Lipoprotein)** und **Gesamt-Cholesterin**.
LDL ist das eher schädliche Cholesterin und HDL ist dafür zuständig, das LDL zurück zur Leber zu bringen, damit es dort abgebaut werden kann. Das Verhältnis dieser beiden Werte zueinander gibt neben den Einzelwerten ebenfalls wichtige Informationen.
- **Triglyceride** machen den Hauptteil unserer Nahrungsfette aus. Es kann sowohl ein zu hoher Triglyceridwert gefunden werden als auch ein zu niedriger Wert (wobei letzteres in unseren Breitengraden heutzutage eher selten ist).

Eiweißstoffwechsel
Da die unterschiedlichen Proteine aus Aminosäuren aufgebaut, können diese eine wichtige Information hierüber geben.
Ammoniak - ein Produkt des Proteinstoffwechsels - wird in allen Geweben gebildet und danach zu Harnstoff abgebaut. Er kann erhöht sein, da er zu viel gebildet wird oder aber auch, da sein Abbau gestört ist. Zusätzlich kann Ammoniak, der für den Körper giftig ist, auch unter Valproat-Medikation entstehen. *Deswegen sollte der Test auf Ammoniak im Plasma oder Vollblut unter Valproat-Medikation ein unbedingtes Muss darstellen.*
Der Harnstoff, ein Proteinstoffwechselprodukt, wird mit dem Urin größtenteils ausgeschieden und kann somit als diagnostischer Parameter gesehen werden.

HAARMINERALANALYSE
Mit einer Haarmineralanalyse, können Mineralstoffungleichgewichte sowie Schwermetallbelastungen aufgedeckt werden. So dass auch diese Analyse ein Test ist, nachdem etliche andere Tests bereits durchgeführt worden sind, und die unklare Symptomatik bestehen bleibt, aber keiner Ursache zuzuordnen ist.

DARM
> **Mikribiom des Darmes**

Der Darm ist mit sehr vielen Keimen besiedelt, die wir für ein gesundes Leben benötigen. Stress oder auch Antibiotika können dieses Gleichgewicht empfindlich durcheinanderbringen. Hieraus resultieren die unterschiedlichsten Beschwerden, so dass man immer bei Bestehen unklarer Symptome, die nicht ausreichend zu behandeln sind, die Darmflora testen sollte.

Allerdings kann es auch sinnvoll sein, eine Stuhlprobe auf vorhandene Darmflora zu testen, wenn ganz andere Symptome vorherrschen, z.B. Allergien, Infektanfälligkeit, Müdigkeit, Schlappheit und andere z.T. schlecht zu definierende Symptome.

****

Auf den zurückliegenden Seiten habe ich die Laborwerte erklärt, die am häufigsten bei den Kontrolluntersuchungen getestet werden und über die die einzelnen Angelman-Familien gerne mehr wissen wollten. Auf den nächsten Seiten beschreibe ich *weitere spezielle Laboruntersuchungen, die speziell beim Angelman-Syndrom Sinn machen können.*

Angegeben habe ich die Laboreinrichtungen, die derzeit (Frühjahr 2023) am häufigsten eingesetzt wurden. Selbstverständlich gibt es auch weitere Labore, die mit solchen Tests arbeiten und hierin Erfahrung haben:

Carnitin-Test unter Valproat-Medikation
Gerade wegen der möglichen Nebenwirkungen von Valproat (Gröber, U. 2018) sollte man, wenn man Valproat nicht vermeiden kann und es als Langzeitmedikation eingesetzt wird, wenigstens regelmäßig den Carnitin-Wert kontrollieren und bei Bedarf Carnitin substituieren, siehe Seiten 350 und 351). Denn ein Carnitin-Mangel kann u. a. für motorische Verschlechterungen verantwortlich sein. Carnitin kann den valproatbedingten Schäden an Mitochondrien entgegenwirken (Gröber, U. 2011).

Coenzym Q10
Coenzym 10 ist nicht nur ein gerade recht modernes Anti-Aging-Mittel. Es ist für etliche Abläufe erforderlich, denn es kommt in jeder Körperzelle vor. Energiegewinnung, Herz-Kreislaufsystem und auch Immunabwehr benötigen es.
Als diagnostische Mittel stehen Schnelltests oder die Tests in Laboren zur Verfügung.

Arbeitsgemeinschaft Arzneimitteltherapie bei psychiatrischen Erkrankungen e.V. / AGATE
Dies ist die Anlaufstelle für Patienten, die mehrere Medikamente nebeneinander bekommen, trotzdem die Wirkung noch nicht ausreichend ist und bei denen man wissen möchte, ob die einzelnen Medikamente richtig wirken oder ob sie zu schnell oder zu langsam abgebaut werden. Denn der Abbauweg des einzelnen Medikamentes beeinflusst die Wirkung und den Abbauweg anderer Medikamente. *Insbesondere bei Patienten mit therapierefraktärer Epilepsie und einer Mehrfachmedikation (wie es bei etlichen Erwachsenen mit Angelman-Syndrom der Fall ist) kann eine zusätzliche Diagnostik über dieses Labor sinnvoll sein.*
Leiter der Arbeitsgemeinschaft AGATE ist:
Prof. Dr. med. Dr. rer. nat. Ekkehard Haen

Nutrigenomischer Test
Dies ist ein zusätzlicher Gentest, um z.B. über individuelle Genvarianten gezielt die Verstoffwechselung von körpereigenen Stoffen, Lebensmitteln und auch Medikamenten abklären zu können. *Beim Angelman-Syndrom kommt er meistens dann zum Einsatz, wenn alle anderen Möglichkeiten ausgeschöpft sind und trotzdem keine Besserung der Epilepsie erreicht werden konnte.*
Dieser Nutrigenomische Test berücksichtigt die Zusammenarbeit der genetischen Veranlagung mit epigenetischen* Einflüssen wie Lebensstil, Ernährung, Alter und Umwelteinflüsse und gibt entsprechende Hinweise auf die weitere Vorgehensweise, die Beschwerden zu verbessern. Unter anderem wird hierbei auch auf eine genetisch bedingte Histaminintoleranz getestet.
Z. B. auszutesten durch:
https:// mthfr-genetics.co.uk
Beratung wäre möglich über: Bio-Nutritionist & Nutrigenomic Consultant
www.cristina4health.com

Neurotransmittertest im Urin
Es gibt etliche Neurotransmitter, auch Botenstoffe genannt, da sie für die Übertragung der Signale von einem Nerven zum nächsten sorgen. *Beim Angelman-Syndrom und therapierefraktärer Epilepsie werden häufig folgende Neurotransmitter im Urin ausgetestet:* **Adrenalin, Noradrenalin, Dopamin, Serotonin, GABA, Glutamat**
Die hieran häufig geäußerte Kritik ist, dass der Test im Urin zu ungenau ist und man diese Substanzen im Liquor testen müsste. *Zum einen jedoch geben die Neurotransmitter-Tests im Urin sehr wohl die derzeitige Situation gut wieder und zum anderen kann man nun nicht wegen jeder Neurotransmitter-Kontrolle dem vom Angelman-Syndrom Betroffenen eine Liquorpunktion zumuten.*
Weitere Informationen in meinem Handbuch über das Angelman-Syndrom, Band 1. Inzwischen gibt es etliche Labore, de sich auf solche Neurotransmittertests spezialisiert haben, unter anderem Lab4more in München.
www.lab4more.de

Cortisol zusätzlich auszutesten, ist ebenfalls möglich. Dies wird dann durchgeführt, wenn der Tagesablauf von Seiten der Munterkeit und Müdigkeit abweichend der üblichen Varianten ist. Wenn also der Verdacht besteht, dass die Cortisol-Tageswerte beeinträchtigt sind, z.B. *wenn der- oder diejenige morgens enorm müde und schlapp ist und erst gegen Mittag munter wird – wie es bei manchen Erwachsenen mit Angelman-Syndrom doch vorkommt.* Hier kann man mit einem Cortisol-Tagesprofil feststellen, ob die tagesabhängige Cortisol-Produktion beeinträchtigt ist.

Melatonin-Clearance-Test im Speichel
Bei vielen vom Angelman-Syndrom Betroffenen stellt der gestörte Schlaf-Wach-Rhythmus ein großes Problem dar. Nicht nur für diese Menschen selbst, sondern auch für ihre Familien, die durch das „nachtaktive" Familienmitglied stark in ihrem eigenen Schlaf beeinträchtigt werden. Hier kann bei etlichen die Gabe von Melatonin, auch Schlafhormon genannt, helfen. Da auch heute noch sehr oft die falsche Dosis oder auch ein Retard-Präparat gewählt wird und dies speziell beim Angelman-Syndrom eher zum Gegenteil und nicht zum Erfolg führt, siehe im Anhang den Artikel von mir **„Melatonin bei Angelman-Syndrom – Details aus der Wissenschaft sowie Alltagserfahrungen betroffener Familien"** *(ab Seite 384).*

Cannabis-DNA-Test
Mit diesem Test wird zum einen die Verträglichkeit und zum anderen die Verstoffwechselung von CBD (Cannabidiol) und THC (Tetrahydrocannabinol) oder auch nur von CBD getestet. Dies ist insbesondere dann wichtig, wenn man mehrere Medikamente nebeneinander gibt und sich die Frage stellen muss, inwieweit sich die Verstoffwechselung dieser Medikamente und die von CBD gegenseitig beeinflussen. So kann man sich dann sicher sein, CBD in der richtigen Dosis zu geben. Genauso kann es hilfreich sein, bei sehr niedriger Dosierung zu verstehen, warum es möglich ist, die Dosierung so niedrig zu halten.
https://cannabis-dna.com/

Test auf Kryptopyrrolurie (KPU)
Die Kryptopyrrolurie ist eine häufige, aber nach wie vor kaum bekannte und vor allem von der Schulmedizin noch nicht anerkannte Störung des Stoffwechsels, die mit kontinuierlichen Verlusten von Vitalstoffen einhergeht. Hauptsächlich verliert der Körper Vitamin B6, Zink und Mangan, da diese Stoffe an das Kryptopyrrol gebunden werden und somit nicht mehr dem Organismus zur Verfügung stehen. Es besteht ein auffälliger Zusammenhang zwischen Kryptopyrrolurie und Probleme mit der Konzentration, aber auch mit Hauterkrankungen.

Getestet wird diese Störung mittels eines Urintestes. Es gibt inzwischen mehrere Labore, die diesen Test anbieten u.a. *Lab4more in München.*
www.lab4more.de

Test auf Hämopyrrollactamurie (HPU)
Das damit einhergehende Krankheitsbild wird als Porphyrinurie bezeichnet. Auch hier sind Vitamin B6, Zink und Mangan betroffen. Inwieweit es sinnvoller ist auf KPU oder auf HPU zu testen, muss mit dem behandelnden Arzt besprochen werden. Siehe auch Seite 230.

****

Zu den erwähnten Labor-Untersuchungen sowie den sie durchführenden Laboren ist zu erwähnen, dass diese beispielhaft von mir genannt werden, diese Nennung aber nicht bedeutet, dass es verteilt über Deutschland nicht noch andere Labore mit ähnlicher Diagnostik und gleicher Qualität gibt.

Insbesondere an dieser Stelle möchte ich betonen, dass ich nach bestem Wissen und Gewissen diese Liste erstellt habe. Ich kann dennoch keine Gewähr für die Aktualität, Richtigkeit und Vollständigkeit der Informationen übernehmen. CKL

ZUSAMMENFASSUNG

Wie den einzelnen Kommentaren zu entnehmen ist, gibt es hier Grundlagen-Laborwerte und dann je nach Symptomatik oder Medikation eine weitere spezielle Diagnostik, die beim AS zu empfehlen sind.

Die **Grundlagen-Labor-Diagnostik** unterscheidet sich beim Angelman-Syndrom nicht in allen Punkten von der anderer Patienten. Damit meine ich, dass z.B. das Große Blutbild abgenommen werden sollte, dann aber nicht unbedingt ständig erneut kontrolliert werden muss. Gleiches gilt für die **Leber- und Nierenwerte**. Anders verhält es sich natürlich bei spezieller Medikation, z.B. Lebertests bei Einnahme von Valproat, Leukozytenzahl bei Einnahme von Petnidan.

Elektrolyte zu kontrollieren, ist beim Angelman-Syndrom sicherlich sinnvoll, da es hier recht oft eine gewisse Dysbalance gibt. Insbesondere sollte auch die Kontrolle des Magnesiumwertes routinemäßig dazu gehören, da ein Magnesiummangel leichter zu epileptischen Anfällen führt als dies bei einem ausreichend hohen Magnesiumspiegel der Fall wäre.

Bei der **Schilddrüsen-Diagnostik** sieht es ähnlich aus. Allerdings sollte hier auch unterschieden werden, ob jemand im tiefsten Schwarzwald oder an der Nordsee wohnt, denn an der Nordsee wird es kaum zu einer Jodmangel-Struma kommen, im Schwarzwald ist dies schon eher möglich. Ebenso gilt hier die jeweilige Medikation zu berücksichtigen.

Nicht bei jedem vom Angelman-Syndrom Betroffenen ist ein **Neurotransmittertest** wichtig. Wer keine Probleme mit der Epilepsie und oder mit dem Schlafen und oder mit dem Verhalten hat, muss nicht unbedingt einen solchen Test durchführen lassen.

Ein **Cortisol-Tagesprofil** ist nur dann vonnöten, wenn Probleme mit der Munterkeit tagsüber und der Müdigkeit nachts bestehen. Bei einem unauffälligen Tag-Nacht-Rhythmus kann man darauf verzichten.

Ebenso gehört ein Test auf **Kryptopyrrolurie** nicht unbedingt zur Basis-Diagnostik beim Angelman-Syndrom, sondern ist speziell dann sinnvoll, wenn besonders große Konzentrationsprobleme bestehen oder aber durch ansonsten nichts zu erklärende Hautekzeme bestehen.

Die ganze Palette von **Makro- und Mikronährstoffen**, die ich hier beschrieben habe, stellt sicherlich eine gute Zusatzinformation dar. Fühlt der Patient sich jedoch wohl, ist gesund und fit, halte ich diese Tests nicht für zwingend erforderlich. Gleiches gilt für den **Nutrigenomischen Test**.

Auch ein **Melatonin-Test** ist nur sinnvoll, wenn Schlafstörungen vorliegen. Und ein **Melatonin-Clearance-Test** nur dann, wenn Melatonin gegeben werden soll. Für unbedingt erforderlich halte ich jedoch die **Bestimmung von Serumspiegeln,** die eingesetzt werden, um **Nebenwirkungen bestimmter Medikamente** zu erkennen. Zusätzlich sollten durchgeführt

werden z.B.: **Carnitin-Test und Schilddrüsen-Diagnostik** bei der Einnahme von Valproat, **ebenso der Test auf erhöhten Ammoniak im Blut**. Eine regelmäßige **Kontrolle der Leberwerte** gehören bei Valproat und bei anderen Antiepileptika ebenfalls dazu.
Ebenso sind diese Tests mit der Bestimmung des Serumspiels und der Vergleich der **Dosis-Wirkung-Vergleichs**, mit dem kontrolliert wird, inwieweit die derzeitige Dosis die richtige ist, von großer Bedeutung, insbesondere dann, wenn mehrere Medikamente nebeneinander gegeben werden, deren Abbau über die gleichen Enzyme verläuft, so dass eine Interaktion untereinander gegeben ist. Nicht zwingend erforderlich, aber hilfreich beim Herausfinden der richtigen Dosis ist der **DNA-Cannabis-Test**.
In den **Fragebögen** zeigt sich, dass die Routinelaborbestimmungen wie Großes Blutbild, Bestimmung der Leberwerte, Nierenwerte, Blutfettwerte, Blutzuckerbestimmung, die Bestimmung von Vitamin D und der B-Vitamine und Schilddrüsenwerte, der Elektrolyte (eher selten jedoch Magnesium) sowie die Serumkontrollen der eingesetzten Medikamente bei etlichen durchgeführt wurde.
Der Situation entsprechend und vermutlich auch wegen individueller Fragen kamen noch weitere Werte dazu.
Bei einigen wenigen wurde unter Valproat-Medikation der **Carnitinwert** bestimmt. Gleiches gilt für **CBD-Test** unter CBD-Medikation.
Der **Nutrigenomische Test** wurde bei therapierefraktärer Epilepsie durchgeführt und brachte deutliche Hinweise, wie die Ernährung umzustellen sei, um die Epilepsie zu verbessern.
Auch der Test auf **Mikronährstoffe** wurde nur eher selten eingesetzt. Hierdurch kam in einem Fall zum Vorschein, welche Mängel auf die Medikation von Omeprazol hin sich entwickelt hatten.
Die Austestung der **Neurotransmitter** erfolgte auch nicht in vielen, sondern lediglich in sehr wenigen Fällen, brachte hier jedoch weitere gute Hinweise für die Vorgehensweise bei Schlafproblematik, Erschöpfung, Epilepsie.

Insofern kann man anmerken, dass natürlich bei den Erwachsenen mit Angelman-Syndrom, die keine gesundheitlichen Probleme haben, auch weiterhin nicht unbedingt einer der von mir erwähnten speziellen Labortests durchgeführt werden muss. Bei denjenigen jedoch mit Beschwerden, seien dies therapierefraktäre Epilepsie, Verschlechterung bereits erworbener Fertigkeiten, Schlappheit, Müdigkeit, chaotisches Schlafmuster und anderem sind diese Tests zu empfehlen.
Es sollte vorher abgesprochen werden, inwieweit der spezielle Test von der Krankenkasse übernommen wird oder als sogenannte IGeL-Leistung privat zu bezahlen ist.

Quellenangaben:
- Bastigkeit, M., Luppe, P. B.: Meine Laborwerte – den Laborbericht verstehen, 5. aktualisierte Auflage, 2020, Stiftung Warentest, Berlin
- Duyar, Atilla und Laur, Nico: Laborwerte einfach erklärt: Entschlüsseln Sie Ihren Laborbericht zu Blutwerten, Mikro- und Makronährstoffen, Bakterien, Viren und Hormonen, 18. Mai 2021, Riva-Verlag
- Gröber, U.: L-Carnitin und die mitochondriale Toxizität der Valproinsäure, Deutsche Apotheker-Zeitung 2011, Nr. 37, S. 55
- Gröber, U. und Kisters, K.: Arzneimittel als Mikronährstoff-Räuber: Was Ihr Arzt und Apotheker Ihnen sagen sollten, 10. August 2022
- Gröber, U.: Arzneimittel und Mikronährstoffe, 2018
- Gumbiller, H. Yalcin, A.: Stresserkrankungen und die Macht der Gedanken, Patienteninfo Neurostress Gumbiller 2017.indd (lab4more.de)
- Hacke, W. (Herausgeber): Neurologie, 14. Auflage 2016, Springer-Verlag
- Kim, J. et al.: Iron and mechanisms of emotional behavior; Journal of Nutritional Biochemistry 25 (2014) 1101-1107
- Kannegießer-Leitner, C.: Das Angelman-Syndrom besser verstehen – Handbuch für Eltern und andere Fachleute, 2018, Sequenz Medien Produktion
- Lohmann, Maria: Laborwerte verstehen. Kompakt-Ratgeber: Blut-, Urin- und Stuhlanalysen - Normalwerte im Überblick - Fachbegriffe und wichtige Abkürzungen, 7. Auflage, 3. Mai 2019, Mankau-Verlag
- Ostendorf, N. et al. :Plasmaammoniak, DocChecFlexicon, 18.11.2020
- Strunz, U.: Vollblut wirklich besser? in For ever young am 15.03.2019 CBD-Test
- Strienz, J.: KPU Kryptopyrrolurie: Verstehen - Ursachen behandeln - Beschwerdefrei leben: Ein Ratgeber für Patienten, Zuckschwerdt; 7. Edition (15. Dezember 2020)

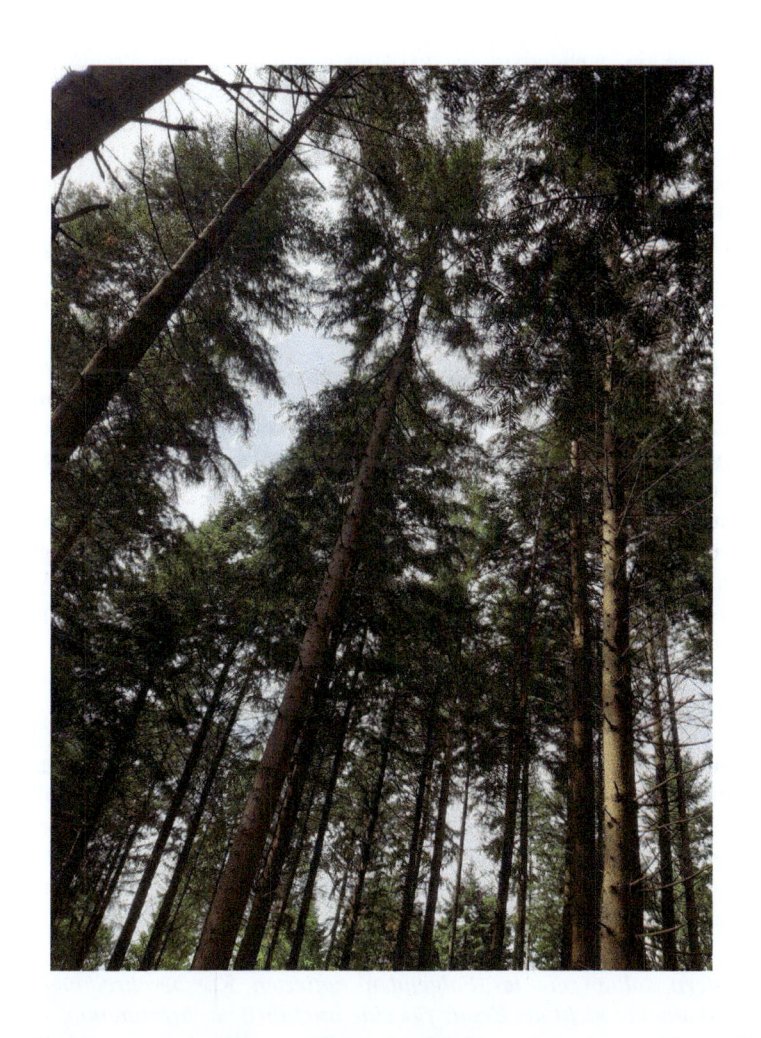

Spezielle Medikation bei Erwachsenen mit Angelman-Syndrom

Es wäre ja wunderbar, wenn alle gesundheitlichen Probleme beim Angelman-Syndrom durch das sogenannte Waldatmen (Institut für Waldatmen und Naturerfahrung IWAN - Startseite (waldbaden-schwarzwald.com) therapiert werden könnten. Hier wären keine Nebenwirkungen oder auch Interaktionen mit anderen Maßnahmen zu befürchten. Da dem jedoch nicht so ist, muss man in vielen Fällen auf regelrechte Medikamente zurückgreifen. Diese wirken beim Angelman-Syndrom sehr oft genauso wie bei anderen Menschen. Allerdings gibt es auch spezielle Situationen beim Angelman-Syndrom, so dass man hierzu Details wissen sollte.

Im folgenden Kapitel möchte ich auf die **wichtigsten Phänomene, die gerade bei der Medikation Erwachsener mit Angelman-Syndrom eine Rolle spielen,** eingehen. Ich habe schwerpunktmäßig die Medikamente ausgewählt, die in den Fragebögen genannt wurden und mit einigen wenigen weiteren, die mir persönlich sehr wichtig sind, ergänzt.

In meinen Augen würde es wenig Sinn machen, wenn ich hierzu die einzelnen *Beipackzettel* einfach abschreiben würde. Denn diese liegen den Familien ja vor und sollten unbedingt gelesen werden, damit die Wirkung eines Mittels besser beurteilt werden kann. Gleiches gilt für die möglichen Nebenwirkungen.

Denn nur so kann eine Abwägung erfolgen, welche Nebenwirkungen bei den erhofften Wirkungen noch zu akzeptieren sind.

Die *möglichen Nebenwirkungen* müssen nicht eintreten, sollten jedoch, wenn sie eintreten, als solche erkannt werden, damit man gegensteuern kann. Allerdings ist es mir nicht möglich, auf alle Nebenwirkungen einzugehen, da diese doch z.T. eine recht lange Liste umfassen, die dieses Buch sprengen würde. Hier verweise ich unbedingt auf die Lektüre der jeweiligen Beipackzettel oder noch besser darauf, diese Fragen mit dem behandelnden Arzt oder betreuenden Apotheker zu besprechen.

Insofern sollten die im Folgenden notierten Kurzbeschreibungen der Medikamente nicht als Ersatz für eine ausführliche Information, sondern als Anregung dienen, sich intensiver mit den ausführlicheren Informationen über die gegebenen Medikamente zu beschäftigen.

Um den Familien, die sich für dieses Thema und somit für spezielle Medikamente interessieren, die Suche zu erleichtern, habe ich den oder die jeweiligen **Handelsnamen des Medikamentes** angegeben, die in den Fragebögen am häufigsten genannt worden sind, wohlwissend, dass ein *Wirkstoff* mit mehreren Handelsnamen angeboten werden kann. Insofern soll diese Nennung der Handelsnamen keine Wertung darstellen.

Besonders wichtig sind die *Wechselwirkungen mit anderen Medikamenten oder Nahrungsmitteln*. Da diese Wechselwirkungen auf dem jeweiligen Abbauweg bzw. auf der Metabolisierung eines Stoffes basiert, stelle ich allgemeine Überlegungen zu diesem Aspekt an den Anfang des Kapitels.

Wechselwirkung von Medikamenten

Es gibt mehrere Wege der Metabolisierung eines Medikamentes, die zu Wechselwirkungen führen können. Zum einen ist die Metabolisierung, also der Abbau der einzelnen Mittel, über die zahlreichen CYP-Enzyme aus der Obergruppe der *CYP-450-Enzyme* von großer Bedeutung. Zum anderen erfolgt der Abbau über die *Glucuronidierung* und noch weitere Abbauwege. 70% der Medikamente werden über die *CYP-450-Enzyme* abgebaut (Geisslinger, G. und Menzel. S 2017).

CYP3A4 ist das wichtigste CYP-Enzym, da 30 – 40% der Medikamente hierüber metabolisiert werden können. Etliche Antiepileptika werden jedoch über das insgesamt etwas seltener zum Einsatz kommende CYP2C19 abgebaut. Insofern sind diese beiden Enzyme für die hier besprochenen Medikamente am wichtigsten.

Ein Medikament kann ein bloßes *Substrat* sein, also vom CYP-Enzym abgebaut werden. Es kann aber auch ein *Inhibitor*, aber auch ein *regelrechter Blockierer* sein, demnach die Arbeit des CYP-Enzyms hemmen oder blockieren. Oder es kann ein *Induktor* sein, somit den Abbau des CYP-Enzyms forcieren.

Insofern muss es noch nichts Gravierendes bedeuten, wenn zwei nebeneinander gegebene Medikamente über das gleiche CYP-Enzym abgebaut werden. Man sollte aber wachsam sein und versuchen, die Situation zu klären. Je intensiver ein Medikament auf seine Weise auf das CYP-Enzym wirkt und je mehr in die gleiche Richtung wirkende Medikamente nebeneinander gegeben werden, umso eher kommt es zu unerwünschten Wechselwirkungen.

CYP-Substrate sollten möglichst nicht mit CYP-Induktoren oder CYP-Inhibitoren oder CYP-Blockierern kombiniert werden. Wenn es nicht anders möglich ist, muss die Dosis angepasst werden, dies am besten über Kontrolle der Serumspiegel.

Ein weiterer Abbauweg läuft über die sogenannte *Glucuronidierung* eines Medikamentes ab. Auch hier gibt es verstärkende und abschwächende Varianten bei den Medikamenten. Die Glucuronidierung durch UDP-Glucuronyltransferasen betrifft 15% aller Medikamente (Geisslinger, G. und Menzel. S 2017).

Hinzukommt noch, dass *sogenannte Transporter* einen gewissen Einfluss haben und so Wechselwirkungen zwischen Medikamenten hervorrufen können.
Eine weitere Möglichkeit, die dazu führt, mögliche Wechselwirkungen nur schwer beurteilen zu können, besteht darin, dass es bei verschiedenen CYP-Enzymen mehrere genetische Normalvarianten an Ausprägung gibt, also einen sogenannten Polymorphismus. Dies bedeutet, dass bei den einen Personen das betroffene Enzym aktiver sein kann als bei anderen.
Wer sich in dieses Thema intensiver einarbeiten möchte, kann dies über pharmakologische Bücher, die speziell für Patienten geschrieben sind, tun, z.B. *„Wenn Arzneimittel wechselwirken"* von Geisslinger und Menzel. Oder, wenn es mehr um den Einfluss von Medikamenten auf die Mikronährstoffe geht, über *„Arzneimittel als Mikronährstoff-Räuber: Was Ihr Arzt und Apotheker Ihnen sagen sollten"* von Gröber und Kisters, siehe Literaturliste.
Für den praktischen Alltag, um besser zu wissen, ob die Medikation des eigenen Kindes zu viele Wechselwirkungen enthält und ob Handlungsbedarf besteht, empfehle ich jedoch, zusätzlich den behandelnden Neurologen hierauf anzusprechen oder den Medikamentenplan mit dem zuständigen Apotheker durchzusprechen. Insbesondere Apotheker können auf Computerprogramme zurückgreifen, die hier sehr gut einzusetzen sind und relativ problemlos beantworten können, ob bestimmte Medikamentenkombinationen problemlos sind, geändert werden müssten oder zumindest die Dosis angepasst werden müsste.
Noch ein Hinweis am Schluss dieses Themas: In etlichen Beipackzetteln steht bereits der Hinweis, mit welchen Medikamenten das spezielle Medikament nicht kombiniert werden sollte. Hierauf ist unbedingt zu achten – mit der Vermeidung dieser Kombination oder mit einer Dosisanpassung. Manchen fällt es jedoch leichter, dies zu beurteilen, wenn sie sich darüber informieren, welchen Weg der Metabolisierung (welches CYP-Enzym oder Glucuronidierung) Medikamente durchlaufen. Denn wenn bei mehreren Medikamenten nebeneinander immer wieder dieselben Begriffe auftauchen, ist das ein deutlicher Hinweis, der Frage der Wechselwirkungen nachzugehen. In letzter Zeit wird immer häufiger in dem jeweiligen Beipackzettel der Medikamente dieser Abbauweg über die CYP-Enzyme oder über Glucuronidierung angegeben, so dass man sich hierüber ein Bild verschaffen kann.
Welche Laborwerte bei welchen Medikamenten möglichst regelmäßig bestimmt werden sollten, beschreibe ich im Kapitel „Labordiagnostik beim Angelman-Syndrom".

Besonders ausführlich gehe ich auf die beim Angelman-Syndrom wichtigste Gruppe an Medikamenten ein und zwar auf die Antiepileptika.
Vorab ist zu erwähnen, dass Carbamazepin, Phenytoin, Phenobarbital, Primidon, Valproinsäure Medikamente mit geringer therapeutischer Breite sind, also zwischen richtiger Dosis und zu hoher Dosis nur eine relativ kleine Menge liegt (Geisslinger, G. 2017).

Wechselwirkungen:
Antiepileptika gehören zu den Medikamenten mit z.T. starken Wechselwirkungen mit anderen Medikamenten. Hinzukommt, dass sie auch den Haushalt etlicher Mikronährstoffe stören können. Deswegen werden sie direkt als „Mikronährstoffräuber" bezeichnet (Gröber, U. 2022). Betroffen ist hier vor allem das *Vitamin D*, so dass man sogar von antiepileptikabedingter Osteoporose spricht. So wird bei Antiepileptika-Medikation die zusätzliche Gabe von Vitamin D empfohlen. Speziell bei der Medikation mit Valproat kann es zu einem *Carnitin-Mangel* kommen. Hier ist es sinnvoll, L-Carintin im Serum zu testen und bei Bedarf zu substituieren.
Mehr als 50% der Patienten, die Antiepileptika erhalten, zeigen einen *Folsäuremangel.* Mit der Gabe von Folsäure kann man diesem entgegenwirken. Allerdings darf die Dosis nicht zu hoch sein, denn sonst könnte sich die antiepileptische Wirkung der Mittel abschwächen.
Der Stoffwechsel von *Homocystein, Biotin, Vitamin K, und Vitamin E* wird ebenfalls durch Antiepileptika beeinflusst, so dass Kontrollen sinnvoll sind und bei Bedarf auch eine Substitution erfolgen sollte.

- **Benzodiazepine:** Der Begriff stellt einen Oberbegriff dar und umfasst mehrere Medikamente. Beim Angelman-Syndrom werden Benzodiazepine oft wegen Epilepsie, aber auch zum Einschlafen oder auch Durchschlafen gegeben, siehe bei den einzelnen hier aufgeführten Benzodiazepinen. Sie wirken sedierend, angstlösend und muskelrelaxierend, jedes Benzodiazepin mit eigenem Schwerpunkt.
Diese Wirkung basiert auf der Tatsache, dass Benzodiazepine GABA-erg sind, was bedeutet, dass sie GABA im Organismus erhöhen, allerdings nicht, indem sie GABA liefern, sondern mittels ihrer aktivierenden Wirkung auf den $GABA_A$-Rezeptor. Dies führt zu einer Verstärkung der GABA-ergen Hemmung (Hick, C. und Hick, A. 2017). Im Folgenden werden getrennt besprochen: *Clonazepam, Clobazam, Diazepam, Lorazepam und*

Midazolam). Es gibt sogenannte kurz wirkende, mittellang wirkende und lang wirkende Benzodiazepine. Je nach Bedarf sollte man das Präparat auswählen: Bei einem einfachen epileptischen Anfall wird man als Notfallmedikament ein kurz wirkendes Benzodiazepin vorziehen, damit anschließend nicht ein so langer Überhang entsteht. Tritt der Anfall jedoch im Rahmen eines fieberhaften Infektes auf, macht ein lang wirkendes Mittel mehr Sinn, denn der Infekt besteht ja länger als eine halbe Stunde, so dass der Schutz auch gleich vor dem nächsten Anfall (der dann hoffentlich nicht eintritt) besteht.

Eine Dauermedikation mit Benzodiazepinen sollte vermieden werden, denn sie bergen die große Gefahr der Toleranzentwicklung. Diese Gewöhnung führt dazu, dass zunächst die Dosis immer weiter gesteigert werden muss und letztendlich das Mittel seine Wirkung verliert. Aus diesem Grund sollten alle Benzodiazepine nur über einen kurzen Zeitraum, also nicht länger als maximal 2 bis 3 Wochen, hinweg eingesetzt werden. Bei zu schnellem Ausschleichen oder gar abruptem Absetzen der Benzodiazepine kann es zu entsprechenden Entzugserscheinungen kommen, die bis hin zu epileptischen Anfällen gehen können.

Wechselwirkungen:
Benzodiazepine sind z.T. sensitive CYP3A4-Substrate, manche auch CYP2C19-Substrate. Opioide dürfen nicht gleichzeitig mit zentral wirkenden Medikamenten wie z.B. Benzodiazepinen eingenommen werden, da die zentral wirkende Dämpfung sich erhöht und Sturzgefahr droht (Geisslinger, G. und Menzel. S 2017).

- ***Briviact (Brivaracetam)*** ist ein Medikament, welches für die sogenannte Add-on-Therapie* bei fokalen Anfällen mit oder ohne sekundäre Generalisierung bei Erwachsenen und Jugendlichen ab 16 Jahren zugelassen ist (Fessler, B. 2016), somit nicht als einzelnes Medikament, sondern nur als Ergänzung zu weiterer Medikation eingesetzt wird. Es gehört von der Stoffgruppe her zu den Racetamen. Die beschriebenen Nebenwirkungen erfordern eine engmaschige und kontinuierliche Kontrolle bzw. Betreuung des Patienten.

Wechselwirkungen:
Insbesondere, da es ein Medikament ist, welches auch beim Angelman-Syndrom zusätzlich zu anderen gegeben wird, müssen die möglichen Wechselwirkungen beachtet werden. Auf dem Internationalen Workshop in der Universitätsklink Freiburg „Cannabinoide in der Epilepsie-Behandlung" (22.2.2019) wurde u.a. dargelegt, dass Brivaracetam mit CBD (Cannabidiol) zu Wechselwirkungen führt und die Plasmawerte von Briviact bei

gleichzeitiger Gabe von CBD deutlich anstiegen. Der genaue Wirkmechanismus hierfür ist noch nicht geklärt. Man nimmt an, dass es zumindest teilweise über den gemeinsamen Abbauweg mittels des Enzymsystems CYP450 und zwar über CYP2C19 geschehen könnte (Klotz et al. 2019).

- **Carbamazepin** wird eingesetzt bei einfachen partiellen Anfällen (fokale Anfälle), bei komplex partiellen Anfällen, bei Grand-Mal-Anfällen, insbesondere fokaler Genese, bei diffusen Grand-Mal-Anfällen und bei gemischten Epilepsieformen. Es kommt beim Angelman-Syndrom seltener zum Einsatz. Carbamazepin gehört zu den Antiepileptika, die dosisabhängig und dauerabhängig die Knochensubtanz beeinträchtigen können, da u.a die Interaktion mit dem Vitamin-D-Haushalt gestört ist. Es kann auch zu einer Polyneuropathie führen. Die intestinale* Biotinresorption wird von Carbamazepin gehemmt. Auch kann es zu einem Folsäuremangel führen. so dass die Supplementierung* mit Vitamin D, mit Biotin in Form eines Vitamin-B-Komplexes und Folsäure empfohlen wird (Gröber, U. 2022).

Wechselwirkungen:
Carbamazepin ist bezüglich der CYP3A4-Enzyme und der Glucuronidierung ein Induktor (Geisslinger, G. und Menzel. S. 2017), so dass bei gleichzeitiger Gabe anderer Antiepileptika, die über den gleichen Weg abgebaut werden, eventuell die Dosis angepasst werden muss.

- **CBD (Cannabidiol):** In letzter Zeit werden immer mehr Wirkungen von CBD entdeckt, z.T. nur empirisch, z.T. jedoch auch bereits in regelrechten Studien beschrieben. Für Menschen mit Angelman-Syndrom sind wohl die wichtigsten Wirkungen (Kannegießer-Leitner, C. 2018):
- Wirkt sedierend, so dass es zum Einschlafen eingesetzt werden kann.
- Inwieweit es zu sehr sediert und dann tagsüber müde macht, ist individuell verschieden und muss ausprobiert werden. In diesem Fall könnte man die Hauptdosis abends geben.
- Wirkt antikonvulsiv, so dass es entweder als Monotherapie oder mit anderen Medikamenten zusammen gegen Epilepsie eingesetzt wird.
- Wirkt entzündungshemmend, somit kann es bei einer Reflux-Ösophagitis erfolgreich eingesetzt werden.

Die ersten Familien aus dem Angelman e.V. fingen 2015 an, CBD gegen die Epilepsie ihrer Kinder zu geben. Schon damals zeigte sich, dass in CBD ein gewisses antikonvulsives Potential steckte.
Zwei Untersuchungen hierzu über den Angelman e.V. sind im Band 1 / „Angelman-Syndrom besser verstehen..." zu lesen. In diesem Band habe ich auch einen Artikel abgedruckt, der die Unterschiede zwischen CBD

(Cannabidiol) und THC (Tetrahydrocannabinol) erläutert („CBD, der vernünftige Bruder von THC, auch als antikonvulsive Medikation einzusetzen").
Es ist jedoch nicht nur der Unterschied zwischen CBD (Cannabidiol) und THC (Tetrahydrocannabinol) zu berücksichtigen. Die Unterschiede der einzelnen Formen von CBD sind ebenfalls zu beachten:
- *CBD-Vollextrakt* enthält alle natürlichen Stoffe der Cannabis-Pflanze. THC jedoch darf aufgrund gesetzlicher Bestimmungen in Deutschland nur in einer Menge von weniger als 0,1% darin enthalten sein.
- *Synthetisches CBD* ist von der Formel her identisch, aber synthetisch hergestellt.
- *Natürliches CBD-Isolat* stammt aus der Cannabis-Pflanze und enthält nur CBD in Reinform.

Die Erfahrungen der letzten Jahre mit CBD und Epilepsie bei Angelman-Syndrom habe ich beim ASA-Kongress 2022 in Wien vorgestellt und die Zusammenfassung dieses Vortrags im Infobrief des Angelman e.V. veröffentlichen dürfen sowie in diesem Buch bei den Artikeln über das AS (siehe Seite 403) abgedruckt. Ich möchte nochmals betonen, dass ich CBD nicht für ein Allheilmittel oder Wundermittel halte. Jedoch gehe ich trotzdem davon aus, dass mit der Wahl des richtigen CBDs bei einigen der hier beschriebenen Menschen mit Angelman-Syndrom und therapieresistenter Epilepsie eine Besserung erreicht werden könnte oder man nebenwirkungsreiche Medikamente nur noch in reduzierter Dosis geben müsste – vorausgesetzt, man wählt das richtige CBD und die richtige Dosis.
Aus dem erwähnten CBD-Artikel hier ein paar Stichworte zur verkürzten Wiedergabe:
CBD ist beim Angelman-Syndrom und Epilepsie wirkungsvoll, die Auswahl des CBDs ist von Bedeutung, bitte keine dubiosen Internetprodukte verwenden, sondern über die Apotheke beziehen. Synthetisches CBD wirkt schlechter als natürliches CBD-Isolat, Glockenkurve (Bell-Shaped Dose-Response/Inverted U-Shaped Dose-Response) mit richtiger Dosierung, Interaktion mit anderen Medikamenten beachten.

Wechselwirkungen:
CBD wird über das Enzymsystem CYP 450 (CYP2C219) (Jiang, R. et al. 2013) abgebaut. Hier steht es dann in Konkurrenz z.B. mit Melatonin, Valproat und Benzodiazepinen wie z.B. Clobazam, aber auch mit Omeprazol und Pantoprazol sowie wie oben beschrieben mit Briviact. Dies muss bei der gesamten Dosierung berücksichtigt werden und kann dann z.B. auch beim Ausschleichen dieser Medikamente genutzt werden oder von

> Beginn an dazu, deren Dosis niedrig zu halten. Zusätzlich erfolgt der Abbau noch über CYP3A4 (Deutsche Apothekerzeitung 2019). und über UDP-Glucuronosyltransferase (UGT).

- **Diazepam** gehört zu den lang wirkenden Benzodiazepinen. Seine Halbwertzeit wird mit 20 bis 100 Stunden angegeben (Dreher, J. 2012 BPZ). Im Zusammenhang mit dem Angelman-Syndrom interessiert am meisten die antikonvulsive Wirkung von Diazepam. Hier scheint es auf Grund seiner speziellen Wirkung auf den Neurotransmitter GABA über die Wirkung auf den $GABA_A$-Rezeptor besonders effektiv zu sein. *Thibert setzt auf Grund seiner Erfahrungen am ehesten Diazepam als Notfallmedikament ein* (Thibert, R. et al. 2015 und 2018), da dies beim Angelman-Syndrom am effektivsten ist. Vermutlich ist seine GABA-erge Wirkung speziell beim Angelman-Syndrom am besten geeignet. Dies gilt sowohl beim einzelnen Anfall als auch beim non-konvulsiven Status.

Leider wird meistens noch die rektale Gabe empfohlen. Zum einen muss man sich hierbei darüber im Klaren sein, dass längst nicht die ganze Dosis die Darmwand passiert, insbesondere wenn der Enddarm nicht leer ist. Zum anderen ist es bei einem Erwachsenen mit Angelman-Syndrom mehr als schwierig, wenn nicht gar unmöglich, diesen in der Öffentlichkeit so von der Kleidung zu befreien, so dass ein Zäpfchen gegeben werden kann. Aus diesem Grund ist in meinen Augen die flüssige Variante mit Diazepam-Tropfen als Notfallmedikation unbedingt der rektalen Gabe vorzuziehen. Da man nur wenige Tropfen an Diazepam in die Backentasche gibt, ist die Gefahr des Verschluckens nicht gegeben. Hinzukommt, dass die Wirkung der Tropfen schneller einsetzt als bei einer rektalen Gabe (Kannegießer-Leitner, C. 2018)

> *Wechselwirkungen:*
> Der oxidative Abbau von Diazepam erfolgt durch die Cytochrom-P450-Isoenzyme CYP2C19 und CYP3A4, es ist ein mäßig sensitives CYP2C19-Substrat (Geisslinger, G. und Menzel. S 2017).

- ***Dormicum (Midazolam)*** ein kurzwirkendes Benzodiazepin, gehört zu den wichtigsten Mitteln zur Beruhigung vor Operationen oder bei Einschlafproblemen. Beim Angelman-Syndrom kommt die antikonvulsive Wirkung hinzu. Den Familien ist Midazolam eher als Wirkstoff von Buccolam bekannt, da dieses bei epileptischen Anfällen in der Kindheit eingesetzt wird (BPZ). Jedoch gehört Midazolam (Dormicum) bei Erwachsenen ebenfalls zu den effektivsten Notfallmedikamenten, was einen epileptischen Anfall betrifft.

Die Halbwertszeit liegt bei 1,5 bis 2 Stunden. Oft erkennt man schon nach 30 Minuten, wie der Patient wieder aufklart.
Bei Patienten mit Einschlafproblemen, auch beim Angelman-Syndrom, reicht dies jedoch aus, um in den Schlaf zu finden und dann weiter zu schlafen. Da jedoch auch hier eine Toleranzentwicklung zu befürchten ist, empfehle ich abzuwechseln: Wenn unbedingt erforderlich und es wirklich ohne Einschlafmittel nicht (mehr) geht, empfehle ich folgende Absprache mit dem Hausarzt: Für 2 bis 3 Tage Dormicum geben, dann ein anderes Mittel und am Wochenende z.B. gar keines.

Wechselwirkungen:
Midazolam mäßig sensitives CYP3A4-Substrat (Geisslinger, G. und Menzel. S 2017). Einige Substanzen verlangsamen den Abbau von Midazolam, indem sie das Cytochrom P450-Enzym CYP3A4 hemmen, andere beschleunigen ihn.

- **Epydiolex** ist ein Cannabidiol-Präparat. Eine Zulassung ist für Menschen mit dem Lennox-Gastaut-Syndrom und dem Dravet-Syndrom vorhanden (Gebrauchsinformation Epydiolex).
Im klinischen Alltag ist es inzwischen auch möglich, Epydiolex bei ansonsten therapierefraktären Epilepsieformen anderer Ursachen einzusetzen.
Die angestrebte Dosis von Epydiolex liegt bei 20 mg / kg Körpergewicht (Maucher, I. V. März 2019), ist also 10 x so hoch wie bei natürlichem, isolierten CBD oder auch bei CBD-Vollextrakt
Studien, wenn auch mit anderen Ursachen für die Epilepsie als das Angelman-Syndrom, haben ergeben, dass zum einen ein synthetisches CBD nicht so effektiv ist in der Wirkung und zum anderen schneller eine Toleranzentwicklung zu beobachten ist (Zorn, G. 2019). Im Angelman e.V. sind Betroffene bekannt, bei denen recht schnell eine Gewöhnung eintrat, aber auch Betroffene, die Epydiolex schon längere Zeit nehmen und dies ohne Gewöhnung. Von der Wirkung her ist es wie in der oben genannten Studie beschrieben: Man benötigt eine wesentlich höhere Dosis und es wirkt oft trotzdem nicht so effektiv wie isoliertes, natürliches CBD.

Wechselwirkungen:
Der Abbauweg führt ebenfalls über Cyp2C19 und CYP3A4 mit entsprechenden Interaktionen.

- **Ergenyl (Valproat) siehe Orfiril**

- **Frisium (Clobazam)** ist ein Benzodiazepin. Die Hauptindikationen liegen bei der Therapie von Spannungszuständen, Angstzuständen und als zusätzliches Mittel bei Epilepsie. Es gehört zu den langwirkenden Benzodiazepinen. (Fachinformation Frisium 2020). Es wird von etlichen Angelman-Familien wegen der sedierenden Wirkung eingesetzt, damit der Betroffene ruhiger wird, wobei es in den allermeisten Fällen als Einschlafmittel benutzt wird. Allerdings hat es ein großes Potential, eine Toleranz zu entwickeln (also eine Gewöhnung), so dass man deswegen bei vielen Personen erlebt, dass sie zum einen keine Wirkung mehr spüren, es zum anderen jedoch auch nicht absetzen (ausschleichen) können oder höchstens eine extrem lange Ausschleichzeit einplanen müssen. In der Fachinformation steht, dass es bei akuten Situationen nur wenige Tage am Stück gegeben werden soll und bei chronischen Erkrankungen nicht länger als 8 bis 12 Wochen. Ansonsten ist eine Abhängigkeit zu befürchten.

Allerdings muss man auch berichten, dass etliche Menschen mit Angelman-Syndrom schon seit langer Zeit Frisium zum Ein- und Durchschlafen bekommen. Ob sie dies noch brauchen, ist die Frage, da es wegen der Toleranzentwicklung seine Wirkung verloren haben müsste. Es abzusetzen, ist jedoch nicht möglich, da es in der Zwischenzeit zu einer Abhängigkeit gekommen ist und man es sehr langsam ausschleichen muss. Insofern muss man festhalten, dass es bei Angelman-Syndrom sehr gut wirkt, wegen der Gefahr der Gewöhnung jedoch nicht unbedingt zu empfehlen ist oder nur, wenn es nicht anders geht, eingesetzt werden sollte. Hier muss man abwägen.

Wechselwirkungen:
Frisium wird mit Hilfe von Isoenzymen des Cytochrom P450-Systems, insbesondere CYP3A4 und CYP2C19, abgebaut (Fachinformation Frisium). Entsprechende Wechselwirkungen sind unbedingt zu beachten.

- *Fycompa (Perampanel)* wird angewendet als Zusatztherapie bei fokalen Anfällen mit oder ohne sekundäre(r) Generalisierung bei Patienten ab 4 Jahren sowie bei primär generalisierten tonisch-klonischen Anfällen bei Patienten ab 7 Jahren mit idiopathischer generalisierter Epilepsie (IGE).
Man steigt mit einer niedrigen Anfangsdosis ein. Die gewünschte Dosis wird erst nach und nach erreicht.
AS-Patienten haben ebenfalls Fycompa erhalten, wobei keine herausragenden Auffälligkeiten im Vergleich zu anderen Patienten auftraten – weder im Positiven noch im Negativen. Die möglichen Nebenwirkungen müssen unbedingt beachtet werden.

Wechselwirkungen:
Mit anderen Antiepileptika kann es Wechselwirkungen geben, muss es jedoch nicht. Fycompa wird über das Enzymsystem CYP 450 abgebaut und zwar über CYP2C19. Entscheidend ist nun, über welches CYP-Enzym der Abbau der anderen Mittel erfolgt. Das hängt jeweils von der Dosierung und dem Typ des anderen Medikamentes ab, wobei sowohl eine verstärkende als auch eine abschwächende Wirkung des andern Mittels möglich ist. Darum ist die genaue Kenntnis dieser Möglichkeiten von großer Bedeutung.

- *Keppra (Levetiracetam)* ist ein Antiepileptikum, welches bei etlichen Menschen mit Angelman-Syndrom erfolgreich eingesetzt wird, insbesondere auch bei Grand-Mal-Anfällen. Der Wirkmechanismus ist noch weitgehend unbekannt. Man weiß jedoch, dass durch bestimmte Abläufe die Glutamatfreisetzung reduziert wird.
Keppra führt allerdings immer wieder zu aggressivem Verhalten, so dass es dann bei manchen Angelman-Patienten trotz guter Wirkung abgesetzt werden muss.

Wechselwirkungen:
Sowohl bei Erwachsenen als auch bei Kindern scheint es keine therapierelevanten Wechselwirkungen zwischen Levetiracetam und anderen vorhandenen Antiepileptika zu geben, trotzdem kann eine medikamentös bedingte Osteopathie durch Levetiracetam nicht ausgeschlossen werden (Geisslinger, G. und Menzel. S. 2017).

- *Lamotrigin (Lamictal)* ist ebenfalls ein Antiepileptikum, welches recht häufig beim Angelman-Syndrom eingesetzt wird und zwar bei Absencen und Myoklonien (Thibert, R. 2016). Es führt allerdings bei etlichen Menschen mit Angelman-Syndrom zur Verstärkung der Schlafproblematik (Angelman e.V. 2015-2018).
Der Wirkungsmechanismus unterscheidet sich von den anderen Antiepileptika, da es nicht GABA-erg ist (also nicht GABA erhöht wird). Lamotrigin hemmt die anhaltenden sich wiederholenden Entladungen der Neuronen und die Freisetzung von Glutamat, was vermutlich zu der antikonvulsiven Eigenschaft von Lamotrigin führt (Fachinformation Lamotrigin 2020).

Wechselwirkungen:
Lamotrigin wird über die Glucuronidierung metabolisiert (Geisslinger, G. und Menzel. S 2017). Dies muss wegen der möglichen Wechselwirkung mit anderen Medikamenten berücksichtigt werden, z.B. mit Valproat, Primidon, Oxcarbazepin, Carbamazepin, um nur einige zu nennen. Eine

Dosisanpassung ist dann bei Bedarf erforderlich. Es gibt spezielle Behandlungsschemata, wie und in welcher Kombination die Dosierung von Lamotrigin zu wählen ist, um Überdosierungen zu vermeiden.

- *Liskantin (Primidon)* hat ein sehr hohes Nebenwirkungsprofil, so dass es hauptsächlich bei therapierefraktärer Epilepsie, wenn andere Mittel nicht greifen, eingesetzt wird. Auch Primidon bietet dosisabhängig und dauerabhängig das Risiko für Frakturen (Gröber, U. 2022), die u.a. durch die Auswirkungen auf den Vitamin-D-Haushalt verursacht werden. Ebenso wirkt Primidon negativ auf die Folsäure- und Biotin-Aufnahme. Insofern sollte auch bei Therapie mit Primidon Folsäure, zusammen mit einem Vitamin-B-Komplex sowie Vitamin D supplementiert* werden. (Gröber, U. 2018).

Wechselwirkungen:
Primidon ist ein starker CYP3A4-Induktor (Geislinger, G. 2017). Z.T. gibt es starke Interaktionen mit anderen Medikamenten (Gröber, U. 2018), z.B. mit Valproat, Clonazepam, Diazepam, Lamotrigin, Phenytoin, Carbamazepin, Phenobarbital. Dies bedeutet, dass man, da es selten als Monopräparat eingesetzt wird, unbedingt regelmäßig die Plasmakonzentrationen der einzelnen Mittel prüfen muss. Zusätzlich sind regelmäßige Kontrolluntersuchungen des Blutbildes und der Leberenzymwerte in der Anfangsphase und in der Langzeittherapie angezeigt.

- *Ontozry (Cenobamat)* wird bei Erwachsenen als zusätzliche Medikation bei fokaler Epilepsie mit oder ohne sekundäre Generalisierung angewendet und zwar hauptsächlich dann, wenn trotz einer vorangegangenen Therapie mit mindestens zwei Antiepileptika die Epilepsie nicht ausreichend kontrolliert ist. Cenobamat wurde in Deutschland zunächst im Härtefallprogramm angewendet und ist seit Juni 2021 regulär in der EU zugelassen.

Cenobamat wirkt über zwei unterschiedliche Mechanismen, die Wirkung auf fokale Anfälle ist noch nicht vollkommen erfasst, scheint aber auch über das System GABA zu funktionieren (Seiffert J. 20219).

Es gibt bis jetzt noch recht wenig Erfahrung mit Ontozry bei Angelman-Syndrom. Diese sind jedoch eher positiv zu sehen, siehe der Bericht auf Seite 224.

> ***Wechselwirkungen:***
> Es kommt mit Benzodiazepinen, Phenytoin, Phenobarbital, Clobazam und Lamotrigin zu Wechselwirkungen, mit Valproinsäure, Lacosamid, Levetiracetam und Oxcarbazepin nicht.
> Die Wechselwirkungen betreffen die CYP3A4- Enzyme, die CYP2C19- Enzyme und die OAT3-Substrate (Transporter). Allerdings erfolgt nur ein kleiner Teil des Abbauweges über das CYP-System, der Hauptabbauweg erfolgt über Glucuronidierung.

- ***Orfiril (Valproat)*** wird bei Absencen und Myoklonien eingesetzt (Thibert, R. 2016), aber auch bei tonisch-klonischen Anfällen, zu denen Grand-Mal-Anfälle gehören. Valproat wirkt durch eine Hemmung des GABA-Abbaus und erhöht dadurch die GABA-Verfügbarkeit. Wie in den Familienberichten zu lesen, erhalten sehr viele Patienten mit Angelman-Syndrom Valproat, da dies bei mehreren Formen der Epilepsie und Angelman-Syndrom gut und effektiv wirkt. Von Thibert wird jedoch trotzdem empfohlen, auf Valproat in der antikonvulsiven Medikation beim Angelman-Syndrom zu verzichten. Denn die Nebenwirkungen von Valproat sind in der Langzeitbehandlung z.T. gravierend.

Die von Thibert und seinem Team beschriebenen Nebenwirkungen von ***Valproat*** wurden auch zumindest teilweise im Angelman e.V. berichtet. Zum einen sind dies die bereits beschriebenen Probleme in der Motorik (siehe Kapitel „Motorik"). Zusätzlich birgt ***Valproat*** die Gefahr einer gewissen verstärkten Infektneigung und Neigung zu verlängerter Blutungszeit, wie bei mehreren Angelman-Betroffenen beschrieben wird (Angelman e.V., Kannegießer-Leitner 2018). Hinzukommen mögliche Schädigung der Leber bis hin zum Leberversagen (Hepatotoxizität), negative Auswirkungen auf den Calcium- und Vitamin-D-Haushalt, eine Beeinträchtigung der Schilddrüsenfunktion (Fachinformation Valproat; 2021), einen Carnitin-Mangel (Valproat reduziert die endogene* Biosynthese von L-Carnitin) und eine Hyperammonämie (zu hoher Ammoniakgehalt im Blut) (Gröber, U. 2011, 2018, 2022).

Entsprechende Laborkontrollen - Leberwerte, Schilddrüsenwerte, Calciumwert, Vitamin D und auch Ammoniak im Blut - sowie Bestimmung des Valproatspiegels im Serum sind erforderlich.

Gröber empfiehlt in diesem Artikel unter Valproat-Medikation die Gabe von Vitamin C, Vitamin D, Vitamin E, N-Acetylcystein und L-Carnitin, um diesen Schäden vorzubeugen.

Dies ist insbesondere für die Patienten wichtig, bei denen nur mit Valproat eine Anfallsfreiheit erreicht werden konnte, unabhängig dieser gravierenden Nebenwirkungen.

Darum gilt: Wenn man - aus welchen Gründen auch immer – nicht auf *Valproat* verzichten kann, wird die Empfehlung ausgesprochen, zumindest – die oben erwähnten Labortests regelmäßig durchzuführen.
Festzuhalten ist, um die Empfehlung von Thibert nochmals zu betonen, dass Valproat auf keinen Fall die erste Wahl bei Angelman-Syndrom und Epilepsie sein sollte! Thibert berichtet in seiner aktuellen Studie (Thibert, R.L 2016), dass viele der Studienteilnehmer bereits <u>vor</u> der erstmaligen Evaluation* *Valproat* genommen hatten und einen verstärkten Tremor, eine geschwächte Balance, und/oder Abnahme der motorischen Fertigkeiten zeigten, was nach Absetzen von Valproat wieder zurückging.

Wechselwirkungen:
Zu den bekannten Nebenwirkungen kommen noch mögliche Interaktionen mit anderen Medikamenten hinzu. Valproinsäure wird nicht über das CYP-System abgebaut, sondern über Glucuronidierung. Valproat hemmt zusätzlich die UGT (UDP-Glucuronyltransferae), deswegen muss dann z.B. Lamotrigin auf die Hälfte reduziert werden (siehe S. 344).
Valproat erhöht auch den Spiegel von Diazepam und anderen Benzodiazepinen, wie z.B. auch Lorazepam. Felbamat, Primidon, Acetylsalycyclinsäure (ASS) erhöhen den Valproatspiegel, um nur eine kleine Auswahl an Interaktionen mit Valproat (Orfiril, Ergenyl) zu nennen (Maucher, I. V. Oktober 2019).
Interaktion von Valproat mit CBD siehe dort.

- **Petnidan** (*Ethosuximid*) ist ein bei Angelman-Syndrom und Epilepsie recht häufig eingesetztes Antiepileptikum, insbesondere bei *Absencen und Myoklonien* (Thibert R. L. 2009), auch bei einem Status dieser beiden Formen. Der genaue Wirkmechanismus ist noch nicht vollständig aufgeklärt. Es wird von einer möglichen Leistungsminderung unter langdauernder Einnahme von Ethosuximid berichtet, ebenso von einer Beeinträchtigung des Blutbildes, von Schlafproblemen, psychischen Nebenwirkungen (Petnidan-Fachinformation, 2014)
Es scheint nur so zu sein, dass ein recht enger Wirkspiegel besteht. Sowie dieser unterschritten ist, kommt es erneut zu Anfällen, wie dies von mehreren Familien beschrieben wurde (Angelmane. V. 2015-2018).

Wechselwirkungen:
Die gleichzeitige Gabe von Ethosuximid mit Valproat und Carbamazepin erhöht die Konzentration von Ethosuximid. Es verändert nicht die Konzentration von Primidon, Phenobarbital und Phenytoin. Insgesamt sollte die gleichzeitige Gabe von Ethosuximid und zentral wirkenden Medikamenten vermieden werden (Herbel, J. N. 2022).

- *Tavor (Lorazepam)* gehört zu den mittellang wirkenden Benzodiazepinen, was bedeutet, dass es auch als Schlafmittel bei Durchschlafproblemen einzusetzen ist. Aber auch hier ist Vorsicht geboten, da es zu einer Toleranzentwicklung führt und letztendlich dann auch zu Abhängigkeit führen kann.
Lorazepam wird bei Menschen mit Angelman-Syndrom am ehesten gegen Epilepsie eingesetzt, es wirkt GABA-erg. Sogenannte im Mund zerfließende Tavor-Expidet können sehr leicht in die Backentasche gelegt werden. Allerdings wies Prof. Kurleman auf seinem Vortrag, den er 2016 auf dem Mitgliedertreffen des Angelman e.V. hielt, daraufhin, dass es ca. 40 Minuten dauere, bis die Wirkung eintrete. Es kann im Notfall auch intravenös gegeben werden.

Wechselwirkungen:
Lorazepam ist ein Substrat für die Gluruonidierung, so dass dies bei der Medikation mit weiteren Medikamenten berücksichtigt werden muss. (Geisslinger, G. und Menzel. S 2017)

****

Bezüglich der eingesetzten Antiepileptika bei Angelman-Syndrom hat Thibert jeweils 2009 und 2016 eine Studie veröffentlicht (Thibert, R. et al. 2009 und 2016): Die von ihm und seinem Team durchgeführten Studien hatten die Beschreibung der Wirkungen/Nebenwirkungen neuerer Antiepileptika im Vergleich zu den „alten" Antiepileptika bei vom Angelman-Syndrom Betroffenen zum Ziel und wurde in der Angelman Syndrome Clinic des Massachusetts General Hospitals durchgeführt. Zu den antikonvulsiven Medikamenten der älteren Generation gehören nach Thibert (und anderen wie z.B. Kurlemann 2016): Valproat und Clonazepam. Zu den Antikonvulsiva der neueren Generation rechnet er Levetiracetam, Lamotrigin und Clobazam. Thibert kam zu dem Schluss, dass die Medikamente neuerer Generation genauso effektiv sind wie die älteren Medikamente bei gleichzeitig geringerem Nebenwirkungsprofil.

Davon zu unterscheiden sind die (um sie mal so zu nennen) „ganz neuen Antiepileptika" wie z.B. **Ontozry (Cenobamat,** siehe oben*), **Fycompa (Perampanel,** siehe oben*), **Vimpat (Lacosamid), Zonegran (Zonisamid) und Taloxa (Felbamat).** Mit diesen Medikamenten bestehen noch sehr wenig Erfahrung beim Angelman-Syndrom. Insofern kann noch nicht gesagt werden, ob das Nebenwirkungsprofil im Verhältnis zum Wirkprofil ausreichend gut ist. Sicherlich wird man in der Regel bekannte Medikamente, die bereits beim Angelman-Syndrom eingesetzt worden sind, vorziehen. Allerdings ist die Belastung bei therapierefraktärer Epilepsie so extrem, dass man sich auch an neue Antiepileptika heranwagen sollte – mit den entsprechenden Kontrollen und Vorsichtsmaßnahmen.

Weitere Medikamente, die beim Angelman-Syndrom eingesetzt werden:

- **Cetirizin** gehört zu den Antiallergika der 2. Generation und ist recht gut verträglich, da seine anticholinerge Wirkung deutlich schwächer ist als bei den Antiallergika der 1. Generation (Geisslinger, G. und Menzel. S 2017). Es gehört zu den Antihistaminika. Das bedeutet, es setzt das bei allergischen Reaktionen entstehende Histamin herab. Auch wenn dies eine ungemein wichtige Funktion ist, kann Cetirizin bei Menschen mit Angelman-Syndrom weniger empfohlen werden, da bereits mehrfach *hierdurch ein Anfallsgeschehen ausgelöst wurde (Kannegießer-Leitner 2018)*. Aus diesem Grund muss die Medikation mit Cetirizin unbedingt mit dem behandelnden Arzt abgesprochen werden, es ist eine Risikoabwägung.

- **Diclofenac (Voltaren)** ist ein Schmerzmittel. In der Literatur wird diesbezüglich nichts Spezielles angegeben. Allerdings liegen mir Verlaufsberichte vor, dass unter oraler Gabe von Diclofenac kurz anschließend ein epileptischer Anfall eingetreten ist. Insofern wäre ich hiermit zurückhaltend und würde bei Angelman-Syndrom auf ein anderes Schmerzmittel ausweichen. Allerdings wird auch von Menschen mit Angelman-Syndrom berichtet, die Diclofenac gut vertragen haben (Kannegießer-Leitner, C. eigene Patienten).

- *Ibuprofen* ist ein Schmerzmittel mit entzündungshemmendem Anteil. Wegen der Gefahr einer sich entwickelnden Gastritis oder Magenblutens sollte Ibuprofen nicht als Langzeitmedikament eingesetzt werden.
Was beim Angelman-Syndrom positiv wirkt, ist die Tatsache, dass Ibuprofen möglicherweise als Glutamatblocker wirkt (Casper et al. 2000). Da bei jedem Infekt Glutamat ansteigt, damit der Körper mit der Stressreaktion fertig wird, kann man hier Ibuprofen gleichzeitig gegen das infektbedingte Fieber *und* als Glutamatblocker einsetzen, da ja Stress über die Glutamaterhöhung einen epileptischen Anfall auslösen kann (siehe Kannegießer-Leitner, C. 2018).

- *Laxantien* werden bei Erwachsenen mit Angelman-Syndrom recht häufig zur Förderung der Verdauung eingesetzt, da diese Menschen oft unter Verstopfung leiden. Auf der einen Seite mag dies erforderlich sein. Auf der anderen Seite haben Laxantien ihre klaren Nebenwirkungen bis hin zur

Beeinflussung des Elektrolyt-Haushaltes (Gröber, U. 2018). Insofern empfehle ich immer, zunächst auf andere Möglichkeiten auszuweichen, z.B. nach den Empfehlungen von Dr. Bruker mit Vollwertkost die Verdauung in Gang zu bringen. Geschrotetes Getreide (verarbeitet zum sogenannten Frischkornbrei) oder auch frisch gequetschter Hafer wirken gut, effektiv und ohne Nebenwirkungen (wenn Getreide vertragen wird, was bei den meisten Menschen mit Angelman-Syndrom der Fall ist) (Bruker, M. O. 2018).

- *MCT-Öl (Mittelkettige Triglyceride)* kann nach verschiedenen persönlichen Berichten eine positive Wirkung auf die Entwicklung beim Angelman-Syndrom haben. Allerdings sind mir mehrere Jugendliche und Erwachsene mit Angelman-Syndrom bekannt, die auf MCT-Öl, in dem das CBD gelöst war, Myoklonien entwickelt hatten. Diese Myoklonien wurden erst zum Verschwinden gebracht, nachdem eine andere ölige Grundlage für das CBD gewählt worden war (Kannegießer-Leitner, C. eigene Patienten).

- *Melatonin* ist ein menschliches Schlafhormon, welches von etlichen Menschen mit Angelman-Syndrom nicht genügend hergestellt werden kann. Ausführlich habe ich diese Situation in dem Artikel über „Angelman-Syndrom und Melatonin" beschrieben (siehe Seite 384). Melatonin einzusetzen ist sicherlich eine gute Sache. Aber man sollte sich um die richtige Dosis kümmern. Es wird häufig noch in einer zu hohen Dosis eingesetzt. Hinzukommt, dass man berücksichtigen muss, inwieweit es sich den Abbauweg mit den anderen gegebenen Medikamenten teilt, so dass dann auch aus diesem Grund eine niedrigere Dosis gewählt werden muss.

Wechselwirkungen:
Experimentelle Daten deuten darauf hin, dass die Isoenzyme CYP1A1, CYP1A2 und möglicherweise CYP2C19 des Cytochrom P450-Systems am Melatonin-Metabolismus beteiligt sind (Maucher 2020, Melatonin-Artikel). CBD und Melatonin, siehe Seite 384.

- *Paracetamol* ist eines der am häufigsten eingesetzten Schmerzmittel und wirkt als solches zentral schmerzlindernd. Es wirkt auch gegen Fieber. Da es rezeptfrei und schon in Formen speziell für Kinder abgegeben wird, denken viele, dass es keine Nebenwirkungen habe. Es wird jedoch immer wieder darauf hingewiesen, dass man sich unbedingt an die empfohlene Dosis halten muss und das Mittel auch nicht über längere Zeit hinweg einnehmen sollte. Denn bei chronischem Schmerzmittelmissbrauch mit Paracetamol sind etliche Fälle von ausgeprägter Leberschädigung beschrieben.

> *Wechselwirkungen:*
> Paracetamol ist ein Induktor des CYP-450-Systems und wird über die Glucuronidierung metabolisiert und kann bei langdauernder Therapie schwerste Leberschädigungen verursachen. Die Dosis muss reduziert werden, wenn gleichzeitig UGT-Inhibitoren wie Valproat gegeben werden.

Neuroleptika werden auch Antipsychotika genannt. Sie werden eingesetzt gegen erhöhte Erregungszustände, gegen Schlafstörungen und bei Spannungszuständen.
- *Butyrophenone (z.B. Pipamperon und Melperon) und Risperidon* werden ebenfalls zum Einschlafen eingesetzt. Diese drei Mittel haben eine eher starke sedierende Wirkung und eine schwache antipsychotische Wirkung. Bereits vor etlichen Jahren wurde auf dem Angelman-Vereins-Jahrestreffen 2008 jedoch von Clayton-Smith davon abgeraten, da insgesamt speziell beim Angelman-Syndrom die Nebenwirkungsrate recht hoch ist.
Im Alltag muss man dagegen feststellen, dass bei etlichen vom Angelman-Syndrom Betroffenen diese Mittel als Einschlafhilfe wirken und keine Nebenwirkungen auftreten, bei anderen jedoch abgesetzt werden mussten, da die Nebenwirkungen wie z.B. grobmotorische und feinmotorische Bewegungsstörungen - zu groß waren (Angelman e.V. 2015-2018).

> *Wechselwirkungen:*
> Melperon und Pipamperon sind CYP2D6-Inhibitoren, auch Risperidon wird von CYP2C6 metabolisiert (Geisslinger, G. und Menzel. S. 2017).

- *Atosil (Promethazin)* wirkt sedierend. Es gehört zu den schwach wirkenden Neuroleptika und wird kaum noch als Antipsychotikum eingesetzt. Die typischen Nebenwirkungen der Neuroleptika treten hier kaum auf, so dass Atosil auch beim Angelman-Syndrom zu einer besseren Nachtruhe verhelfen kann.
Promethazin wird jedoch auch als Antihistaminikum, also gegen Allergien, eingesetzt.

> *Wechselwirkungen:*
> Promethazin wirkt anticholinerg und kann somit die sedierende (zentral dämpfende) Wirkung von z.B. Antiepileptika oder anderen sedierend wirkenden Medikamenten verstärken (Klein, S. 2019)

Medikamente und Mikronährstoffe
- ***Omeprazol und Pantoprazol*** sind Protonenpumpenhemmer (PPI) und werden bei Gastritis und bei Reflux-Ösophagitis eingesetzt. Sie helfen meistens prompt, sollten aber nicht über zu lange Zeit gegeben werden, da sie dazu führen, dass Stoffe, die zu ihrer Aufnahme aus dem Magen ein saures Milieu benötigen, nicht mehr genügend aufgenommen werden. Dies trifft auf Calcium, Vitamin D, Vitamin C, Magnesium, Vitamin B12, Eisen, Zink und Folsäure zu (Gröber, U. 2018 und 2022). Insofern kann bei langdauernder Gabe eine Osteoporose ausgelöst oder zumindest verstärkt werden. Um schwere Nebenwirkungen zu vermeiden sollte einerseits auf jeden Fall kein zu langer Einnahmezeitraum gewählt werden. Und andererseits sollte gegebenenfalls eine Substitution mit diesen Stoffen bzw. deren Kontrolle im Serum erfolgen.

Speziell bei Patienten mit Angelman-Syndrom ist insbesondere darauf zu achten, ob diese womöglich eine Refluxösophagitis entwickelt haben, die sich eventuell nur durch einen Reizhusten oder auch durch häufiges Erbrechen äußert. Wird dann erfolgreich dagegen Omeprazol oder Pantoprazol eingesetzt, muss man wiederum darauf achten, inwieweit es nach längerer Einnahmedauer dieser Medikamente zu Nebenwirkungen oder wie im Absatz zuvor beschrieben zu einem Mangel bestimmter Mikronährstoffe kommt. Beides ist oft nicht leicht herauszufinden, da viele vom Angelman-Syndrom Betroffenen sich hierzu nicht eindeutig äußern können. Hier hilft nur die genaue Beobachtung der Situation weiter. Vor allem müssen die Ärzte sich von den Eltern diese Situation beschreiben lassen, um die richtigen Entscheidungen treffen zu können.

> ***Wechselwirkungen:***
> Pantoprazol hemmt CYP219 nur schwach (Geisslinger, G. und Menzel. S 2017), Omeprazol stärker, was bei Kombination mit anderen Medikamenten berücksichtigt werden sollte.

- ***Gaviscon Dual*** *(Kombination aus einem Natriumalginat und zwei Antazida - Calciumcarbonat und Natriumhydrogencarbonat:* Wirkt in zweifacher Weise, zum einen gegen die erhöhte Magensäure und zum anderen als Schaum, der sich oben auf den Mageninhalt legt. Es wird eingesetzt bei gastroösophagealem Reflux wie Sodbrennen, saures Aufstoßen, Verdauungsstörungen (Dyspepsie) z.B. nach den Mahlzeiten. Insofern kann es auch, wenn die Akutprobleme vorbei sind, als Alternative zu Omeprazol und Pantoprazol eingesetzt werden. Die Bestandteile von Gaviscon werden nicht vom Organismus aufgenommen (Fachinformation Gaviscon Dual). Beim AS kommt es recht häufig zu einem gastroösophagealen Reflux (GERD), somit kommt es hier zum Einsatz.

Medikamente und Lebensmittel
- *Alkohol:* Dass zentral wirkende Medikamente, also natürlich dann auch Antiepileptika, nicht zusammen mit Alkohol eingenommen werden sollen, versteht sich von selbst.

Spezielle Wechselwirkungen:
Alkohol induziert das Enzym CYP2E1. Dadurch entsteht bei Alkoholmissbrauch beim Abbau z.B. von Paracetamol ein toxischer Metabolit. Hierdurch können bereits bei therapeutischen Dosen Leberschäden auftreten (Geisslinger, G. und Menzel. S. 2017)

- *Grapefruit* ist als Frucht insbesondere in den Wintermonaten sehr geschätzt.

Wechselwirkungen:
Was die Wenigsten wissen, ist die Tatsache, dass Grapefruit über CYP3A4 abgebaut wird (mit dem Inhaltsstoff der Grapefruit *Naringin*) und somit den Abbau aller Medikamente, die ebenfalls über dieses Enzym abgebaut werden, blockiert. Deswegen bringt es auch nichts, Grapefruits zeitlich versetzt zu dem Medikament zu sich zu nehmen, da es sich um eine regelrechte Blockierung des Enzyms handelt, die mehrere Tage andauern kann (Geisslinger, G. und Menzel. S 2017).

- *Johanniskraut* wird als Antidepressivum eingesetzt. Da es als natürliches Mittel gilt, berücksichtigen viele nicht die doch tatsächlich vorhandenen möglichen Nebenwirkungen, die durch Wechselwirkungen entstehen.

Wechselwirkungen:
Johanniskraut verringert z.B. die Plasmakonzentration von Midazolam, da es ein CYP3A4-Induktor ist, also die Arbeit dieses Enzyms verstärkt. Johanniskraut ist ein starker CYP3A4-Induktor und eher ein geringer für: CYP2B6, CYP2C9, CYP2C19. Hinzukommt, dass durch Johanniskraut Paracetamol in einen toxischen Metaboliten umgebildet wird. (Geisslinger, G. und Menzel. S 2017).

Medikamente gegen in der Bevölkerung weit verbreitete Stoffwechselerkrankungen wie z.B. gegen Bluthochdruck, Diabetes, erhöhte Blutfette, Gicht etc. habe ich nicht speziell erwähnt, da sich die diesbezügliche Medikation beim Angelman-Syndrom nicht von der Medikation bei anderen Personen unterscheidet. Lediglich muss auch hierbei auf mögliche Wechselwirkungen geachtet werden, wenn diese Mittel womöglich ebenfalls durch dieselben CYP-450-Enzyme abgebaut werden wie z.B. verschiedene Antiepileptika.

Nahrungsergänzungsmittel (NEM)
- **GABA** *(γ -Amino-Buttersäure)* ist der am stärksten wirkende hemmende Neurotransmitter. Das Angelman-Syndrom ist dadurch gekennzeichnet, dass bei vielen Betroffenen ein GABA-Mangel herrscht, wobei dies jedoch eher in der Kindheit so anzutreffen ist und in der Jugend und im Erwachsenenalter dann eher ausgeglichen ist (Braat, S. et al. 2015, Tanaka, M. et al. 2012). Ein GABA-Mangel kann zu einem epileptischen Anfall führen, da der entstehende Reiz nicht geblockt wird. Die verschiedenen Funktionen von GABA siehe im Band 1 über das Angelman-Syndrom (Kannegießer-Leitner, C. 2018). GABA kann als Präparat gegeben werden. Es gibt zwei Nachteile: Zum einen passiert es nur ungenügend die Blut-Hirn-Schranke und zum anderen gibt es viele Beobachtungen, dass recht schnell eine Gewöhnung an GABA eintritt. Trotzdem gibt es zuverlässige Berichte, dass GABA beim Angelman-Syndrom zum einen gegen Epilepsie und zum anderen beim Einschlafen hilft. Dies führt leider bei etlichen zu einer gewissen Toleranzentwicklung, aber längst nicht bei allen. Insbesondere kann man bei GABA als Einschlafmittel der Toleranzentwicklung entgegenwirken, wenn man es nicht regelmäßig jeden Abend gibt, sondern mit anderen Mitteln abwechselt (Angelman e.V. 2015-2018).

Wechselwirkungen:
Insbesondere muss man bei gleichzeitigem Einsatz zentral dämpfender Medikamente mit einer gewissen Verstärkung der Wirkung rechnen und natürlich dies ebenso bei sogenannten GABA-ergen Mitteln.

- **Magnesium** ist bei Epilepsie hilfreich. Deswegen soll es hier in dieser Liste aufgezählt werden. Wie ebenfalls bereits in Band 1 „Das Angelman-Syndrom besser verstehen….." beschrieben, kann man Magnesium als Glutamatblocker und somit gegen Epilepsie einsetzen. Bei etlichen Menschen mit Angelman-Syndrom lässt sich die Epilepsie besser einstellen, wenn der Magnesiumspiegel im guten Bereich ist. Hinzu kommt noch die Tatsache, dass bei Stress zusätzliches orales Magnesium dazu beitragen kann, dass trotzdem kein Anfall ausgelöst wird. Zwar ist das Wissen über die positive Wirkung von Magnesium auf die Epilepsie nicht neu, hat sich aber als Wissensbestandteil in der Medizin noch nicht durchgesetzt, obwohl viele Patienten dies so berichten (Kannegießer-Leitner, C. 2018). Aus diesen

Berichten kristallisiert sich heraus, dass Menschen mit Angelman-Syndrom von der zusätzlichen Gabe von Magnesium profitieren, wenn z.B. großer Stress bewältigt werden muss (seien es Infekte, Aufregungen, Ärger oder Freude) oder auch im Sommer Sport gemacht wird und man viel schwitzt. Eine regelmäßige orale Gabe ist auch bei diesen Menschen nicht unbedingt nötig, dann z.B. nicht, wenn der Magnesiumwert in einem guten Bereich liegt. Trotzdem kann es sein, dass auch diese Menschen bei den oben aufgeführten Stress-Situationen ohne Magnesiumgabe in ein Anfallsgeschehen rutschen, welches mit kurzfristiger Magnesiumgabe zu verhindern ist. Es gibt unterschiedliche Sorten an Magnesium, kurzwirkendes, dessen Wirkung schnell eintritt und lang wirkendes, dessen Wirkung dafür länger anhält. In letzter Zeit sind auch mehrere Präparate mit einer Kombination dieser Magnesiumarten auf den Markt gekommen. Insofern muss man sich beraten lassen und dann ausprobieren, welches Präparat am besten hilft.

Multivitaminpräparate und Mikronährstoffe
Die Empfehlung geht heutzutage oft dahin, dass man durch eine Ernährung mit gesunder Mischkost mit allen wichtigen Nährstoffen so gut versorgt wird, dass Multivitaminpräparate oder auch Präparate mit Mikronährstoffen nicht erforderlich sind. Zum einen birgt die Tatsache, dass Obst und Gemüse wegen der besseren Haltbarkeit oft noch im unreifen Zustand geerntet werden, das Risiko, dass längst nicht alle Nährstoffe, die üblicherweise enthalten sein sollen, auch tatsächlich enthalten sind. Hinzukommt eine langandauernde Lagerung, in der etliche Vitamine wieder abgebaut werden. Dies ist die eine Seite, die jeden trifft. Die andere Seite ist jedoch die, dass viele vom Angelman-Syndrom Betroffenen sich absolut nicht gesund ernähren lassen, da sie z.T. eindeutige Vorlieben, gegen die man nicht ankommt, haben. Z.B. ist es bei manchen vom Angelman-Syndrom Betroffenen kaum möglich zu erreichen, dass sie Gemüse oder Salat essen.
Hinzu kommt noch, wie bereits mehrfach erwähnt: Viele Medikamente, insbesondere Antiepileptika und Protonenpumpenhemmer führen zu einem Mangel an Mikronährstoffen, so dass diese unbedingt substituiert werden müssen. Hierzu gehören u.a. in vielen Fällen Magnesium, Calcium Carinitin, Eisen, Magnesium, Vitamin D, Vitamin C sowie der Vitamin-B-Komplex und auch Folsäure.

Insofern sollte man diesem Thema bei Menschen mit Angelman-Syndrom genügend Aufmerksamkeit schenken.

Schlussbemerkungen
Diese hier von mir zusammengestellte Auswahl an Medikamenten, die häufig beim Angelman-Syndrom eingesetzt werden, und die beschriebenen wichtigen Details erheben keinen Anspruch auf Vollständigkeit.

Auch habe ich diese Details nach bestem Wissen und Gewissen zusammengetragen, kann jedoch keine Gewähr für die Aktualität, Richtigkeit und Vollständigkeit der Informationen übernehmen. Dies vor allem auch deswegen, da sich das Gebiet der Pharmakologie ständig wandelt und neues Wissen hinzukommt.

Ich möchte damit jedoch zeigen, wie wir auf der einen Seite froh sein können, dass es diese Medikamente gibt, uns aber auf der anderen Seite darum kümmern müssen, dass die Nebenwirkungen nicht die erwünschten Wirkungen übertreffen.

Dazu müssen sich auch die einzelnen Familien kundig machen und sich Ärzte sowie Apotheker suchen, die sie entsprechend beraten können. Dann kann eine Medikation zusammengestellt werden, von der die Betroffenen bestmöglich profitieren.

__Bitte keine Medikation in Eigenregie__
__ohne ärztliche Beratung!__

Ich hätte noch über viel mehr Medikamente wichtige Details schreiben können. Dies hätte jedoch den Rahmen des vorliegenden Buches gesprengt, so dass ich auf die mehrfach von mir genannte Literatur verweise.

Wie einzelne Beispiele, insbesondere im Kapitel „Epilepsie" gezeigt haben, braucht man manchmal Geduld und starke Nerven. Diese und den angestrebten Erfolg wünsche ich Ihnen!

CKL

Quellen
- Angelman e.V. Deutschland, Erfahrungen mit Angelman-Patienten, Forschungsgruppe des Angelman e.V. Deutschland, 2015-2018, nicht veröffentlicht
- Braat, S. und Kooy, R. F.: The GABAA Receptor as a Therapeutic Target for Neurodevelopmental Disorders, Neuron-Perspective 86, 2015
- Bruker, M. O. und Gutjahr, I.: Stuhlverstopfung in 3 Tagen heilbar: Ohne Abführmittel, emu-Verlags- und Vertriebsgesellschaft Ernährung.-Medizin-Umwelt; 27. Auflage. 2018
- Clayton-Smith, J.: Jahrestreffen 2008 Verein - Angelman e.V. https://www.angelman.de/der-verein/jahrestreffen/jahrestreffen08-verein/
- Casper, D.; Yaparpalvi, U; Rempel, N.; Werner, P.: Ibuprofen protects dopaminergic neurons against glutamate toxicity in vitro. Neurosci Lett. 2000 Aug 11;289(3):201-4, PubMed
- Deutsche Apothekerzeitung (DAZ): Epidyolex, Cannabidiol, 5.10.2019
- Dreher, J.: Benzodiazepin Umrechnungstabelle, PSYCHIATRIE TO GO, 29. Januar 2012
- Fachinformation Frisium, Sanovi, November 2020
- Fachinformation Gaviscon,
- Fachinformation Lamotrigin, Heumann, Dezember 2020
- Fessler, B.: Neues Antiepileptikum bei fokalen Anfällen Levetiracetam-Weiterentwicklung Brivaracetam erweitert das therapeutische Spektrum, DAZ 2016, Nr. 7, S. 31, 18.02.2016
- Gebrauchsinformation Epydiolex 2022, GW Pharma
- Geisslinger, G. und Menzel. S.: Wenn Arzneimittel wechselwirken – Wichtige Interaktionen erkennen und vermeiden, 1. Auflage 2017, Wissenschaftliche Verlagsgesellschaft mbH
- Gröber, U.: Arzneimittel und Mikronährstoffe - Medikationsorientierte Supplementierung. 4. Auflage 2018, Wissenschaftliche Verlagsgesellschaft
- Gröber, U. und Kisters, K.: Arzneimittel als Mikronährstoff-Räuber: Was Ihr Arzt und Apotheker Ihnen sagen sollten, neueste und erweiterte Ausgabe August 2022, Wissenschaftliche Verlagsgesellschaft
- Gröber, U.: L-Carnitin und die mitochondriale Toxizität der Valproinsäure, DAZ 2011, Nr. 37, S. 55, deutsche-apotheker-zeitung.de
- Herbel, J. N.: Petnidan, Gelbe Liste 21.02.2022
- Hick, C. und Hick, A.: Kurzlehrbuch Physiologie, 8.Auflage, Elsevier-Verlag München, 2017
- Jiang R, Yamaori S, Okamoto Y, Yamamoto I, Watanabe K. Cannabidiol is a potent inhibitor of the catalytic activity of cytochrome P450 2C19. Drug Metab Pharmacokinet. 2013;28(4):332-8. doi: 10.2133/dmpk.dmpk-12-rg-129. Epub 2013 Jan 15. PMID: 23318708.

- Kannegießer-Leitner, C.: Das Angelman-Syndrom besser verstehen – Handbuch für Eltern und andere Fachleute, 2018, Sequenz Medien Produktion
- Kannegießer-Leitner, C.: Eigene Patienten 2023, nicht veröffentlicht
- Klein, S., Promethazin, Gelbe Liste, 6.2.2019
- Klotz, K. A., Hirsch, M., Heers, M., Schulze-Bonhage, A., Jacobs, J.: Effects of cannabidiol on brivaracetam plasma levels, Epilepsia, Juli 2019, Epub 2019 Jun 18, PMID: 31211851, DOI: 10.1111/epi.16071
- Kurlemann, G.: Epilepsie bei Angelman-Syndrom "Altes" und "Neues", Vortrag auf dem Jahrestreffen des Angelman-Vereins Deutschland am 16.04.2016
- Maucher, I. V. Valproinsäure, Gelbe Liste, 13.03.2019
- Maucher, I. V. Epydiolex, Gelbe Liste, 10.10.2019
- Petnidan-Fachinformation, 2014
- Seiffert, J. Cenobamat, Gelbe Liste, 13.7.2021
- Tanaka, M; DeLorey, T. M.; Delgado-Escueta, A.; and Olsen, R. W.: GABRB3, Epilepsy, and Neurodevelopment, Online PUB med, 15.12.2012/// Jasper's Basic Mechanisms of the Epilepsies [Internet]. 4th edition. Bethesda
- Thibert, R.L.; Conant, K.D.; Braun; E.K.; Bruno, P.; Said, R.R.; Nespeca, M.P.; Thil, E.A.: Epilepsy in Angelman syndrome: A questionnaire-based assessment of the natural history and current treatment options, Epilepsia, 50(11):2369–2376, 2009, doi: 10.1111/j.1528-1167.2009.02108.x
- Thibert, R.: Angelman syndrome and 15q Duplication syndrome, MsPH Angelman Syndrome Clinic and Dup15q Center Massachusetts General Hospital Harvard Medical School, 2015/PDf-Internet
- Thibert, R.L; Shaaya, E.A.; Grocott, O.R; Laing, O.;.: Seizure treatment in Angelman syndrome: A case series from the Angelman Syndrome Clinic, Department of Neurology, Massachusetts General Hospital, Boston, MA, United States, Epilepsy & Behavior 60 (2016) 138–141, Elsevier
- Thibert, R.; Worden, L; Grocott, O; Tourjee, A.; Fonda Chan, F.: Diazepam for outpatient treatment of nonconvulsive status epilepticus in pediatric patients with Angelman syndrome, Epilepsy & Behavior 82 (2018) 74–80, Elsevier
- Valproat-Fachinformation, 2021

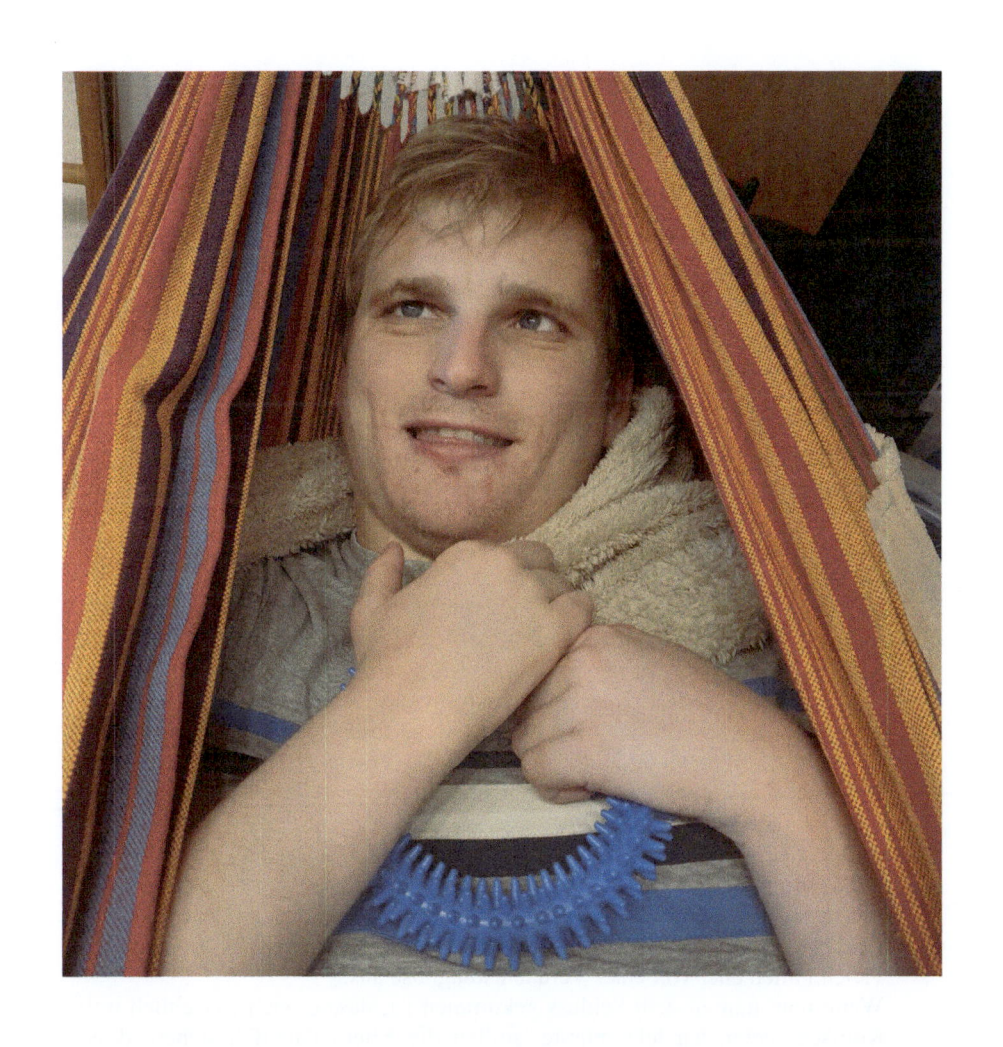

Häufige Begleiterkrankungen bei Erwachsenen mit Angelman-Syndrom

Bereits in „Angelman-Syndrom besser verstehen/ Band 1" bin ich auf typische Begleiterkrankungen/Begleitsymptome beim Angelman-Syndrom eingegangen, so dass ich bei folgender Symptomatik hierauf verweise:
- ➢ Verstopfung
- ➢ Zyklischem Erbrechen
- ➢ GERD (Gastroöphagealer Reflux)
- ➢ Kryptopyrrolurie
- ➢ Infektanfälligkeit
- ➢ Schmerzunterempfindlichkeit
- ➢ Histaminintoleranz (HIT)
- ➢ Osteoporose (altersbedingt oder auch medikamentös verursacht)

Begleitsymptomen wie z.B. *Epilepsie und Schlafprobleme* habe ich im vorliegenden Band 2 jeweils ein eigenes Kapitel gewidmet.

In den Familienberichten wurden hauptsächlich erwähnt:
- *Verstopfung* (siehe auch Band 1) wurde von sehr vielen Familien angegeben, z.T. in Verbindung gebracht mit zu wenig Bewegung. Z.T. konnten Medikamente als Ursache ausgemacht werden (z.B. Dipiperon). Als hilfreiche Maßnahmen wurden genannt: Probiotische Kulturen, spezielles Joghurt, Lactulose, Vollwerternährung mit viel frischem Vollkorn.
- *Allergien* u.a. auf Gräser, Pollen, Heuschnupfen, Penicillin wurden genannt. Allerdings wurde auch berichtet, dass mehrere Familienmitglieder ebenfalls unter einer allergischen Diathese leiden, so dass diese wohl eher familiär als syndrombedingt ist.
- *Kopfschmerzen und Migräne* wurden bei mehreren genannt, wobei die diesbezügliche Diagnostik und Behandlung noch schwieriger als bei anderen Patienten ist, da die aktive Sprache fehlt und somit die tatsächlichen Beschwerden nur sehr schwer verdeutlicht werden können. Man geht also in vielen Fällen eher von einer Verdachtsdiagnose aus.
Wenn man nun zu dem Schluss gekommen ist, dass es sich tatsächlich um Kopfschmerzen handeln müsste, sollten die Eltern darauf bestehen, dass dementsprechend gehandelt wird, denn sie kennen ihr „Kind" wohl am besten.
Zum einen ist es dann wichtig, die richtigen Medikamente auszuwählen, wenn man tatsächlich nicht ganz ohne Medikamente auskommen sollte.
Zum anderen jedoch sollte eine Ursachenforschung betrieben werden – mit den Fragen: Wie konnte es zu den Kopfschmerzen kommen? Was ging voraus? Stress, Ärger, Schlafmangel? Bestimmte immer wiederkehrende Lebensmittel vor dem Auftreten von Kopfschmerzen? Zu wenig getrunken?

- **Refluxösophagitis** wurde von etlichen Familien genannt. (mit der Gabe von Omeprazol, Pantoprazol und Gaviscon) – siehe im Kapitel „Medikamente" sowie siehe auch „Band 1/Das Angelman-Syndrom besser verstehen""
Die Probleme entstehen aus dem Krankheitsbild an sich, aber auch z.T. aus den Nebenwirkungen der gegebenen Medikamente.
- **Histamin-Intoleranz** wurde von einer Familie genannt.
- **Laktoseintoleranz** wurde ebenfalls selten genannt.

****

Hier nun die einzelnen Berichte der Familien, wobei in diesem Bereich nicht alle Familien etwas in die Fragebögen eingetragen haben.

<u>*- Ü 30, Deletion 2*</u>
Vermutlich Kopfschmerzen/Migräne, da er manchmal eine wehleidige Mine hat. Er legt sich dann schlafen und versteckt seine Augen...
Verdauungsprobleme, deswegen Movicol (Macrogol 13, 1 g)
Bezüglich der Zahngesundheit: In all den Jahren hatte er mehrere Behandlungen unter Vollnarkose wegen Karies. Leider, wurden in der Kopf-Klinik Karlsruhe alle Backenzähne vom unteren Kiefer gezogen anstatt sie zu behandeln. Zuerst 2010 zwei davon und zwei Jahre später, obwohl der Familienzahnarzt gemeint hat, dass die Zähne saniert werden könnten, hat die Klinikärztin 6 auf einmal gezogen und mich hinterher böse beschimpft, weil ich nicht fähig war, meinem Sohn beizubringen, wie er seine Zähne putzen soll...Er hat nur einen Molar unten rechts, der nach der damaligen Behandlung gewachsen ist. Weitere Behandlungen haben wir in einer Praxis in Bruchsal ambulant gemacht. Und siehe da, man konnte die 2 Zähne, die auffällig waren, behandeln und erhalten!
Wir benutzen eine Ultraschallzahnbürste, Munddusche und Zahnschmelz erhaltende und aufbauende Zahnpasta. Sein Gebiss ist, trotz schwieriger Mundhygiene, in gutem Zustand. Einmal täglich Zähneputzen muss er mitmachen - mit oder ohne Protest.

<u>*- Ü 30, Imprinting*</u>
- Würgen bei Stress, Penicillinallergie

<u>*- Ü 20, Deletion 2*</u>
Verstopfung, Allergie auf Gräser, Pollen

<u>*- Ü 30, Deletion*</u>
Neigung zu Verstopfung, Zahngesundheit ist gut.

- Ü 20, Deletion
Refluxösophagitis, Probleme mit der Zahngesundheit

- Ü 20, Deletion 1
Refluxösophagitis, Tim nimmt täglich Pantoprazol ein.
Bei Tim hat die Pubertät nicht von selbst eingesetzt. Er erhält seit seinem 21. Lebensjahr Testogel (die Dosis gemäß hierzu beigefügtem Arztbrief wurde inzwischen erhöht) – dazu habe ich im Verein bis heute nichts gehört und scheint mithin nicht AS-typisch zu sein.
Leider wurden wir weder bei seinen zahlreichen Krankenhaus-Aufenthalten wegen des Erbrechens noch bei der Fundoplicatio-Operation auf die überfällige Pubertät angesprochen.
Mit drei Kindern kommt man selbst im „Alltagsgeschäft" plus den vielen Baustellen, die Tim so mit sich bringt, nicht immer von selbst auf die Idee, dass auch hier etwas nicht stimmt. Wir hielten ihn halt in dem Bereich für ebenso verzögert wie in der motorischen Entwicklung.
Für Tims Eisenspeicherstörung haben wir keine Ursache gefunden. Hb und Ferritin werden regelmäßig kontrolliert. Etwas 8 Wochen nach einer Eisensubstitution und dann alle 8 -14 Tage, da die Werte nicht symmetrisch fallen, sondern teilweise auch ganz plötzlich stark abfallen.

- Ü 20, kein Genotyp bekannt
Nur Karies, ansonsten keine gesundheitlichen Probleme

- U 20, kein Genotyp bekannt
Keine gesundheitlichen Probleme, auch keine Karies

- Ü 50, kein Genotyp bekannt
Manchmal Verstopfung, schlechte Zähne (nur noch wenige sind vorhanden)

- U 20, UPD
Kopfschmerzen, Migräne, Verstopfung, besser mit Activia Joghurt

- Ü 20, Mutation im UBE3A-Gen
Hin und wieder Kopfschmerzen, Migräne
Verdauungsprobleme, jedoch mit Movicol nicht
Immer mal wieder Refluxösophagitis – in der Kindheit ein echtes Problem.
Zufriedenstellende Zahngesundheit (vierteljährliche Kontrolle)

- *Ü 20, Deletion*
Refluxösophagitis bis Alter von 3 Jahren, ansonsten gesund, keine Überempfindlichkeitsreaktionen, keine Verdauungsprobleme, gesunde Zähne.

- *Ü 30, Deletion 1*
Keine gesundheitlichen Probleme, keine Allergien, Verdauung gut, Zähne ausgezeichnet; früher Neigung zu Refluxerbrechen, jetzt durch CBD kaum noch Probleme in diese Richtung. Jedoch sicherheitshalber haben wir immer einen Vorrat von Gaviscon im Haus.

- *Ü 20, Microdeletion*
Hin und wieder mal Verstopfung, im Baby- und Kleinkindalter Refluxösophagitis, jetzt nicht mehr, Zahngesundheit ist gut. Neigung zu Kopfschmerzen, eventuell Migräne

- *Ü 30, Deletion 2*
Histamin-Überempfindlichkeit, etliche Nahrungsunverträglichkeiten, die mit einem speziellen Genetik-Test (siehe Kapitel Labor) diagnostiziert wurden und nun entsprechend berücksichtigt werden können. Zu Hause in der familiären Umgebung gelingt dies besser, da sich alle Familienmitglieder darauf einstellen können. Im Wohnheim gibt es immer wieder Probleme, da das Essen der anderen sich zu sehr von dem speziell für unseren Sohn zubereiteten unterscheidet.

- *Ü 30, Deletion 1*
Kopfschmerzen/Migräne gab es häufig bis zum Alter von ca. 20 - 22 Jahren, ist jetzt aber weitgehend nicht mehr zu beobachten. Keine regelrechte Verstopfung, aber Stuhlgang oft nur alle 2 - 3 Tage. Relativ gesunde Zähne, allerdings durch ihr ständiges Beißen auf Gegenständen ziemlich kurz.

- *Ü 20, Deletion*
Keine gesundheitlichen Probleme, auch gute Zahngesundheit.

- *Ü 20, Deletion 2*
Es liegt der Verdacht auf Migräne vor. Verstopfungsneigung im Sinne von hartem unregelmäßigem Stuhlgang, ansonsten keine gesundheitlichen Probleme, auch gute Zahngesundheit

- *Ü 30, Imprinting*
Neigung zu Kopfschmerzen/Migräne

- *Ü 20, Punktmutation im UBE3A-Gen*
Verdauungsprobleme, vermutlich gestörte Darmflora: Sie leidet seit dem Abstillen an einer chronischen Obstipation. Sie hat im Laufe der Zeit viele Medikamente dagegen erhalten, aktuell - und das jetzt seit vielen Jahren- täglich Macrogol. Zusätzlich gebe ich ihr Akazienfaser und denke, diese tun ihr gut.

- *Ü 30, Deletion*
Verstopfung (evtl. auch durch Dipiperon), aber er hatte noch nie täglich Stuhlgang.

- *Ü 40, kein Genotyp bekannt*
Neigt zu Verstopfung, Probleme mit der Zahngesundheit aufgrund mangelnder Zahnhygiene in der Einrichtung.

- *Ü 20, Imprinting*
Keine gesundheitlichen Probleme, keine Allergien, gute Zahngesundheit

- *Ü 30, Deletion 1*
Pollenallergie, Kopfschmerzen/Migräne kommt bei akutem Schlafmangel vor, Neigung zu Refluxösophagitis

- *Ü 20, Deletion*
Verstopfung

- *Ü 20, Punktmutation im UBE3A-Gen*
Kopfschmerzen, keine Verdauungsprobleme

- *Ü 30, Imprinting*
Früher Allergie auf künstliche Farbstoffe, jetzt nicht mehr,
aktuell Hunde- und Pferdehaarallergie, wobei eine gewisse familiäre Veranlagung zu Allergien besteht.

- *Ü 30, Deletion 2*
Verdauungsprobleme mit zu festem Stuhlgang. Mit der Einnahme von Probiologischen Kulturen war der Stuhlgang deutlich besser und täglich. Leider setzte dann eine Gewöhnung ein und der Stuhlgang wurde wieder sehr fest bis hart. Ansonsten keine gesundheitlichen Probleme. Zähne sind gut, allerdings teilweise Milchzähne, keine Zahnanlage für bleibende Zähne

- Ü 30, Genotyp unbekannt
Verdauungsprobleme durch fehlende Bewegung, Heuschnupfen (familiäres Auftreten einer Veranlagung zu Allergien)

- Ü 30, Mutation
Verdauungsprobleme, ausreichende Zahngesundheit, obwohl das Zähneputzen sehr schwierig ist und eine gründliche Untersuchung beim Zahnarzt nur unter Narkose durchgeführt werden kann.

- Ü 30, Imprinting
Verstopfung, Zahngesundheit: Entzündungen und Aphten

- Ü 20, Deletion 2
Keine gesundheitlichen Probleme

- Ü 20, Imprinting
Verstopfung, dagegen Lactulose
Refluxösophagitis durch Magenspiegelung ausgeschlossen
Zähne gut

- Ü 20, Deletion 2
Leichte Laktoseintoleranz, ansonsten keine Probleme

- Ü 20, Genotyp nicht bekannt
Verdauungsprobleme
Morgens Würgen, damals Valproat sehr hoch dosiert
Zähne demineralisiert, dann Carnitin, dadurch besser

- Ü 30, Deletion am Locus D15S10 im UBE3A-Gen
Verstopfung, nur geringe Karies, Jodmangel (mit Substitution)

- Ü 20, Punktmutation im UBE3A-Gen
Seit dem Abstillen chronische Obstipation. Sie hat im Laufe der Zeit viele Medikamente dagegen erhalten, aktuell -und das jetzt seit vielen Jahren- täglich Macrogol. Zusätzlich gebe ich ihr Akazienfaser und denke, diese tun ihr gut.

Ü30, Angelman-like
Harter Stuhlgang, besonders seit sie Ontozry bekommt. Sie trinkt nur zum Essen und insgesamt zu wenig.

Sie reagiert phasenweise sehr empfindlich auf bestimmte Gerüche, entweder mit Würgen oder mit einem Anfall, geht man mit ihr ins Bad zum Windeln wechseln oder duschen, kann man in diesen Phasen darauf warten, dass sie einen Anfall bekommt. Plötzlich ist diese Phase dann wieder vorbei. Warum wissen wir nicht. An den Medikamenten liegt es meiner Meinung nach nicht da es auch passiert, wenn an der Medikation nichts geändert wurde.
Gute Zähne, sie lässt sie sich auch gut putzen.
Sie gehört zu den wenigen Menschen, die kein Deo benötigen.

****

Diese hier und in Band 1 „Das Angelman-Syndrom besser verstehen ...." Beschriebenen Begleiterkrankungen sind medizinische gesehen nicht außergewöhnlich. Man trifft sie bei vielen Menschen an, auch ganz unabhängig vom Angelman-Syndrom.

In Kombination mit dem Angelman-Syndrom jedoch muss man oft anders als üblicherweise herangehen, da Patienten mit AS keine detaillierte Anamnese und keine detaillierte Symptomatik beschreiben können.

Für die genaue Anamnese und die Symptomatik benötigt man die Aussagen der Betreuungspersonen, seien es die der Eltern, anderer Familienangehörigen oder der Betreuer aus dem Wohnheim.

Ein kurzes Beispiel von Frank: Vor etlichen Jahren hatte Frank sehr oft Tage mit heftigstem Erbrechen. Kein Wunder, dachten alle, denn schließlich kaut Frank ja immer wieder Schuhe an….. Dann fielen mir auf einmal zwei verschiedene Arten an Verlauf auf: Einmal ein sehr heftiges Erbrechen mit Temperaturerhöhung und einmal weniger heftig ohne Temperaturerhöhung, jedoch am Tag der Besserung jeweils mit einem Grand-Mal-Anfall endend. Nun begann ich, wenn es „losging", in unserer Apotheke anzurufen, ob denn gerade ein Magen-Darm-Infekt durch Rastatt „ging". Eindeutige Aussage: Bei der heftigen von Temperaturerhöhung begleiteten Art gab es immer etliche andere Betroffene. Bei der weniger heftigen Art war sonst niemand betroffen. Also musste diese Variante eine andere Ursache als einen Infekt haben. Die Ursache stellte sich letztendlich als Gastroösophageale Refluxkrankheit (GERD) heraus. Die Gabe von Omeprazol brachte sofortige Besserung. Wegen der Langzeitnebenwirkungen war ich froh, als ich es wieder absetzen konnte. Denn Frank bekommt seit 2015 CBD (Cannabidiol) gegen seine Epilepsie und CBD ist auch entzündungshemmend. Diese entzündungshemmende Wirkung von CBD reichte aus: Inzwischen ist Frank beschwerdefrei von GERD. Refluxerbrechen ist extrem selten geworden. Sicherheitshalber habe ich zwar immer noch Gaviscon dabei (siehe Seite 356), brauche dies aber kaum noch. Ich komme mir bei den vielen, vielen Überlegungen schon manchmal wie „Miss Marple" vor…..

CKL

Sophie, 23 Jahre alt, Mutation
Nun zu einem Erfahrungsbericht, den Sophies Mutter über ihre Tochter und deren gesundheitlichen Probleme geschrieben hat. Dieser Bericht macht besonders deutlich, wie wichtig es bei unseren Kindern ist, dass Ärzte und Therapeuten auf die Eltern hören und sich von diesen die Situation beschreiben lassen.

Als Sophie 3 Jahre alt war, kam es zu epileptischen Anfällen. Sophie wurde mit Orfiril eingestellt und war mit 9 Jahren anfallsfrei. Ab einem Alter von 11 Jahren konnte Orfiril ausgeschlichen werden. Über diese ersten Jahre, in denen Sophie noch fröhlich und voller Lebensfreude war, gibt es auch YouTube Filme zu sehen, hier der Link:
https://youtube.com/@friedaschmidt6875

Dieser Account wurde von Sophies Mutter erstellt, um anderen Mut zu machen, dass auch Kinder mit Angelman-Syndrom etwas erlernen können und auch Spaß dabei haben. Denn ansonsten liest man nur in den Medien, was diese Kinder nicht können und nie, was sie können.
Kurz zusammengefasst kann man sagen, dass die Hauptproblematik bei Sophie in ihren Verhaltensauffälligkeiten lagen (liegen), wodurch sie mehrfach Medikamente erhielt, die bei ihr Erbrechen, Übelkeit und andere schwerwiegende Symptome auslösten. Diese Symptome wurden jedoch nicht als Nebenwirkungen von Medikamenten erkannt, sondern eher als Symptome des Angelman-Syndroms gedeutet. Hinzu kamen noch unerkannte heftigste Ohrenschmerzen, wobei diese Ohrenschmerzen nur 6 Monate dauerten, vielleicht von Sophie anders gedeutet wurden und sie in Wirklichkeit einen Tinnitus hatte sowie dreimaliges Nierenversagen und auch Probleme mit dem Hormonstatus.

Der Reihe nach*: Nach vielen Jahren, in denen Sophie fröhlich und guter Dinge war, änderte sich die Situation: Im Alter von 10 Jahren –* **2010** *- kam es zu den ersten Verhaltensauffälligkeiten. Sophie setzte sich spontan auf den Boden und verweigerte das Weitergehen. Dabei hielt sie sich den Bauch, als ob sie Bauchschmerzen habe. Auf diese Weise verweigerte sie sich auch bei Ausflügen und Exkursionen sowie ebenfalls beim Schulweg per Fahrdienst. Letzteres wiederum führte dazu, dass von Seiten der Behörde immer wieder mit Kündigung des Fahrdienstes gedroht wurde.*
Unser Neurologe, den ich um Rat gefragt hatte, verordnete Risperidon (0,5 mg – 0 - 0,5 mg).
Ab hier ging es dann bergab. Sie vertrug das Risperidon nicht, denn sie bekam eine Reihe Nebenwirkungen, wie morgendliche Übelkeit, Erbrechen,

Konzentrationsschwäche. Sie setzte sich immer mehr auf den Boden und brauchte immer mehr Pausen. In der Schule nach dem Frühstück hat sie immer erbrochen. Ich musste sie immer wieder abholen, mit ihr zum Kinderarzt. Dieser stellte die Diagnose Magen-Darm-Infekt. Dann 4 Tage zu Hause, wieder in die Schule, wieder erbrochen und wieder diese Diagnose. Ein halbes Jahr ging das Spiel so. Niemand glaubte, dass Risperidon diese Beschwerden verursachen könnte. Auch ich hatte damals noch nicht diesen Verdacht.
Von nun an begleitete uns diese Situation, denn anstatt das Risperidon abzusetzen, wurde es erhöht. Sophie hat viele Krankenhausaufenthalte wegen starken Erbrechens erleben müssen.
2013 *ergab die Diagnostik einen gereizten Magen mit Magenschleimhautentzündung, somit auch die Diagnose Reflux. Es wurde jetzt noch Pantoprazol 40 mg täglich angesetzt. Nun ging es ihr drastisch schlechter. Trotzdem wurde an dieser Medikation nichts geändert. Es wurde an Pantoprazol festgehalten und nicht beachtet, dass es hierdurch wohl auch zu einem Mikronährstoffmangel kommen kann.*
(Bis 2016 *wurde kein Zusammenhang hiermit gesehen.)*
2014 *wurden in einer Klinik nochmals ausführliche Tests in Bezug auf Intoleranzen sowie ein MRT durchgeführt. Bei der diagnostizierten Laktoseintoleranz stellten wir auf eine laktosefreie Ernährung um. Ansonsten waren alle anderen Befunde negativ. In der Klinik wurden auch das erste Mal autistische Züge festgestellt, leider aber nie in den Berichten als Diagnose übernommen.*
Parallel dazu zeigte Sophie immer wieder eine Verweigerungshaltung mit autistischen Zügen, die sehr oft ihre Umgebung überforderte. Sei dies die Schulbegleitung oder die Umgebung in einer Rehaklinik. Dort konnte ich es als Mutter hautnah miterleben, wie man auf Grund ihres Verhaltens absolut nichts mit Sophie anfangen konnte. Lediglich mit einem Mädchen freundete sie sich an. Die anderen Eltern und Kinder sowie das Personal schnitten sie. Mir tat es in der Seele weh, dies beobachten zu müssen und nichts dagegen tun zu können.
Zur Extremsituation kam es, als ich dann auch noch krank wurde und Sophie in der Reha alleine lassen musste, da ich notfallmäßig in ein Krankenhaus musste. Ohne mich lief nichts mehr in der Reha, Sophie nahm die Reha total auseinander. Sie zerstörte Gegenstände, griff Personal, andere Kinder und deren Eltern an, verweigerte das Essen und Trinken. Meine Familie, einschließlich Sophies Vater, konnte ihren eigenen Alltag nicht schnell genug umkrempeln. Es gab jedoch einen Betreuer, den Sophie sehr lange kannte und der einmal pro Woche vorbeikam und der mit Sophie vertraut war. Er verstand Sophie sehr gut, so dass ich ihn als

Vertrauensperson mit angegeben hatte. Dieser fuhr am Abend sofort hin. Er sagte alle seine anderen Klienten ab. Wäre er nicht gekommen, wäre sie in diesen Tagen unter Beruhigungsmittel gestellt worden, da das Personal vorab schon mein Einverständnis dafür eingeholt hatte. Da ich nichts machen konnte, musste ich zustimmen. Mit dem Betreuer lief die Reha dann gut. Während der Reha setzte ich sehr langsam Schritt für Schritt das Risperidon ab und es ging Sophie besser, kein Erbrechen mehr. Allerdings wurde nun wieder ihr Verhalten schlechter, so dass ständig Beschwerden von Seiten der Schule kamen. Nach dem Absetzen von Risperidon, gab ich ihr als Ersatz hierfür entsprechende Nahrungsergänzungsmittel.

*Letztendlich ließ ich mich darauf ein, Abilify auszuprobieren. Für Abilify hatte ich mich entschieden, da die Nebenwirkungen unter Risperidon zu groß waren und gleichzeitig die Schule wegen ihres Verhaltens Druck machte bzw. sie nicht mehr zur Schule gehen und somit die Schulpflicht nicht umgesetzt werden konnte. Dieses Präparat kam gerade neu auf den Markt und der Arzt aus der Reha hatte es uns empfohlen. Abilify führte dazu, dass sich Sophie in ihrer Motorik enorm verschlechterte. Im Januar **2015** lief sie dann gar nicht mehr. Ihre Wege wurden immer kürzer, sie brauchte 3 Pausen auf 20 Treppenstufen. Hinzukam ein heftigen Tremor in Beinen und Händen. Sie lief auf Zehenspitzen mit gebeugtem Rücken, hatte wieder monatlich Bauchschmerzen, Übelkeit und Erbrechen, meistens zu ihrer Periode. (Immer ein Tag vor ihrer Periode bekam sie Übelkeit, Erbrechen und Migräne). In dieser Zeit musste sie oft ins Krankenhaus, fast jeden Monat. Rückblickend denke ich, dass Migräne der Auslöser hierfür war.*

*Im MRT zeigte sich **2015** eine vergrößerte Hypophyse. Dies wurde wohl auf die Pubertät geschoben. Ansonsten war wieder alles in Ordnung und das Krankenhaus bestätigte meine Vermutung, dass die motorischen Verschlechterungen vom Abilify kommen. Diesen Verdacht hatte ich schon im Februar 2015. Ich hatte es auf Video festgehalten, wie das Laufen sich verschlechtert hatte. Ich zeigte das Video Sophies Psychiaterin (Damals gab es noch keinen Neurologen am SPZ). Aber sie und auch andere Ärzte wollten es nicht glauben. Es wurde noch ein MRT der Wirbelsäule durchgeführt, welches jedoch unauffällig war. Es gab dann noch weitere Orthopädie-Termine – alle ohne Ergebnis. Es wurden Botox-Injektionen empfohlen, dies verweigerte ich jedoch.*

Deswegen bekam ich nun Grünes Licht dafür, Abilify auszudosieren. Kurz danach konnten alle - Physiotherapeuten, Orthopäden, Neurologen, Psychiater bestätigen, dass sich das Gehen wieder verbesserte hatte. Sie konnten es nicht fassen!

Zusammenfassend hier die Verbesserungen nach Absetzen von Abilify:
- *Motorik besser, Gangbild um einiges verändert*
- *fröhlicher*
- *Gleichgewicht verbesserte sich wieder*
- *Sie wurde schneller und beweglicher.*

Verschlechterung nach Absetzen von Abilify:
- *Schlafsituation*
- *Verweigerung hat sich verstärkt*
- *erneut aggressiv*
- *Heulattacken ohne Grund (Stimmungsschwankungen)*

Leider verging fast ein Jahr, bis Sophie wieder so sicher wie vorher war. Sie lief wieder auf dem Fuß (nicht mehr auf Zehenspitzen), der Tremor war verschwunden, die Gleichgewichtsstörungen waren weg. Ihre Strecke war schon etwas weiter. Das Gehen in der Wohnung, auf dem Spielplatz oder im Schulgebäude ging wieder. Ohne Rollstuhl geht's leider immer noch nicht ganz. Ich konnte es jedoch bis heute etwas verbessern. Sie kann nun wieder Dinge tun, die sie vorher nicht mehr konnte.

Zwischendurch durchgeführte EEG-Untersuchungen im Schlaf und im Wachzustand ergaben zwar ein EEG mit gewissen Auffälligkeiten, die jedoch bei vorliegendem Angelman-Syndrom nicht medikamentös therapiert werden mussten.

*So kam es, dass nun – im weiteren **Verlauf von 2015** – wieder Sophies Verhalten im Vordergrund stand. Sie musste die Schule wechseln und kam nun in eine Klasse mit lauter Rollstuhlfahrern. Diese neue Schule beinhaltete nur noch das Erlernen von Alltagsanforderungen. Hierdurch wollte man erreichen, dass Sophie nicht mehr einem solchen Leistungsdruck wie auf der vorigen Schule ausgesetzt war. Denn auf der anderen Schule gab es Unterricht mit jeweils Unterrichtseinheiten von 90 Minuten. Im Stundenplan standen Fächer wie Deutsch, Mathematik, Ethik, Kunst usw. Dieser Stundenplan musste eingehalten werden. Man versuchte über die Jahre, Sophie mit zu integrieren, obwohl sie nicht lesen und schreiben konnte. Ihre Lehrerin machte einen extra Stundenplan für Sophie und nahm sich viel Zeit für sie. Sophie hatte auch Einzelunterricht. Während Lerneinheiten, bei denen sie nicht mithalten und somit nicht dabei sein konnte, erhielt Sophie andere Aufgaben, zum Beispiel mit dem Talker zu üben oder Einkäufe einzusortieren. Sie lernte auch das Tischdecken, Wäsche wegzubringen, das Tischabräumen, Schuhe anzuziehen. An dieser Schule hatte Sophie ihre ganze Selbstständigkeit erlernt. Nur durch ihre Krankheit und dadurch bedingt durch ihr vieles Fehlen wegen Erbrechens musste Sophie die Schule wechseln. Denn man nahm an, dass die Ursache ihrer gesundheitlichen Probleme in einer Überforderung lag.*

Sie kam zunächst in eine Klasse, in der auch andere Schüler gehen konnten. Hier verstand sich Sophie auch gut mit der Lehrerin und einem Autisten aus der Klasse. Nach 2 Jahren wechselte sie in die Werkstufe, nun in eine Klasse mit sehr viel schwächeren Schülern, u.a. auch mehrere Rollstuhl-Fahrer, so dass keiner mit ihr toben oder Quatsch machen konnte. Weder die Schulbegleitung noch die Lehrkräfte nahmen meine Tipps an, wie man am besten mit Sophie umgehen muss, um sie in guter Stimmung zu halten und sie zu motivieren. Dies war wohl am ehesten auf Animositäten mir gegenüber zurückzuführen als auf sachliche Argumente. Sophie litt in dieser Zeit wieder unter Kopfschmerzen und Bauchschmerzen.

Diese Situation spitzte sich so zu, dass ich wieder mit Risperidon beginnen musste und mich auch gegen die Pille nicht weiter wehren konnte, denn ich war wegen dieser Diskussionen mit meinen Nerven am Ende. Auch wollte ich nichts unversucht lassen. Dies alles führte dazu, dass das Erbrechen wieder kam (aber diesmal nicht zyklisch immer einen Tag vor der Periode, sondern wieder mehrmals im Monat). Auch die Aggressionen und andere Verhaltensauffälligkeiten waren zurückgekommen. Da sich dies immer weiter verschlimmerte, wurde nach einem Jahr die Pille wieder abgesetzt. Auch das Risperidon wurde nach und nach reduziert. Stattdessen erhielt Sophie CBD (Cannabidiol).

Symptome zum Zeitpunkt vor Beginn mit CBD:

- *Bauchschmerzen*
- *täglich Kopfschmerzen*
- *monatliches Erbrechen (zyklisches Erbrechen 1 - 2 Tage vor ihrer Menstruation)*
- *Verstopfung von 3 - 4 Tage Dauer*
- *Brustschmerzen*
- *Aggressionen gegenüber anderen Menschen (Kratzen, Beißen, Haareziehen)*
- *plötzliche Stimmungsschwankungen*
- *Verweigerungshaltung*
- *Antriebslosigkeit*
- *Gleichgewichtsstörung*
- *Tremor*
- *Konzentrationsstörung*
- *Angststörung*

CBD half sofort (wobei zusätzlich noch GABA eingesetzt wurde). Es ging Sophie spontan besser. Sie hatte wieder Freude am Leben.

Die Symptome verschwanden:
- *Stuhlgang besserte sich*
- *Aggressionen verschwanden teilweise*
- *sie machte wieder gut in der Schule mit*
- *Sophie schlief sogar wieder ohne Probleme freiwillig in ihrem Zimmer (hatte sie die letzten 15 Jahre nie getan...sie schlief immer neben mir)*
- *ihre Selbstständigkeit wurde wieder besser und sie führte vieles alleine aus.*
- *Würgreize hatte sie kaum noch*
- *sie lief wieder mehr*
- *konnte sogar auf der Klassenfahrt mit teilnehmen, es gab auch dort keine Probleme*
- *Risperidon nahm ich langsam wieder raus.*

Leider hielt diese Verbesserung nur 6 Monate an. Die Verhaltensauffälligkeiten, die nun auftraten, waren vermutlich auf heftigste Ohrenschmerzen zurückzuführen. Auch hier war es mehr als schwierig, für Sophie eine geeignete Praxis zu finden, in der sie untersucht werden konnte. Magenschmerzen kamen hinzu, eine Magenspiegelung und eine Darmspiegelung waren erforderlich, wurden jedoch mehrmals verschoben. Bis sie endlich durchgeführt werden konnte, war die Speiseröhre schon hochentzündlich verändert. Dies trotz Einnahme von Pantoprazol 20 mg jahrelang, so dass nun wiederum Pantoprazol erhöht wurde (auf 80 mg täglich, wegen Grad 2 von 3). Dies führte zu einem regelrechten Erschöpfungszustand Sophies.

Sophie bekam nun täglich Schmerzmittel, Mittel gegen Übelkeit. Es waren sehr starke Mittel wie MCP, Zofran, Ondansetron. Und nichts half mehr. Sie musste **2017** wegen Erbrechens und Ohrenschmerzen mehrfach ins Krankenhaus.

2018 wurde die Erschöpfung (Verdacht auf CFS*) so schlimm, dass erneut ein Klinikaufenthalt von mir erkämpft werden musste. Ich musste viele Kliniken antelefonieren. Ich suchte eine geeignete Klinik, weil man annahm, dass das CFS (Erschöpfungs-Syndrom) die Ursache sei. Sophie war nur noch müde und verweigerte, nach draußen zu gehen. Sie ging nach der Magenspiegelung im **01/2018** nicht mehr zur Schule, denn sie verweigerte diese komplett. Es war auch schwierig, eine medikamentöse Behandlung durchzuführen, weil Sophie nichts vertragen hatte. Denn sie bekam auf alle Medikamente hin starke Nebenwirkungen. Auch das Dipiperon vertrug sie nicht, wir versuchten dies 14 Tage lang.

Jetzt ging es Sophie immer schlechter, wobei sie zunächst nicht in einer Klinik aufgenommen wurde, da ja gewisse Untersuchungen bereits *durchgeführt worden waren. Dann jedoch sprachen die Werte für ein Nierenversagen und das Verhalten uns gegenüber wurde auf einmal sehr freundlich. Diese Freundlichkeit stand im krassen Gegensatz zum anfänglichen Verhalten der Ärzte, denn eigentlich wollte man Sophie wegen ihrer hohen Aggressivität nicht aufnehmen. Tavor schlug nicht an, Erbrechen sei keine Erkrankung für die Notaufnahme. Dreimal kam es zu einem Nierenversagen, wobei letztendlich die Ursache hierfür nicht geklärt werden konnte.*

Sogar unsere Psychiaterin hatte versucht, die Einweisung in eines der Berliner Krankenhäuser zu erreichen, die spezialisiert auf Behinderung sind und auch eine Psychiatrie im Anschluss haben. Aber auch sie hatte keinen Erfolg. Und ich schon gar nicht, egal, wieviel ich herumtelefonierte. Sophie wurde abgelehnt, weil wir nicht aus dem Umkreis von Brandenburg und Berlin waren. Die für uns zuständigen Kliniken sahen keinen Handlungsbedarf. Da das Erbrechen zurückkam, ging ich wieder in ein Krankenhaus. Auch dort verweigerte man bei Sophie die Blutabnahme. Eine Krankenhaus-Odyssee begann.

Sophie hatte nun chronische Schmerzen und war bettlägerig. Sie konnte am Ende nicht mal mehr alleine stehen ich musste sie auf die Toilette begleiten. Sie ist mir auch einmal wegen eines Schwächeanfalls zusammengebrochen. Nach wie vor versuchte ich eine Klinik für sie zu finden. In dieser Zeit wurde ich sogar selbst krank und konnte nur mit Hilfe meiner Mutter und deren Organisation sowie einer mit uns vertrauten Mitarbeiterin von Sozialamt alles bewältigen. Diese erstellte sofort eine Genehmigung für Eingliederungshilfe, erstmalig für 14 Tage. Ich bekam unverzüglich jemanden von einem sozialen Verein zur Verfügung gestellt: Sie kam 5 Stunden täglich vorbei und unterstützte mich.

Am 28.07.2018 war Sophie nochmal wegen Erbrechens 2 Tage im Krankenhaus. Diesmal ging ich wieder zurück in unser altes Krankenhaus, in dem nun Sophie behandelt wurde, wie es sein sollte. Blutentnahme und Infusion. Wir waren auf der Kinderstation, weil wir hier bekannt waren. Das war dann das allerletzte Mal, dass wir wegen Erbrechen im Krankenhaus waren.

Ich päppelte Sophie anschließend so auf, dass sie wieder in die Tagesförderungsstätte gehen konnte, da sie jetzt ein halbes Jahr nur zu Hause gewesen war und die Schule ja komplett verweigerte. Somit ging sie reduziert auf 3 Tage dorthin, so dass Erholungsphasen gewährleistet waren. Einem Betreuer vertraute sie sehr gut. Bei anderen zeigte sie wieder z.T. extreme Verhaltensauffälligkeiten.

Ich fand nun einen Arzt, der ganzheitlich arbeitete. Dieser machte umfangreiche Blutuntersuchungen und gab nun bei niedrigem Ferritin-Wert

Sophie 3 Eiseninfusionen mit Venofer. Ab da ging es mit Sophie langsam wieder bergauf. Die Auswertung der Blutabnahme ergab einen Mangel an Kalium, Zink, ACTH-Cortisol, Vitamin B2. Vitamin B1 und Vitamin B6 waren zu hoch, Prolaktin war bei ihr auch sehr erhöht. Progesteron war sehr niedrig.
Dieser Arzt verschrieb Hydrocortison, wegen des niedrigen Cortisols. Aber er sagte, ich solle einen Arzt suchen, der Blutbilder checkt und es weiter verschreiben würde.
*Ich begann dann, bei Sophie den jeweiligen Mangelzustand aufzufüllen - außer Progesteron (Nachwirkung von der Pille). So langsam wurde ihr Zustand viel besser. Ihr Erbrechen verschwand, Übelkeit war noch bei Aufregung da. Das letzte Mal war ich **2018** wegen Erbrechens im Krankenhaus, **bis heute, 2023**, nicht noch einmal. Dieses Erbrechen über eine Stunde Dauer kam auch nicht mehr. Trotzdem musste ich mich immer wieder um dieses Thema und um Sophies Verhalten kümmern, um eine Verbesserung zu erreichen.*
*Zwischendurch beschäftigte ich mich auch mit den Neurotransmittern, wie z.B. GABA, Glutamat, Dopamin, Adrenalin und Noradrenalin. Sie lagen die ganzen Jahre nicht im Normbereich. Vor allem Glutamat war immer zu hoch. Dopamin, Adrenalin, Noradrenalin sanken von **2014 bis 2018** immer mehr, bis die Werte nicht mehr messbar waren. Ich machte die Tests immer einmal im Jahr bei Lab4more und gab dann entsprechende Nahrungsergänzungsmittel (NEM), was Sophie guttat.*

2016 testete ich zum allerersten Mal etliche Werte beim Kinderarzt:
09.05.2016 *Werte unter Abilify:*
Vitamin D3-Wert viel zu niedrig, der Carnitin-Wert im Normbereich, der Vitamin-B-12-Wert auch relativ niedrig. Hier lagen die Schilddrüsen-Antikörper noch in der Norm.
Hatte noch einen Depressionstest durchgeführt. Aber dieser war normal.
Es wurden einige Zwischenstufen der Neutransmitter im Urin getestet. HPU im Morgenurin wurde getestet, auch negativ.
*Am **04.11.2016** wurde nochmals ein Wiederholungstest vom Kinderarzt durchgeführt: Zink lag in der Norm, Vitamin-D3 lag immer noch viel zu niedrig, obwohl sie täglich 1.000 IE einnahm. Selen war viel zu niedrig, Serotonin im Urin lag im unteren Normbereich.*
2018 *ließ ich einen ausführlichen Darmtest durchführen: Der PH-Wert lag mit 6,5 an der obersten Grenze. Es fehlten Bifibakterien, auch Enterococcus war zu gering, die Laktusbakterien lagen im Normbereich, der Fettgehalt war zu hoch, zu wenig Wasser, hoher Eiweißgehalt, wenig Stärke.*

Mehrere Werte deuteten auf ein Leaky-gut-Syndrom hin: Alpha-1-Antitrypsin im Stuhl war erhöht, ebenfalls Calprotectin im Stuhl. Pankreas und Gallensäure negativ. Die Fäulnisflora war mit Clostridium Species sehr hoch. Das Sekretorische IGA lag im Normbereich.
Zusätzlich testete ich im März etliche Aminosäuren. Diese waren alle in Ordnung. Lediglich Serin war erhöht. Lysin, Glutaminsäure, Alanin, Prolin, Asparaginsäure, Asparagin, Taurin waren knapp an der unteren Grenze.
Der HPU-Wert (Hämopyrrol) und B12 waren in Ordnung.
2019 stellte ich versuchsweise auf eine glutenfreie Ernährung um. Es wurde vieles besser, aber auch wieder schlechter.
Am 4. April machte ich einen großen Gentest, dies in Großbritannien mit vielen Genen wie z.B. MTHFR. Was mich hier so interessierte, war die Synthese von den Neutransmitter und welche NEM ich nicht geben kann bzw. nicht geben darf und auf welche Erkrankungen ich aufpassen muss. Familiäre Themen sind Diabestes, was der Gentest bestätigte, und Nierenerkrankungen.
Zusätzlich führte ich noch eine Mineralstoffanalyse sowie einen Omega-3 Test durch. Der Omega-3 Test hatte nur dann gute Werte, wenn sie dies z.B. über Krillöl und danach Norsan zu sich nahm. Noch heute nimmt Sophie Omega-3 hochdosiert ein.
Ansonsten ergab sich ein Mineralstoffmangel: Kalium, Zink und Kupfer waren sehr niedrig, Calcium, Magnesium, freies Eisen, Selen und Jod lagen im Normbereich. Natrium war etwas erhöht.
Der nächste Einbruch kam, als Sophie immer wieder deutete, dass sie Zahnschmerzen hatte. Ich versuchte, eine Zahnklinik zu finden, in der OPs durchgeführt werden und dies z.B. mit einer Lachgas-Narkose. Nur eine Klinik sagte uns zu, so dass wir zeitnah einen Termin absprachen. Wir fuhren hin. Zu diesem Zeitpunkt war noch alles in Ordnung. Sie sagten nur, der eine rechte Weisheitszahn ist noch nicht ganz raus. Dieser war letztendlich an allem schuld, denn auf ihn zeigte Sophie später sehr oft, anscheinend tat er weh.
Das war der Beginn 2019, als Sophie langsam anfing immer mal wieder mit den Zähnen zu knirschen. In diesem Jahr kam auch die Diagnose „Hashimoto" raus, weil Sophie erhöhte Antikörper hatte. Ich denke, dies hängt damit zusammen.
Bis Mitte Februar 2019 lief es ansonsten gut. In den paar Monaten, in denen ich nicht dabei war, lernte Sophie in kurzer Zeit in der Tagesförderungsstätte das selbständige Fahren mit dem Rollstuhl. Dort gab es eine besondere Motivation, denn es wurden Rollstuhlrennen gefahren. Da hatte Sophie die Motivation, selbst zu fahren. Heute kann sie es sehr gut.

Dann waren wir in einer zahnärztlichen Praxis. Dort wurde alles versucht: Diazepam durfte nicht in höherer Dosis gegeben werden, da Sophie dies nicht verträgt. Tavor wirkte einfach nicht, so dass 4 Personen sie festhalten mussten. Natürlich konnte man in dieser Situation nicht alles einsehen, so dass wir gebeten wurden, an die Uniklinik zu wechseln. Wir wurden auch deswegen an die Uni verwiesen, damit man ein Röntgenbild unter Narkose machen konnte. Ich machte dann einen Termin in der Uniklinik aus. Am **19.08.2019** *fuhren wir morgens dahin und mussten auch ziemlich lange warten. Dann kamen wir dran, wir hatten einen älteren Arzt. Er fragte, was das Problem sei. Ich schilderte es ihm, und er meinte nur: „Wir werden sie nicht festhalten, um zu schauen. Wenn sie nicht will, will sie nicht. Und wer sich so wehrt, hat auch keine Zahnschmerzen." Ich war echt sauer und sagte nur noch im Rausgehen: „Wenn alle behinderten Menschen so behandelt werden, tun sie mir wirklich leid!" Sophie zeigte zu diesem zweiten Termin schon ein hohes Aggressionsverhalten, indem sie gegen die Wand haute oder Möbel zerstörte und sehr reizbar war. Dies konnte ich in den ganzen Jahren vorher nie beobachten.*

Bis endlich diese Zahnoperation durchgeführt wurde, gab es noch viele unschöne Gespräche und Diskussionen. Und alles mit dem Wissen, dass Sophie elende Schmerzen zu erleiden hatte. Sophie mussten 4 Weisheitszähne gezogen werden, da sie nicht mehr durchbrechen würden. Sie hatte zusätzlich noch 4 Zähne mit Karies und ihre Backenzähne waren sehr abgerieben. Hinzukam, dass ihr Gebiss gerichtet werden musste (mit Kürzung des Knochens im oberen Bereich). Diese Operation dauerte 7 -8h. Nach der Operation war Sophie dann ganz anders. Sie ging nicht mehr raus, sie veränderte sich komplett. Die Schmerzen der zurückliegenden Zeit hatten sie geprägt. Zähneputzen geht seit **Januar 2020** *nicht mehr. Sie verweigerte auch weitere Hygienemaßnahmen: kein Baden, Duschen, Händewaschen oder auch kein Haarewaschen. Wenn ich ihre Haare gewaschen hatte, schrie sie die ganze Zeit immer wieder. Diese Maßnahmen hatte sie vor der Zahn OP nie verweigert, sondern putze sie freiwillig. Heute kann man es nur ab und an machen, dies kommt drauf an.*

Sophies Verhalten ist nach wie vor ein großes Problem. Meinen Notizen kann ich entnehmen, dass dies auch zyklusabhängig ist. Im **Januar 2020** *begann sie zum ersten Mal, sich selbst ins Gesicht zu hauen.*

Trotzdem sah der Neurologe keinen Handlungsbedarf, außer erneut Risperidon oder Dipiperon zu verabreichen, obwohl Sophie diese Medikamente nicht verträgt.

Schlafstörungen sind nur noch verstärkt in der zweiten Zyklushälfte da und zwar ab dem Eisprung bis zur Periode. Sonst ist der Schlaf ausreichend. Der

REM ist jetzt oft über 45 Minuten. Durchschlafstörungen sind auch weniger geworden, nächtliche Toilettengänge sind seit 2 Jahren weg.
Ihre Menstruation bekommt sie 5 - 10 Tage zu spät und dann hauptsächlich als Schmierblutung. Dies bestätigte auch der Hormontest.
*Von **Oktober 2020 bis Februar 2021** erreichte ich tatsächlich einige Verbesserungen: Ihr Betreuer und Sophie konnten alleine gehen. Sie fuhren oft mit der Straßenbahn, weil Sophie gerne mit der Bahn fährt und sie ging dann auch dort auf Toilette. Sophie machte sehr gut mit und alles lief super. Sogar ihr Betreuer war mit ihr sehr zufrieden.*
*Nicht näher eingegangen bin ich in meinem Bericht auf den Verdacht auf ein Prolaktinom, da hier die Diagnostik noch nicht abgeschlossen ist. Im **Juni 2023** ist eine Blutentnahme geplant, bei der Hormone getestet werden (Pregnolon, DHEA, Testosteron, Progesteron, Östrogen, LH, FSH) sowie die kompletten Schilddrüsenwerte.*
Aus heutiger Sicht muss ich sagen, dass ich immer wieder Hilfe von Ärzten gebraucht habe, diese aber längst nicht so bekommen habe, wie es für Sophie wichtig und richtig gewesen wäre. Sicherlich lag dies nicht an fachlicher Inkompetenz, sondern an dem fehlenden Verständnis für einen Patienten wie Sophie. Zu schnell wurden Medikamenten-Nebenwirkungen als Symptome des Angelman-Syndroms gedeutet und dann wiederum erwartet, dass ein Mensch mit Angelman-Syndrom klar und deutlich Lokalisation und Intensität seiner Schmerzen anzeigen kann.
Sophie hat inzwischen eine Privatärztin, die die gewünschten Blutuntersuchungen macht. Sie hat die Schilddrüse mit NDT (natürliches Schilddrüsen Hormon) eingestellt. Wenn der Hormontest zeigt, dass Progesteron oder Pregnolon im Mangel sind, verschreibt sie Sophie diese. Und als Borreliose positiv getestet wurde, hat sie Sophie auch diesbezüglich behandelt.

---

*Durch diese gesamten Maßnahmen konnten in den letzten 2 Jahren nach der Zahnoperation etliche Verbesserungen erreicht werden, wobei zu erwähnen ist, dass Sophie momentan seit **06/2020** zu Hause betreut wird. Und vor allem, dass diese Verbesserungen durch Nahrungsergänzungsmittel (NEM) erreicht wurden, denn Sophie nimmt zurzeit keine Medikamente ein, höchstens ganz selten Novaminsulfon.*

An Verbesserungen sind zu nennen:
- *täglicher Stuhlgang*
- *Schmerzlinderung*
- *viel weniger Zähneknirschen*
- *besserer Schlaf, aber nicht perfekt*
- *Hände waschen, Baden akzeptiert sie jetzt hin und wieder.*

- *Haare waschen, wobei sie sich im Abstand von 7 Tagen selbst meldet. Dann geht sie ins Bad, kniet sich vor die Badewanne und ruft bis ich komme. Dies heißt, dass sie die Haare waschen will.*
- *Geht wieder raus, aber nur im Umfeld und auch nur 30 Minuten bis eine Stunde, auch zyklusabhängig.*
- *kaum noch Aggressionen gegen die Wand...nur noch sehr selten Selbstverletzung, das Hauen gegen den Kopf ist noch da*
- *Spielen geht auch, aber nicht immer, ebenfalls zyklusabhängig.*

Was sich noch nicht verbessert hat, sind folgende Bereiche:
Das Laufen ist noch beeinträchtigt, eine gewisse Antriebslosigkeit und Abwehr anderen gegenüber sind noch vorhanden. Sie verlässt noch nicht den Raum, um in einem anderen Zimmer sein zu können. Kneten, puzzeln, Steckspiele spielen geht auch noch nicht. Stimmungsschwankungen sind auch noch da und in der zweiten Zyklushälfte extrem.
Sandra Schneider

Dies ist nur ein kleiner Auszug aus der Diagnostik und den therapeutischen sowie medikamentösen Maßnahmen, die Sophies Mutter in den letzten Jahren mit Sophie angeregt bzw. durchgeführt hat.

Auch wenn das Angelman-Syndrom eine schwerwiegende Störung des ganzen Organismus' darstellt, kann man nicht alle auftretenden Beschwerden ursächlich hiermit zusammenbringen. Bei Sophie lagen die Ursachen dieser Beschwerden zum einen in Begleiterkrankungen, die man rechtzeitig hätte diagnostizieren können/müssen. Und zum anderen lagen sie in den Nebenwirkungen etlicher Medikamente.

Was jedoch auf das Angelman-Syndrom zurückzuführen ist, ist die Tatsache, dass Sophie aufgrund der fehlenden aktiven Sprache nicht deutlich hat zum Ausdruck bringen können, welche Beschwerden sie nun tatsächlich hat und dass durch falsche Medikation die Beschwerden nur noch schlimmer geworden sind. Das Ziel von Sophies Mutter, ist es ihrer Tochter zu helfen, wieder so fröhlich wie früher und beschwerdefrei leben zu können. Hierzu benötigt sie Ärzte, die genau hinschauen und mit ihr, die Sophie am besten kennt, zusammen zu arbeiten. Denn letztendlich muss nach wie vor angestrebt werden, die Ursachen, die für die Begleiterkrankungen verantwortlich sind, herauszufinden.

CKL

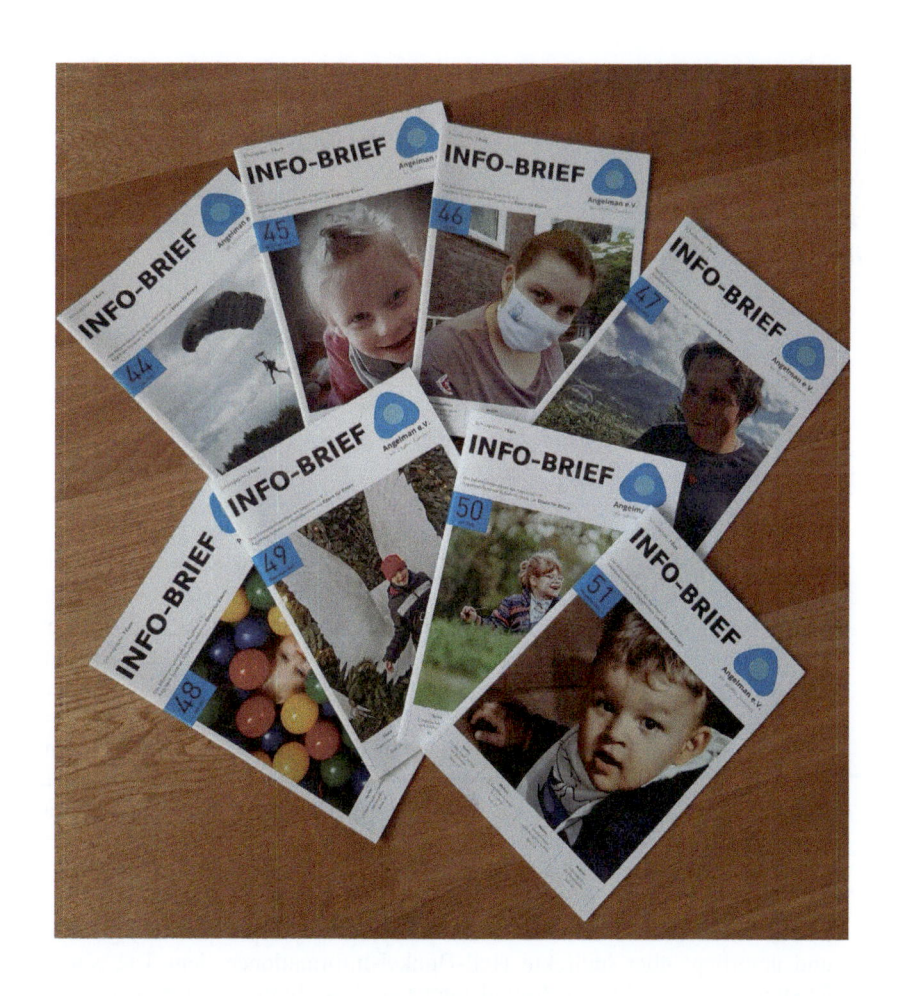

Artikel über das
Angelman-Syndrom

Im Folgenden lesen Sie Artikel von mir, die ich für den Angelman e.V. und/ oder für den Österreichischen Angelman-Verein bzw. für den Verein zur Erforschung des Angelman-Syndroms Österreich geschrieben habe.
Herzlichen Dank dafür, dass ich diese Artikel in mein Buch übernehmen durfte.

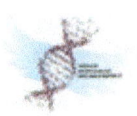

Melatonin bei Angelman-Syndrom – Details aus der Wissenschaft sowie Alltagserfahrungen betroffener Familien

zu finden auf www.angelman.at/forschung/

Einleitung

Bei vielen vom Angelman-Syndrom Betroffenen stellt der gestörte Schlaf-Wach-Rhythmus ein großes Problem dar. Nicht nur für diese Menschen selbst, sondern auch für ihre Familien, die durch das „nachtaktive" Familienmitglied stark in ihrem eigenen Schlaf beeinträchtigt werden. Etliche Familien haben bereits versuchsweise Melatonin zur Schlafförderung des Angelman-Patienten eingesetzt, allerdings mit unterschiedlichem Erfolg. Dem nachzugehen, war mir ein großes Anliegen. Die Ergebnisse meiner Recherchen stelle ich auf den folgenden Seiten vor. Schwerpunktmäßig beziehe ich mich bei meinen Ausführungen auf die bereits durchgeführten Studien und ergänze diese mit den Alltagserfahrungen betroffener Familien.

Das Hormon Melatonin wird in der Zirbeldrüse (Corpus pineale) gebildet und unterliegt über indirekte Hell-Dunkel-Informationen dem Tag-Nacht-Rhythmus. Eine solch wechselnd intensive Ausschüttung entsprechend der Tageszeit zeigen auch andere Hormone, Melatonin jedoch am stärksten. Die Ausschüttung von Melatonin nimmt abends zu und erreicht gegen 2 Uhr nachts den höchsten Wert und sinkt dann wieder. Cortisol z.B. steigt in den frühen Morgenstunden an und sinkt danach wieder ab. (*Thompson 2016, Hick 2017*). Melatonin gibt es auch als Medikament (exogenes Melatonin), es wirkt chronobiotisch, beeinflusst also den zeitlichen Ablauf biologischer Systeme mit einigen hypnotischen Eigenschaften, regelt somit den Schlaf-Wach-Rhythmus (*Zhdanova et al. 1997, Maucher 2021*). Es wirkt positiv bei chronischer Einschlafstörung und spätem endogenen dämmerungslichtbedingten Anstieg des Melatonins (dim light melatonin onset / DLMO - im deutschen Sprachgebrauch auch „abendlicher Melatoninanstieg" genannt). Beschrieben wurde dies Phänomen auch bei Patienten mit geistiger Behinderung (intellectual disability - ID) (*Braam et al. 2009*).

Studienlage

Bereits 2008 berichtete Wiebe Braam in einer placebokontrollierten Doppelblind-Studie (*Braam et al. 2008*) an 8 Kindern mit Angelman-Syndrom und bestehender Schlafproblematik, dass sich zunächst Schlafenszeit (Uhrzeit des Einschlafens), Schlaflatenz (Wartezeit auf den Schlaf bzw. Dauer der Zeit zwischen dem Insbettgehen und dem Einschlafen) und auch Gesamtschlafzeit verbesserten und zusätzlich die Anzahl der Nächte mit Aufwachen seltener wurden.

Ein Teil der Eltern berichtete jedoch nach 4 Wochen Melatonin-Behandlung (älter oder gleich 6 Jahre mit 5,0 mg und jünger als 6 Jahre mit 2,5 mg) über einen Wirkungsverlust (d.h. eine Rückkehr der nächtlichen Aufwachphasen). Diesem Phänomen wollte Wiebe Braam auf den Grund gehen und schloss eine weiterführende Studie an (*Braam et al. 2010*). In dieser Studie beschrieb er nun 3 Patienten mit geistiger Behinderung (intellectual disability - ID) und Schlafproblemen. Er stellte diesen Patienten 3 Kontrollpersonen gegenüber. Braam und sein Team stellten die Hypothese auf, dass der Wirkungsverlust der Melatoninbehandlung durch eine langsame Metabolisierung von exogenem Melatonin verursacht werden kann. Ihnen war besonders wichtig, Toleranzentwicklung von Wirkungsverlust abzugrenzen. Denn bei einer Toleranzentwicklung ist eine kontinuierliche Erhöhung der Dosis erforderlich, bei einem Wirkungsverlust derart, wie Braam ihn gefunden hat, jedoch eine deutliche Dosisreduzierung.

Dieser Wirkungsverlust lässt sich folgendermaßen beschreiben:
Um diesen nach ca. 4 Wochen eingetretenen Wirkungsverlust zu verstehen, setzten Braam und sein Team einen sogenannten Melatonin-Clearance-Test zur diagnostischen Klärung ein (*Braam et al. 2010*). Mit einem Melatonin-Clearance-Test bestimmt man den Melatoninwert nach 2 und 4 Stunden nach Einnahme des Melatonins. Bei einer schlechten Verstoffwechselung des Melatonins findet man auch noch z.B. 6 Stunden nach Gabe deutlich erhöhte Werte an Melatonin. Dies bedeutet, dass die Melatoninwerte bei einer regelmäßigen abendlichen Einnahme erhöht bleiben und keinen Tagesrhythmus mehr aufweisen.

Bei den oben beschriebenen Patienten blieben die Melatoninkonzentrationen 2 und 4 Stunden nach der Melatoninverabreichung >50 pg/ml. Nun wurde eine sogenannte „Auswaschphase" eingelegt (Auswaschphase bedeutet, dass für 2 Wochen kein Melatonin mehr gegeben wurde). Nach Wiederaufnahme der Melatonin-Behandlung, nun mit geringster Dosis, verschwanden die Schlafprobleme. Das gleiche Verfahren wurde bei drei Patienten angewandt, die nach 6 Monaten Behandlung keinen Wirkungsverlust des Melatonins zeigten. Bei allen Patienten der Kontrollgruppe sank die Melatoninkonzentration zwischen 2 und 4 Stunden nach der Melatoninverabreichung mit einem Mittelwert um 83 %.

Insofern konnte mit dem durchgeführten Melatonin-Clearance-Test gezeigt werden, dass dieser Wirkungsverlust kein Hinweis auf eine Toleranzentwicklung ist, sondern auf eine schlechte Verstoffwechselung des Melatonins zurückzuführen ist (*Braam et al. 2010*). Diese schlechte Verstoffwechselung folgt wohl darauf, dass Einzelnukleotid-Polymorphismen im CYP1A2-Gen assoziiert sind und genau dadurch vermutlich das Melatonin schlechter abgebaut wird (*Nakajima et al. 1999; Sachse et al. 1999; Chevalier et al. 2001; Zhou et al. 2009a,b*). Einzelnukleotid-Polymorphismus ist die Übersetzung von Single Nucleotide Polymorphism, abgekürzt SNP. Dies sind geerbte genetische Varianten, in der Abgrenzung zur Mutation. Insofern muss die Folgerung nicht wie bei einer Toleranz eine Höherdosierung sein, sondern das Gegenteil: Man muss das Melatonin bei diesen Menschen niedriger dosieren.

Diese langsame Verstoffwechselung von Melatonin findet man bei 12 % bis 14 % der Menschen - vollkommen unabhängig des Angelman-Syndroms (*Butler et al. 1992; Nakajima et al. 1994*), wobei man bei unterschiedlichen ethnischen Populationen auch unterschiedliche Zahlen findet (*Zhou et al. 2009a*). Aus diesem Grund sollte nach Braam (*2010*), wenn möglich, der Melatoninspiegel im Speichel *vor* der Behandlung mit Melatonin bestimmt werden. Beim Angelman-Syndrom ist er im Allgemeinen eher erniedrigt.

Mithilfe eines Melatonin-Clearance-Testes kann man daran anschließend feststellen, wie gut Melatonin verstoffwechselt wird und hieraus Rückschlüsse auf die richtige Melatonin-Dosis ziehen. Der Vorteil eines vorab durchgeführten Melatonin-Clearance-Testes liegt meiner Meinung nach zusätzlich noch darin, dass man hierdurch Hinweise darauf erhält, ob die Schlafproblematik tatsächlich von einem Melatoninmangel herrührt oder vielleicht auch durch einen – womöglich stressbedingen ebenfalls noch weiter abzuklärenden – Cortisolanstieg (*Thompson 2016*) verursacht wird. Oder durch beides.

Ist diese empfohlene Vorgehensweise nicht möglich und tritt ein solch beschriebener Wirkungsverlust ein, empfiehlt Braam (*2010*), eine Pause mit der Melatoningabe einzulegen und dann wieder einen Neubeginn, nun mit niedrigster Dosierung von Melatonin, wie er es in dieser Studie mit Erfolg

durchgeführt hat. Denn hierdurch kann oft wieder eine langandauernde Wirkung erreicht werden.
Die Dosierung, die Braam aufgrund dieser Studienlage empfiehlt, liegt bei folgenden Werten:
- Kinder unter 10 Jahren 0,1 mg Melatonin
- Kinder zwischen 10 und 20 Jahren 0,2 mg Melatonin
- 20 Jahre und älter 0,3 mg Melatonin
- Als Zeitpunkt der Einnahme wird empfohlen: Ca. 30 bis 60 Minuten vor dem Insbettgehen

Braam weist ausdrücklich darauf hin (*2010*), dass diese Einstellung auf Melatonin Erfahrung erfordert und somit am besten in einem Schlaflabor bzw. in einer Schlafambulanz durchgeführt werden sollte. Ein Schlafprotokoll durch die Eltern ist zu empfehlen.
Eine weitere Erkenntnis von Braam und seinem Team (*2013)*: Circadin, als Melatonin-Retardpräparat, ist für Angelman-Patienten kontraindiziert, da es das Melatonin verzögert abgibt und so den circadianen Rhythmus bei Angelman-Syndrom beeinträchtigt.

Wechselwirkungen mit anderen Medikamenten

Die Wechselwirkungen zwischen Medikamenten kommen wohl hauptsächlich dann zum Tragen, wenn diese gegebenen Medikamente zu ihrem Abbau das gleiche Enzym benötigen.
- Dies gilt es auch bei der Metabolisierung von Melatonin zu beachten. Melatonin wird hauptsächlich durch CYP1A-Enzyme metabolisiert. Diese gehören zu der Gruppe der Cytochrome-P450-Enzyme. Daher sind Wechselwirkungen zwischen Melatonin und anderen Arzneimitteln infolge ihrer Wirkung auf die CYP1A - Enzyme möglich (*Ma et al. 2005*). Siehe auch [+].
- In der Gelben Liste (Maucher 2021) sind etliche dieser Medikamente und deren abbauendes Enzym sowie dieser Zusammenhang zum Melatoninabbau aufgeführt. Vorsicht ist z.B. geboten, wenn gleichzeitig zu Melatonin gegen Refluxbeschwerden **Cimetidin** eingenommen wird, hierdurch kann der Plasmaspiegel von Melatonin erhöht werden. Ebenso bei **Östrogenen** als Kontrazeptiva oder Hormonersatztherapie, bei **Chinolon** als Antibiotikum. **Benzodiazepine (z.B. Clobazam, Clonazepam, Diazepam, Lorazepam, Midazolam**) können die sedierende Wirkung des Melatonins verstärken. Da Benzodiazepine recht häufig bei Menschen mit Angelman-Syndrom eingesetzt werden, sollte insbesondere bei diesen Patienten die Vorgehensweise unbedingt mit dem Kinderarzt, Hausarzt oder Neurologen abgesprochen werden. Dies auch z.B. in Bezug auf den zeitlichen Abstand

der Gabe der Medikamente, wenn Melatonin hier sinnvoll erscheint. Ähnlich sieht es aus bei *Nicht-Benzodiazepin-Hypnotika* wie *Zaleplon, Zolpidem und Zopiclon,* da Melatonin deren sedierenden Eigenschaften verstärken kann.
- *Carbamazepin* (Antiepileptikum) oder *Rifampicin* (Antibiotikum) können dagegen eine Reduktion der Plasmakonzentrationen von Melatonin hervorrufen.

Des Weiteren ist auf Folgendes hinzuweisen:
- Patienten, die *CBD (Cannabidiol)* einnehmen, z.B. als Antiepileptikum oder auch gegen Reflux, müssen ebenfalls darauf achten, ob Wechselwirkungen zwischen Melatonin und CBD auftreten. Der Hauptabbauweg von CBD und Melatonin verläuft über unterschiedliche CYP-450-Enzyme (*Zendulka et al. 2016*). Es gibt aus dieser Gruppe jedoch auch Enzyme, die den Abbau beider Stoffe betreffen und so zu einem synergistischen Effekt führen können (⁺genauere Aufschlüsselung siehe Seite 395). In etlichen Kombinationspräparaten, die sowohl CBD als auch Melatonin enthalten und als Einschlafhilfe eingesetzt werden, wird dieser synergistische Effekt ausgenutzt. Inwieweit diese CBD-Melatonin-Kombinationspräparate bei Patienten mit Angelman-Syndrom zu empfehlen sind, kann man noch nicht sagen.

Bei der Gabe von CBD und Melatonin nebeneinander (wenn man auf keines der beiden Medikamente verzichten möchte/kann), sollte unbedingt die Dosierung angepasst oder die zeitliche Verabreichung auseinander gelegt werden.

Umso mehr ist Vorsicht geboten, wenn bei einem Patienten mit Angelman-Syndrom noch weitere Medikamente, z.B. Antiepileptika, hinzukommen sollten, die weitere Interaktionen mit Melatonin (oder auch mit CBD) nach sich ziehen.

Somit sollte dies nicht ohne Konsultation des betreuenden Kinderarztes oder Hausarztes entschieden werden, eventuell sogar unter Einbeziehung eines Melatonin-Clearance-Testes mit und ohne CBD.

Prinzipiell sollte die Frage der möglichen Interaktionen von Melatonin mit anderen Arzneimitteln oder auch Mikronährstoffen jeweils individuell *vor* Beginn der Melatoningabe abgeklärt werden. Diese dringende Empfehlung meinerseits bezüglich der Interaktionen gilt ganz unabhängig der Melatonineinnahme. Sie betrifft generell die Interaktion von Medikamenten untereinander und auch von Medikamenten zu Mikronährstoffen. Immer, wenn die Cytochrome-P-450-Enzyme für den Abbau zuständig sind, kann der Abbau des einen Stoffes den Abbau eines anderen beeinflussen. Hauptsächlich tragen die CYP1-, CYP2- und CYP3-Enzyme zum Abbau von Medikamenten bei. Alleine das CYP3A4-Isoenzym metabolisiert 50-70% aller Arzneistoffe (*Gröber 2018*). Siehe Seite 393[+].

Alltagserfahrungen
Zu den Alltagserfahrungen gehört insbesondere auch der Umgang mit anderen Medikamenten bei der Melatoningabe, denn nur sehr, sehr wenige Kinder/Jugendliche/Erwachsene mit Angelman-Syndrom erhalten Melatonin als einziges Medikament.

Während Braam schreibt (*Braam et al. 2010*), dass man möglichst das Melatonin erst nach Abklärung der Situation in einem Schlaflabor/einer Schlafambulanz bzw. nach der Durchführung eines Melatonin-Clearance-Testes einsetzen soll, sieht es im Alltag eher so aus, dass Melatonin mehr oder weniger ausprobiert wird. Ausprobiert ohne Berücksichtigung der möglicherweise bestehenden Single Nucleotide Polymorphism/SNP und auch ohne Berücksichtigung der möglicherweise auftretenden Interaktionen mit anderen Medikamenten. In seiner Studie (*Braam et al. 2008*) weist er daraufhin, dass nur wenige Angelman-Familien daran teilgenommen haben, da sie befürchteten, in die Placebo-Gruppe eingeordnet zu werden und schnell tatsächliche Hilfe brauchten. Vom **Verein zur Erforschung des Angelman-Syndroms Österreich** wurden, um diesbezüglich weitere Hinweise zu erhalten, mehrere Familien, die ihrem Kind Melatonin zur Schlafverbesserung geben oder gegeben haben, befragt.

Diese Befragung stellt keine Befragung nach repräsentativer und randomisierter Auswahl im wissenschaftlichen Sinne dar und soll lediglich Hilfestellung bei der Entscheidung bezüglich der weiteren Vorgehensweise geben.

[++]*Die einzelnen Genotypen des Angelman-Syndroms sind im Folgenden nicht weiter ausgeführt. Ich verweise auf „Das Angelman-Syndrom besser verstehen – Handbuch für Eltern und andere Fachleute / Band 1" sowie auf die Seiten 13 – 17 in diesem vorliegenden Buch.*

- **Patientin 1:** Eva-Maria, 5 Jahre alt, AS Nonsens Mutation[++], erhält Melatonin seit 3 Jahren. Die Dosierung mit 1 mg wirkt gut. Nach Kenntnisnahme der Braam-Studie wurde weniger eingesetzt. Diese geringere Dosis half nicht, auch eine höhere half nicht. Melatonin hilft hier beim EINSCHLAFEN, nicht beim Durchschlafen.

- **Patientin 2:** Zoë, 8 Jahre alt, Diagnose „Angelman-like"[++] erhält 2 mg, dies hilft beim EINSCHLAFEN, nicht beim Durchschlafen. Zwischendurch erhielt sie 4 mg. Diese hohe Dosierung an Melatonin in Kombination mit Clobazam führte zu massiven Schlafstörungen. Inzwischen hat sich die Situation der Epilepsie etwas beruhigt, dies hauptsächlich durch anfangs Ketogene Diät und nun Low-Carb-Diät. Medikation insgesamt: Rufinamid,

Ethosuximid, Clobazam. Der Schlaf hat sich beruhigt, seit die epileptischen Anfälle seltener auftreten.
- *Patient 3:* Maximilian, 4,5 Jahre alt, Deletion I[++], erhält seit November 2018 (seit 2 Jahren und 2 Monaten) 3 mg Melatonin, bei niedrigeren Dosierungen keine Wirkung. Verschiedene Dosierungen wurden von der Familie ausprobiert, letztendlich war für Maximilian die Dosierung mit 3 mg Melatonin die beste. Zusätzliche Medikamente (Levetiracetam, Valproat, Diphenhydramin). Selten wird noch zusätzlich nachts CBD gegeben.
- *Patient 4:* Christopher, 6 Jahre alt, Deletion zwischen I und II[++], erhält 0,1 mg Melatonin seit 3 Jahren. Bis auf kleine Ausreißer sehr gute Wirkung. Seit einiger Zeit noch zusätzlich CBD, wodurch keine Veränderung der Melatonin-Wirkung eintrat.
- *Patient 5:* Max, 6,5 Jahre alt, UPD[++] erhielt ab einem Alter von 2 Jahren und 10 Monaten täglich abends 1 mg Melatonin zum EINSCHLAFEN. Die Familie gewann nach und nach den Eindruck, dass das Einschlafen bei einer Reduktion auf 0,5 mg sich verbesserte. In einer sehr schlechten Schlafphase wurde noch weiter und zwar auf 0,2 mg reduziert. Zum EINSCHLAFEN blieb auch diese Dosis gut wirksam, aber nicht zum DURCHSCHLAFEN oder WIEDEREINSCHLAFEN in der Nacht.
- *Patient 6:* Maria, 7 Jahre alt, Deletion II[++], nimmt seit 1 Jahr abends 1 mg Melatonin. Dies nur bei Bedarf zum EINSCHLAFEN, zum Beispiel bei Wetterumschwung. Dauer des Schlafs maximal 6 Stunden. Zusätzliche Medikation ist Levetiracetam.
- *Patient 7:* Matthias, 5 Jahre alt, Deletion (klein. am ehesten Deletion I)[++]. Vor 2 Jahren Versuch mit 2 mg Circadin über 3 Wochen. Da keinerlei Wirkung, wieder abgesetzt.
- *Patient 8:* Moritz, 9 Jahre alt, Angelman Syndrom UPD[++]. Er erhielt ab einem Alter von 5 Jahren und 4 Monaten Melatonin, nachdem er immer später einschlief und trotz dieser späten Einschlafzeit (0.30 bis 1.00 Uhr) bereits wieder um 3 Uhr aufwachte und dann bis zu 3 Stunden wach blieb. Moritz war zwar müde aber es gelang ihm nicht, in den Schlaf zu kommen. Kurz vor dem Einschlafen wurde er plötzlich wieder munter. Diese Situation jeden Abend stresste die ganze Familie.
3 mg Melatonin wirkte bereits ab der ersten Nacht. Das EINSCHLAFEN gelang ihm gut, das DURCHSCHLAFEN noch nicht. Die Wachzeiten ab ca. 3 Uhr blieben. Noch eine weitere Gabe von Melatonin, wenn er in der Nacht aufwachte, wirkte nicht. Phasenweise wurde kein Melatonin benötigt, dann wieder ging es nicht ohne. Circadin wurde ebenfalls ausprobiert, um das Durchschlafen zu verbessern, wobei dies keinerlei Wirkung zeigte.

Wegen der Informationen bezüglich AS und Melatonin aus der Braam-Studie wurde die Dosis an Melatonin deutlich reduziert, was aber von der Menge her nicht ausreichte.

Mittlerweile, Moritz ist knappe 9 Jahre alt, erhält er seit eineinhalb bis zwei Jahren, 1,5 mg Melatonin. Das Einschlafen ohne Melatonin, auch wenn er sehr müde ist, gelingt ihm nach wie vor nicht. Wenn er topfit ist, bekommt er auch hin und wieder 3 mg. Er ist am nächsten Tag nicht müde, unabhängig von der Dosierung des Melatonins am Vorabend.

Ab dem Winter 2020/2021 erhält Moritz zusätzlich bei Bedarf ein Melatonin-Spray. Pro Hub sind es 0,5 mg direkt auf die Mundschleimhaut. Wenn er z.B. um 2 oder 3 Uhr aufwacht, bekommt er 2 Hübe, was meistens hilft. Die stundenlangen Wachzeiten in der Nacht wurden weniger, Moritz ist kooperativer, was das Wiedereinschlafen betrifft. Allerdings muss er hierbei von einem Elternteil begleitet werden. Nach wie vor muss jemand neben ihm schlafen, um zu verhindern, dass er komplett wach wird. Da die (Nicht-) Schlafsituation über die letzten Jahre hinweg die Familie immer mehr belastete, wird seit November 2020 zusätzlich ein Medikament zum Durchschlafen gegeben.

- *Patient 9*: Frank-Udo, 32 Jahre alt, Deletion I^{++}. Als Jugendlicher Versuch mit 2 mg Melatonin abends, sofortige gute Wirkung. Nach 10 Tagen wurde er immer schläfriger und matter. Erst nach Absetzen des Melatonins kam sein altes Temperament zurück. Daran anschließend kein weiterer Versuch mehr mit Melatonin. Die nach wie vor phasenweise bestehenden großen Einschlafprobleme waren meistens einigermaßen gut zu steuern, indem bestimmte Eckpunkte im Alltag berücksichtigt wurden: Dazu gehörten ein intensives motorisches Training als Galileo-Vibrationstraining sowie Lauftraining, dies zunächst an den Händen geführt, dann ab 2010 in seinem Gehgerät (NF-Walker). Das Lauftraining wurde am besten noch für eine zusätzliche Runde von 2 bis 3 km spätabends eingesetzt. Das Schlimmste die Schlafenszeit betreffend war und ist es, Frank-Udo abends einnicken zu lassen (auch wenn es nur wenige Minuten sind). Dann ist er um Mitternacht putzmunter und wird erst nachts zwischen 2.00 und 3.30 Uhr müde. Erreicht man mehrmals pro Woche einen 3 bis 5 km langen Lauf mit seinem NF-Walker und dass er abends bei Laune gehalten wird, kann man ihn immerhin gegen Mitternacht ins Bett bringen (*C. Kannegießer-Leitner 2018*). Gelingt dies in mehreren Nächten hintereinander nicht, erhält er zum Einschlafen 2,5 mg Midazolam, dies jedoch maximal 1 x pro Woche. Leider ist momentan bedingt durch den veränderten Tages-Rhythmus in den zurückliegenden „Corona-Monaten" der Schlafrhythmus wieder als „chaotisch" zu bezeichnen. Darum jetzt erneuter Versuch mit abends 0,3 mg Melatonin, der von Braam für dieses Alter empfohlenen sehr niedrigen

Dosierung. Erneut gute Wirkung, jedoch wiederum nach mehreren Tagen trotz dieser niedrigen Dosierung zunehmende Mattigkeit. Hier kam nun die Überlegung ins Spiel, ob wegen der abendlichen CBD-Gabe (natürliches gereinigtes CBD-Isolat als Antiepileptikum) ein zu starker synergistischer Effekt zusammen mit dem Melatonin eintrat und/oder das Melatonin zu langsam abgebaut wurde und sich deswegen anreichern konnte. Ein Absetzen des Melatonins brachte nach mehreren Tagen wiederum Besserung der Mattigkeit. Insofern ist nun geplant, bei Frank einen Melatonin-Clearance-Test durchzuführen. Es besteht die große Hoffnung, dass er jetzt besser zur Mitarbeit zu motivieren ist als dies vor etlichen Jahren der Fall war. Die Ergebnisse des Melatonin-Clearance-Testes werden richtungsweisend für die weitere Vorgehensweise sein.

*Wie man sieht, zeigt sich auch in dieser kleinen Stichprobe ein ganz unterschiedliches Bild: Die einen Menschen mit Angelman-Syndrom benötigen zum Einschlafen ganz „normale" Mengen an Melatonin, die anderen kommen am besten mit geringsten Dosen zurecht. Das ist kein Widerspruch, sondern man kann vermuten, dass ein unterschiedlicher Melatoninstoffwechsel hierfür verantwortlich ist. Ob ein verzögerter Melatonin-Abbau Teil des Angelman-Syndrom-Phänotyps ist, ist noch nicht eindeutig geklärt, wobei zumindest die Frage gestellt wurde (Braam et al. 2008). Somit macht es unbedingt Sinn, **vor** Beginn mit der Melatonin-Medikation einen Melatonin-Clearance-Test durchzuführen. Das Problem liegt allerdings momentan noch darin, entsprechende Stellen hierfür zu finden.*

Zusammenfassende Empfehlungen

Wie in dem Braam-Artikel beschrieben, sind es 12 - 14% der Menschen, die über SNP (Einzelnukleotid-Polymorphismen im CYP1A2-Gen) Melatonin langsamer verstoffwechseln (*Butler et al. 1992; Nakajima et al. 1994, Braam et al. 2010*). Dies bedeutet, dass man nicht von Vorneherein weiß, ob dieses Phänomen vorliegt oder nicht. Nimmt eine vollkommen gesunde Person Melatonin ein, um nach einer langen Flugreise in andere Zeitzonen einem Jetlag entgegenzuwirken, ist Melatonin ein Nahrungsergänzungsmittel. Erhält ein Mensch mit Angelman-Syndrom Melatonin, damit der Schlafrhythmus verbessert wird, dient Melatonin als Medikament und deswegen sollte diese Medikation nicht ohne ärztliche Begleitung durchgeführt werden, auch wenn man inzwischen Melatonin ohne ärztliches Rezept frei käuflich erwerben kann.

Berücksichtigt man nun das von Braam und seinem Team vermittelte Wissen sowie die Alltagserfahrungen, ist folgende Vorgehensweise bei Patienten mit Angelman-Syndrom (AS) und einer Einschlafproblematik zu empfehlen:
- Angelman-Patienten, die auf die übliche höhere Dosierung von Melatonin eingestellt sind und auch nach etlichen Monaten gut darauf ansprechen, sollten diese Dosis beibehalten.
- Gleiches gilt für Angelman-Patienten, die mit Circadin eingestellt sind. Ansonsten wird dies Retard-Präparat eher als kontraindiziert bei Angelman-Syndrom angesehen.
- Bei AS-Patienten, die auf höhere Dosen Melatonin eingestellt sind und diese keine zufriedenstellende Wirkung zeigen, sollte eine sogenannte „Auswaschphase" von 2 Wochen eingelegt und dann mit der Gabe einer möglichst niedrigen Dosierung begonnen werden:

Kinder unter 10 Jahren 0,1 mg Melatonin, Kinder zwischen 10 und 20 Jahren 0,2 mg Melatonin, 20 Jahre und älter 0,3 mg Melatonin

- Wenn nur irgendwie möglich, sollte bei diesen Angelman-Patienten ein Melatonin-Clearance-Test durchgeführt werden, insbesondere dann, wenn noch weitere Medikamente gegeben werden, die mit Melatonin zu Wechselwirkungen führen können. Nur so kann man die richtige Dosis herausfinden.
- Angelman-Patienten, die bereits auf die von Braam empfohlen niedrigste Dosis eingestellt sind und darauf gut ansprechen, sollten diese Dosis weiter erhalten.
- Bei Angelman-Patienten, die auf die von Braam empfohlene niedrigste Dosis eingestellt wurden und nicht ausreichend darauf ansprachen/ansprechen, sollte ebenfalls nach einer „Auswaschphase" von 2 Wochen einen Melatonin-Clearance-Test durchgeführt werden, um die richtige Dosis zu ermitteln.
- Ob der Kinderarzt, Hausarzt oder der Kinderneurologe diesen Melatonin-Clearance-Test durchführt oder ob eine sogenannte Schlafambulanz aufgesucht werden sollte, muss individuell entschieden werden. Auf jeden Fall sollte eine ärztliche Begleitung gewährleistet sein, damit das aktuelle Wissen über eine Melatonin-Medikation beim Angelman-Syndrom umgesetzt werden kann und auftauchende Fragen besprochen werden können.

Anschrift der Autorin: Dr. med. Christel Kannegießer-Leitner, Sibyllenstr. 3, 76437 Rastatt, Deutschland

Referenzen
- Braam W., Didden R., Smits M. G. & Curfs L. M. (2008) Melatonin for chronic insomnia in Angelman syndrome: a randomized placebo-controlled trial. Journal of Child Neurology 23, 649–54.
- Braam W., Smits M. G., Didden R., Korzilius H., Van Geijlswijk I. M. & Curfs L. M. (2009) Exogenous melatonin for sleep problems in individuals with intellectual disability: a meta-analysis. Developmental Medicine & Child Neurology 51, 340–9.
- Braam W., van Geijlswijk I., Keijzer Henry, Smits Marcel G., Didden Robert und Curfs Leopold M. G. (2010) Loss of response to melatonin treatment is associated with slow melatonin metabolism, Journal of Intellectual Disability, *volume 54 part 6 pp 547–555 june*
- *Braam W.:* Vortrag über MELATONIN bei Angelman-Syndrom, Mitgliederversamml. des Angelman e.V., 2013
- *Butler M. A., Lang N. P., Young J. F., Caporaso N. E., Vineis P., Hayes R. B. et al.* (1992) Determination of CYP1A2 and NAT2 phenotypes in human populations by analysis of caffeine urinary metabolites. Pharmacogenetics 2, 116–27.
- *Chevalier D., Cauffiez C., Allorge D., Lo-Guidice J. M., Lhermitte M., Lafitte J. J. et al.* (2001) Five novel natural allelic variants-951A>C, 1042G>A (D348N), 1156A>T (I386F), 1217G>A (C406Y) and 1291C>T(C431Y)-of the human CYP1A2 gene in a French Caucasian population. Human mutation 17, 355–6.
- *Gröber U (*2018*)* Arzneimittel und Mikronährstoffe – Medikationsorientierte Supplementierung, Wissenschaftliche Verlagsgesellschaft
- *Hick C., Hick A.: Kurzlehrbuch Physiologie, 8. Auflage 2017, ELSEVIER Deutschkand*
- *Kannegießer-Leitner C.:* Das Angelman-Syndrom besser verstehen – Handbuch für Eltern und andere Fachleute, 2018,
- *Maucher Isabelle Viktoria:* Melatonin, Gelbe Liste 2021
- *Ma Xiaochao, Idle Jeffrey R, Krausz Kristopher W Gonzalz Frank J:* Metabolism of melatonin by human cytochromes p450, Drug Metab Dispos 2005 Apr; 33 (4): 489-94, Epub 2004 Dec 22
- *Nakajima M., Yokoi T., Mizutani M., Shin S., Kadlubar F. F. & Kamataki T.* (1994) Phenotyping of CYP1A2 in Japanese population by analysis of caffeine urinary metabolites: absence of mutation prescribing the phenotype in the CYP1A2 gene. Cancer epidemiology, biomarkers & prevention 30, 413–21.
- *Nakajima M., Yokoi T., Mizutani M., Kinoshita M., Funayama M. & Kamataki T.* (1999) Genetic polymorphism in the 5'-flanking region of

human CYP1A2 gene: effect on the CYP1A2 inducibility in humans. Journal of biochemistry 125, 803–8.
- *Sachse C., Brockmöller J., Bauer S. & Roots I.* (1999) Functional significance of a C–>A polymorphism in intron 1 of the cytochr. P450 CYP1A2 gene tested with caffeine. British journal of clinic. Pharmacol. 47, 445–9.
- *Thompson R.:* Das Gehirn – von der Nervenzelle zur Verhaltenssteuerung, 2016, 3. Auflage, Springer-Verlag
- *Zendulka O, Dvortlověà G, Noskovà K, Turjap M, Šulcova, Hanus L and Juřica J:* cannabinoids and cytochrome P450 Interactions, Current Drug Metabolism, 2016 Benthan Science Publishers
- *Zhdanova I. V., Lynch H. J. & Wurtman R. J.* (1997) Melatonin: a sleep-promoting hormone. Sleep 20, 899–907.
- *Zhou S. F., Liu J. P. & Chowbay B.* (2009a) Polymor☐phism of human cytochrome P450 enzymes and ist clinical impact. Drug metabolism reviews 41, 89–295.
Zhou S. F., Yang L. P., Zhou Z. W., Liu Y. H. & Chan E. (2009b) Insights - into the substrate specificity, inhibitors, regulation, and polymorphisms and the clinical impact of human cytochrome P450 1A2. The AAPS journal 11, 481–94.

⁺CBD wird hauptsächlich über die Enzyme CYP2C19 und CYP3A4 abgebaut und Melatonin hauptsächlich über CYP1A1 und CYP1A2 (*Zendulka et al. 2016*). Man konnte jedoch nachweisen, dass zusätzlich zu CYP2C19 und CYP3A4 auch folgende CYP-Enzyme am CBD-Metabolismus beteiligt sein können: CYP1A1, CYP1A2, CYP2C9, CYP2D6. Auch wenn diese Enzyme, die sowohl CBD als auch Melatonin abbauen, nicht den Hauptabbauweg bestreiten, könnten sie bei dem synergistischen Effekt beider Stoffe eine Rolle spielen.

****

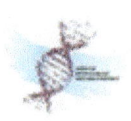

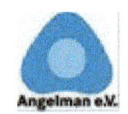

Reset nach Thibert, erläutert und mit Fallbeispielen verdeutlicht

zu finden auf www.angelman.at/forschung/

Einführung: Was bedeutet NCSE?

Der Leiter der Angelman–Klinik, Boston/Massachusetts, Ron Thibert, beschreibt in einer seiner Arbeiten die Häufigkeit der Epilepsie beim Angelman-Syndrom mit 80 – 90% (Thibert, R. 2015). An Anfallsarten treten beim Angelman-Syndrom insbesondere Absencen, Myoklonien und Grand-Mal-Anfälle auf, z.T. im Verlauf des Lebens wechselnd, z.T. auch mehrere dieser Anfallsarten nebeneinander (Kannegießer-Leitner, C. 2018). Ebenso kommt es bei etlichen Menschen mit Angelman-Syndrom zu einem sogenannten nicht-konvulsiven Status epilepticus (NCSE).

Der nicht-konvulsive Status epilepticus ist in der Praxis noch wenig bekannt. Die Abkürzung NCSE kommt aus dem Englischen „Non-Convulsive Status Epilepticus". Aus diesem Grund wird er auch oft nonkonvulsiver Status genannt. Ein NCSE ist ein länger andauernder epileptischer Anfall, der sich in erster Linie durch eine Veränderung des Bewusstseins oder des Verhaltens äußert. Zu motorischen Krämpfen wie z.B. bei einem Grand-Mal-Anfall kommt es hierbei nicht. Die differentialdiagnostische Abgrenzung gegenüber Bewusstseinsstörungen anderer Art kann schwierig sein (Chang et al. 2011).

Es gibt mehrere Formen von NCSE, die sich jeweils in ihrem Erscheinungsbild, ihrer Ursache und ihrem erwarteten Ausgang unterscheiden. 2015 wurde eine Klassifikation des Status epilepticus (SE) eingeführt, wozu auch die Definition des NCSE als Unterform des SE gehört (Trinka et al. 2018). Die beim Angelman-Syndrom anzutreffende Form des NCSE gehört zu der Form „ohne prominente motorische Symptome und ohne Koma". Sie wird als generalisiert beschrieben. Entscheidende Kriterien sind die Motorik (tonisch-klonische Anfälle bzw. die Tatsache, dass diese beim NCSE fehlen) und die Dauer. Man spricht inzwischen von einem NCSE nach 5 Minuten Dauer.

„Bei allen Patienten, die eine unerklärte Bewusstseins- oder Verhaltensstörung aufweisen, sollte an einen NCSE gedacht werden und dringend eine weitere Diagnostik durchgeführt werden" (Rosenov et al. 2012). Diese allgemeingültige Forderung sollte man unbedingt auch beim Angelman-Syndrom beherzigen.

Nach Elger / Klinik für Epileptologie Bonn stehen Minussymptome im Vordergrund, wie er auf einer Tagung in Leipzig berichtete: So sei das

Bewusstsein der Patienten eingeschränkt, wobei das Spektrum von einer Konzentrationsstörung bis zu einem antriebsarmen, verlangsamten Zustand reichen kann. Die Patienten sind durchaus zu leichten Handlungen in der Lage (Ärzte-Zeitung 2009).
Folgende weitere Details sind in diesen Artikeln erwähnt: Dem EEG kommt eine große Bedeutung zu, wobei eingeräumt wird, dass es bei dessen Interpretation des NCSE Schwierigkeiten geben kann.

Übliche Therapie des NCSE

Bei anderen Ursachen der Epilepsie geht man davon aus, dass eine adäquate Therapie spätestens nach 10 Minuten erfolgen sollte, wobei als Mittel der ersten Wahl Benzodiazepine und Valproat empfohlen werden. Die Empfehlung geht dahin, diese Mittel im Notfall intravenös zu geben, was dann wiederum eine stationäre Behandlung erforderlich macht.

Entwicklung des Resets nach Thibert für den NCSE beim Angelman-Syndrom

Demgegenüber stehen die Erfahrungen von Thibert und seinem Team aus der Angelman-Syndrom-Klinik in Boston/Massachusetts: Thibert schreibt (Thibert et al. 2018), dass es noch keinen Konsens in der ambulanten Therapie des NCSE gibt. Nach seiner Erfahrung neigen circa 50% der Patienten mit Angelman-Syndrom (AS) zu einem nonkonvulsiven epileptischen Status als Myoklonie-Status oder als atypischer Absencen-Status.
Von 104 Patienten, die in der Angelman-Syndrom-Klinik in Massachusetts/ General Hospital vom Januar 2008 bis März 2017 vorgestellt wurden und die entsprechenden Kriterien erfüllten, zeigten 21 Patienten einen NCSE, eingeschlossen 13 Patienten (hiervon 9 männliche) mit 25 Episoden eines NCSE. Das durchschnittliche Alter während der NCSE-Episoden war 5 Jahre und 4 Monate (15 Monate bis 12 Jahre).
Die Patienten erhielten eine orale Gabe von Diazepam mit einer durchschnittlichen Dosis von 0,32 mg pro kg Körpergewicht und Tag. Die Dosis wurde auf 2 Dosen pro Tag verteilt und jeden 2. Tag erfolgte eine Reduzierung der Dosis. Die mittlere Dauer der Diazepam-Behandlung betrug 6 Tage (4 - 12 Tage), wobei die einen Patienten bereits in der ersten Runde aus dem NCSE kamen, andere jedoch wiederkehrende Episoden an NCSE hatten und somit mehrmals ein *Reset* durchgeführt wurde. *Reset* bedeutet hier diese spezielle Vorgehensweise in der Medikation, die von Thibert bei NCSE und Angelman-Syndrom entwickelt wurde, um den NCSE auch ambulant behandeln zu können.

Es wird von einer guten Verträglichkeit und von nur wenigen Nebenwirkungen berichtet. Insofern stellt dieses ***Reset*** eine effektive Behandlungsmöglichkeit dar.

Dieser von Thibert stammende Artikel (Thibert et al 2018) beschreibt die Möglichkeit, oral Diazepam zu geben, wenn es bei einem Patienten mit Angelman-Syndrom zu einem nonkonvulsiven epileptischen Status (NCSE) gekommen ist. Dies gilt unabhängig davon, ob der nonkonvulsive Status ein Myoklonie- oder ein Absencen-Status ist. Es gilt übrigens – nach meinen persönlichen Erfahrungen mit Patienten mit Angelman-Syndrom auch bei wiederkehrenden Grand-Mal-Anfällen, die meistens nach einem Infekt oder starkem Stress plötzlich „ohne Vorwarnung" auftreten können.

Die durchschnittliche von Thibert angegebene Dosis liegt bei 0,32mg pro kg Körpergewicht. Dem Artikel selbst ist zu entnehmen, dass diese durchschnittliche Dosis auf eine doch recht unterschiedliche einzelne Dosis zurück geht. Welche Kriterien Thibert angesetzt hat in der Entscheidung, mit welcher Dosis er beginnt, wurde in diesem Artikel nicht genannt.

Aus diesem Grund möchte ich dringend darauf hinweisen, dass diese Art der oralen Diazepam-Gabe (***Reset***) unbedingt mit dem betreuenden Arzt abgesprochen werden sollte.

Noch ein Hinweis bezüglich der richtigen Auswahl der Dosis:

Wenn von Thibert eine ***durchschnittliche*** Anfangsdosis von 0,32 mg/kg Körpergewicht und Tag angegeben wird, bedeutet dies, dass man bei vielen Kindern und Erwachsenen mit Angelman-Syndrom mit einer wesentlich niedrigeren Dosis anfangen kann.

Bei etlichen Patienten mit Angelman-Syndrom konnte ich auch erleben, dass ein NCSE zurückging, wenn man nur an 2 bis 3 Tagen hintereinander ***bei Bedarf*** Diazepam gegeben hatte. Dies waren dann die Verlaufsformen eines NCSE, bei denen zwischendurch mehrmals eine Verbesserung eintrat, die jedoch nicht lange anhielt. Insofern könnte man diese Möglichkeit ausprobieren und erst bei Nichtwirksamkeit auf das regelrechte ***Reset*** übergehen.

Thibert schreibt, dass bei etlichen Patienten mehrere Runden an ***Reset*** erforderlich waren. So sehr wie ich von der Effizienz des ***Reset*** nach Thibert überzeugt bin, möchte ich jedoch dringendst dazu raten, die Vorgehensweise zusammen mit dem behandelnden Arzt abzusprechen und nicht in Eigenregie durchzuführen. Denn Diazepam wirkt auf der einen Seite bei Angelman-Syndrom und Epilepsie sehr effektiv, birgt aber auf der anderen Seite die große Gefahr der Toleranzentwicklung in sich.

Deswegen sollte die zeitliche Dauer der Einnahme von Diazepam jeweils möglichst kurz gehalten werden.

Wie ich in meinem Buch „Das Angelman-Syndrom besser verstehen – Handbuch für Eltern und andere Fachleute" (Kannegießer-Leitner C. 2018) dargelegt habe, geht die Neigung zu epileptischen Anfällen nicht nur auf eine Neurotransmitter-Dysbalance mit GABA-Defizit, sondern auch auf einen möglichen Glutamat-Überschuss zurück. In mehreren Fach-Artikeln konnte ich die Information finden, dass Magnesium als sogenannten Glutamatblocker eingesetzt werden kann (Chen, B. et al. 2016, Osborn, K.E. et al. 2016, Yuen, A.W. 2012). Insofern empfehle ich unbedingt, in Situationen des übergroßen Disstresses sowie Eustresses als auch, wenn bereits der NCSE eingetreten ist, orales Magnesium für mehrere Tage einzusetzen. Mit dieser Vorgehensweise kann man den NCSE noch besser in den Griff bekommen als nur mit dem Diazepam-*Reset* alleine.

Fallbeispiele

- *7 Jahre alter Junge mit Angelman-Syndrom Deletion 2:* Bei ihm kam es plötzlich, trotz antikonvulsiver Medikation mit CBD-Öl (Reinheitsgrad 99,5%) und Rivotril, zu komplexen fokalen Anfällen und in weiterer Folge zu einem NCSE. Die zunächst gegebenen antikonvulsiven Mittel halfen nur kurzzeitig. In Zusammenarbeit mit der Neurologin wurde das *Reset* angesetzt, aber leider mit einer anfänglichen Dosis von 0,32 mg/kg Körpergewicht. Der Junge reagierte sehr heftig mit Verschlechterungen des Allgemeinzustandes.

Nach ein paar Wochen wurde ein erneuter Versuch mit niedrigerer Dosis unternommen, der nun zu dem gewünschten Erfolg führte.

- *20 Jahre alter junger Mann mit Angelman-Syndrom vom Imprinting-Typ, Körpergewicht 70kg:* Er hatte in der Kindheit keine Anfälle. Ab einem Alter von 18 Jahren kam es bei Stress, im Alltag oder infektbedingt, zu einer Anfallsneigung mit Absencen. Hiergegen erhielt er Magnesium und kam recht gut damit zurecht. Nun kam es aktuell zu einem bakteriellen Infekt mit erforderlicher Antibiotika-Gabe. Es folgten vermehrt Absencen. Er bekam 4 Tropfen Diazepam (also 2 mg), am nächsten Tag morgens 4 und abends 5 Tropfen (4,5 mg). Dies dann nach Rücksprache mit mir. Da es ihm besser zu gehen schien, er aber noch nicht ganz frei von Absencen war, wurde dies für weitere 3 Tage so durchgeführt und dann nach und nach reduziert. Also kam man mit einem *Reset* von deutlich geringerer Dosis aus. Hätte dies nicht ausgereicht, hätte man die Dosis noch erhöhen können.

- *34 Jahre alter Erwachsener, Deletion 1, Körpergewicht 60 kg:* Zu einer Zeit, in der der Begriff NCSE noch überhaupt nicht bekannt war, gab es mehrmals mehrere Tage hintereinander Phasen, die im Rückblick sehr an einen NCSE erinnern, jeweils mit dem Ende eines Grand-Mal-Anfalls, der durch einen plötzlich einsetzenden Reiz (Licht im Zimmer angeschaltet, Tablette auf die Zunge) eintraten. Ab einem gewissen Zeitpunkt, wenn es zum NCSE kam, Durchführung des *Resets* mit dem Beginn von morgens 5 Tropfen und abends 7 Tropfen (6 mg) Diazepam, was einer Dosis von 0,1 mg/ kg Körpergewicht entsprach. Diese Dosis wurde bewusst niedrig gewählt, da bisher noch kaum regelmäßige Medikamente eingesetzt worden waren. Nie kam ein NCSE aus heiterem Himmel, sondern immer nach Disstress oder Eustress. Der NCSE sprach jeweils gut an, kam aber mehrmals nach ca. 10 Tagen zurück. Dies konnte erst gestoppt werden, als zusätzlich Magnesium gegeben wurde, wobei die Häufigkeit der NCSE deutlich gesenkt werden konnte, indem von Vorneherein vor zu erwartenden Aufregungen, vor heftigen sportlichen Aktivtäten oder bei Beginn eines Infektes Magnesium gegeben wurde (400 mg pro Tag, ganz selten 800 mg pro Tag, dies für jeweils 4 bis 5 Tage). Der letzte NCSE ist von heute aus gesehen 12 Monate her. Als Dauermedikation wird seit 2015 Cannabidiol eingesetzt, Zunächst als Vollextrakt, seit 2 Jahren isoliertes, natürliches CBD.

- *7 Jahre alt, Deletion 2*: Ab einem Alter von 1 Jahr und 10 Monaten kam es zu epileptischen Anfällen. Grand-Mal-Anfälle treten in unregelmäßigen Abständen auf, im Schnitt 3- bis 4-mal pro Jahr, im letzten Jahr eher seltener. Absencen, ebenfalls in unregelmäßigen Abständen, deutlich häufiger als Grand-Mal-Anfälle. Zu einem NCSE kommt es ca. einmal pro Jahr. Von Beginn an erfolgte eine Monotherapie mit Levetiracetam. Insbesondere bei Infekten besteht die Gefahr eines epileptischen Anfallsgeschehens. Der Verlauf passt jeweils recht gut zu der Annahme einer Neurotransmitter-Dysbalance mit GABA-Mangel bei gleichzeitigem Glutamatanstieg. Wenn es zu einem NCSE kommt, dauert dieser meistens 1 bis 2 Wochen und hat sich bis jetzt jedes Mal durch ein *Reset* nach Thibert durchbrechen lassen. Der NCSE kam auch nach Beendigung des *Resets* nicht zurück. Es konnte die bereits vorher gegebene Dosis an Levetirazetam beibehalten werden. Weder eine Dosiserhöhung noch ein zusätzliches Medikament wurden bzw. sind erforderlich.

- *16 Jahre alt, Deletion 1, Körpergewicht 83 kg:* Als Baby BNS-Krämpfe, in dieser Zeit Luminaletten. Ab Kleinkindalter Streckkrämpfe, mit Bewusstseinsstörung, aber nicht mit Bewusstlosigkeit. Dann zunächst nacheinander, zum Schluss gleichzeitig Keppra, Petnidan und Valproat. Nach mehreren Jahren Anfallsfreiheit, 2016 (mit 9 Jahren) Ende des Ausschleichens, nun keine Antiepileptika mehr.

Vor einem Jahr trat ein erneuter Grand-Mal-Anfall auf und zwar nach klinisch vermutetem NCSE. Da man zusätzlich Migräne vermutete, erhielt er Schmerzmittel und nach dem Anfall Diazepam. Jetzt aktuell erneut Wesensveränderung, verklärter Blick stilles Wesen, also ebenfalls klinische Hinweise auf NCSE. Nun morgens 5 mg Diazepam und abends 7,5 mg für 2 Tage, dann wie von Thibert vorgeschlagen in absteigender Dosierung. Es kam nicht zu einem Grand-Mal-Anfall, sondern die Situation stabilisiert sich wieder, dies ohne weitere Maßnahmen.

****

Diese theoretischen Ausführungen über den NCSE, die Erfahrungen von Thibert und seinem Team sowie die anschließenden Fallbeispiele sollen beschreiben, wie hilfreich es ist, sich mit den Möglichkeiten des *Resets* auseinander zu setzen und dies bei Bedarf einsetzen zu können.

Zusammenfassung

- Das wichtigste Ziel des **Resets nach Thibert** ist es, einen NCSE bei Angelman-Syndrom ambulant therapieren zu können und eine stationäre Einweisung zu vermeiden, da Diazepam oral gegeben werden kann und eine intravenöse Gabe von Antiepileptika bei NCSE und Angelman-Syndrom nur höchst selten erforderlich ist.
- Zusätzlich hat Thibert mit dem *Reset* eine gute Vorgehensweise entwickelt, einen NCSE erfolgreich durchbrechen zu können, ohne eine weitere zusätzliche Dauermedikation mit Antiepileptika oder die Erhöhung der bereits gegebenen Antiepileptika vornehmen zu müssen.
- Wie man schon an den hier beschriebenen Beispielen sieht, *ist die Dosis an Diazepam beim Reset individuell zu wählen, erfordert also eine gewisse Erfahrung, so dass alleine schon aus diesem Grund eine ärztliche Betreuung wichtig ist.*
- Meistens kommt man mit einer Runde *Reset* aus. Es besteht jedoch auch die Möglichkeit, dass mehrere Runden erforderlich sind. Die Gefahr der Toleranzentwicklung ist hierbei zu beachten.

Das Reset nach Thibert sollte unbedingt ärztlich begleitet werden. Denn insbesondere, wenn bereits Antiepileptika gegeben werden, die mit Diazepam in gewisse Wechselwirkungen treten, kann man die Anfangsdosis nicht einfach schematisch wählen, sondern man muss diese anderen Medikamente berücksichtigen und mit angepasster Anfangsdosis beginnen.

Dr. med. Christel Kannegießer-Leitner, Sibyllenstr, 3, D-76437 Rastatt
Verein zur Erforschung des Angelman-Syndroms Österreich
Angelman e.V. Deutschland

Quellenangaben
- Ärzte Zeitung. Nicht-konvulsiver Status epilepticus ist kein Notfall. https://www.aerztezeitung.de/Medizin/Nicht-konvulsiver-Status-epilepticus-ist-kein-Notfall 3604.html?utm_campaign=SocialMediaShare&utm_source=Story&utm_medium=Email, 20.02.2009
- Chang AK, Shinnar S. Nonconvulsive status epilepticus. Emerg Med Clin North Am. 2011 Feb;29(1):65-72. doi: 10.1016/j.emc.2010.08.006. PMID: 21109103.
- Chen, B.B.; Prasad, C.; Kobrzynski, M.; Campbell, C.; Guido Filler, G.: Seizures Related to Hypomagnesemia. A Case Series and Review of the Literature, Published online 2016 Oct 27. doi: 10.1177/2329048X16674834
- Kannegießer-Leitner, C.: Das Angelman-Syndrom besser verstehen – Handbuch für Eltern und andere Fachleute, 2018, Sequ. Medien Produktion
- Osborn, K.E.; Shytle, R.D.; Frontera, A.T.; Soble, J.R.; Schoenberg, M.R.: Addressing potential role of magnesium dyshomeostasis to improve treatment efficacy for epilepsy: A reexamination of the literature. J Clin Pharmacol. 2016 Mar;56(3):260-5. doi: 10.1002/jcph.626. Epub 2015 Oct 26.
- Rosenow, F. S. et al.: Nonkonvulsiver Status epilepticus, Modeerscheinung oder behandlungspflichtige Realität?, Der Nervenarzt | Ausgabe 12/2012
- Thibert, R. DO, MsPH, Angelman Syndrome Clinic and Dup15q Center, Massachusetts General Hospital, Harvard Medical School: Angelman syndrome and 15q Duplication syndrome, 2015
- Thibert, R.; Worden, L; Grocott, O; Tourjee, A.; Fonda Chan, F.: Diazepamfor outpatient treatment of nonconvulsive status epilepticus in pediatric patients with Angelman syndrome, Epilepsy & Behavior 82 (2018) 74–80, Elsevier
- Trinka, E., Leitinger, M. Neue Definition und Klassifikation des Status epilepticus – Was ändert sich für die Praxis? *Z. Epileptol.* 31, 233–236 (2018). https://doi.org/10.1007/s10309-018-0214-x
- Worden L, Grocott O, Tourjee A, Chan F, Thibert R. Diazepam for outpatient treatment of nonconvulsive status epilepticus in pediatric patients with Angelman syndrome. Epilepsy Behav. 2018 May;82:74-80. doi: 10.1016/j.yebeh.2018.02.027. Epub 2018 Mar 27. PMID: 29597185.
- Yuen, A.W.; Sander, J.W.: Can magnesium supplementation reduce seizures in people with epilepsy? A hypothesis. Epilepsy Res. 2012 Jun;100(1-2):152-6. doi: 10.1016/j.eplepsyres.2012.02.004. Epub 2012 Mar 8.

Aus dem Infobrief des Angelman e.V., Dezember 2022
*7. Internationaler ASA-Kongress in Wien –
dies waren für mich beeindruckende Tage.*

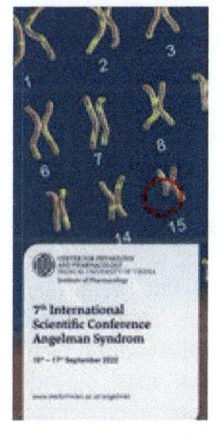

Bereits im Vorfeld dieses Kongresses wurde schnell klar, welche interessanten Themen es galt vorzustellen. Aus diesem Grund war meine Freude darüber groß, dass ich Mitglied des Vereins zur Erforschung des Angelman-Syndroms Österreich werden durfte.

Die einen Forschungsthemen um die Gentherapie oder ASO-Therapie waren vielen seit dem ASA-Kongress in Hamburg bereits bekannt, so dass man sich nun auf aktuelle Ergebnisse freuen konnte. Neue, ebenfalls hoch interessante Forschungsfelder, kamen hinzu.

Gerade Eltern von älteren Betroffenen, zu denen ich gehöre, denn mein Sohn Frank ist gerade 34 Jahre alt geworden, haben einen enormen Wandel erlebt. Bei Franks Diagnosestellung teilte man mir mit, dass es weltweit 60 Menschen mit Angelman-Syndrom gäbe. Dass das Angelman-Syndrom so viel bekannter geworden ist, ist den Angelman-Vereinen zu verdanken, insbesondere den Mitgliedern der ersten Jahre. Heute haben wir Forscher auf der ganzen Welt, die sich mit dem Thema Angelman-Syndrom beschäftigen.

Alleine schon einmal, diese Forscher wieder zu treffen, neue Kontakte mit anderen Forschern zu knüpfen oder auch Eltern aus anderen Nationen zu treffen, machten für mich diese Tage so wertvoll. Ganz abgesehen davon freue ich mich besonders darüber, die verschiedenen Mitglieder aus dem Angelman e.V. und dem Angelman-Verein Österreich sowie aus dem Forschungsverein Österreich zu treffen. Gerade mit den Mitgliedern des Forschungsvereins Österreich unter der Leitung von Thomas Schramm hatte ich ja im Vorfeld häufig Kontakt, allerdings wegen der Entfernung Rastatt - Wien nur online. Darum fand ich nun dieses persönliche Treffen besonders erfreulich und schön.

Auf die einzelnen Beiträge aus der Forschung möchte ich hier an dieser Stelle nicht näher einzugehen, diese Aufgabe wird von anderen übernommen werden. Ich möchte heute lediglich über den kleinen Beitrag berichten, den ich auf dem Kongress, an dem sogenannten Elterntag, leisten durfte.

Denn ich habe erneut einen Vortrag über CBD, Angelman-Syndrom und Epilepsie gehalten und zwar mit dem Titel:

Cannabidiol als antikonvulsive Medikation beim Angelman-Syndrom – Hype oder realistische Hoffnung? Erfahrungen aus den letzten Jahren

Mit diesem Thema beschäftige ich mich deswegen so intensiv, da ich durch viele Gespräche mit Eltern weiß, wie groß deren Verzweiflung ist, da sie momentan noch keine Lösung für die bei ihrem Kind mit Angelman-Syndrom bestehende Epilepsie gefunden haben. Dies gilt ganz unabhängig davon, ob das betroffene Familienmitglied noch Kind oder bereits schon erwachsen ist. Oft werden (wie ich es immer wieder erlebe) viel zu viele Medikamente nebeneinander eingesetzt. Oft weiß man überhaupt nicht um die Interaktionen dieser Medikamente untereinander. Oft sind es sogar Medikamente, die speziell bei Angelman-Syndrom nicht zu empfehlen sind, da Studien ergeben haben, dass man sie als kontraindiziert ansehen muss. Dies alles nicht aus Leichtfertigkeit heraus, sondern um in der verzweifelten Situation der Epilepsie mit ihren immer wiederkehrenden epileptischen Anfällen vielleicht doch noch eine Besserung zu erreichen.

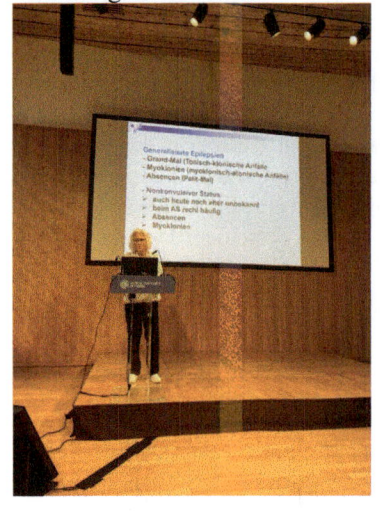

Da es nun auf der anderen Seite etliche Familien gibt, die ihrem Familienmitglied mit Angelman-Syndrom Cannabidiol (CBD) geben und dies mit Erfolg, versuche ich immer wieder, Forscher und Ärzte auf dieses Thema zu stoßen, denn wir brauchen hier mehr an Information, an Wissen. Es gibt noch zu viele offene Fragen.

Nicht nur in Deutschland, sondern auch in Österreich werden bereits einige Menschen mit Angelman-Syndrom und Epilepsie erfolgreich mit CBD behandelt, so dass das Interesse auch bei anderen Familien an dieser Möglichkeit wächst. Darum ist es so wichtig, dass sich auch die Ärzteschaft zunehmend mehr mit diesem Thema auseinandersetzt. Denn eine solche CBD-Medikation sollte immer medizinisch begleitet werden.

Als Zusammenfassung meines Vortrages möchte ich folgendes formulieren:
- CBD hilft bei vielen vom Angelman-Syndrom Betroffenen gegen die Epilepsie. Jedes Jahr kommen weitere hinzu, bei denen es erfolgreich eingesetzt wird. Es ist aber trotzdem kein Allheilmittel.
- Man muss berücksichtigen, wie jeweils in welcher Situation ein GABA-Mangel kombiniert mit einem Glutamat-Überschuss zum Tragen kommt und so einen epileptischen Anfall auslösen kann.
- Mit der CBD-Medikation kann man bei einigen Menschen mit Angelman-Syndrom auf eine weitere antikonvulsive Medikation verzichten, bei anderen zumindest deren Dosis reduzieren. Bei wiederum anderen, insbesondere, wenn etliche Medikamente nebeneinander gegeben werden, hat man den Eindruck, dass die Epilepsie nicht ausreichend auf CBD anspricht.
- Darum muss man den Abbauweg der einzelnen Medikamente kennen, um deren Interaktion einschätzen zu können und um einschätzen zu können, ob sie sich bei gleichzeitiger Gabe von CBD mit diesem in der Wirkung gegenseitig verstärken oder gegenseitig abschwächen.
- Die Dosis an CBD muss passen, denn in vielen Fällen wird eine zu hohe Dosis genommen, die dann zur gegenteiligen Wirkung führt. Dies wird auch als sogenannte Glockenkurve bezeichnet (Bell-Shaped Dose-Response/Inverted U-Shaped Dose-Response). Oder eine zu niedrige Dosis wird verabreicht, so dass die Wirkung nicht ausreichend ist.
- Dann muss die Frage entschieden werden, welches CBD man einsetzen will. Wir haben derzeit folgende Möglichkeiten: CBD-Vollextrakt (in Österreich leichter über Apotheken zu organisieren als in Deutschland, aber die Kosten werden hier wie da nicht immer von den Krankenkassen übernommen). Synthetisches CBD kann verschrieben werden, wobei man hier eine sehr hohe Dosis benötigt und schneller und häufiger eine Gewöhnung eintritt als bei den anderen Formen des CBD. Eine weitere qualitativ gute Alternative ist gereinigtes-isoliertes CBD aus der Apotheke, welches in vielen Fällen bereits von den Kassen übernommen wird. Internetbestellungen sind eher nicht zu empfehlen, denn hier haben Studien gezeigt, dass nicht unbedingt drin ist, was draufsteht, um es mal ganz salopp zu formulieren.

Berücksichtigt man diese Überlegungen, kommt man zu dem Schluss, dass CBD ein ernstzunehmendes Medikament in der Behandlung bei Angelman-Syndrom und Epilepsie darstellt. Vielleicht wird es eines Tages doch möglich sein, bei der Frage nach der antikonvulsiven Medikation zuerst CBD, welches kaum Nebenwirkungen hat, einzusetzen. Und erst, wenn tatsächlich hier die Auswahl und die Dosis stimmen und trotzdem nicht der erwünschte Erfolg eintritt, andere, wesentlich nebenwirkungsreichere Antikonvulsiva hinzuzunehmen. Hierzu muss jedoch die Information um diese Möglichkeiten weiter verbreitet werden und zwar in seriös-medizinischer Form. Dazu möchte ich mit diesem Vortrag/Artikel beitragen.

Um somit die Frage im Titel des Vortrages zu beantworten:
CBD bei Angelman-Syndrom und Epilepsie ist kein Hype,
sondern realistische Hoffnung

Dr. med. Christel Kannegießer-Leitner

****

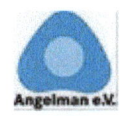

Aus dem Infobrief des Angelman e.V. vom Frühjahr 2021, ergänzt und aktualisiert

HEG basiertes Neurofeedback (Hämoenzephalographie) beim Angelman-Syndrom

Zur *Vorab-Information*: Das Gehirn ist extrem sauerstoffaktiv und benötigt viel Energie, denn es hat nur 2 % des Körpergewichts, verbraucht aber 20 % des Sauerstoffs und 25 % der Energie in Form von Glucose. Aus diesem Grund ist es mit einem dichten Netz von kleinsten Blutgefäßen versorgt, so dass der Blut- und somit der Sauerstofftransport schnell und effektiv erfolgen kann und zwar genau in die Gehirnregion, in der beides gebraucht wird.
Mit *Biofeedback* (engl. Rückmeldung biologischer Körpersignale) wird ein wissenschaftlich fundiertes Verfahren bezeichnet, bei dem körpereigene Prozesse, die üblicherweise nicht oder nur ungenau wahrgenommen werden, rückgemeldet und somit bewusst gemacht werden. Somit werden gemessene Körperfunktionen in Signale verwandelt, die von den Sinnesorganen wahrgenommen werden können.
Neurofeedback ist Biofeedback bezogen auf die Gehirnfunktion. Es verhilft dem Gehirn zu einer besseren Kapazität für seine Selbst-Regulation und erhöht die Fähigkeit eines Menschen zur Selbstkontrolle durch Rückmeldung seiner Hirnaktivitäten.

Nun zur *HEG (Hämoenzephalographie)*
Dieser Artikel beschreibt, wie die *Psychomotorische Ganzheitstherapie nach Kannegießer-Leitner®* /PMG Neurofeedback als ergänzende Therapieform integriert, dies allerdings mit einem alternativen Weg der Neurofeedback-Behandlung. Bekannter ist das EEG gesteuerte Neurofeedback. Hierbei wird mit den Signalen etlicher EEG-Elektroden gearbeitet. Die hier beschriebene HEG beruht auf dem Konzept des nIR-basierten HEG-Neurofeedbacks nach Toomim et al. (nIR HEG: near-Infra-Red HEG/ dies bedeutet „nahe Infrarot). Dr. Hershel Toomim hatte 1994 entdeckt, dass seine Versuchspersonen lernten, die Sauerstoffzufuhr des Blutes in präfrontalen Arealen mittels der Infrarot-Spektroskopie zu kontrollieren. Toomim entdeckte, dass Klienten diese Fähigkeit zur Selbststeuerung nach den Prinzipien des Biofeedbacks lernen konnten. Seither nennt er diese Technik *Hämoenzephalographie* („Hemo" bedeutet „Blut", „Encephalon" bedeutet „Gehirn", „Graphie" bedeutet Beschreibung, Darstellung).
Bei der nIR-HEG misst man die Färbung des Blutes, welche sich je nach Grad des Sauerstoffgehaltes verändert und mehr oder weniger stark

reflektiert wird. Entscheidend zu wissen ist, dass man nicht die Konzentrationsfähigkeit an sich misst, sondern die Sauerstoffsättigung des Blutes im Präfrontalen Cortex (PFC), woraus man auf die Konzentration schließen kann. Der PFC ist ein Teil des Frontallappens der Großhirnrinde und befindet sich direkt hinter der Stirn. Der PFC ist zuständig für die Persönlichkeitsentwicklung, steuert die Emotionen, die Entscheidungen, die Handlungsplanung sowie die Konzentration. Dies kann man für den Einsatz der HEG ausnutzen.

Rotes (660 nm) und infrarotes (850 nm) Licht wird abwechselnd auf das Gehirngewebe „geworfen". Rotes Licht zeigt in der Lichtabsorption einen starken Unterschied zwischen sauerstoffreichem und sauerstoffarmem Blut, infrarotes Licht zeigt jedoch kaum einen Unterschied.

Ein in das HEG-Stirnband integrierter Sensor/Empfänger sendet ein Licht auf das Gehirn (im präfrontalen Bereich) aus, wobei dieses Licht eine Mischung aus rotem und infrarotem Licht ist. Aus der Messung des zurückgeworfenen Lichtes ergibt sich der jeweilige Wert, der angezeigt wird bzw. mit dem das Programm arbeitet. Wenn die regionale Sauerstoffsättigung des Blutes durch neuronale Aktivierung steigt (bedingt durch eine erhöhte Konzentration bzw. der erhöhten Arbeit des präfrontalen Gehirnbereiches), ändert sich das Signal des Gerätes.

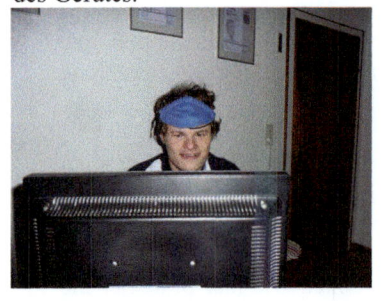

Eine alleinige Änderung des Signals mit Änderung der Messwerte würde für sich genommen den Trainierenden nicht unbedingt dazu motivieren, sich mehr anzustrengen. Aus diesem Grund ist das HEG-Konzept so aufgebaut, dass über die Änderung der Signale bestimmte Programme bzw. Animationen auf dem Bildschirm ablaufen können. So z.B. kann man ein Flugzeug zum Fliegen bringen, selbst fliegen oder Achterbahn fahren, um nur drei mögliche Animationen zu benennen. Oder als weitere Alternative kann man eine Wunsch-DVD einlegen, was bei Trainierenden mit Angelman-Syndrom meistens am besten und effektivsten ist.

Trainingsverlauf der HEG in meiner Praxis

Typisches *HEG- oder EEG-basiertes Neurofeedbacktraining* wird in der Regel einmal wöchentlich durchgeführt. Dagegen ist der hier beschriebene Trainingsaufbau grundlegend anders konzipiert. Da meine Patientenfamilien verteilt über Deutschland und das deutschsprachige Ausland leben, sind wöchentliche Sitzungen nicht realisierbar. Daher wurde von mir für diese

Patienten ein neuartiges *HEG-Kompakttraining* entwickelt und durchgeführt. Statt einer wöchentlichen Sitzung trainiert der Patient jeweils in 3 getrennten Sitzungen pro Tag. Dies am besten an mehreren Tagen hintereinander (bei Familien, die aus großer Entfernung anreisen) oder ein über den anderen Tag (bei Familien aus der Nähe), nach Rücksprache mit Kindergarten, Schule oder anderen Einrichtungen während der Schulzeit oder auch in den Ferien. Die bislang erhobenen Messdaten sowie einhergehende Patientenrückmeldungen zeigen deutlich die Wirksamkeit und den Erfolg dieser Vorgehensweise, so dass ich dieses Kompakttraining auch bei Familien ganz aus der Nähe in dieser Weise anbiete.

In meiner Praxis arbeite ich seit 2012 mit der **HEG** als ergänzende Therapiemöglichkeit. Wie positiv sich die Kinder und Jugendlichen weiter entwickeln können, wenn sich durch die **HEG** ihre Konzentration nach und nach verbessert, begeistert mich nach wie vor.

Irgendwann stellte ich mir die Frage: Wenn diese Verbesserung der Konzentration bei meinen Patienten mit ADS/ADHS möglich ist, warum dann nicht auch bei Kindern oder Jugendlichen mit Mehrfachbehinderung oder auch mit Angelman-Syndrom? Denn gerade beim Angelman-Syndrom erlebt man häufig, dass bestimmte Fertigkeiten vorhanden sind, diese aber nicht umgesetzt werden können, da die Konzentration und Ausdauer nicht ausreichen.

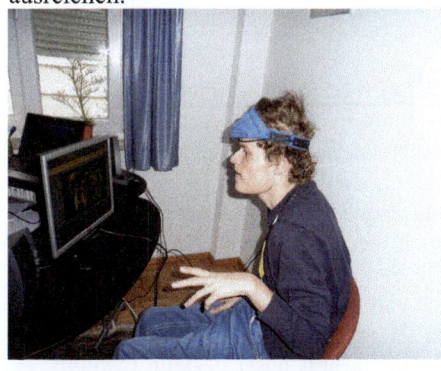

Der Aufbau des HEG-Trainings bei meinen Patienten mit Angelman-Syndrom unterscheidet sich höchstens ganz zu Beginn von der HEG bei z.B. Regelschülern, da man mehr Geduld mitbringen muss, die einzelnen Einheiten nicht sofort 20 Minuten lang machen darf und der/die Trainierende neben der Bezugsperson oder auf deren Schoß sitzt. Wie man an diesem Foto sieht, welches meinen Sohn Frank-Udo bei der **HEG** zeigt, ist diese enge Begleitung jedoch irgendwann gar nicht mehr unbedingt erforderlich. Ich würde Frank zwar nicht beim Training alleine im Raum lassen, aber eingreifen muss ich höchst selten, denn die Filme faszinieren ihn. Insofern wird auch bei Kindern, Jugendlichen und Erwachsenen mit Angelman-Syndrom ein Kompakttraining der **HEG** angestrebt. Dies bedeutet, dass es das Ziel ist, an einem Vormittag 3 Runden an HEG von ca. 20 Minuten durchzuführen. Allerdings werden meistens die ersten Sitzungen in kleinere Einheiten aufgeteilt, um die Patienten mit Angelman-Syndrom nicht zu überfordern.

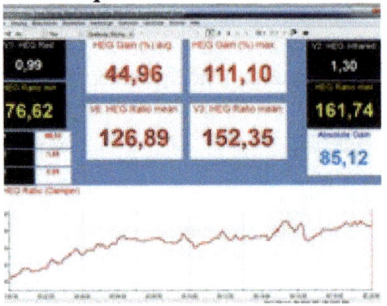

Fallbeispiele

Bei Sophie (zu Beginn mit der Hämoenzephalographie 5 Jahre, Deletion 2), wurde mit noch unterschiedlichen Schwierigkeitsstufen begonnen, wobei die 1. Runde sehr kurz war und viele Artefakte aufwies. Inzwischen ist bereits ein HEG-Training von 20 Minuten am Stück möglich. Hier zu sehen die Einheit Nr. 15, ausschließlich mit schwierigster Schwierigkeitsstufe, mit gutem Anstieg der Kurve und sehr gutem Gain. Sophies Entwicklung war nicht nur beim HEG-Training, sondern auch im Alltag sehr erfreulich: Die Konzentration und Ausdauer nahmen deutlich zu. Sie konnte nun Aufforderungen umsetzen und war wesentlich besser dazu in der Lage, mit ihrem Talker zu kommunizieren, da sie sich besser hierauf konzentrieren konnte. Sie erzählt jetzt mit dem Talker und kann Fragen beantworten. Inzwischen besucht sie die Schule und lernt lesen und auch schreiben sowie den Umgang mit Zahlen.

Bei Frank habe ich zunächst auf die **HEG** verzichtet, da ich mir kaum vorstellen konnte, dass dies gut für die technische Anlage ausgehen könnte. Doch dann ließ ich mich einfach von den Fortschritten meiner Patienten „anstecken" und habe es absolut nicht bereut, sondern bin begeistert, wie er mitarbeitet und welche Fortschritte er, insbesondere in der Kommunikation, macht. Natürlich habe ich mir vorher auch die Frage gestellt, inwieweit er überhaupt versteht, was er machen soll bzw. inwieweit das Verständnis hierfür wichtig ist. Auch hierin hat er mich verblüfft: Eines Abends saß er vor dem Fernseher, mein Mann und ich im Zimmer daneben. Damit wir uns unterhalten konnten, habe ich den Ton des Fernsehers leiser gestellt. Insofern registrierte ich nicht sofort, dass der Film (Mediathek) zu Ende war und das Fernsehbild „stand". Von Frank kamen auf einmal seltsame Geräusche. Ich ging zu ihm und sah, dass er mit Bewegung, strengem Blick und auffordernden Tönen versuchte, (wie bei der HEG) den Film wieder zum Laufen zu bringen. Also musste er doch verstanden haben, dass es bei stehendem Film seine Sache ist, diesen irgendwie wieder „anzuschubsen".

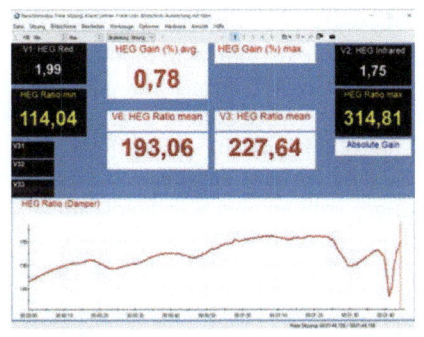

Dies die 1. Runde von Frank (29 Jahre, Deletion 1): Nur 1 Min. 40 Sek. möglich, wie dies auch bei etlichen weiteren Runden so war. Bei dieser kurzen Zeit war natürlich kaum eine Konzentrationssteigerung möglich, aber immerhin ein Gain von + 0,78% und kein negativer Gain.

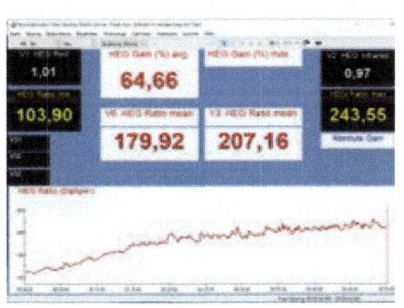

Hier eine HEG - Runde von 50 (!) Minuten, in denen sich Frank kontinuierlich in seiner Konzentration steigerte, zwar noch etwas zackenförmig, aber doch stetig ansteigend.

Bei dieser HEG-Runde schaut sich Frank eine Weihnachts-DVD von André Rieu an. Zunächst bleibt beim ersten Musikstück die Kurve auf einer Ebene, dann betritt André Rieu mit seiner Geige die Bühne und sofort nimmt Franks Konzentration zu und die Kurve steigt an. Als dann 36 kleine Kinder auf die Bühne kommen und Weihnachtslieder singen, sieht man die Kurve immer weiter ansteigen. Frank kann sie sogar nach 20 Minuten auf dieser erreichten, hohen Ebene halten! So gut ist seine Durchblutung im Präfrontalen Cortex (PFC).

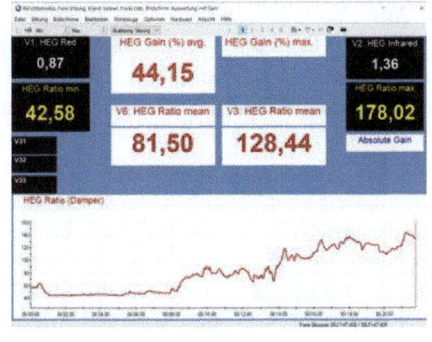

Frank hat sich in dieser Zeit, in der ich bei ihm regelmäßig die **HEG** einsetze, zunehmend mehr für Kommunikation interessiert. Dies zunächst über Fotokarten und inzwischen sogar als Auswahl von Fotos über sein Voicepad. Er fordert auch mehr Kommunikation ein. Hinzukommt, dass er in vielen Situationen einen eigenen Willen entwickelt. Nach wie vor muss man ihn noch kennen, wenn man seine Wünsche erkennen will, aber wir sind mit der UK (Unterstützte Kommunikation) auf dem richtigen Weg und die **HEG**

(**Hämoenzephalographie**) hilft uns dabei. Besonders beeindruckt hat mich folgende Beobachtung: Nach 18 Monaten der stetigen Verschlechterung beim Laufen im NF-Walker, wobei dies nach einer eitrigen Angina mit vielen epileptischen Anfällen so begonnen hat, ist es mir letztendlich gelungen, dieses Laufgerät den motorischen Veränderungen anzupassen, so dass Frank nun wieder mit Freude dabei ist.

Aber nicht nur dies: Er läuft jetzt immer häufiger vollkommen selbständig im Walker, was noch nie zu beobachten war und was ich gar nicht mehr zu hoffen gewagt hatte. So muss man einfach den Verdacht haben, dass auch hier die HEG wirkt und zwar erklärbar durch die Tatsache, dass der Präfrontale Cortex (PFC) neben dem Einfluss auf soziale Eigenschaften wie Handlungsplanung, Motivation u.a. direkt mit etlichen motorischen Zentren in Verbindung steht. Wir bleiben dran!

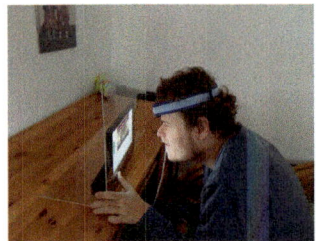

Seit etwa 1,5 Jahren steht uns eine weitere Variante der HEG (Hämoenzephalographie) zur Verfügung und zwar die sogenannte SMART-HEG. Diese funktioniert nicht wie die oben beschriebene HEG-Infiniti über Laptop, Stirnband mit Sensor/Empfänger und zwei Zwischengeräten, sondern nur noch mit Tablet und entsprechendem Stirnband. Man trainiert hier mit Animationsfilmen, die auf dem Tablet gespeichert sind, oder mit YouTube-Filmen. Auch dies wurde von Frank sehr gut angenommen. In meiner Praxis als Therapeutin setze ich zwar nach wie vor lieber die etwas aufwendigere Infiniti-Variante ein, da ich hier als Therapeutin mehr Informationen über das abgelaufene Training bekomme. Um jedoch im Alltag zu trainieren, ist die SMART-Variante viel einfacher zu handhaben: Je weniger Geräte direkt bei dem Trainierenden stehen, umso besser. Hier zu sehen, wie Frank mit der SMART-HEG trainiert.

Ich hoffe, dass ich mit diesem Artikel Einblick in die HEG geben konnte und auch zeigen konnte, welche Möglichkeiten das Kompakttraining des HEG-Neurofeedbacks bietet. Es wird so erreicht, dass das Gehirn strukturierter und effektiver arbeitet, was auch beim AS zu Fortschritten in mehreren Bereichen wie z.B. in der Konzentration, in der Kommunikation oder in der Motorik führt. Die HEG ist somit eine Therapiemöglichkeit, die auch bei den meisten Erwachsenen mit Angelman-Syndrom gut einzusetzen ist, denn einen Film schaut man sich doch meistens recht gerne an….

Dr. med. Christel Kannegießer-Leitner
Mitglied im Fachbeirat der EGBNV (Europäische Gesellschaft für angewandtes Biofeedback und Neurophysiologische Verfahren)

Quellenangaben und weiterführende Literatur:
- Kannegießer-Leitner, C. und Warnke, R.: Hemoencephalography: A practical approach to Neurofeedback Training, Neuroconnections Newsletter, summer 2013
- Kannegießer-Leitner, C. und Warnke, R.: Praxisnaher Zugang zu neuartigem Neurofeedback Training, Poster auf dem BFE-Kongress 2014, Venedig,
- Kannegießer-Leitner, C. und Warnke, R.: HEG based Neurofeedback practically introduced as a smart and easy-to-use training method in ADD/ADHD, dyslexia and other learning disorders, Vortrag und Workshop auf dem BFE-Kongress 2015, Rom
- Kannegießer-Leitner, C.: ADS, LRS & Co., Sequenz Medien Prodkt., 2015
- Kannegießer-Leitner, C.: HEG-basiertes Neurofeedback (Hämoenzepha-lographie) als Kompakttraining integriert in die Psychomotorische Ganzheitstherapie, Praxis Ergotherapie 2/2017
- Kannegießer-Leitner, C.: Das Angelman-Syndrom besser verstehen – Handbuch für Eltern und andere Fachleute, Sequenz-Medien-Prodft. 2018
- Monastra, V. J., Monastra, D. M., & George, S.: The effects of stimulant therapy, EEG biofeedback and parenting style on the primary symptoms of attention-deficit/hyperactivity disorder. Applied Psychophysiology & Biofeedback, (2002)
- Tinius, T. (Ed.): New Developments in Blood Flow Hemoencephalography. The Haworth Press, (2004)
- Toomim, H.: Hemoencephalography (HEG): The Study of Regional Cerebral Blood Flow, Biofeedback Society of California NL, Vol. 18, No. 2, Summer 2002
- Goldman-Rakic PS: Motor control function of the prefrontal cortex.
https://www.ncbi.nlm.nih.gov/pubmed/3322715, 1987
- Hinghofer-Szalkay, H.: Eine Reise durch die Physiologie - Wie der Körper des Menschen funktioniert/ Integrative Funktionen des Nervensystems, Physiologie des Verhaltens / Frontalhirn

Adressen, Blogs
sowie
weitere Bücher über das Angelman-Syndrom:
finden sich in „Band 1 / Das Angelman-Syndrom besser verstehen – Handbuch für Eltern und andere Fachleute"
****

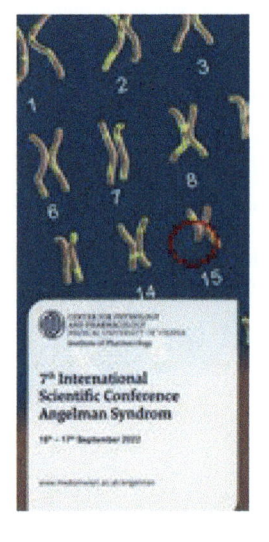

15.–17.9.2022 in Wien
7. Internationaler ASA-Kongress

Programm und Abstracts
(in Englisch und Deutsch)

https://www.angelman.at/forschung/

Wünsche für die Zukunft

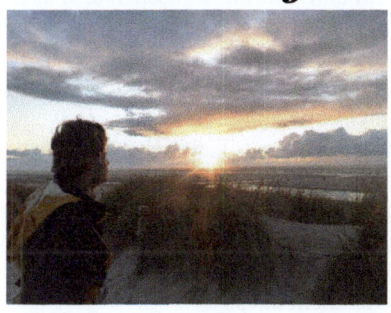

Familien mit einem erwachsenen vom AS betroffenen Familienmitglied sind in ihren Wünschen meistens eher bescheiden.

Wir träumen nicht mehr von der Heilung eines genetischen Syndroms und erwarten auch keine Wunder. In Bezug auf die jüngste Forschung mit Gentherapie oder ASO-Therapie reagieren wir eher optimistisch-realistisch und weniger euphorisch. Wir möchten jedoch in unseren Bemühungen für unsere Kinder ernst genommen werden. In vielen Gesprächen und auch in den Rückantworten zu diesem Buch konnte ich erkennen, wie intensiv sich die Eltern bereits in medizinische Themen eingearbeitet haben. So weit, dass sie oft die eigentlichen Spezialisten sind, wenn es um die Belange ihres erwachsenen Kindes geht.

Man kann vermuten, dass Menschen mit Angelman-Syndrom sich nicht per se zurück entwickeln, sondern nur dann, wenn sie nicht mehr gefördert und gefordert werden. Sie können also weiterhin Fortschritte machen und sich in verschiedenen Punkten verbessern. Selbstverständlich gilt auch hier, dass die Mitochondrien, die sogenannten Zellkraftwerke, mit der Zeit nachlassen. Aber um dies zu erleben, muss man kein Angelman-Syndrom haben, denn das verläuft bei allen Menschen so. Ob es bei Menschen mit Angelman-Syndrom eventuell wesentlich schneller so verläuft, ist noch nicht gesichert. Gegensteuern kann man jedoch auf jeden Fall durch Förderung im Alltag, was bei Erwachsenen von Tagesförderstätte, Förder- und Betreuungsbereich, Werkstätte oder/und Wohnheim umgesetzt werden müsste. Genauso habe ich in den Fragebögen als großen Wunsch erlebt, dass diejenigen, mit denen unsere erwachsenen Kinder zusammenleben, sei es in Schule, Wohnheim oder in der Tagesförderstätte sich mehr mit dem Angelman-Syndrom auskennen sollten. Insbesondere muss dafür gesorgt werden, dass dieser Personenkreis sich immer wieder bewusst macht, was es bedeutet, keine gesprochene Sprache zur Verfügung zu haben. Die einen Menschen mit Angelman-Syndrom kommunizieren sehr gut mit einem Talker. Dieser muss ihnen dann aber auch im Alltag zur Verfügung gestellt werden. Die anderen kommunizieren über Gestik, Gebärden oder Blickwendung. Hier muss der Gegenüber Zeit mitbringen. Sehr oft ist das sogenannte *Herausforderndes Verhalten* eines Menschen mit Angelman-

Syndrom eher ein *herausgefordertes Verhalten* – herausgefordert durch die verständnislose Reaktion der Umgebung.

Wir Eltern von Erwachsenen mit Angelman-Syndrom wünschen uns, dass in der Alltagsumgebung unserer Kinder hierauf eingegangen wird und **Kommunikation** – so oder so – großgeschrieben wird.

Bewegung sollte bei unseren erwachsenen Kindern nicht zu kurz kommen, auch wenn sie selbst diese vielleicht nicht unbedingt einfordern. Bewegung als Training, um noch weitere Verbesserungen zu erreichen. Bewegung jedoch auch, um möglichst im Alter lange gesund zu bleiben.

Die **Eigenheiten der Epilepsie** unserer erwachsenen Kinder sollte bei Ärzten und in Kliniken bekannt sein, ebenso spezielle Details, die in ihrer medikamentösen Versorgung zu berücksichtigen sind. Vieles ist gleich wie bei anderen Epilepsiepatienten, aber eben nicht alles.

Noch immer wird Epilepsie bei Angelman-Syndrom stationär eingestellt. Und doch wissen alle, dass dies nur selten gut gehen kann, da viele vom AS Betroffene in einer Klinik kaum schlafen. Direkt neben der Klinik in einer Ferienwohnung untergebracht würden sie viel eher wie zu Hause reagieren. So gibt es viele Ideen, die umgesetzt werden könnten, wenn man die spezielle Situation von Menschen mit Angelman-Syndrom versteht und ihren Bedürfnissen entsprechend handeln möchte.

Letztendlich kommt in unserem Wünschekatalog noch das Thema Schlaf an sich vor – sei es zu Hause oder im Wohnheim. Zum einen hoffen wir natürlich immer noch auf Möglichkeiten, den Schlaf unserer Kinder zu verbessern. Zum anderen wäre es jedoch schon enorm hilfreich, wenn in Einrichtungen dies Thema **„Schlaf bei Angelman-Syndrom"** berücksichtigt würde.

Wenn ich die gesamten Wünsche der betroffenen Eltern und speziell den letzten Wunsch anschaue, wäre sehr vieles davon mit nur wenig Mehraufwand zu realisieren. In den allermeisten Fällen trifft man auf kompetente, engagierte Mitarbeiter*Innen, die mit viel Empathie unseren erwachsenen Kindern mit Angelman-Syndrom beggenen. Das Wissen, was an unseren Kindern so besonders ist, muss jedoch vorhanden sein, um Enttäuschungen auf beiden Seiten vorzubeugen.

Aus diesem Grund habe ich das vorliegende Buch geschrieben. Denn nur durch Information können wir das Wissen um das Angelman-Syndrom bei Erwachsenen weitertragen und erreichen, dass unsere Kinder besser eingeschätzt und nicht immer wieder falsch verstanden werden. Ich bin optimistisch, dass uns dies in kleinen Schritten nach und nach gelingen wird.

Dr. Christel Kannegießer-Leitner

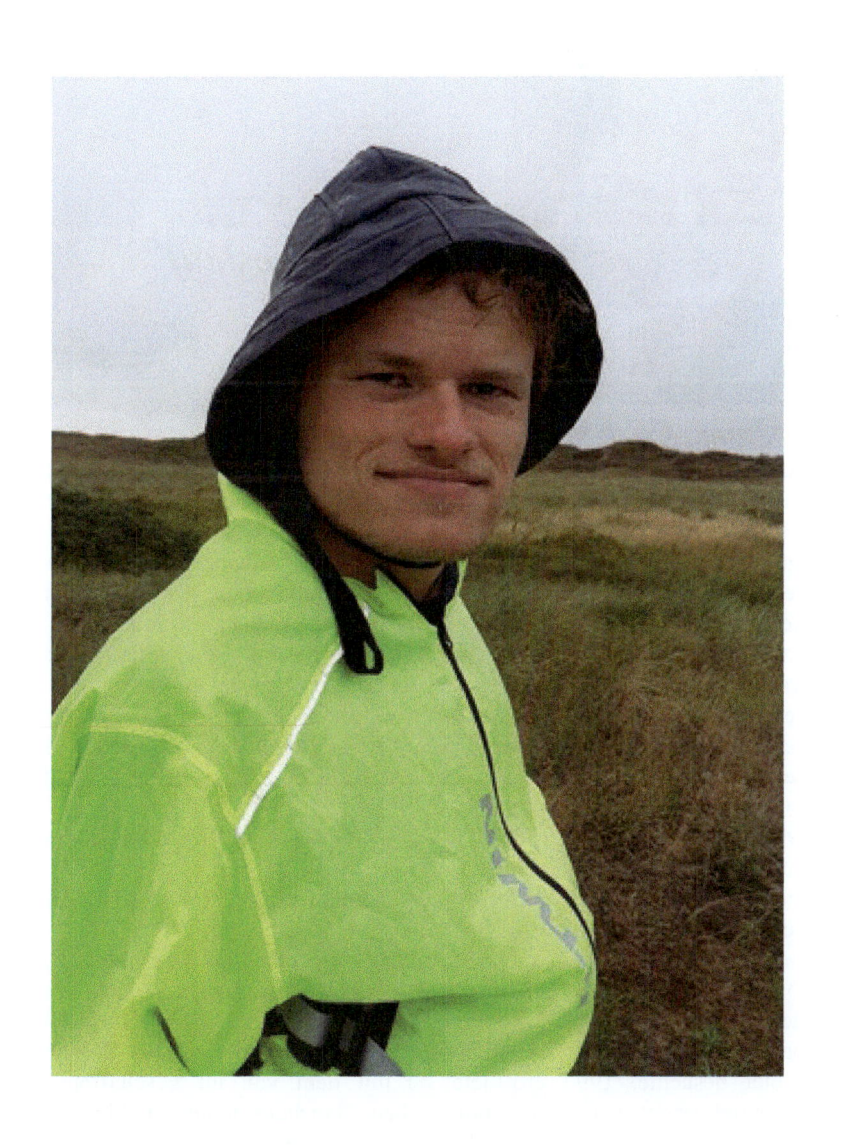

Anhang

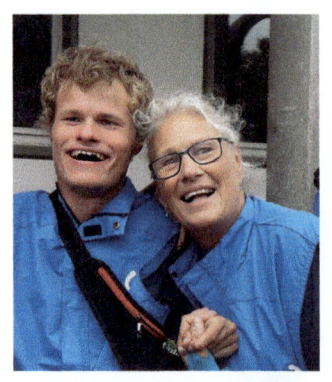

Lebenslauf

Dr. med. Christel Kannegießer-Leitner

wurde 1954 als drittes Kind in eine Arztfamilie hinein geboren – beide Eltern waren Hausärzte in eigener Praxis. Ihre zwei Jahre jüngere Schwester hat Trisomie 21.

Auf diese Weise erfuhr Dr. Kannegießer-Leitner schon sehr früh, dass Behinderung ein Stück weit Normalität darstellt, denn zusammen mit dieser Schwester verlebte sie eine unbeschwerte Kindheit und Jugend.

Nach dem Abitur begann sie in Freiburg ihr Medizinstudium. Das Praktische Jahr und die daran anschließende Assistenzarztzeit absolvierte sie in Karlsruhe und Rastatt. Nach der Geburt des ersten Kindes beendete sie ihre Tätigkeit als Assistenzärztin am Krankenhaus und begann als freie ärztliche Mitarbeiterin im IAS (Institut für Arbeits- und Sozialhygiene).

1986 wurde das zweite Kind, 1988 das dritte Kind - ein Junge mit Angelman-Syndrom - geboren. In demselben Jahr legte sie die Facharztprüfung zur Ärztin für Arbeitsmedizin ab. 1991 kam das Nesthäkchen der Familie zur Welt.

Zunächst wandte sie sich, um ihren behinderten Sohn gezielter fördern zu können, der Therapie behinderter Kinder zu. Allmählich wuchs aus diesem privaten Interesse das Bedürfnis, dieses Interesse zum Beruf zu machen, so dass sie zusätzlich etliche Fortbildungskurse auf diesem Gebiet besuchte. 1993 eröffnete sie mit dem von ihr geschaffenen Therapiekonzept der Psychomotorischen Ganzheitstherapie (PMG) in Rastatt eine Praxis, in der sie Therapieprogramme für behinderte Kinder erstellt. Da auch die Nachfrage nach Hilfe für lediglich entwicklungsauffällige Kinder stetig zunahm, absolvierte sie noch weitere Kurse und Seminare, die speziell die Förderung von Kindern mit ADS/ADHS, LRS, Kindern mit Rechenschwäche und mit einer Sprachentwicklungsstörung zum Inhalt hatten.

Mit diesem Wissen um die Förderung von Kindern mit lediglich umschriebenen Entwicklungsstörungen ergänzte und erweiterte sie das ursprüngliche Konzept der PMG, die inzwischen Psychomotorische Ganzheitstherapie nach Kannegießer-Leitner®/PMG heißt.

Heute sind sowohl Kinder mit einer Cerebralparese und mehrfachbehinderte Kinder als auch Kinder mit ADS/ADHS, LRS, Sprachentwicklungsstörungen und Rechenschwäche Dr. Kannegießer-Leitners Patienten. Diese kommen aus Deutschland, aus der Schweiz, aus Österreich, Italien, Frankreich, Belgien und Luxemburg in ihre Praxis.

Nach wie vor gehören zu ihren alltäglichen Aufgaben ihre Praxistätigkeit, das Leben mit ihrer Familie und zusätzlich ein intensives Trainingsprogramm mit ihrem Sohn. Insofern weiß sie, wovon sie spricht, wenn sie die Eltern in ein ganzheitliches häusliches Therapieprogramm einarbeitet: "Ich sehe nicht nur aus meinem beruflichen Blickwinkel, sondern auch aus privater Sicht heraus die hierdurch entstehenden Belastungen, aber auch die Chancen und Erfolge, die ein solches Heimprogramm engagierten Familien eröffnet."

1993 gründete Dr. Kannegießer-Leitner zusammen mit anderen Eltern den Angelman-Verein e.V. Mehrere Jahre leitete sie daraufhin die Regionalgruppe Süd-West des Angelman-Vereins. Von 2016 bis 2020 gehörte sie der Forschungsgruppe des Vereins an und brachte sich dahingehend ein, dass Forschungsergebnisse den Eltern zugänglich gemacht werden, so z.B. auch über den 6. Internationalen Angelman-Kongress im Oktober 2018 in Hamburg.

Es ist Dr. Kannegießer-Leitner ein großes Anliegen, dass die Eltern sich ein breites Wissen um die Behinderung ihres Kindes aneignen, um sich so in die Förderung, Therapie und Medikation ihres Kindes besser einbringen zu können.

Aus diesem Grund schrieb sie 2018 „Das Angelman-Syndrom besser verstehen – Handbuch für Eltern und andere Fachleute / Band 1.

2020 entstand das Buch „Kaktus, Charme und Sonnenblumen – Familienleben mit dem Angelman-Syndrom" mit dem Dr. Kannegießer-Leitner zeigen möchte, welche Belastungen, aber auch welche Freuden diese Familien erleben.

Dr. Kannegießer-Leitner ist inzwischen wegen der in den letzten Jahren entstandenen freundschaftlichen Kontakte auch Mitglied im Schweizer und im Österreichischen Angelman-Verein sowie im Verein zur Erforschung des Angelman-Syndroms Österreich, so dass sie sich ebenfalls in die Organisation des 7. Internationalen Angelman-Kongresses in Wien einbringen konnte (siehe Seite 403).

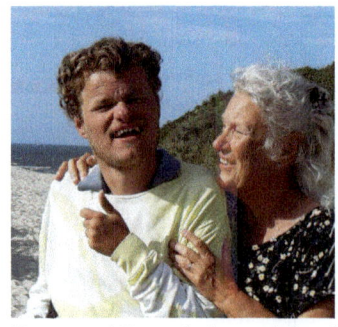

Dank

Allen voran möchte ich den vielen Angelman-Familien danken, die mir Fotos zur Verfügung gestellt, den von mir erstellten Fragebogen ausgefüllt und noch weitere Berichte für dieses Buch geschrieben haben. Auf diese Weise war die Vielfalt Erwachsener mit dem Angelman-Syndrom am besten und anschaulichsten darzustellen. Diese Texte und Fotos haben mich sehr berührt.

Das vorliegende Buch habe ich über den Verlag BoD erstellt und möchte mich sehr dafür bedanken, dass meine Fragen immer äußerst kooperativ beantwortet werden konnten. Bei Sascha Siedler und seinem Team von der Firma T^2-Rastatt möchte ich mich für die Unterstützung in technischen Dingen sehr herzlich bedanken. Tessa Feldmann setzte meine Ideen in ein Buch-Cover um. Ihr gebührt mein großer Dank, dass sie erneut diese Mühen auf sich genommen hat!!

Cynthia Krieg sage ich Dank dafür, dass sie sich so rasch bei uns eingelebt hat und sich mit solch liebevoller Herzlichkeit und viel Engagement um Franks Wohlergehen, sein Training und seine Teilhabe an der Gesellschaft kümmert. Diese Teilhabe an der Gesellschaft - seien es Benefizläufe, Orchesterbesuche, Kirchenfeste, Stadtfeste, Familienfeiern oder einfach ein Bummel über den Markt – sind für Frank durch unser Lauftraining und Kommunikationstraining erst richtig unterhaltsam und motivierend geworden.

Bettina Stoll und Carmen Münster unterstützten und motivierten mich bei meinem Buchprojekt. Sie übernahmen zusätzlich noch weite Teile des Korrekturlesens, hierfür ganz herzlichen Dank! Eva-Marie Müller, Susanne Lamm und Birgit Hahn-Fedunik waren für mich sehr wertvolle Ansprechpartner bei etlichen Diskussionen das AS betreffend. Für ihre Geduld und ihr Interesse an diesem Projekt bin ich ungemein dankbar.

Meiner Familie danke ich für die zunehmende Gelassenheit meinen Buchprojekten gegenüber. Nicht nur Frank-Udo ist begeistert über seine Großfamilie, sondern der gemeinsame Alltag, der Austausch über Erlebnisse und die familiären Diskussionen sind für mich immer wieder eine große Bereicherung im Umgang mit Frank-Udo. Davon abgesehen macht es meinen Mann und mich sehr glücklich zu erleben, dass unsere Töchter mit ihren Partnern Frank lieben so wie er ist und zu ihm stehen.

Dr. med. Christel Kannegießer-Leitner

GLOSSAR

Da es nicht an allen Stellen des Textes möglich war, Fachbegriffe sofort zu erklären, hier Fachbegriffe, die im Text mit * gekennzeichnet sind:

- Add-on-Therapie: ergänzende Therapie
- Allel: Merkmal bestimmender Abschnitt auf einem Gen
- biallelisch: Beide Allele (von Mutter und Vater)
- CFS (Chronisches Erschöpfungs-Syndrom / englisch: chronic fatigue syndrome): chronische Erkrankung, deren Hauptmerkmal eine schnelle geistige und körperliche Erschöpfung aufweist und deren Ursache noch nicht geklärt ist
- Cobb-Winkel: Dieser Winkel gibt den Krümmungsgrad der Wirbelsäulenverkrümmung an
- endogen: vom Körper selbst
- Epigenetik: Veränderungen, die die Ausprägung eines Chromosoms beeinflussen
- Expression eines Gens: Dies bestimmt, wie der Genotyp als Phänotyp erscheint
- Evaluation: hier Untersuchung und Beurteilung der Patienten im Rahmen der Studie
- Genotyp: alle genetischen Informationen eines Organismus'
- Haploinsuffizienz: trotz doppelten Vorkommen des Gens beeinträchtigter Phänotyp
- heterozygot: Es existieren 2 unterschiedlich betroffene Allele
- Hörbert®: Tonabspielgerät (für Musik oder Geschichten) aus Holz, einfach zu bedienen
- homozygot: Beide Allele sind betroffen.
- hyperton: zu starke Muskelspannung
- hypoton: zu schwache Muskelspannung
- intestinal: zum Darm gehörend
- monoallelisch: nur von einem Allel beeinflusst
- Phänotyp: Erscheinung, die durch den Genotyp geprägt ist
- Supplementierung: ergänzende Aufnahme von Nährstoffen

Stichwortverzeichnis:

Allergien 42, 231, 327, 330, 355, 364ff
Ataxie 16, 36, 114, 116, 292
Aufwachphase 189, 197, 383
autistisch 39, 105
Bewegungsmangel 114, 115, 257
biallelisch 15, 419
Bildkarten 94, 96, 150, 156, 159, 165, 181
Carnitinmangel 145, 351
Cortisol 332, 334, 382
DAFO (Dynamic Ancle Foot Ortheses) 48, 117, 120, 130, 133
Disomie 14, 18, 19, 20, 29
Disstress 218, 229, 237, 246, 397, 398
Eustress 218, 237, 246, 398
Facilitated Communication (FC) 51, 150, 152
Gewichtsdecke 205
Glutamatblocker 228, 353, 358, 397
Gluten 231, 257, 371
Halbwertszeit 346
Hand-Augen-Koordination 182
Haploinsuffizienz 15, 16
Herausforderndes Verhalten 12, 49, 79, 81, 83, 107, 263, 266, 267, 268, 271, 272, 274, 280, 286, 287, 295, 304, 305, 310, 311
Histamin 231, 328, 353, 365, 367

Histaminintoleranz (HIT) 328, 331, 364
Hyperaktivität 20, 28, 37, 267, 299, 301, 302
Infektanfälligkeit 326, 330, 364, 370,
Ketogene Diät 224, 255, 259, 260, 387
Konzentrationsfähigkeit 37, 406
Kreuzmusterübungen 77
Kryptopyrrolurie 333, 334, 336, 364
Lächeln 62, 63, 156, 245, 264
Lokomat 124, 125, 126, 145
Low-Carb 259, 387
Magnesiummangel 325, 334
monoallelisch 15, 419
Muskeltonus 36, 117
NMDA-Rezeptor 215
Osteoporose 41, 49, 91, 122, 135, 136, 139, 264, 324, 341, 356, 364, 370
Plastik/Plastiktüten/Plastikteile 180, 246, 425
Propriozeption 117, 119
Protonenpumpenhemmer 324, 356, 359
Reflux-Ösophagitis (GERD) 343, 356
Schluckprobleme 16
Sehnenverkürzungen 114
Sodbrennen 356
Ziehen an den Haaren 79
Zuckungen 223
Zyklisches Erbrechen 373

Veröffentlichungen von Dr. C. Kannegießer-Leitner

- KANNEGIESSER-LEITNER, C.: Ihr könnt mir wirklich helfen, Pflaum-Verlag, München (1998)
- KANNEGIESSER-LEITNER, C.: Das ADS-Schnellprogramm, Ravensburger Elternratgeber, 2002
- KANNEGIESSER-LEITNER, C.: Dynamische Orthesen bei Kindern / Spitzfußbildung und / oder spastischer Supination der Füße, BIG Nr 34/2003.
- KANNEGIESSER-LEITNER, C.: Psychomotorische Ganzheitstherapie – Ein Therapieprogramm für zu Hause bei Kindern mit Cerebralparese oder Mehrfachbehinderung, Sequenz Medien Produktion, 2010
- KANNEGIESSER-LEITNER, C.: Der NF-Walker in der Rehabilitation von Kindern mit einer ausgeprägten Bewegungsstörung, Praxis Ergotherapie Oktober 2011 sowie Praxis Physiotherapie Dezember 2011
- KANNEGIESSER-LEITNER, C und WARNKE, R.: Hemo-Encephalography (HEG) – a practical approach to Neurofeedback training, Newsletter / Neuroconnections, aapb Neurofeeback Divison, Sommer 2013
- KANNEGIESSER-LEITNER, C und WARNKE, R.: Hemo-Encephalography (HEG) – a practical approach to Neurofeedback training, Poster demonstration on the 17th Annual Meeting of the Biofeedback Foundation of Europe, February 2014 at the IUSVE, Venice, Italy
- KANNEGIESSER-LEITNER, C. und WARNKE, R.: Hemoencephalography/ HEG based neurofeedback practically introduced as a smart and easy-to-use training method in ADD/ADHD, dyslexia and other learning disorders, Workshop and Oral Presentation/Scientific program, BFE-Meeting, Rome 2015
- KANNEGIESSER-LEITNER, C.: ADS, LRS und Co. - ein Trainingsprogramm für zu Hause - Erfolg mit der Psychomotorischen Ganzheitstherapie, Sequenz Medien Produktion, Neubearbeitung des Buches von 2008 mit Ergänzung durch ein Kapitel über die HEG (Hämoenzephalographie), Juli 2015
- KANNEGIESSER-LEITNER, C.: Der GABA-Stoffwechsel als Schlüsselfunktion in der medikamentösen Therapie bei entwicklungsneurologischen Störungen, insbesondere beim Angelman-Syndrom, Newsletter des Angelman-Vereins September 2015
- KANNEGIESSER-LEITNER, C.: Gibt es eine Toleranzentwicklung in der Medikation mit GABA und CBD beim Angelman-Syndrom? Veröffentlich über die Forschungsgruppe innerhalb des Angelman-Vereins 2016
- KANNEGIESSER-LEITNER, C.: HEG-basiertes Neurofeedback (Hämoenzephalographie) als Kompakttraining integriert in die Psychomotorische Ganzheitstherapie, Praxis Ergotherapie 1/ 2017, Verlag Modernes Lernen
- KANNEGIESSER-LEITNER, C.: Cannabidiol – der vernünftige Bruder von THC, Zeitschrift not 4/2017
- KANNEGIESSER-LEITNER, C.: Das Angelman-Syndrom besser verstehen – Handbuch für Eltern und andere Fachleute, Sequenz Medien Produktion, 2018
- KANNEGIESSER-LEITNER, C.: Kaktus, Charme und Sonnenblumen - Familienleben mit dem Angelman-Syndrom, Sequenz Medien Produktion, 2020

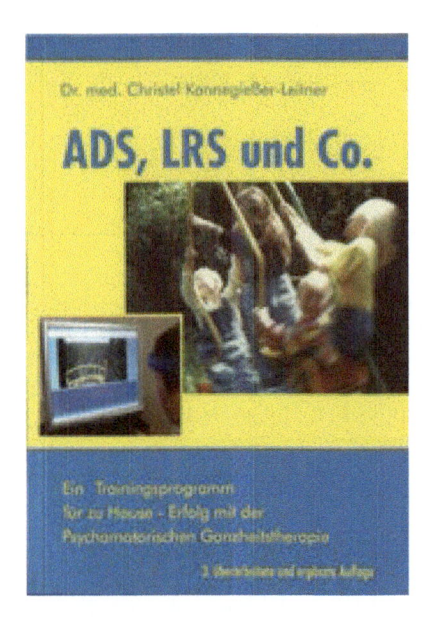

ADS, LRS und Co.
Ein Trainingsprogramm für zu Hause – Erfolg mit der Psychomotorischen Ganzheitstherapie
ISBN: 978-3-940190-92-5
Preis: 17,90 €

Ratgeber, in dem die Psychomotorische Ganzheitstherapie nach Kannegießer-Leitner® /PMG beschrieben wird. Der Schwerpunkt des Buches liegt auf der Psychomotorischen Ganzheitstherapie bei Kindern mit ADS/ADHS, LRS, Rechenschwäche oder auch einer Sprachentwicklungsverzögerung.
Es wird erläutert, warum zur Verbesserung dieser Probleme ein Wahrnehmungstraining so wichtig ist, wobei die spezielle Diagnostik und die Übungen ausführlich beschrieben werden.
Ein Kapitel jeweils über das HEG-basierte Neurofeedback (Hämoenzephalographie), Lernen allgemein und über das Asperger-Syndrom runden das Thema ab.

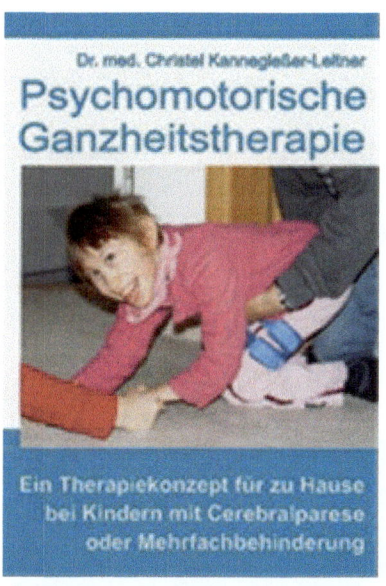

Psychomotorische Ganzheitstherapie.
Ein Therapiekonzept für zu Hause bei Kindern mit Cerebralparese oder Mehrfachbehinderung
ISBN: 978-3-940190-52-9
Preis: 17,90 €

Bei der Psychomotorischen Ganzheitstherapie nach Kannegießer-Leitner®/PMG werden für jedes Kind Übungen aus mehreren Therapiekonzepten zu einem individuellen, ganzheitlichen Therapieprogramm verbunden. Die Therapie zerfällt somit nicht in Einzelelemente (Physiotherapie, Logopädie, Ergotherapie etc.), sondern ist interdisziplinär.

Lücken oder Überschneidungen in der Therapie werden auf diese Weise vermieden. Die Eltern werden intensiv in die Therapie eingearbeitet, so dass sie zu Hause die entsprechenden Übungen mit ihrem Kind durchführen und die Therapie effektiv in den Familienalltag integrieren können.

In diesem Buch wird beschrieben, wie die Psychomotorische Ganzheitstherapie nach Kannegießer-Leitner® /PMG entstanden ist. Die weiteren Kapitel beschreiben die einzelnen Bereiche und erläutern die wichtigsten aus diesen Bereichen stammenden Übungen. Etliche Fallbeispiele tragen zur guten Verständlichkeit des ansonsten komplexen Themas bei.

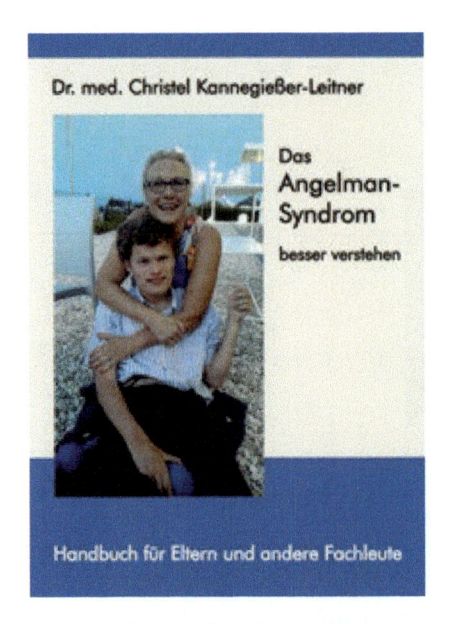

Das Angelman-Syndrom besser verstehen – Handbuch für Eltern und andere Fachleute
ISBN: 978-3-946307-10-5
Preis: 26,00 €

Das *Angelman-Syndrom* gehört laut Definition zu den „Seltenen Erkrankungen", da es nur in einer Häufigkeit von 1: 20.000 Geburten auftritt. Aufgrund dieser Seltenheit ist es von seiner Ausprägung her eher unbekannt. Hinzu kommt noch, dass es innerhalb des Angelman-Syndroms mehrere unterschiedliche genetische Varianten gibt, die wiederum eine unterschiedlich gravierende Symptomatik aufweisen.

In diesem Buch werden beschrieben:
Die Genetik des *Angelman-Syndroms*, die Möglichkeiten der Entwicklung im Bereich der Grobmotorik, Feinmotorik, Kommunikation, im Verhalten und auch die spezielle Situation der Neurotransmitter sowie die Ausprägung der Epilepsie und deren Medikation beim *Angelman-Syndrom*.

Hinzu kommen etliche Erfahrungsberichte, von betroffenen Familien selbst geschrieben, da diese mit am besten dazu beitragen, das *Angelman-Syndrom* in all seinen Facetten zu erfassen.

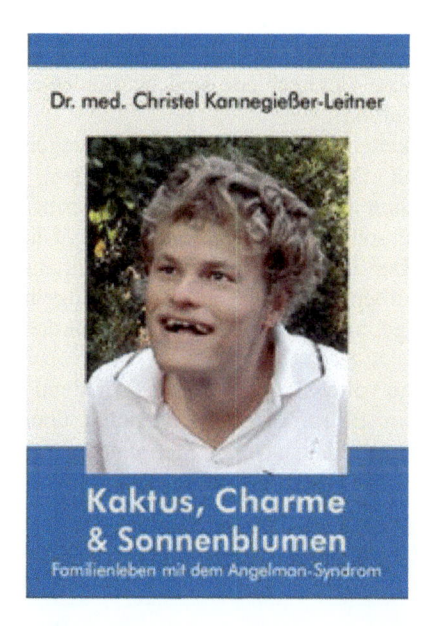

Kaktus, Charme und Sonnenblumen -
Familienleben mit dem Angelman-Syndrom
ISBN: 978-3-946307-20-4
Preis: 21,00 €

In *Kaktus, Charme und Sonnenblumen* lesen Sie keine medizinischen und genetischen Zusammenhänge über das Angelman-Syndrom, sondern Sie lesen Berichte und Erzählungen über das Zusammenleben in verschiedenen Angelman-Familien.
Dieses Buch soll weitgehend fern von medizinischen und wissenschaftlichen Überlegungen dazu beitragen, das Leben mit einem vom Angelman-Syndrom betroffenen Familienmitglied besser zu verstehen. Es soll dabei helfen, besser zu verstehen, warum wir Angelman-Familien so sind wie wir sind.
Jeder, der engen Kontakt hat zu Menschen mit Angelman-Syndrom, seien dies Kinder, Jugendliche oder Erwachsene, erkennt recht schnell die große Ähnlichkeit, speziell die Geselligkeit, den fröhlichen Blick, das Strahlen in den Augen, die Vorliebe für Plastik und Wasser. Natürlich gehören hierher auch die schwierigen Seiten des Angelman-Syndroms wie z.B. kognitive Beeinträchtigung, fehlende aktive Sprache, motorische Beeinträchtigung und Epilepsie. Schon bei dieser Aufzählung muss man

jedoch einschränkend schreiben fast immer. Denn hier fangen bei aller Ähnlichkeit die Unterschiede an. Diese Unterschiede sind begründet in der unterschiedlichen genetischen Situation.
Trotzdem überwiegen die Ähnlichkeiten. In etlichen Beschreibungen anderer erkennt man sein eigenes Kind mit Angelman-Syndrom wieder.
Warum dieser Titel? Haben Sie schon einmal einen Kaktus umarmt? Wenn Sie es versuchen, werden Sie spüren, wie sich manche Tage in einer Angelman-Familie anfühlen. Der Charme eines vom Angelman-Syndrom Betroffenen ist kaum zu übertreffen. Tage, die so goldgelb strahlen wie Sonnenblumen, sind Tage, an denen man rundum glücklich ist, an denen einfach alles gelingt.
So sind Berichte entstanden über Tage voller Sorgen, über das strahlende Wesen der vom Angelman-Syndrom Betroffenen und Berichte über wunderschöne Tage zusammen mit diesen liebenswerten Menschen.

Dies Buch ist auch in französischer Übersetzung erschienen:
Cactus, charme et tournesols - La vie familiale avec le Syndrome d'Angelman
ISBN 9 782322 438068

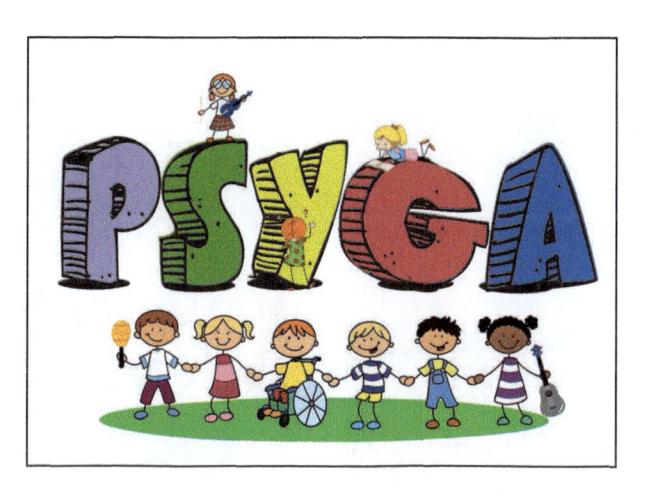

Förderverein für Psychomotorische Ganzheitstherapie e.V.,
76437 Rastatt, Sibyllenstr. 3

Ziele des PSYGA®

- Unterstützung von Familien oder Einrichtungen, die Kinder nach der Psychomotorischen Ganzheitstherapie nach Kannegießer-Leitner® /PMG fördern
- Verbreitung der PMG z. B. durch Fortbildungen und Vorträge
- Unentgeltliche Überlassung (es fällt lediglich eine Bearbeitungsgebühr an) von einzelnen Therapiegeräten, die für die erfolgreiche Durchführung der PMG erforderlich sind und deren Kostenübernahme nicht durch den allgemeinen Leistungskatalog der Krankenkassen abgedeckt ist.
- Zusammenarbeit mit Kindergärten und Schulen im Rahmen von „PSYGA für Jung und Alt" oder auch „PSYGA in der Schule", dies bezüglich Fortbildungen und auch, indem unentgeltlich Trainingsgeräte zur Verfügung gestellt werden.
- Organisation und Ausrichtung von Fachtagen, siehe 1. PSYGA-Fachtag 2019 sowie 2020, 2021, 2022 und 2023 Organisation von PSYGA-Online-Vorträgen

Vorsitzende: Dr. Christel Kannegießer-Leitner, Rastatt
Spendenkonto des PSYGA:
Volksbank Karlsruhe Baden-Baden eG
IBAN: DE05 6619 0000 0030 7883 03   BIC: GENODE61KA1
www.foerdervereinpsyga.de   Mail: foerdervein-psyga@web.de

SO SEHEN SIEGER AUS!

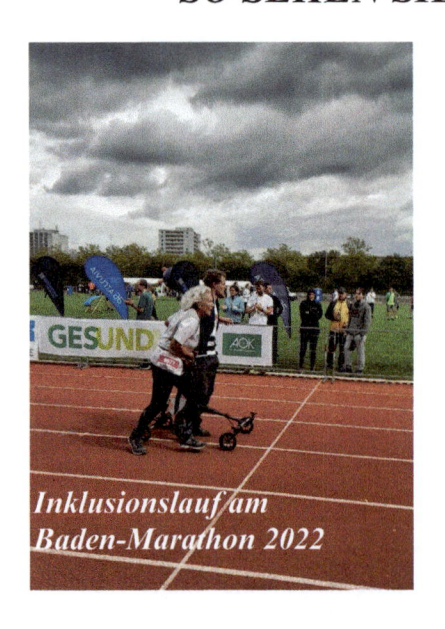

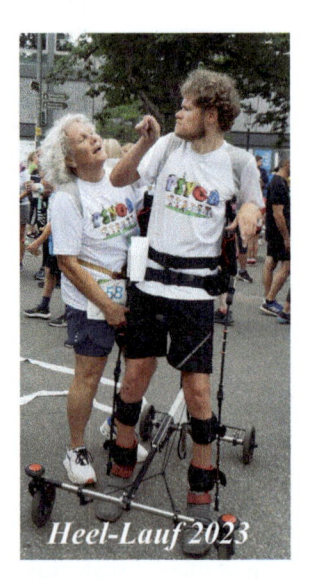

Inklusionslauf am Baden-Marathon 2022

Heel-Lauf 2023

Beim Start in der Menge fällt Frank kaum auf.
Einige kennen Frank und mich bereits als Läufer:
„Wie schön, dass Ihr wieder dabei seid!"
Bei unserem Anblick winkten uns viele fröhlich zu.
Diejenigen, die uns überholten, begeisterten Frank mit ihren Kommentaren.
Diejenigen, die wir überholten, lächelten etwas verkniffen.
Wir waren nicht die Härtesten.
Wir waren nicht die Ausdauerndsten.
Wir waren nicht die Hübschesten.
Wir waren nicht die Schnellsten.
Im Gegenteil! Wir waren fast die Langsamsten.

Und doch:

WIR HABEN UNS GEFÜHLT WIE SIEGER!